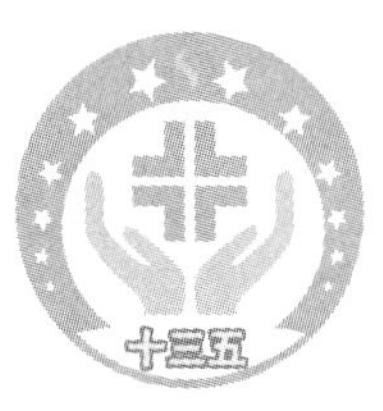

全国高职高专医药院校工学结合“十三五”规划教材

供护理、助产、康复治疗技术、医学影像技术、药学等专业使用

丛书顾问 文历阳 沈彬

正常人体功能（第2版）

Zhengchang Renti Gongneng

主 编 郑 恒 乔建卫 王晓凌

副主编 吕淑红 刘其礼 何 涛 李伟红 周裔春

编 者 （以姓氏笔画为序）

王 涛 邢台医学高等专科学校
王光亮 邢台医学高等专科学校
王宏娟 首都医科大学燕京医学院
王晓凌 邢台医学高等专科学校
吕淑红 邢台医学高等专科学校
乔建卫 青海卫生职业技术学院
刘其礼 肇庆医学高等专科学校
杜丽敏 邢台医学高等专科学校
李伟红 辽宁医学院
杨宏静 重庆三峡医药高等专科学校
何 涛 荆州职业技术学院
宋瑞佳 邢台医学高等专科学校
罗 琼 荆州职业技术学院
周裔春 九江学院基础医学院
郑 恒 肇庆医学高等专科学校
赵 莲 青海卫生职业技术学院
胡文娅 邢台市人民医院
徐世明 首都医科大学燕京医学院
黄荣奇 肇庆医学高等专科学校
董泽飞 邢台医学高等专科学校
温月飞 肇庆医学高等专科学校
潘 丽 广州医科大学卫生职业技术学院

華中科技大学出版社
http://www.hustp.com
中国 · 武汉

内容简介

本书是全国高职高专医药院校工学结合“十二五”规划教材。

本书共分十六章，内容包括绪论、生物大分子的结构与功能、细胞的基本功能、遗传信息的传递与表达、血液、血液循环、呼吸、消化与吸收、新陈代谢、排泄、水盐代谢和酸碱平衡调节、感觉器官、神经系统、内分泌、生殖、人体几个重要阶段的生理特征。

本书可供三年制护理、助产、康复治疗技术、医学影像技术、药学等专业师生使用，也可供其他专业及在职医疗卫生技术人员和有关人员学习和参考。

图书在版编目(CIP)数据

正常人体功能/郑恒，乔建卫，王晓凌主编．—2 版．—武汉：华中科技大学出版社，2013.5
ISBN 978-7-5609-9046-0

Ⅰ.①正…　Ⅱ.①郑…　②乔…　③王…　Ⅲ.①人体生理学-高等职业教育-教材　Ⅳ.①R33

中国版本图书馆 CIP 数据核字(2013)第 113804 号

正常人体功能(第 2 版)　　郑　恒　乔建卫　王晓凌　主编

策划编辑：陈　鹏
责任编辑：孙基寿
封面设计：陈　静
责任校对：张　琳
责任监印：周治超
出版发行：华中科技大学出版社(中国·武汉)　电话：(027)81321913
武汉市东湖新技术开发区华工科技园　邮编：430223
录　　排：华中科技大学惠友文印中心
印　　刷：武汉华工鑫宏印务有限公司
开　　本：787mm×1092mm　1/16
印　　张：28.5
字　　数：672 千字
版　　次：2011 年 1 月第 1 版　2019 年 7 月第 2 版第 4 次印刷
定　　价：58.00 元

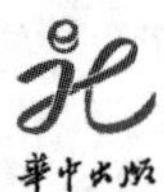

全国高职高专医药院校工学结合“十二五”规划教材编委会

总序

Zongxu

世界职业教育发展的经验和我国职业教育发展的历程都表明，职业教育是提高国家核心竞争力的要素之一。近年来，我国高等职业教育发展迅猛，成为我国高等教育的重要组成部分。与此同时，作为高等职业教育重要组成部分的高等卫生职业教育的发展也取得了巨大成就，为国家输送了大批高素质技能型、应用型医疗卫生人才。截至2008年，我国高等职业院校已达1 184所，年招生规模超过310万人，在校生达900多万人，其中，设有医学及相关专业的院校近300所，年招生量突破30万人，在校生突破150万人。

教育部《关于全面提高高等职业教育教学质量的若干意见》明确指出，高等职业教育必须“以服务为宗旨，以就业为导向，走产学结合的发展道路”，“把工学结合作为高等职业教育人才培养模式改革的重要切入点，带动专业调整与建设，引导课程设置、教学内容和教学方法改革”。这是新时期我国职业教育发展具有战略意义的指导意见。高等卫生职业教育既具有职业教育的普遍特性，又具有医学教育的特殊性，许多卫生职业院校在大力推进示范性职业院校建设、精品课程建设，发展和完善“校企合作”的办学模式、“工学结合”的人才培养模式，以及“基于工作过程”的课程模式等方面有所创新和突破。高等卫生职业教育发展的形势使得目前使用的教材与新形势下的教学要求不相适应的矛盾日益突出，加强高职高专医学教材建设成为各院校的迫切要求，新一轮教材建设迫在眉睫。

为了顺应高等卫生职业教育教学改革的新形势和新要求，在认真、细致调研的基础上，在教育部高职高专医学类及相关医学类专业教学指导委员会专家和部分高职高专示范院校领导的指导下，我们组织了全国50所高职高专医药院校的近500位老师编写了这套以工作过程为导向的全国高职高专医药院校工学结合“十二五”规划教材。本套教材由4个国家级精品课程教学团队及20个省级精品课程教学团队引领，有副教授(副主任医师)及以上职称的老师占65%，教龄在20年以上的老师占60%。教材编写过程中，全体主编和参编人员进行了认真的研讨和细致的分工，在教材编写体例和内容上均有所创新，各主编单位高度重视并有力配合教材编写工作，编辑和主审专家严谨和忘我地工作,确保了本套教材的编写质量。

本套教材充分体现新教学计划的特色,强调以就业为导向、以能力为本位、贴近学生的原则,体现教材的“三基”(基本知识、基本理论、基本实践技能)及“五性”(思想性、科学性、先进性、启发性和适用性)要求,着重突出以下编写特点:

(1) 紧扣新教学计划和教学大纲,科学、规范,具有鲜明的高职高专特色;

(2) 突出体现“工学结合”的人才培养模式和“基于工作过程”的课程模式;

(3) 适合高职高专医药院校教学实际,突出针对性、适用性和实用性;

(4) 以“必需、够用”为原则,简化基础理论,侧重临床实践与应用;

(5) 紧扣精品课程建设目标,体现教学改革方向;

(6) 紧密围绕后续课程、执业资格标准和工作岗位需求;

(7) 整体优化教材内容体系,使基础课程体系和实训课程体系都成系统;

(8) 探索案例式教学方法,倡导主动学习。

这套规划教材得到了各院校的大力支持与高度关注,它将为高等卫生职业教育的课程体系改革作出应有的贡献。我们衷心希望这套教材能在相关课程的教学中发挥积极作用,并得到读者的青睐。我们也相信这套教材在使用过程中,通过教学实践的检验和实际问题的解决,能不断得到改进、完善和提高。

全国高职高专医药院校工学结合“十二五”规划教材
编写委员会

前言

Qianyan

本书是全国高职高专医药院校工学结合“十二五”规划教材。

2012 年 7 月在武汉召开了全国高职高专医药院校工学结合“十二五”规划教材编写会，根据会议精神，为了更好地适应医学高等职业教育发展的需要，体现医学工学结合的职业教育特色，我们对《正常人体功能》(第 1 版)进行了修订，主要供三年制护理、助产、康复治疗技术、医学影像技术、药学等专业师生使用，也可供其他专业及在职医疗卫生技术人员和有关人员学习、参考。

正常人体功能是研究正常人体及其细胞、组织、器官等组成部分的功能活动规律与作用原理的一门课程。它融合了传统的人体生理学和生物化学等基础学科的基本内容，是医学专业人才培养中的一门重要基础医学理论必修课程。

本书顺应医学教育改革的需求，以专业人才培养目标为依据，突破传统的学科教育对医学生实际运用能力培养的局限，在内容的选择、组织和撰写上，不拘泥于学科之间的界限划分，体现了生理学和生物化学内容的有机融合，注重理论联系实际，突出教材的知识性、科学性、系统性和实用性，努力贴近专业教学和医疗卫生临床实际工作需要。

本书在第 1 版的基础上进行了部分修改，增删了部分内容，内容编排也进行了适当的调整，增补了参编人员。本书在编写时，充分考虑高职高专医药院校学生的文化基础特点和认知特点，以求更适合高职高专学生学习理解，同时方便教师课堂教学。希望本书的出版和使用，对正常人体功能课程教学改革作出一定的贡献。

本书的编写得到了各参编院校领导的关怀和华中科技大学出版社的热情帮助，在此一并致谢。由于经验和水平有限，加上时间紧迫，书中难免存在缺点和错误，诚恳希望使用本书的广大师生提出宝贵的意见和建议，以便再版时修改。

郑　恒

目录

Mulu

第一章
绪　论

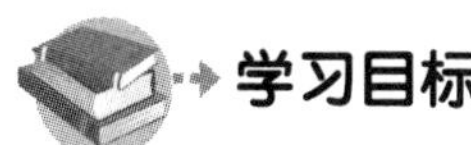

学习目标

掌握:生命活动的基本特征;有效刺激的三个条件,即强度、时间和强度变化率;内环境、稳态的概念及其意义;人体生理功能的调节方式,比较三种调节方式的特点。

熟悉:刺激与反应、兴奋与抑制、阈强度或阈值、兴奋性的概念及其相互关系;反射、反馈、正反馈、负反馈及其意义。

了解:正常人体功能研究的对象、任务和三个水平。

第一节　概　述

一、正常人体功能的性质和任务

正常人体功能是研究正常人体及其细胞、组织、器官等组成部分的功能活动规律与作用原理的一门课程。它融合了传统的人体生理学和生物化学等基础学科的基本内容,是医学专业人才培养中的一门重要基础医学理论必修课程。

正常人体功能以人体为研究对象,主要研究正常人体及其细胞、组织、器官等组成部分所表现出来的各种生命现象的基本活动规律与代谢机制;研究不同系统、组织器官和细胞之间的相互关系、相互作用、遗传信息的传递与表达、内在的生物化学反应以及内外环境变化对机体功能活动的影响。

二、正常人体功能的定位和作用

正常人体功能与医学具有密切关系,可为后续基础医学如病理学、病理生理学、药理学等相关课程打下良好的理论基础,也可为临床诊断基本技能、内科学等专业课程的学习提供理论支持和职业铺垫。许多医疗卫生与健康问题的研究都要以正常人体功能的理论和研究成果作为基础;医学临床的实践和发展,又为正常人体功能的研究提出了新课题、新任务,使正常人体功能学的研究领域不断扩大,并能检验正常人体功能理论的正确性,推动正常人体功能的发展。

医务工作者只有掌握了正常生命活动的规律,才能知道机体某个部位发生的变化是属于生理改变还是病理状态,才能发现病理状态下组织器官发生的形态和功能变化及它们之间的联系,从而认识某一器官、系统的疾病如何影响到其他器官甚至整个机体,为以后学习护理学、药学等其他学科专业知识和医疗工作实践奠定良好的理论基础。

三、正常人体功能的研究方法

正常人体功能的研究方法是随着社会的进步、人们思想观念的不断更新和科学研究手段的日益发展而深入发展和提高的。限于生产力的发展条件,早期的正常人体功能学研究是从整体的角度进行的。科学实验是人体功能理论知识的主要源泉。17世纪初威廉·哈维(William Harvey,1578—1657)首创动物活体解剖实验,发现了血液循环,使生理学成为一门独立的学科。此后,主要利用动物实验,在器官、系统水平对机体功能进行了广泛的研究,一直到20世纪中叶才逐渐深入到细胞分子水平。近二、三十年来,电子技术、电镜技术、免疫组织化学、同位素、三维成像技术、超微量测定技术的发展,特别是计算机技术在正常人体功能学研究中的应用,使正常人体功能学的研究方法进入了一个崭新的迅速发展的阶段。根据研究层次的不同,正常人体功能学研究可以分成三个水平。

(一)整体水平

整体水平的研究以完整的机体为研究对象,观察和分析在各种条件下不同的器官、系统之间以及机体与环境之间相互联系和相互影响的规律。人体各种功能活动之间是互相联系、互相制约、互相配合、互相依存的,对这些联系、制约、变化规律的研究,称为整体水平研究。

(二)器官和系统水平

器官和系统水平研究以器官、系统为研究对象,观察其功能和调节机制。这方面的研究着重于阐明器官和系统对于机体有什么作用,它们是怎样进行活动的,它们的活动受到哪些因素的控制等。例如,关于心血管组成的血液循环系统的正常功能研究,需要阐明心脏各部分如何协同活动、心脏如何收缩射血、血液在血管如何分配、血管内血液流动的动力和阻力的相互关系、心血管活动如何进行调节等。这类研究是以器官和系统作为研究对象的,称为器官和系统水平研究。

(三)细胞和分子水平

细胞和分子水平的研究是以细胞及构成细胞的分子为研究对象的。细胞是构成机体结构和功能的基本单位,每一器官的功能都以组成该器官的细胞的生理特性为基础。例如肌肉的收缩功能主要取决于肌细胞的生理特性,神经纤维的功能活动与神经元的生理特性密切相关等。而细胞的生理特性又取决于构成细胞的各种物质尤其是生物大分子的物理化学特性。例如,研究细胞的物质转运功能,就需要对细胞膜的分子结构、细胞膜上的转运蛋白的特性和功能活动进行研究。这类研究的对象是细胞和细胞中的物质分子,可称为细胞和分子水平研究。

正常机体功能虽然以细胞和分子特性为基础，并遵循物理化学的规律，但正常人体功能毕竟不等同于物理学和化学，它们既有细胞和分子水平的研究和科学规律，还有器官、系统和整体水平的研究和科学规律。三个水平的研究不是孤立的，而是相互联系、相互补充的。要全面地理解某一正常功能的机制，必须用发展、联系和对立统一的观点，将细胞和分子、器官和系统、整体水平三个水平结合起来进行研究。

四、正常人体功能的学习方法

正常人体功能学所研究的是复杂的生命现象，但其本质是物质的现象，生命活动是一种特殊、复杂的物质运动，是以体内具体的物理、化学过程为基础的。生物机体是一个完整统一的有机体，其各种功能活动都是整体活动的一部分，并与环境保持密切的联系。人体的各种功能活动还受到心理和社会因素的影响。因此，我们在学习正常人体功能学时，必须以辩证唯物主义思想为指导，用对立统一的观点去看待机体的一切功能活动，其所有正常功能活动是动态的，是不断变化发展的，必须用动态的思维和观点，去研究和分析人体的结构、功能及其相互关系。一方面将组织结构、功能活动和代谢机制相互联系起来，另一方面将各个章节的知识点联系起来，只有从生物、社会、心理的水平来综合观察和理解人体的生命活动，才能将知识融会贯通，全面正确地认识人体生命活动的本质和规律。

正常人体功能学知识来源于科学实验，必须用科学实验的方法来验证理论知识，在验证过程中正确认识和理解正常人体功能；必须坚持理论联系实际，既要重视理论知识的学习，又要重视实验基本技能的训练，以便更好地掌握其活动规律，并促进理论水平不断得到发展和提高。

知识链接

近代生理学的奠基人——威廉·哈维

威廉·哈维(William Harvey，1578—1657)是出现在16—17世纪的一位敢于向权威提出怀疑的伟大学者，他发现了血液循环和心脏的功能。他的不朽著作《心与血的运动》发表于1628年，被誉为生理学历史上最重要的著作，标志着现代生理学的开始。这本划时代的伟大著作为人们探索人体正常功能的奥秘指明了方向，即通过实验来进行人体功能研究。

威廉·哈维于1578年出生在英国福克斯通镇的一个富裕农民家庭。他19岁毕业于英国的剑桥大学，之后到意大利留学，5年后他成为医学博士。威廉·哈维在不同动物解剖中发现了同样的结果：血液由心脏泵出，经由动脉血管流向身体各处，再从静脉血管流回心脏，从而完成血液循环。他把这一发现写成了《心与血的运动》一书，正式提出了关于血液循环的理论。威廉·哈维的贡献是划时代的，他的工作标志着新的生命科学的开始，属于17世纪科学革命的重要组成部分。出色的心血管系统相关研究使得威廉·哈维成为与哥白尼、伽利略、牛顿等人齐名的科学革命巨匠。他的《心与血的运动》一书也像《天体运行论》、《关于托勒密和哥白尼两大体系的对话》、《自然哲学之数学原理》等著作一样，成为科学革命时期及整个科学史上极为重要的文献。

第二节　生命活动的基本特征

生物学家通过广泛而深入的研究，发现各种生命有机体都表现出严密的组织性和高度的秩序性，其基本特征主要包括新陈代谢、兴奋性和适应性，其中以新陈代谢为最基本的特征。

一、新陈代谢

机体与环境之间不断进行物质和能量交换、实现自我更新的过程称为新陈代谢(metabolism)。新陈代谢包括合成代谢和分解代谢两个相辅相成的过程。一方面机体不断地从外界环境中摄取各种营养物质，经过机体的加工、转化，合成自身所需要的新的物质，产生并储存能量称为合成代谢；另一方面机体不断分解自身旧的物质，释放能量，满足各种生命活动的需要，并把分解产物排出体外，称为分解代谢。

人体内各种物质的合成、分解、转化和利用，都是在各种生物分子的水溶液中进行的一系列生物化学变化。其主要表现是利用从外界摄入的物质在一系列催化酶的作用下，使其分解成为小分子，同时释放机体功能活动所需要的能量，这一过程称为物质代谢。伴随物质代谢而产生的能量的储存、释放、转移和利用过程称为能量代谢。物质代谢是能量代谢的基础，也是生命的物质基础，是能量的根本来源。

从机体内所进行的各种反应来看，生命过程中表现出生长、发育、生殖、运动、分泌等一切机能活动都是建立在新陈代谢基础上的，新陈代谢一旦停止，生命也就随之终止。

二、兴奋性

兴奋性(excitability)是指机体或组织对刺激发生反应的能力或特性。兴奋性是一切生物体所具有的基本特征之一，能使生物体对环境的变化作出应变，因此这是生物体生存的必要条件。

(一) 刺激与反应

刺激(stimulus)是指能引起机体或细胞发生反应的内、外环境条件的变化，而反应(response)是指机体或细胞接受刺激后所出现的理化过程和生理功能的变化。例如，寒冷刺激可使机体分解代谢加强，产热量增加，皮肤血管收缩，散热减少，甚至肌肉颤抖等，这就是机体对寒冷刺激的反应。

刺激的种类很多，按刺激的性质可分为：物理刺激(如声、光、电、温度、机械、射线等)、化学刺激(如酸、碱、盐等)、生物性刺激(如细菌、病毒、抗原等)和社会心理刺激等。在人类，社会因素和心理活动构成的刺激对人体的正常功能和疾病的发生、发展具有十分重要的作用。在所有刺激中，电刺激的三个条件易于控制，且可重复使用而不易损伤组织，故为正常人体功能学实验和医疗实践中常用的刺激方法。

并非所有刺激都能引起机体发生反应。实验表明，作为能引起机体或组织产生反应的刺激一般具备三个基本条件，分别是刺激强度、刺激作用的时间和刺激强度时间变化率。

1. 足够的刺激强度

将刺激的时间和刺激强度变化率保持不变，能引起组织发生反应的最小刺激强度称为阈强度（threshold），又称为刺激阈或阈值。强度等于阈值的刺激称为阈刺激（threshold stimulus）；强度高于阈值的刺激称为阈上刺激；强度低于阈值的称为阈下刺激。阈刺激和阈上刺激都能引起组织发生反应，所以是有效刺激，而单个阈下刺激则不能引起组织的反应。各种组织的兴奋性高低是不同的，阈值可以作为衡量组织兴奋性高低的客观指标。组织的兴奋性与阈值呈反变关系，即阈值越小，说明组织的兴奋性越高；阈值越大，说明组织的兴奋性越低。

在机体各种组织中，神经、肌肉和腺体组织兴奋性较高，称为可兴奋组织（excitable tissue）。它们反应迅速，易于观察，并有电位变化作为客观标志。但其对刺激所作出的反应形式各异：神经组织兴奋的表现为神经冲动；肌肉组织的兴奋性表现为肌纤维收缩；腺体的兴奋表现为腺细胞分泌。

2. 刺激作用的时间

刺激作用必须持续一定的时间才能引起组织发生反应。如果刺激作用持续的时间太短，那么即使刺激强度再大，也不能引起组织反应。

3. 刺激强度时间变化率

刺激作为引起组织反应的一种动因，必须有变化。刺激由弱变强，或由强变弱，均可引起组织反应。单位时间（秒）内强度增减的量，即强度变化速度，称为强度时间变化率。即指作用到组织的刺激需多长时间其强度由零达到阈值而成为有效刺激。强度时间变化率愈大，刺激作用愈强。

（二）兴奋与抑制

当机体接受到刺激而发生反应时，从其外表活动特征来看有兴奋（excitation）和抑制（inhibition）两种基本表现形式。兴奋是指组织接受刺激后由相对静止状态转变为活动状态，或活动由弱变强。例如，肌肉受到刺激发生收缩，肾上腺素使心跳加快、心收缩力加强、心输出量增多等，都是相应组织兴奋的表现。抑制是指组织接受刺激后由活动状态转变为相对静止状态，或活动由强变弱。如人体吸入过多的 CO_2 时可使呼吸运动减弱甚至暂停；乙酰胆碱作用于心脏，可引起心跳减慢、心收缩力减弱、心输出量减少。

三、适应性

完整机体能够随环境条件的变化不断地调整自身各部分的功能，使机体与环境取得平衡统一，保证生命活动的正常进行。机体这种根据外环境情况来调整体内各部分生理功能和心理活动的过程及其关系的功能称为适应性（adaptability）。根据反应可将适应分为行为性适应和生理性适应。行为性适应常有躯体活动的改变，例如，机体处在低温环境中会出现趋热活动，遇到伤害时会出现躲避活动，这种适应在生物界普遍存在，属于本能性行为适应，在人类由于大脑皮层的发达，使行为适应更具有主动性；生理性适应是指身体内部的协调性反应，如人到高海拔地区生活时，血液中红细胞和血红蛋白均增加，以增强运输氧的能力。在光照下人的瞳孔缩小,以调整进入眼的光线,使视网膜成像更清晰。生理适应以体内各器官、系统活动的改变为主。

第三节　人体功能活动的调节

一、人体与环境

环境(environment)是人类和生物赖以生存的空间。环境和人类之间既相互对立又相互制约,既相互依存又相互转化。相对于人体来说,环境又分为外环境和内环境。

(一) 外环境

1. 自然环境

机体生存所处的自然环境称为外环境。存在于人们周围的客观物质世界为自然环境。自然环境是人类和其他一切生命赖以生存和发展的基础,可分为原生环境和次生环境。天然形成的环境条件称为原生环境,其中许多自然因素,它们都对健康起促进作用,但有些地域水或土壤中某些元素含量过多或过少,可以导致地方性甲状腺肿大、克山病等。次生环境是由于人类生产、生活对自然环境施加影响所造成的,包括人工优化环境(如绿化美化环境)和污染环境,前者利于人类的健康,后者严重危害人类的健康,后者如超量开采地下水、噪音、过度砍伐森林、工矿企业产生的废水和废气等。

2. 社会环境

社会环境是指人类在生产生活交往中相互间形成的一种特殊关系,包括社会因素和心理因素,如社会制度、教育程度、医疗卫生保健服务、人的心理状况和行为方式等。

社会环境因素是影响健康的重要因素之一,它不但可直接影响人群的健康状况,而且还可以影响自然环境和人的心理环境。社会心理因素已成为目前严重威胁人类健康并造成心脑血管疾病、恶性肿瘤、胃肠溃疡、内分泌紊乱等疾病的主要原因。在现代社会中经济高速发展,物质越来越丰富,但生活的压力也与日俱增,一些身心疾病如高血压、高血脂、冠心病、溃疡病、糖尿病、癌症、各种心理障碍等应运而生,同时,发病年龄提前也已经成为一个不可阻挡的趋势。

3. 人与环境的关系

人与其他生物之间、生物与环境之间,彼此联系、相互适应、相互制约、相互影响。人与环境的关系主要表现在以下三个方面:人不断地与环境进行物质和能量的交换,两者之间保持着动态平衡关系;人对外界环境有较强的适应能力,外界环境的变化只要不超过一定的限度,就不会损害人的健康,一旦自然环境急剧变化并超过一定限度,即可引起人体疾病或死亡;人对改变环境有主观能动作用,但人们在改造环境的同时,必须充分估计和尽量避免环境对人类的反作用,使环境朝着向人类有利的方向发展。

人体一方面要依赖环境、适应环境,另一方面又不断地影响环境、改变环境。人们已不再消极地适应环境,而是十分重视和全面认识环境与生命活动的关系,主动地去改善和保护自然生态环境,科学地改造和利用环境,使环境更适合人体生命活动的需要。

（二）内环境及其稳态

1. 体液

人体大多数细胞并不与外环境直接接触，而是生活在体内的液体环境之中。人体内各部位的水分及其中溶解的物质总称为体液(body fluid)(成人体液约占体重的 60%)，其中存在于细胞内的称为细胞内液，约占体液的 2/3(体重的 40%)，存在于细胞外的称为细胞外液，约占体液的 1/3(体重的 20%)，包括血浆、组织液、淋巴液、脑脊液、房水、体腔液(胸膜腔液、滑膜液、心包液)等。细胞外液中，血浆约占 1/4，组织液约占 3/4(图 1-1)。体液的各部分彼此隔开而又互相沟通。在细胞内液与细胞外液之间通过细胞膜进行物质交换；而在组织液与血浆之间则通过毛细血管壁进行物质交换。血浆的组成与性质不仅可反映机体与外环境之间物质交换情况，而且成为沟通各部分体液与外界环境进行物质交换的媒介，并能反映组织代谢与内环境各部分之间的物质交换情况。

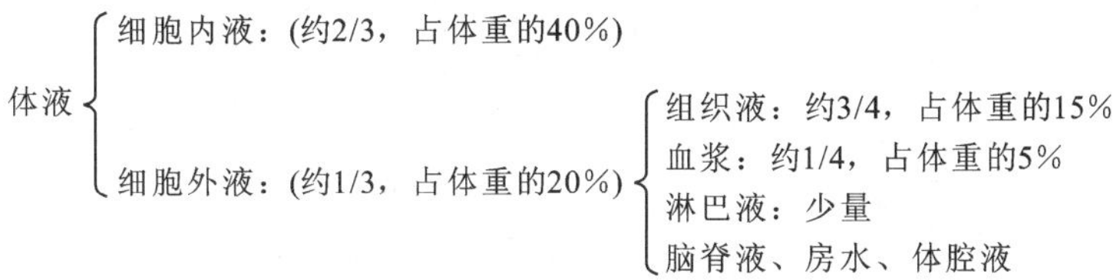

图 1-1 体液的分布与相互关系示意图

2. 内环境及其稳态

体内的绝大多数细胞并不与外环境直接进行物质交换，而是在细胞外液中生存。人体的细胞从细胞外液中摄取氧和其他营养物质，同时将二氧化碳和其他代谢产物直接排到细胞外液中。因此，细胞外液是细胞生存和活动的直接环境，称为机体的内环境(internal environment)，以区别于机体赖以生存的自然环境，即外环境。

内环境的理化特性，如细胞外液的化学成分、pH 值、渗透压和温度等，都是影响细胞正常生命活动的重要因素。细胞的正常生理活动需要内环境的各种理化因素和各种物质的浓度必须在一定范围内保持动态的相对恒定。生理学中将内环境的各项理化因素保持相对恒定的状态称为稳态(homeostasis)，它是一种复杂的生理过程，一方面外环境变化的影响和细胞的新陈代谢不断破坏内环境的稳态，另一方面机体通过调节使其不断地恢复平衡，是一种动态、相对平衡的状态。

在新陈代谢过程中，细胞的代谢活动和外环境的变化经常使内环境的稳态遭到破坏，但通过机体的调节系统的作用，改变各器官组织的活动，可以使破坏的内环境中各种理化因素和物质浓度恢复相对稳定。内环境的稳态是细胞进行正常生命活动的必要条件。稳态一旦遭到破坏，调节系统或器官组织的活动将不能正常进行，内环境稳态就不能维持，各种理化因素发生紊乱，细胞新陈代谢出现障碍，并导致疾病。所以机体的一切调节活动最终的生物学意义在于维持内环境的稳态。

二、人体功能活动的调节方式

人体各器官功能的适应性变化称为人体生理功能的调节。调节使机体内部各器官和系统功能协调一致，使机体外部运动与所处的外环境相适应。人体生理功能的调节，是由人体内三种调节机制来完成的，即神经调节(neuroregulation)、体液调节(humoral regulation)与自身调节(autoregulation)。其中以神经调节最为重要。

（一）神经调节

神经系统是调节全身各种功能活动的调节系统，通过神经系统的活动对机体生理功能进行调节称为神经调节。神经调节是人体最主要的调节方式。神经调节的基本方式是反射(reflex)。反射是指在中枢神经系统参与下，机体对内外环境变化产生的适应性、规律性的应答反应。反射的结构基础是反射弧(reflex arc)，它由感受器、传入神经、反射中枢、传出神经和效应器五个部分组成(图1-2)。反射弧结构和功能的完整性是反射得以顺利进行的基础。反射弧任何一部分出现损害都将使由该反射弧控制的反射活动无法正常进行。

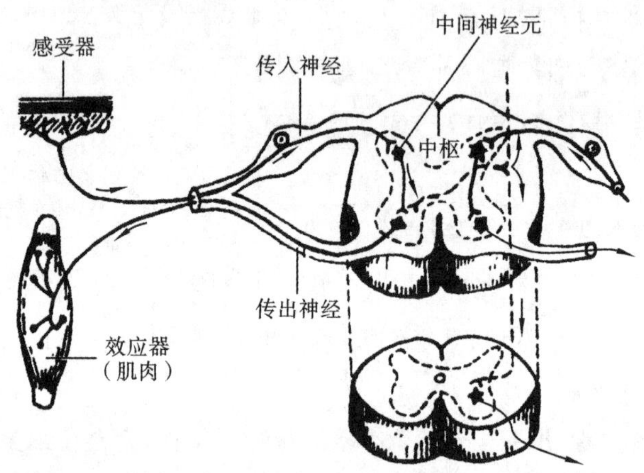

图1-2 反射弧及其组成示意图

按反射形成的过程可将反射分为非条件反射(unconditioned reflex)和条件反射(conditioned reflex)两大类。

非条件反射是先天遗传的，结构比较简单，反射弧和反射活动较为固定且数量有限，是一种较低级的神经活动，多与维持生命的本能活动有关。非条件反射如：食物进入口腔引起唾液分泌的分泌反射；光照射眼睛引起瞳孔缩小的瞳孔对光反射；物体触及婴儿唇部引起吸吮动作的吮吸反射；异物触及眼睫毛引起眨眼动作的角膜反射等。

条件反射是个体在生活过程中后天获得的，是在非条件反射的基础上根据个体生活实践建立起来的一种高级的神经活动，如望梅止渴、谈虎色变等。条件反射具有极大的易变性，反射活动灵活可变，数量无限，并具有预见性。通过建立条件反射，可以扩大机体适应环境变化的能力。条件反射与非条件反射的比较见表1-1。

表1-1 条件反射与非条件反射的比较

项　目	非条件反射	条件反射
形成时间	生而有之(先天性的，种族性的)	学而得之(后天性的，个体性的)
刺激	非条件刺激	无关刺激与非条件刺激多次结合而成为条件刺激

续表

项 目	非条件反射	条件反射
反射弧通路	较简单，固定	较复杂，是暂时性联系（易变化，不强化会消退）
主要中枢部位	低位中枢	高级中枢（大脑皮质）
数量	有限	无穷
可塑性	不易改变	可塑性大，有易变性
预见性	无	有
生理意义	使机体具有基本的适应能力，以维持个体生存和种族延续	能随环境变化不断形成新的反射，能更高度精确地适应内、外环境的变化
两者相互关系	是形成条件反射的基础	能控制非条件反射活动

神经调节的特点是作用迅速、准确、短暂，作用范围较小，表现为高度的自动化，是人体功能调节中最主要的调节方式。

（二）体液调节

体液调节是指机体的某些组织细胞能生成并分泌某些特殊的化学物质，后者经体液运输到达全身的组织细胞或体内某些特殊的组织细胞，调节其功能活动。参与体液调节的化学物质主要是各种内分泌腺和内分泌细胞所分泌的激素。例如，肾上腺髓质分泌的肾上腺素，通过血液循环运输到心脏，使心肌收缩力增强、心跳频率加快、心输出量增多。这种激素往往由血液运输至全身，调节细胞的活动，影响全身多种组织器官的活动，称为全身性体液调节。某些组织细胞分泌的激肽、组胺、前列腺素、5-羟色胺等一些化学物质及组织代谢产物如 CO_2、腺苷、乳酸等，可借助细胞外液扩散至邻近组织细胞，以影响其功能，如局部血管扩张、通透性增加等，均属于局部性体液调节。局部体液因素的调节作用，主要是使局部与全身的功能活动相互配合、协调一致。

体液性因素对机体功能的调节作用非常广泛，体液调节的特点是作用缓慢、广泛、持久，也具有反馈性自动调节的特点。

在完整机体内，神经调节和体液调节相辅相成，密切相关。神经调节在多数情况下处于主导地位。参与体液调节的大多数内分泌腺或内分泌细胞直接或间接地接受中枢神经系统的控制，这种情况下体液调节就成为神经调节的一个传出环节，是反射传出途径的延伸，这种调节称为神经-体液调节（图 1-3）。

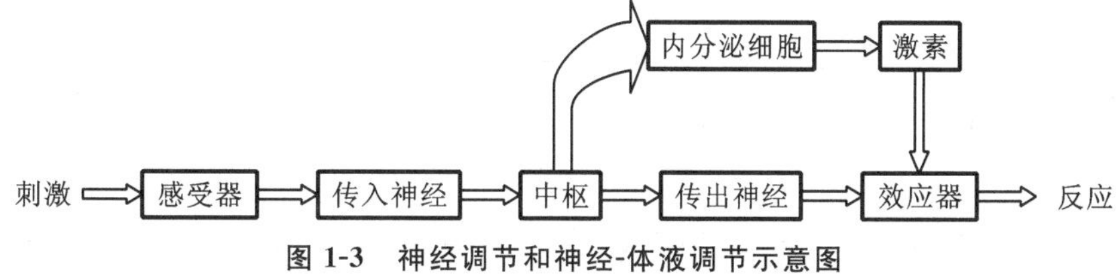

图 1-3 神经调节和神经-体液调节示意图

（三）自身调节

当内、外环境变化时，组织、细胞在不依赖于外来的神经或体液因素的情况下，自身对

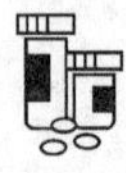

内、外环境变化发生的适应性反应，称为自身调节。

自身调节通常是在组织或器官的活动超过一定限度时，由其自身活动进行调节，使之不发生过度活动。这种调节只局限于少部分组织和器官，在心肌和平滑肌表现明显。如随着全身动脉血压在一定范围内升高或降低波动时，肾入球小动脉可通过相应的舒缩活动来改变血流阻力，使肾血流量保持相对恒定的水平，以保证肾功能的正常进行。一般来说，自身调节的特点是作用准确、稳定，但调节幅度小、灵敏度较低，但对维持细胞、组织、器官功能的稳态仍有一定的意义。

三、人体功能调节的反馈控制

利用控制论理论来研究、分析人体功能的调节，发现人体内从分子、细胞水平到系统、整体功能调节都存在各种各样的控制系统。按照控制论的原理，可将控制系统分为以下几种。

(一) 非自动控制系统

控制部分发出的信息影响受控部分，而受控部分不能返回信息，控制方式是单项的开环系统，即非自动控制系统。在人体功能调节中一般比较少见。

(二) 自动控制系统

自动控制系统(control system)是指在控制部分发出指令信息管理受控部分的同时，受控部分又反过来影响控制部分的活动。这种控制方式是一种双向的闭环系统(图1-4)。人体生理功能的各种调节实际上是一种自动控制系统。任何控制系统至少都由控制部分和受控部分组成，其中控制部分相当于反射中枢或内分泌腺；受控部分相当于效应器或靶器官、靶细胞。控制部分即调节者(如反射中枢、内分泌腺等)与受控部分即被调节者(如效应器、靶器官)之间存在着双向的信息联系，通过闭合环路而完成。在控制系统中，有受控部分发出并能够影响控制部分的信息，称为反馈信息，由受控部分发出的信息反过来影响控制部分的活动过程称为反馈(feedback)。

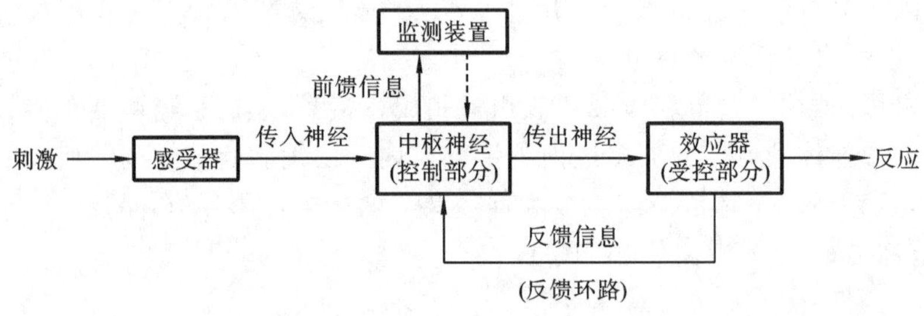

图1-4 自动控制系统模式图

反馈作用包括负反馈和正反馈两种方式(图1-5)。

1. 负反馈

负反馈(negative feedback)是指受控部分发出的信息反过来抑制或减弱控制部分活动的调节方式。它是正常生理功能调节中重要而又常见的方式，是可逆的过程。其意义在于维持机体某项生理功能保持于相对恒定状态。内环境稳态的维持就是因为有许多负反馈

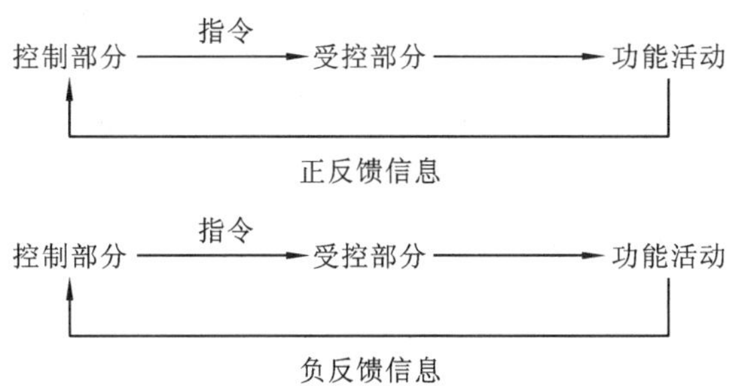

图 1-5　负反馈和正反馈的示意图

控制系统的存在和发挥作用，如动脉血压的相对恒定就是以减压反射为基础的典型的负反馈。当动脉血压偏高时，可刺激颈动脉窦、主动脉弓的压力感受器，经传入神经将血压升高的信息传导心血管中枢，通过心血管中枢的整合活动，使心血管活动水平降低，动脉血压回降至正常水平；反之，当动脉血压下降时，这种对心血管中枢的抑制作用减小，使心血管活动增加，血压得以回升，从而使动脉血压保持于某种相对稳定的水平。其他如体温、呼吸等的相对稳定，也都是通过负反馈调节机制完成的。

2. 正反馈

正反馈(positive feedback)是指从受控部分发出的信息促进与加强控制部分的活动的调节方式。在人体内正反馈较少见，能使整个系统处于再生状态，使这一过程最后到达极端，或结束这一过程。作用是破坏原来的平衡状态。其意义在于促使某些生理功能一旦发动起来就迅速加强直至完成，是不可逆的过程。人体的正反馈现象较少，如排尿、排便、分娩、血液凝固等生理过程均存在正反馈调节机制。

（三）前馈控制系统

正常人体功能调节过程中，除了常见的反馈控制系统外，前馈(feed forward)是另一种形式的调节方式。即在控制部分向受控部分发出信息的同时，通过监测装置对控制部分直接调控，进而向受控部分发出前馈信号，及时调节受控部分的活动，使其更加精确、适时和适度。前馈控制系统可以使机体的反应具有一定的预见性和超前性。一般来说，反馈控制需要的时间要长些，而前馈控制更为迅速。有些条件反射被认为是一种前馈控制，例如，进食前胃液的分泌，胃液分泌的时间比食物进入胃中直接刺激胃黏膜腺体分泌的时间要早得多。

知识链接

控制论与反馈

控制论奠基人维纳指出，一切类型的控制系统，都是用揭露在目标实现过程中的错误和采取纠正措施的信息反馈来控制自己的。换言之，各种系统都是用自身的某些能量在成效和标准之间进行反馈，从而比较所得的信息。反馈控制就是根据最终结果产生的偏差来指导将来的行动。反馈控制的基本过程如下：以预期业绩为标准→衡量实际业绩→将实际业绩与标准相比较→确定偏差→分析造成偏差的原因→确定纠正方案→贯彻纠正措施。可见,反馈控制是保证计划不出偏差,得以顺利实施的必要环节。在管理系统中具有极其重要的地位。反馈信息是管理者对客观实际情况变化(结果)作出正确反应的重要依据。管理成功与否,关键就在于是否具有灵敏、准确、迅速的反馈。

前馈控制是面向未来的控制,也是通过信息反馈来实施控制,但这种信息反馈是在投入一端,在投入未受影响前就加以纠正,因而具有较好的及时性。前馈控制采用的普遍方式是利用所能得到的最新信息,进行认真、反复的预测,把计划所要达到的目标同预测相比较,并采取措施修改计划,以使预测与计划目标相吻合。目前运用的比较先进的前馈控制技术之一是计划评审法(或称网络分析法)。它可以预先知道哪些工序的延时会影响到整个工期,在何时会出现何种资源需求高峰,从而采取有效的预防措施与行之有效的管理办法。

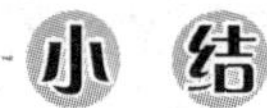

小结

正常人体功能是研究正常人体及其细胞、组织、器官等组成部分的功能活动及其原理的一门课程。正常人体功能学研究的三个水平,一是整体水平,二是器官和系统水平,三是细胞和分子水平。新陈代谢、兴奋性和适应性是各种生物体生命活动的基本特征。新陈代谢是指机体与环境之间不断进行物质和能量交换、实现自我更新的过程。新陈代谢包括合成代谢和分解代谢。刺激是指能引起机体或细胞发生反应的内、外环境条件的变化。刺激要引起机体或组织产生兴奋反应必须具备三个条件:强度、时间和强度时间变化率。将刺激的时间和刺激强度变化率保持不变,能引起组织发生反应的最小刺激强度称为阈强度或阈值。而反应是指机体或细胞接受刺激后所出现的理化过程和生理功能的变化。反应有两种基本形式即兴奋与抑制。机体对刺激发生反应的能力或特性称为兴奋性。细胞外液是细胞生存和活动的直接环境,称为机体的内环境。将内环境的各项理化因素保持相对恒定的状态称为稳态。内环境的稳态是细胞进行正常生命活动的必要条件。人体生理功能的调节方式主要有神经调节、体液调节和自身调节,其中以神经调节最为重要,它是人体功能调节中最主要的调节方式。神经调节的基本方式是反射。反射的结构基础是反射弧。反射可分为非条件反射和条件反射两大类。神经调节的特点是迅速、短暂而准确。体液调节的特点是作用缓慢、广泛、持久。自身调节的特点是作用准确、稳定,但调节幅度小、灵敏度较低。反馈调节有负反馈和正反馈两种方式。负反馈是指受控部分发出的信息反过来抑制或减弱控制部分活动的调节方式。其意义在于维持机体生理功能的相对稳定。正反馈是指受控部分发出的信息反过来促进与加强控制部分活动的调节方式。在人体内正反馈远不如负反馈多见,其意义在于促使某些生理功能一旦发动就迅速加强直至完成,是不可逆的过程。

能力检测

1. 名词解释:兴奋性、阈值、内环境、稳态、反射、反馈、正反馈、负反馈
2. 正常人体功能的研究对象和任务是什么？为什么说新陈代谢是生命最主要的生理特征？
3. 刺激引起反应需要具备哪些条件？其相互关系如何？
4. 保持内环境稳态有何重要意义？
5. 比较机体三种主要调节方式的概念与特点。

（郑　恒）

第二章
生物大分子的结构与功能

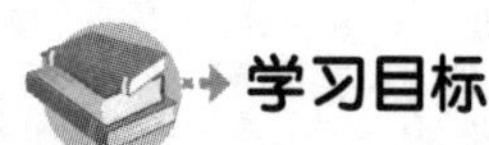

学习目标

掌握：蛋白质元素组成及平均含氮量；蛋白质一、二、三、四级结构概念及维系键；DNA的一、二级结构的特点；mRNA、tRNA和rRNA的结构与功能；酶催化作用的特点；酶的必需基团与活性中心；酶原、同工酶的概念；底物浓度、抑制剂对酶促反应速度的影响；B族维生素及其功能。

熟悉：20种氨基酸名称、特点、分类；蛋白质的理化性质；核酸的元素组成；组成核酸的碱基、戊糖、核苷及核苷酸的基本结构；核酸中核苷酸的连接方式；核酸的理化性质；酶的概念与组成；酶浓度、温度、pH值、激活剂对酶促反应速度的影响。

了解：蛋白质结构与功能的关系；蛋白质的呈色反应；核苷酸的功能；DNA的超级结构；核酶的概念；酶的分类和命名；酶催化作用的机制。

机体是由数以万计的、相对分子质量各不相同的物质按照严格规律组成的。据测定，人体的物质组成主要有水(55%～67%)、蛋白质(15%～18%)、脂类(10%～15%)、无机盐(3%～4%)和糖类(1%～2%)。此外，还有核酸及维生素、激素等。通常将蛋白质、核酸、糖类、脂类等统称为生物分子，并且将蛋白质、核酸称为生物大分子。几乎一切有生命的物体均含有这两类生物大分子，因此它们是生命的标志。

生物大分子通常都有一定的分子结构规律，即由一定的基本结构单位按一定的排列顺序和连接方式形成多聚体。生物大分子的结构决定着它的功能，即结构是功能的基础，而功能则是特定结构的体现。

本章介绍蛋白质、核酸、酶三类生物大分子的结构与功能。蛋白质是生命活动的物质基础，具有多种重要的生物学功能；核酸是遗传物质，决定着遗传信息的传递；而绝大多数酶是具有生物催化活性的蛋白质，催化体内各种物质代谢的进行，是生物体新陈代谢的基本保证。

第一节 蛋白质的结构与功能

一、蛋白质的化学组成

(一) 蛋白质的元素组成

从各种动物和植物组织提取的蛋白质(protein),经元素分析表明,含碳(50%~55%)、氢(6%~8%)、氧(19%~24%)、氮(13%~19%)和硫(0~4%);有些蛋白质还含有少量磷、硒或金属元素铁、铜、锌、锰、钴、钼等,个别蛋白质还含有碘。

各种蛋白质的含氮量很接近,平均为16%。由于动植物组织中含氮物质以蛋白质为主,因此通过测定生物样品中的含氮量,根据蛋白质的平均含氮量为16%,就可以按下列公式计算出样品中蛋白质的大致含量。

100 g样品中蛋白质质量(g)=每克样品中含氮的质量(g)×6.25×100

(二) 蛋白质的基本结构单位——氨基酸

研究大分子有机化合物的组成单位,最常用的方法是将大分子化合物进行水解。蛋白质在酸、碱或蛋白酶的作用下,可以被水解为小分子物质。蛋白质彻底水解后,用化学分析方法证明其基本组成单位是氨基酸(amino acid)。

1. 氨基酸的一般结构特点

(1) 组成天然蛋白质的氨基酸都是α-氨基酸(脯氨酸为α-亚氨基酸)。蛋白质水解生成的天然氨基酸,其化学结构具有一个共同的特点,即连接羧基的α碳原子上还连有一个氨基(或亚氨基),故称α-氨基酸,其结构通式如下。

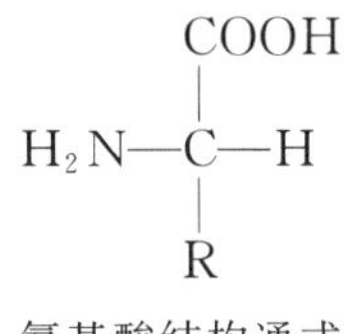

氨基酸结构通式

(2) 除甘氨酸外,组成天然蛋白质的氨基酸都属于L-型氨基酸。由氨基酸结构通式可以看出,除R为H外,与α碳原子相连的四个原子或基团各不相同,所以除甘氨酸外其余氨基酸的α碳原子是一个不对称碳原子,因而具有旋光异构现象,有D和L两种构型之分。组成天然蛋白质的氨基酸属于L-型氨基酸。目前,生物界中已发现的D-型氨基酸大都存在于某些细菌产生的抗生素及个别植物的生物碱中。

(3) 不同的氨基酸主要体现在侧链(R基团)的不同。组成天然蛋白质的20种氨基酸,都具有α-氨基、α-羧基及α碳上的氢,其不同之处在于侧链(R基团)不同。

2. 氨基酸的分类

根据氨基酸侧链(R基团)的结构和性质不同,将20种氨基酸分为四类(表2-1)。

(1) 非极性侧链氨基酸:这类氨基酸的特征是它们都具有非极性侧链,它们显示出不同程度的疏水性。属于这一类的氨基酸包括脂肪族(丙氨酸、缬氨酸、亮氨酸、异亮氨酸和蛋氨酸)和芳香族(苯丙氨酸和色氨酸)氨基酸以及亚氨基酸(脯氨酸)。

(2) 非电离极性侧链氨基酸:特征是具有极性侧链,故有亲水性。这类氨基酸有的具有羟基(丝氨酸、苏氨酸和酪氨酸),有的具有巯基(半胱氨酸),有的具有酰胺基(天冬酰胺和谷氨酰胺);侧链只有一个氢但仍能表现一定极性的甘氨酸也属此类。

(3) 酸性侧链氨基酸:其侧链含有羧基,在生理条件下侧链带负电荷,又称带负电荷的侧链氨基酸,包括天冬氨酸和谷氨酸。

(4) 碱性侧链氨基酸:这类氨基酸的特征是在生理条件下侧链带正电荷,又称带正电荷的侧链氨基酸,包括侧链含ε-氨基的赖氨酸、含胍基的精氨酸和含咪唑基的组氨酸。

表 2-1 组成蛋白质的 20 种编码氨基酸

氨基酸名称	简写符号	结构式	等电点(pI)
非极性侧链氨基酸			
1. 丙氨酸	丙,Ala,A	$CH_3-CH(NH_3^+)-COO^-$	6.00
2. 缬氨酸	缬,Val,V	$CH_3-CH(CH_3)-CH(NH_3^+)-COO^-$	5.96
3. 亮氨酸	亮,Leu,L	$CH_3-CH(CH_3)-CH_2-CH(NH_3^+)-COO^-$	5.98
4. 异亮氨酸	异,Ile,I	$CH_3-CH_2-CH(CH_3)-CH(NH_3^+)-COO^-$	6.02
5. 蛋氨酸(甲硫氨酸)	蛋,Met,M	$CH_3-S-CH_2-CH_2-CH(NH_3^+)-COO^-$	5.74
6. 苯丙氨酸	苯,Phe,F	$C_6H_5-CH_2-CH(NH_3^+)-COO^-$	5.48
7. 色氨酸	色,Trp,W	(吲哚环, N—H)$-CH_2-CH(NH_3^+)-COO^-$	5.89
8. 脯氨酸	脯,Pro,P	H_2C-CH_2 $H_2C\quad CH-COO^-$ NH_2^+	6.30
非电离极性侧链氨基酸			
9. 甘氨酸	甘,Gly,G	$H-CH(NH_3^+)-COO^-$	5.97
10. 丝氨酸	丝,Ser,S	$HO-CH_2-CH(NH_3^+)-COO^-$	5.68

续表

氨基酸名称	简写符号	结构式	等电点(pI)
11. 苏氨酸	苏,Thr,T	$HO-CH(CH_3)-CH(NH_3^+)-COO^-$	5.60
12. 酪氨酸	酪,Tyr,Y	$HO-C_6H_4-CH_2-CH(NH_3^+)-COO^-$	5.66
13. 半胱氨酸	半,Cys,C	$HS-CH_2-CH(NH_3^+)-COO^-$	5.07
14. 天冬酰胺	天-NH_2,Asn,N	$H_2N-C(=O)-CH_2-CH(NH_3^+)-COO^-$	5.41
15. 谷氨酰胺	谷-NH_2,Gln,Q	$H_2N-C(=O)-CH_2-CH_2-CH(NH_3^+)-COO^-$	5.65
酸性侧链氨基酸			
16. 天冬氨酸	天,Asp,D	$HOOC-CH_2-CH(NH_3^+)-COO^-$	2.77
17. 谷氨酸	谷,Glu,E	$HOOC-CH_2-CH_2-CH(NH_3^+)-COO^-$	3.22
碱性侧链氨基酸			
18. 赖氨酸	赖,Lys,K	$H_2N-CH_2-CH_2-CH_2-CH_2-CH(NH_3^+)-COO^-$	9.74
19. 精氨酸	精,Arg,R	$H_2N-C(=NH)-NH-CH_2-CH_2-CH_2-CH(NH_3^+)-COO^-$	10.76
20. 组氨酸	组,His,H	$HC{=}C(-NH-CH{=}N-)-CH_2-CH(NH_3^+)-COO^-$(咪唑环)	7.59

（三）肽键和多肽链

蛋白质是由氨基酸聚合成的高分子化合物。在蛋白质分子中,氨基酸之间通过肽键(peptide bond)相连。肽键是由一个氨基酸的羧基和另一个氨基酸的氨基脱水缩合形成的键,又称酰胺键(—CO—NH—)。

$$H_2N-\underset{H}{\overset{R_1}{C}}-COOH + H_2N-\underset{H}{\overset{R_2}{C}}-COOH \longrightarrow H_2N-\underset{H}{\overset{R_1}{C}}-\overset{O}{\overset{\|}{C}}-\underset{H}{N}-\underset{H}{\overset{R_2}{C}}-COOH$$

氨基酸之间通过肽键相互连接而成的化合物称为肽(peptide)。由两个氨基酸形成的肽叫二肽,如甘氨酸与丝氨酸脱水生成的二肽即甘氨酰丝氨酸。三个氨基酸形成的肽叫三肽,以此类推。一般十肽以下称为寡肽,十肽以上者则称为多肽或多肽链(polypeptide chain)。肽链中的氨基酸分子因脱水缩合而有残缺,故称为氨基酸残基。蛋白质就是由许多氨基酸残基组成的多肽链,通常将相对分子质量在10000以上的称为蛋白质,在10000以下的称为多肽(胰岛素的相对分子质量虽为5733,但习惯上仍称为蛋白质)。多肽链中有游离α-氨基的一端称为氨基末端或N末端;有游离α-羧基的一端称为羧基末端或C末端。按照惯例,命名和书写肽链均从N末端开始指向C末端。

生物体内能合成许多具有各种重要生物学活性的小分子肽,称为生物活性肽,如抗氧化作用的谷胱甘肽(glutathione,GSH)、下丘脑分泌的促甲状腺素释放激素及腺垂体分泌的促肾上腺皮质激素等。近年来,通过重组DNA技术,在体外还可以生成重组多肽类药物、重组多肽类疫苗等。

二、蛋白质的分子结构与功能

蛋白质是由20种氨基酸借肽键连接形成的生物大分子。生物体内存在着种类繁多、功能各异的蛋白质。每种蛋白质都有其特定的结构并执行独特的功能。根据对不同种类、不同形状、不同功能的蛋白质结构的研究,可将蛋白质的结构分为一、二、三、四级,后三级统称为空间结构、高级结构或空间构象。但并非所有蛋白质都有四级结构,由一条肽链形成的蛋白质只有一、二、三级结构;由两条以上肽链形成的蛋白质才可能有四级结构。

(一)蛋白质的一级结构

蛋白质分子中各氨基酸的排列顺序称为蛋白质的一级结构(primary structure)。一级结构是蛋白质分子的基本结构。其基本结构键为肽键,有些尚含有二硫键,由两个半胱氨酸残基的巯基(—SH)脱氢氧化而生成。

1954年英国生物化学家Sanger报道了胰岛素(insulin)的一级结构,这是世界上第一个被确定一级结构的蛋白质。胰岛素是由胰岛β细胞分泌的一种激素,相对分子质量5733,由A和B两条多肽链组成,A链有21个氨基酸残基,B链有30个氨基酸残基,A和B链通过两个链间二硫键相连,A链本身的第6和第11位半胱氨酸间形成一个链内二硫键,使A链部分环合(图2-1)。

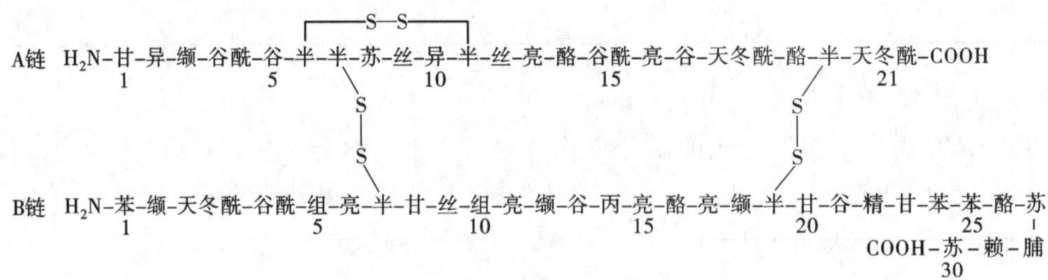

图2-1 人胰岛素的一级结构

蛋白质分子的一级结构是其生物学活性及特异空间结构的基础。尽管各种蛋白质的基本结构都是多肽链,但所含氨基酸数目以及氨基酸种类在多肽链中的排列顺序不同,这就形成了结构多样、功能各异的蛋白质。因此，对蛋白质一级结构的研究，是在分子水平上阐述蛋白质结构与其功能关系的基础。

知识链接

人和动物的胰岛素一级结构的差别与糖尿病的治疗

糖尿病治疗用的胰岛素，通常是从猪和牛胰腺提取的胰岛素。由于它们的氨基酸顺序与人胰岛素有差异，因而某些糖尿病患者对注入的动物胰岛素初期会发生变态反应，而在治疗后期则产生胰岛素抗性(insulin resistance)，后者是因为人体产生的抗胰岛素抗体的滴度太高所致。所幸的是，对猪和牛胰岛素产生这种有害免疫反应的人很少，大多数患者能利用这种胰岛素而无免疫反应并发症。人类的这种相容性，一是因为猪和牛胰岛素的氨基酸顺序与人胰岛素的差别甚小，二是因为所改变的氨基酸具有保守性(如牛的 A_8 和 A_{10} 相应为 Ala 和 Val，而非人的 Thr 和 Ile，但 A_8 和 A_{10} 恰好位于 A 链的二硫键构成的环内)。这种变化对胰岛素的三维结构并无明显干扰，即极相似于人胰岛素的空间构象。猪胰岛素因比牛胰岛素更接近人类而易于被人接受。其他动物的胰岛素则不适用于临床应用。

（二）蛋白质的空间结构

蛋白质的空间结构也称蛋白质的构象，是指蛋白质分子内各原子围绕某些共价键的旋转而形成的各种空间排布及相互关系。各种蛋白质的分子形状、理化性质和生物学活性主要取决于特定的空间结构。

蛋白质的构象可分为主链构象和侧链构象。主链构象是指多肽链主链骨架上各原子(即肽键有关原子及 α 碳原子)的排布及相互关系；侧链构象指多肽链中各氨基酸残基侧链(R 基团)中原子的排布及相互关系。

1. 蛋白质的二级结构

蛋白质的二级结构(secondary structure)是指多肽链中主链原子在局部空间的规律性排列，并不涉及侧链的构象。在所有已测定的蛋白质中均有二级结构的存在，主要形式包括肽键平面 α-螺旋、β-折叠、β-转角和无规卷曲等。

1）肽键平面

肽链中的肽键键长为 0.132 nm，短于 C_α—N 单键的 0.149 nm，而长于 C═N 双键的 0.127 nm，故肽键具有部分双键的性质，不能自由旋转。在肽键中，与 C—N 相连的 O 和 H 为反式结构，且 C 和 N 周围的三个键角之和均为 360°，因此，肽键中的 C、O、N、H 四个原子与它们相邻的两个 α 碳原子都处在同一个平面上，该平面称肽键平面(也称肽单元)。在肽键平面中只有 C_α—C 和 C_α—N 之间的单键能够旋转，旋转角度的大小决定了两个肽键平面之间的关系。因此，肽键平面随 α 碳原子两侧单键的旋转而构成的排布是主链中各种构象的结构基础。

2）α-螺旋(α-helix)

α-螺旋是指多肽链中肽键平面通过 α 碳原子的相对旋转，沿长轴方向有规律盘绕形成的一种紧密螺旋盘曲构象(图2-2(a)),是多肽链最简单的排列方式,其特点如下。

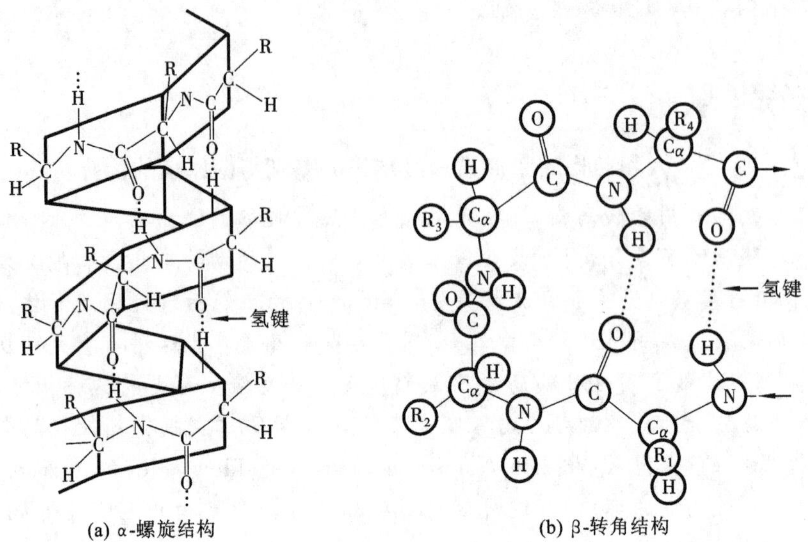

(a) α-螺旋结构　　(b) β-转角结构

图 2-2　螺旋盘曲构象

①多肽链主链以肽键平面为单位,以α碳原子为转折点,形成右手螺旋结构。

②螺旋一圈包含3.6个氨基酸残基,每个氨基酸残基向上移动0.15 nm,故螺旋上升一圈的高度(螺距)为0.15 nm×3.6=0.54 nm。

③第一个肽键平面羰基氧与第四个肽键平面亚氨基氢形成氢键。氢键的方向与螺旋长轴基本平行,氢键是一种很弱的次级键,但由于主链上所有肽键都参与了氢键的形成,所以α-螺旋很稳定。

④各氨基酸残基的侧链(R基团)伸向螺旋外侧,不会出现在螺旋圈内,R基团的大小、形状、性质及所带电荷状态对α-螺旋的形成和稳定均有影响。

α-螺旋是球状蛋白质构象中最常见的二级结构形式,第一个被阐明空间结构的蛋白质(肌红蛋白)几乎完全由α-螺旋结构组成。

3) β-折叠(β-pleated sheet)

β-折叠是多肽链主链一种伸展性较好、呈有规律锯齿状的二级结构形式(图2-3)。①多肽链充分伸展,各肽键平面之间折叠成锯齿状结构,相邻两平面间夹角为110°,侧链R基团交错伸向锯齿状结构的上下方;②两条以上肽链或一条肽链内的若干肽段平行排列,形成β-片层或β-折叠层结构,它们之间靠链间肽键的羰基氧和亚氨基氢形成氢键,使构象稳定。氢键的方向与折叠的长轴垂直;③若两条肽链走向相同,即N端、C端方向一致称为顺向平行折叠,反之则称为反向平行折叠。从能量角度看,反向平行更为稳定。

β-折叠一般与结构蛋白的空间构象有关,但也存在于某些球状蛋白的空间构象中。如天然丝心蛋白就同时具有β-折叠和α-螺旋,溶菌酶、羧肽酶等球状蛋白中也都存在β-折叠构象。

4) β-转角(β-turn)

在球状蛋白质分子中,肽链主链常常会出现180°的回折,回折部分称为β-转角。β-转角通常由四个连续的氨基酸残基组成,第一个残基的羰基氧与第四个残基的亚氨基氢形成

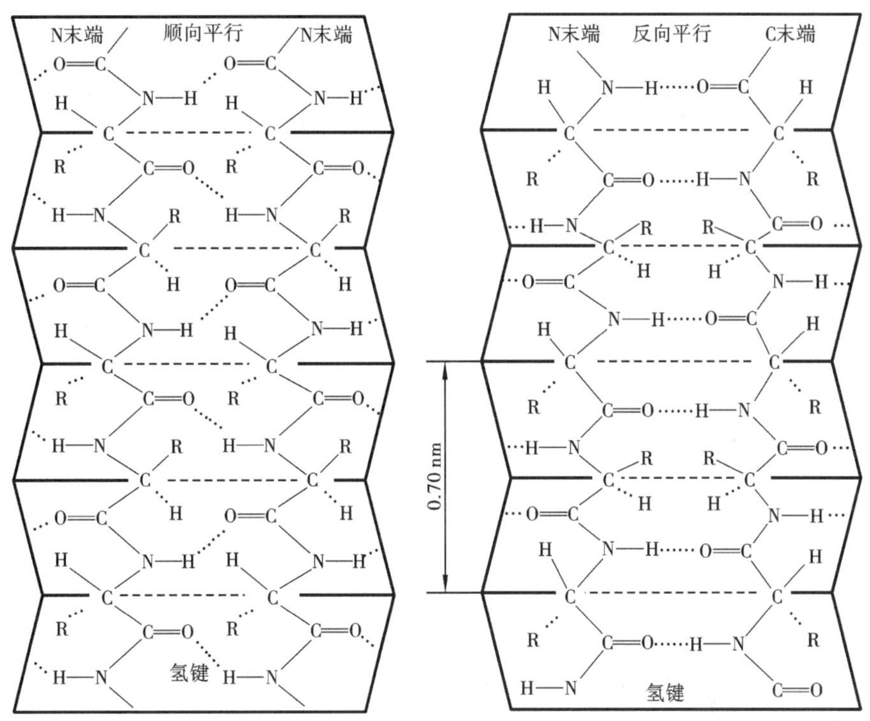

图 2-3　β-折叠结构

氢键，以维持转角构象的稳定(图 2-2(b))。由于 β-转角可使肽链的走向发生改变，所以常出现在球状蛋白质分子的表面。脯氨酸由于其环状结构，常见于 β-转角之中，很难出现在 α-螺旋和 β-折叠中。

5) 无规卷曲(random coil)

上述 α-螺旋、β-折叠和 β-转角为有规律的蛋白质二级结构形式，其余若干肽段的空间排列虽有些规则，但规律性不强，不易描述，这些没有确定规律性的部分肽链构象称为无规卷曲。

2. 蛋白质的三级结构

蛋白质的三级结构(tertiary structure)是一条具有二级结构的多肽链，由于其序列上相隔较远的氨基酸残基侧链的相互作用而具有范围广泛的盘曲与折叠，形成包括主、侧链在内的空间排布，这种在一条多肽链内所有原子在三维空间的整体排布称为蛋白质的三级结构。在相对分子质量较大的蛋白质形成三级结构时，肽链中某些局部的二级结构常汇集在一起，形成在空间上可以明显区别的局部区域并发挥特定的生物学功能，这种局部区域称为结构域(domain)。结构域大多呈口袋、洞穴或裂缝状，一般每个结构域由 100～300 个氨基酸残基组成，各有独特的空间构象，并承担不同的生物学功能。稳定三级结构的因素主要是 R 基团之间相互作用形成的各种非共价键，包括疏水作用力、氢键、盐键和范德华力等(图 2-4)。其中疏水作用力是许多疏水基团具有一种避开水相，聚合而藏于蛋白质分子内部趋势的结合力，它是维持蛋白质的三级结构最主要的稳定力，有些蛋白质分子中两个半胱氨酸巯基共价结合而形成的二硫键也参与维持三级结构的稳定。蛋白质的三级结构是由一级结构决定的，每种蛋白质都有自己特定的氨基酸排列顺序，从而构成独特的三级结构。

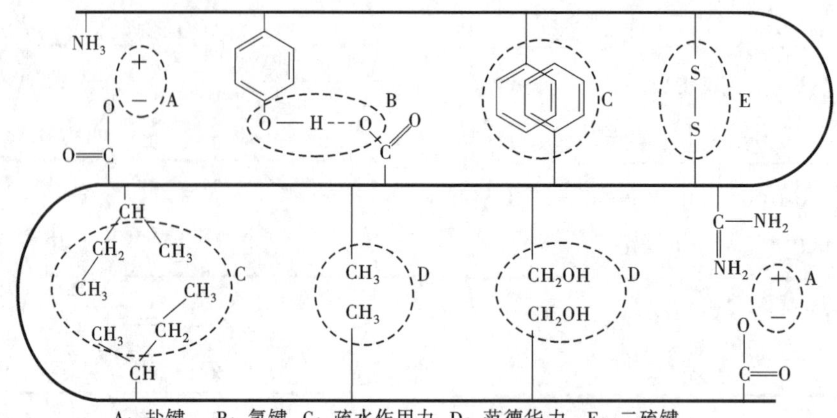

图 2-4　稳定和维系蛋白质的三级结构的化学键

3. 蛋白质的四级结构

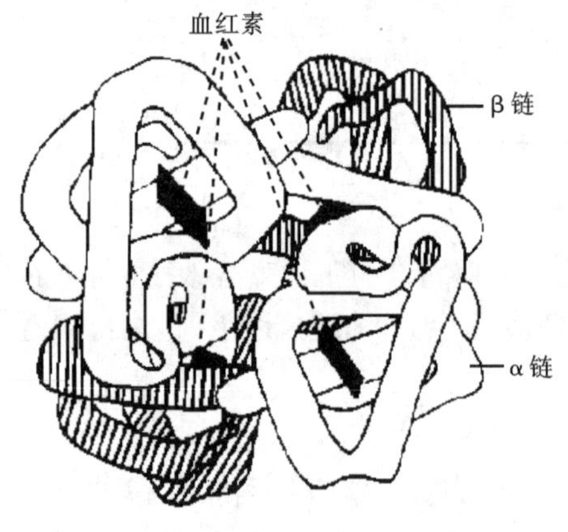

图 2-5　血红蛋白的四级结构

许多有生物活性的蛋白质分子由两条或两条以上具有独立三级结构的多肽链组成，这种蛋白质的每条多肽链被称为一个亚基(subunit)，亚基之间不是通过共价键相连，而是以疏水作用力、氢键、盐键和范德华力等非共价键维系。由亚基构成的蛋白质也叫寡聚蛋白质，寡聚蛋白质中各亚基之间的空间排布及相互接触关系称为蛋白质的四级结构。相对分子质量55000以上的蛋白质几乎都有亚基，亚基可以相同也可以不同。例如，血红蛋白是由两个α亚基和两个β亚基构成的$\alpha_2\beta_2$四聚体(图2-5)，具有运输O_2和CO_2的功能。单独的亚基一般没有生物学活性，只有完整的四级结构寡聚体才有生物学活性，因此在一定条件下，亚基的聚合和解聚对四级结构蛋白质的活性具有调节作用。有些蛋白质虽然由两条或两条以上的多肽链组成，但肽链间通过共价键(如二硫键)连接，这种结构不属于四级结构，如前述的胰岛素。

(三) 蛋白质结构与功能关系

蛋白质的分子结构纷纭万象，其功能亦多种多样。每种蛋白质都执行着特异的生物学功能，而这些功能又都与其特异的一级结构和空间构象密切联系。因此，蛋白质结构与功能的关系是生物化学研究的重要课题。

1. 蛋白质一级结构与功能的关系

蛋白质特定的构象和功能是由其一级结构决定的。多肽链中氨基酸的排列顺序，决定了该肽链的折叠、盘曲方式，即决定了蛋白质的空间结构，进而显示特定的功能。一级结构主要从两个方面影响蛋白质的功能活性。一部分氨基酸残基直接参与构成蛋白质的功能活性区，它们的特殊侧链基团即为蛋白质的功能基团，如果这种氨基酸残基被置换将影响该蛋白质的功能，另一部分氨基酸残基虽然不直接作为功能基团，但它们在蛋白质的构象中处于关键位置，如置换也将影响其功能。例如，不同哺乳动物来源的胰岛素，它们的一级结构虽不完全一样，但肽链中与胰岛素特定空间结构形成有关的氨基酸残基却完全一致，51 个氨基酸残基中有 24 个恒定不变，分子中半胱氨酸残基的数量（6 个）及其排列位置恒定不变，它们在决定胰岛素空间结构中起关键作用。将胰岛素分子中 A 链 N 端的第一个氨基酸残基切去，其活性只剩下 2%～10%，若再将紧邻的第 2～4 位氨基酸残基切去，发现其活性完全丧失，这说明这些氨基酸残基属于胰岛素活性部位的功能基团；如将胰岛素 A、B 两链间的二硫键还原，发现两链分离，此时胰岛素的功能也完全丧失，这说明二硫键是必不可少的；如将胰岛素分子 B 链第 28～30 位氨基酸残基切去，发现其活性仍能维持原活性的 100%，这说明这些位置的氨基酸残基与功能活性及整体构象的关系不太密切。

2. 蛋白质空间结构与功能的关系

蛋白质分子一级结构决定其三维空间结构，而蛋白质构象是生物活性的基础。若蛋白质一级结构保持不变，构象的改变即可导致其功能的变化。体内外各种蛋白质活性调节物质，主要通过改变蛋白质构象来达到调节其生物活性的目的。

核糖核酸酶是由 124 个氨基酸残基组成的单链蛋白质，依靠分子内 4 个二硫键及其他非共价键维系空间结构的稳定。用蛋白质变性剂尿素（8 mol/L）和还原剂 β-巯基乙醇处理核糖核酸酶，分别破坏次级键和二硫键，使其二、三级结构遭到破坏，而不影响肽键，虽然其一级结构仍存在，但此时该酶活性已丧失。如果再通过透析法将尿素和 β-巯基乙醇除去，可使核糖核酸酶分子中的巯基缓慢地氧化形成二硫键，其构象得到恢复，酶活性得以重现（图 2-6）。此例充分证明，特定的蛋白质构象，以其一级结构为基础，并与其生物功能有着密切的关系。

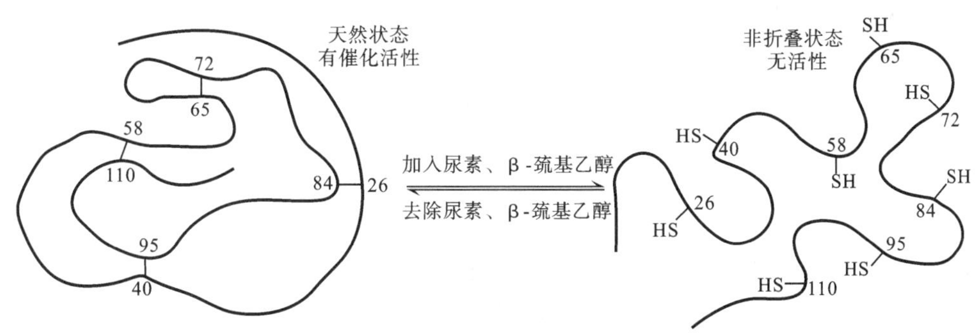

图 2-6 核糖核酸酶空间结构与功能的关系

三、蛋白质的理化性质

蛋白质由氨基酸组成，其理化性质有一部分与氨基酸相同或相关，例如两性解离及等电点、紫外吸收性质、呈色反应等，蛋白质又是由许多氨基酸组成的高分子化合物，也有一部分理化性质与氨基酸不同，表现出单个氨基酸分子所未有的性质，如高相对分子质量、胶体性质、变性、沉淀和凝固等。

(一) 两性解离性质及等电点

蛋白质由氨基酸通过肽键连接,肽链两端游离的 α-氨基和 α-羧基均是可解离的基团,其侧链上也有一些可解离的基团,如谷氨酸及天冬氨酸侧链羧基、赖氨酸侧链ε-氨基、精氨酸的胍基、组氨酸的咪唑基、酪氨酸的酚羟基和半胱氨酸的巯基等。由于蛋白质分子中既含有能解离出 H^+ 的酸性基团(如羧基、巯基),又含有能结合 H^+ 的碱性基团(如氨基、胍基等),因此蛋白质分子为两性电解质。它们在溶液中的解离状态受溶液 pH 值的影响。当溶液处于某一 pH 值时,蛋白质解离成阳离子和阴离子的趋势相等,即净电荷为零,呈兼性离子状态,此时溶液的 pH 值称为该蛋白质的等电点(pI)。蛋白质分子的解离状态可用下式表示:

$$\underset{\substack{\text{阳离子}\\(pH<pI)}}{P\begin{matrix}/NH_3^+\\ \backslash COOH\end{matrix}} \underset{H^+}{\overset{OH^-}{\rightleftharpoons}} \underset{\substack{\text{两性离子}\\(pH=pI)}}{P\begin{matrix}/NH_3^+\\ \backslash COO^-\end{matrix}} \underset{H^+}{\overset{OH^-}{\rightleftharpoons}} \underset{\substack{\text{阴离子}\\(pH>pI)}}{P\begin{matrix}/NH_2\\ \backslash COO^-\end{matrix}}$$

各种蛋白质的一级结构不同,所含酸性基团、碱性基团数目及解离度不同,等电点也各不相同,因此在同一 pH 值环境下,所带净电荷的性质(正或负)及电荷量也就不同。利用这一特性,可将混合蛋白质通过电泳方法分离、纯化。电泳是指带电粒子在电场中向电性相反的电极移动的现象。蛋白质分子在电场中移动的速度和方向,取决于它所带电荷的性质、数目及蛋白质分子的大小和形状。带电少、分子大的泳动速度慢,反之则泳动速度快。

人体大多数蛋白质的等电点接近于 pH 5.0 的状态,所以在体液 pH 7.4 的环境下,这些蛋白质解离成阴离子。

(二) 胶体性质

蛋白质是高分子化合物,其相对分子质量多介于1万～100万之间,分子直径可达1～100 nm,颗粒大小已达胶粒范围,在水溶液中形成胶体溶液,具有胶体溶液的各种性质。蛋白质在溶液中表现为扩散速度慢、黏度大、不能透过半透膜等。

蛋白质水溶液是一种比较稳定的亲水胶体。蛋白质形成亲水胶体有两个基本的稳定因素,即水化膜和表面电荷。由于蛋白质颗粒表面带有许多亲水的极性基团,如氨基、羧基、羟基、巯基等,它们易与水起水合作用,使蛋白质颗粒表面形成一比较稳定的水化膜,水化膜的存在使蛋白质颗粒相互隔开,阻止其聚集而沉淀;另外,蛋白质分子在一定 pH 值溶液中带有同种电荷,同种电荷相互排斥也能防止蛋白质分子聚合。因此,水化膜和表面电荷是蛋白质维持亲水胶体稳定的两个关键因素。若去掉这两个稳定因素,蛋白质就极易从溶液中沉淀出来。

(三) 变性、沉淀和凝固

蛋白质在某些物理或化学因素作用下,其空间构象受到破坏(不涉及一级结构的改变),导致蛋白质理化性质发生改变、生物活性丧失,这种现象称为蛋白质的变性(denaturation)。

能使蛋白质变性的物理因素有加热、高压、紫外线、X射线、超声波、剧烈震荡与搅拌等;

化学因素有强酸、强碱、重金属盐和尿素、乙醇、丙酮等有机溶剂。蛋白质变性后，其溶解度降低，黏度增加，结晶能力消失，生物活性丧失，易被蛋白酶水解。在医学上，变性因素常被应用来消毒及灭菌。此外，防止蛋白质变性也是有效保存蛋白质制剂（如疫苗）的必要条件。

蛋白质变性后，疏水侧链暴露在外，溶解度降低，多肽链相互缠绕而聚集，从溶液中析出，这一现象称为沉淀。变性的蛋白质易于沉淀，但沉淀的蛋白质不一定变性（如盐析法沉淀）。在蛋白质溶液中加入高浓度的中性盐（如硫酸铵、硫酸钠、氯化钠等），破坏蛋白质的胶体稳定性，使蛋白质从水溶液中沉淀称为盐析。盐析法不引起蛋白质变性，只需经透析除去盐分，即可得到较纯的保持原活性的蛋白质。

蛋白质经强酸、强碱作用发生变性后，仍能溶解于强酸或强碱中，此时若将 pH 值调至等电点，蛋白质立即结成絮状的不溶解物，但仍可溶解于强酸或强碱中。如再加热则絮状物可变成比较坚固的凝块，此凝块不再溶于强酸或强碱中，这种现象称为蛋白质的凝固作用。

（四）紫外吸收性质

蛋白质分子中含有色氨酸、酪氨酸，这些氨基酸的侧链基团含共轭双键，在 280 nm 波长附近具有最大的光吸收峰，由于大多数蛋白质都含有这两种氨基酸残基，所以在 280 nm 波长处测定吸光度可用于蛋白质含量的测定。

（五）呈色反应

蛋白质分子中的肽键以及侧链上的一些特殊基团可以与有关试剂作用产生一定的颜色反应，这些反应可用于蛋白质的定性分析和定量分析。常用的颜色反应如下。

1. 双缩脲反应

在碱性条件下蛋白质分子内的肽键可与 Cu^{2+} 加热形成紫红色的内络盐。此反应除用于蛋白质的定量测定外，由于氨基酸不呈现此反应，故还可用于检测蛋白质水解的程度。

2. 茚三酮反应

在 pH5～7 的溶液中，蛋白质分子中的游离 α-氨基能与茚三酮反应生成蓝紫色化合物。此反应可用于蛋白质的定性、定量分析。

3. Folin-酚试剂反应

在碱性条件下，蛋白质分子中的酪氨酸残基能与酚试剂（含磷钨酸和磷钼酸化合物）反应生成蓝色化合物。该反应的灵敏度比双缩脲反应高 100 倍。

四、蛋白质的分类

天然蛋白质的种类繁多，结构复杂，分类方法也多种多样，通常可以见到以下几种分类方法。

（一）按组成分类

蛋白质从组成上可分为单纯蛋白质和结合蛋白质。单纯蛋白质的分子中只含氨基酸残基，可根据理化性质及来源分为清蛋白（又名白蛋白）、球蛋白、谷蛋白、醇溶谷蛋白、精蛋白、组蛋白、硬蛋白等。结合蛋白质的分子中除氨基酸外还有非氨基酸成分（称为辅基），按辅基的不同结合蛋白质可分为核蛋白、磷蛋白、金属蛋白、色蛋白等，具体如表 2-2 所示。

表 2-2　蛋白质按组成分类

蛋白质类别	举　例	非蛋白成分(辅基)
单纯蛋白质	血清蛋白、球蛋白	无
结合蛋白质		
核蛋白	病毒核蛋白、染色质蛋白	核酸
糖蛋白	免疫球蛋白、黏蛋白、蛋白聚糖	糖类
脂蛋白	乳糜微粒、低密度脂蛋白、高密度脂蛋白	脂类
磷蛋白	酪蛋白、卵黄磷蛋白	磷酸
色蛋白	血红蛋白、细胞色素	色素
金属蛋白	铁蛋白、铜蓝蛋白	金属离子

(二) 按分子形状分类

从蛋白质形状上,可将它们分为球状蛋白质及纤维状蛋白质等。球状蛋白质的长轴与短轴相差不多,整个分子盘曲呈球状或近似球状,如免疫球蛋白、胰岛素等;纤维状蛋白质的长轴与短轴相差较悬殊,整个分子多呈长纤维状,如皮肤中的胶原蛋白、毛发中的角蛋白等。

(三) 按功能分类

体内蛋白质种类繁多,有些蛋白质只参与生物细胞或组织器官的构成、支持或保护作用,如胶原、角蛋白、弹性蛋白等。而许多其他蛋白质,在生命活动过程中发挥调节、控制的作用,其活性的蛋白质形式随生命活动的变化而被激活或抑制,因而其功能具有时间性和调节性。

第二节　核酸的结构与功能

1868年,瑞士青年外科医生 Friedrich Miescher 首次从外科绷带上的脓细胞的核中分离得到一种含磷量很高的酸性物质,此物质后来被称为核酸(nucleic acid)。生物界的核酸有两大类,即脱氧核糖核酸(deoxyribonucleic acid,DNA)和核糖核酸(ribonucleic acid,RNA)。DNA 存在于细胞核和线粒体内,是遗传信息的载体;RNA 存在于细胞质和细胞核内,参与细胞内遗传信息的表达。在某些病毒中,RNA 也可以作为遗传信息的载体。不论是 DNA 还是 RNA,其结构与功能密切相关,在生物体的生命活动全过程中都起着极其重要的作用。

一、核酸的化学组成

组成核酸的主要元素有 C、H、O、N、P 等。其中 P 的含量比较恒定,为 9%~10%,因此可以用测定核酸样品中磷的含量来对核酸进行定量分析。

核酸的基本组成单位是核苷酸(nucleotide),组成DNA的核苷酸是脱氧核糖核苷酸,组成RNA的核苷酸是核糖核苷酸。核酸由多个核苷酸连接而成,因此又称为多聚核苷酸。核酸水解后产生核苷酸;核苷酸水解后产生核苷及磷酸;核苷再进一步水解产生戊糖和碱基。

(一) 碱基

核酸分子中的碱基均为含氮杂环化合物——嘌呤(purine)和嘧啶(pyrimidine)的衍生物。组成DNA的碱基有腺嘌呤(adenine,A)、鸟嘌呤(guanine,G)、胞嘧啶(cytosine,C)和胸腺嘧啶(thymine,T);RNA分子中的嘌呤碱与DNA相同,但嘧啶碱主要为尿嘧啶(uracil,U)和胞嘧啶,而没有胸腺嘧啶。碱基的结构式见图2-7。除上述碱基外,核酸分子中还有一些碱基的衍生物,如次黄嘌呤、二氢尿嘧啶、5-甲基胞嘧啶等,由于这些碱基在核酸中的含量很低,又称为稀有碱基。

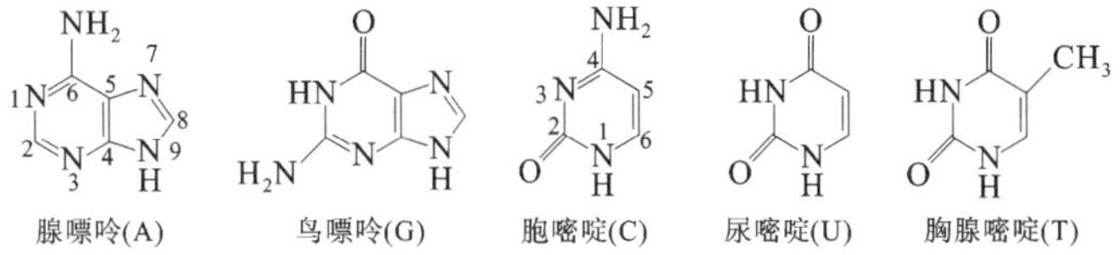

腺嘌呤(A) 鸟嘌呤(G) 胞嘧啶(C) 尿嘧啶(U) 胸腺嘧啶(T)

图2-7 核酸分子中主要碱基的结构式

嘌呤和嘧啶环中都含有共轭双键,对260 nm左右的紫外光有较强的吸收,这一重要性质被用于核酸、核苷酸、核苷和碱基的定性与定量分析。

(二) 戊糖

核酸中所含的糖是五碳糖,即戊糖,有核糖(ribose)和脱氧核糖(deoxyribose)两种,均为β-呋喃型。RNA分子中的戊糖在第2位碳上含羟基氧,称β-D-核糖;DNA分子中的戊糖在第2位碳原子上不含氧,称为β-D-2-脱氧核糖(图2-8)。

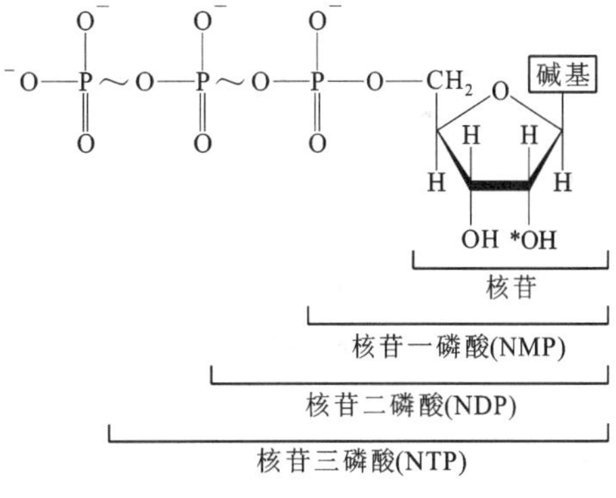

核苷 核苷一磷酸(NMP) 核苷二磷酸(NDP) 核苷三磷酸(NTP)

图2-8 核苷和核苷酸的结构

注:* 脱氧核糖此处无氧原子。

(三) 核苷

核苷是碱基与戊糖以糖苷键相连所形成的化合物,由戊糖的第1位碳上的羟基与嘧啶的第1位氮或嘌呤的第9位氮上的氢脱水相连接而成。核糖与碱基形成的化合物称为核糖核苷,简称核苷;脱氧核糖与碱基形成的化合物称为脱氧核糖核苷,简称脱氧核苷(图2-8)。为了与碱基中的各原子编号相区别,核苷中戊糖碳原子的标号加"′",如C-1′、C-2′等。

(四) 核苷酸

核苷(脱氧核苷)中戊糖的自由羟基可与磷酸脱水通过酯键相连接构成核苷酸(脱氧核苷酸)。理论上核苷可形成2′-、3′-、5′-三种核苷酸,脱氧核苷可形成3′-、5′-两种脱氧核苷酸,但生物体内多数核苷酸的磷酸都是连在戊糖的C-5′上,形成5′-核苷酸(5′-脱氧核苷酸)。连有1个磷酸基团的核苷酸称为核苷一磷酸(NMP),NMP的磷酸基团还可与第2个磷酸以酐键相连形成核苷二磷酸(NDP),NDP与第3个磷酸以酐键相连形成核苷三磷酸(NTP)(图2-8)。如腺苷一磷酸写作AMP,鸟苷二磷酸写作GDP,尿苷三磷酸写作UTP,依此类推。同理,脱氧核苷酸只用在前加“d”,如脱氧胸苷三磷酸写作dTTP。值得注意的是,dNDP和dNTP中磷酸连接方式不同于dNMP,除磷酸酯键外,还有酐键,磷酸酐键水解时释放出较大的能量,称高能磷酸键,所以dNTP、dNDP属于高能化合物。

核苷酸除构成核酸外,在体内具有许多重要的生理功能。例如:ATP是体内能量的直接来源和利用形式,在代谢中发挥重要作用,GTP、UTP、CTP也均可提供能量;ATP、UTP、CTP、GTP等可激活许多化合物生成代谢上活泼的物质,如UDP-葡萄糖(UDPG)、CDP-胆碱、S-腺苷蛋氨酸(SAM)、3′-磷酸腺苷-5′-磷酰硫酸(PAPS)等;许多辅酶成分也含有核苷酸,如腺苷酸是NAD^+、FAD、辅酶A等的组成成分;另外,核苷酸的环化形式,如3′,5′-环腺苷酸(cAMP)和3′,5′-环鸟苷酸(cGMP),它们是细胞信号转导中具有重要作用的第二信使(图2-9)。

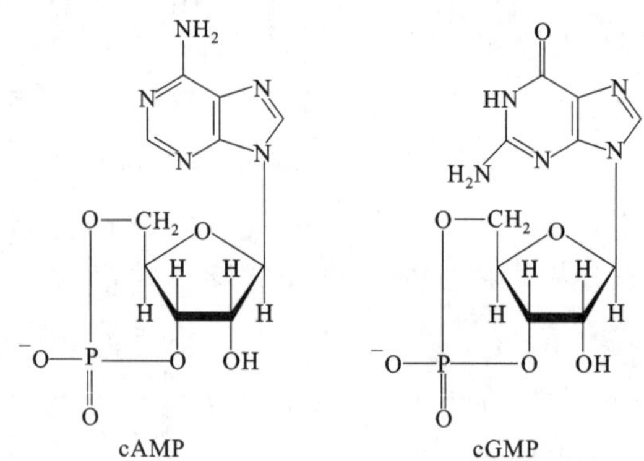

图2-9　3′,5′-环腺苷酸和3′,5′-环鸟苷酸的结构

(五)核酸中核苷酸的连接及表示方式

核酸是由许多核苷酸分子连接而成的,其连接方式都是由一个核苷酸3′-羟基与另一个核苷酸5′-磷酸缩合形成3′,5′-磷酸二酯键(phosphodiester bond)(图2-10),即RNA(DNA)是由许多核苷酸(脱氧核苷酸)分子通过3′,5′-磷酸二酯键连接而成的多核苷酸(脱氧核苷酸)链。这一连接方式决定了多核苷酸(脱氧核苷酸)链具有特定的方向性,每条核苷酸(脱氧核苷酸)链具有两个不同的末端,戊糖C-5′上带有游离磷酸基的称为5′-末端,C-3′上带有游离羟基的称为3′-末端。习惯上,以5′→3′方向为正向,书写时将5′-末端写在左侧(头),3′-末端写在右侧(尾)。

多核苷酸链的表示方式有多种,由于核酸分子中除了两个末端及碱基排列顺序不同外,其戊糖和磷酸都是相同的,因此在表示核酸分子时,只需注明其5′-末端、3′-末端及碱基顺序。

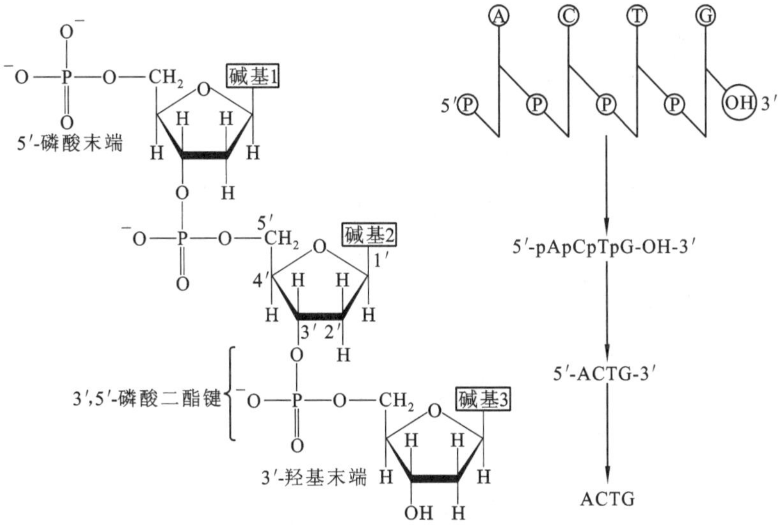

图 2-10　多核苷酸链

二、核酸的分子结构与功能

（一）DNA 的结构与功能

1. DNA 的一级结构

DNA 的一级结构是指 DNA 分子中脱氧核苷酸的排列顺序。如今，DNA 作为遗传信息的载体已经得到公认，而这些遗传信息均储存于 DNA 的一级结构中。在 DNA 的一级结构中，脱氧核糖和磷酸都是相同的，脱氧核苷酸的差异主要是碱基不同，四种不同碱基的顺序也就代表了脱氧核苷酸的顺序。因此，DNA 的一级结构也就是指 DNA 分子中碱基的排列顺序。

2. DNA 的二级结构

DNA 的二级结构主要是指两条多核苷酸链结合形成的双螺旋结构，两位青年科学家 Watson 和 Crick 于 1953 年对这一结构进行了详细的描述（图2-11）。

（1）DNA 双螺旋结构模型的要点　1953 年 Watson 和 Crick 综合了当时的研究成果，正式提出了 DNA 二级结构的双螺旋结构模型。这一结构模型不仅解释了 DNA 的理化性质，还揭示了遗传信息稳定传递中 DNA 半保留复制的机理，成为分子生物学发展的里程碑，同时也为现代分子生物学奠定了基础，他们因此获得了 1962 年诺贝尔奖。DNA 双螺旋结构模型的要点如下：①DNA 分子是由两条长度相等、方向相反、平行的多脱氧核苷酸链围绕同一中心轴形成的双螺旋结构。一条链的走向是 5′→3′，另一条是 3′→5′。两条链都是右手螺旋。②在两条链中，磷酸-脱氧核糖链位于螺旋的外侧，碱基位于螺旋内侧。脱氧核糖平面与碱基平面垂直，碱基平面与螺旋纵轴垂直。在螺旋的表面形成大沟（major groove）和小沟（minor groove）。沟状结构与蛋白质、DNA 之间的相互识别有关。③双螺旋的直径为 2 nm，相邻脱氧核苷酸的碱基堆砌距离为 0.34 nm，其旋转的夹角为 36°，所以每 10 个脱氧核苷酸旋转一周，螺距为 3.4 nm。④两条链通过碱基之间形成的氢键联系在

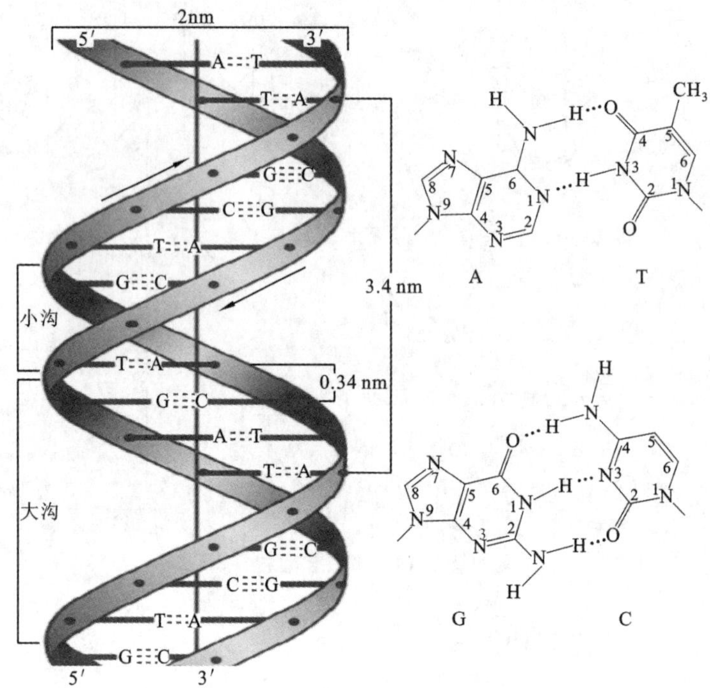

图 2-11　DNA 双螺旋结构示意图及碱基互补示意图

一起。一条多核苷酸链的腺嘌呤与另一条多核苷酸链的胸腺嘧啶配对形成 2 个氢键，而鸟嘌呤与胞嘧啶配对形成 3 个氢键。这种 A-T、G-C 配对的规律称为碱基互补规则。DNA 双螺旋结构的稳定横向是靠两条多核苷酸链间的氢键维系，纵向则靠碱基平面间的疏水性堆砌力维持。

(2) 其他类型的 DNA 二级结构　Watson 和 Crick 提出的 DNA 双螺旋结构模型是在相对湿度为 92%的条件下从生理盐水溶液中提取的 DNA 纤维的构象，称为 B 型构象，是细胞内 DNA 存在的主要形式。当测定条件改变，尤其是离子强度、相对湿度改变时，DNA 双螺旋结构沟的深浅、螺距、旋转都会发生一些变化。例如，相对湿度 72%时，DNA 构象为 A 型，双螺旋直径为 2.55 nm，每个螺旋含 11 个碱基对，其高度约为 3.3 nm。在自然界，原核生物和真核生物基因组中还发现左手双螺旋 DNA，其分子螺旋的方向与右手双螺旋 DNA 的方向相反，称为 Z 型 DNA。左手双螺旋 DNA 可能参与基因表达的调控，但其确切的生物学功能尚待研究。

3. DNA 的超级结构

DNA 分子在双螺旋结构的基础上进一步盘曲形成更加复杂的结构，称为 DNA 的三级结构，即超螺旋结构(supercoil)。若使 DNA 双螺旋右旋变紧，则形成正超螺旋；若使 DNA 双螺旋右旋变松，则形成负超螺旋。

生物体内闭环 DNA 一般都以超螺旋形式存在，如细菌质粒、一些病毒、线粒体 DNA 等。线性 DNA 或环状 DNA 分子中有一条链有缺口时均不能形成超螺旋结构。真核生物染色体 DNA 为线性分子，其三级结构是 DNA 双螺旋链进一步盘绕在以组蛋白(H_2A、H_2B、H_3、H_4 各 2 分子)为核心的八聚体结构表面，通过连接区(含组蛋白 H_1)构成核小体

(nucleosome)。许多核小体连接成串珠状，再经过反复盘旋折叠最后形成染色单体。染色质纤维经过几次卷曲折叠后，DNA 形成复杂的多层次超螺旋结构，其长度大大压缩。

4. DNA 的功能

DNA 是遗传信息载体的作用已无可置疑，遗传学家长期以来使用基因一词也终于有了它真实的物质基础。所谓基因，就是 DNA 分子中的某一区段，经过复制可以遗传给子代，经过转录、翻译可以指导参与生命活动的各种蛋白质和与之相关的各种 RNA 的有序合成。一个生物体的全部基因序列称为基因组。简言之，DNA 的基本功能是作为生物遗传信息的携带者，是遗传信息复制的模板和基因转录的模板，它是生命遗传繁殖的物质基础，也是个体生命活动的基础。

知识链接

致癌物与 B-DNA 和 Z-DNA 相互转变的关系

B-DNA 和 Z-DNA 在溶液中可互变，处于动态平衡。盐浓度可影响其平衡点。B-DNA和 Z-DNA 的相互转变与致癌物的关系颇受人们关注，例如，纺锤菌素、远霉素盐酸盐可使人工合成的多聚 d(GC)或多聚 d(AT)DNA 左手螺旋结构向右手螺旋转变。Nordheim 等报道，黄曲霉产生的肝癌诱发剂黄曲霉素 B_1，有强烈阻碍 B-DNA 向 Z-DNA转变作用。2-乙酰基氨基荧光素能与腺嘌呤的 C-8 结合，可使 B-DNA 向 Z-DNA转变。多数致癌物都能使腺嘌呤的 N-7 或胞嘧啶的 C-5 甲基化，从而促进 B-DNA向 Z-DNA 转变。

上述致癌物的共同特点是破坏染色体 DNA 中 B 型与 Z 型的平衡，从而导致转录发生异常。

(二) RNA 的结构与功能

RNA 的化学结构与 DNA 类似，由四种基本的核苷酸以 3′,5′-磷酸二酯键连接形成长链。与 DNA 不同之处是 RNA 中的戊糖是核糖而不是脱氧核糖，碱基中没有胸腺嘧啶而代之以尿嘧啶。RNA 分子也遵循碱基配对原则，G 与 C 配对，由于没有 T 的存在，U 取代 T 与 A 配对。RNA 分子通常是单链结构，因此 A 与 U、C 与 G 比例不一定等于 1，然而有时 RNA 分子可以形成发卡结构，在这些结构中 RNA 可以形成局部双链，双链间的碱基按照 A═U、C≡G 的原则配对。

DNA 是遗传信息的载体，功能较为单一。RNA 则不同，依其结构和功能不同分为信使 RNA(mRNA)、转运 RNA(tRNA)和核蛋白体 RNA(rRNA)三种类型。真核细胞中还含有不均一核 RNA(hnRNA)和小分子核 RNA(snRNA)等。

1. 信使 RNA

从 DNA 转录的 RNA 分子中，有一类可作为蛋白质生物合成的模板，称为信使 RNA (messenger RNA，mRNA)。mRNA 占 RNA 总量的 2%～3%，种类很多，哺乳类动物细胞总计有几万种不同的 mRNA。mRNA 的分子大小变异也较大，小到几百个核苷酸，大到近 2 万个核苷酸，而且一般都不稳定，代谢活跃，更新迅速，寿命较短。

原核细胞转录的 mRNA 一般不经过加工就可作为蛋白质翻译的模板。而真核细胞核内初合成的是不均一核 RNA(heterogeneous nuclear RNA，hnRNA)，要经过剪接加工才转变为成熟的 mRNA，并移位到细胞质作为翻译的模板，其结构特点如下。

(1) 大多数真核 mRNA 的 5′-端都有帽子(cap)结构：转录后加工时，甲基化鸟嘌呤核苷酸以其 5′-端三磷酸酯键与第 1 个核苷酸的 5′-端相连，而不是通常的 3′，5′-磷酸二酯键，形成 $^{m7}G(5')ppp(5')Np$ 结构(图 2-12)。帽子结构的功能是保护 mRNA 免受核酸酶从 5′-端开始对它的降解，并且在翻译中起重要作用。

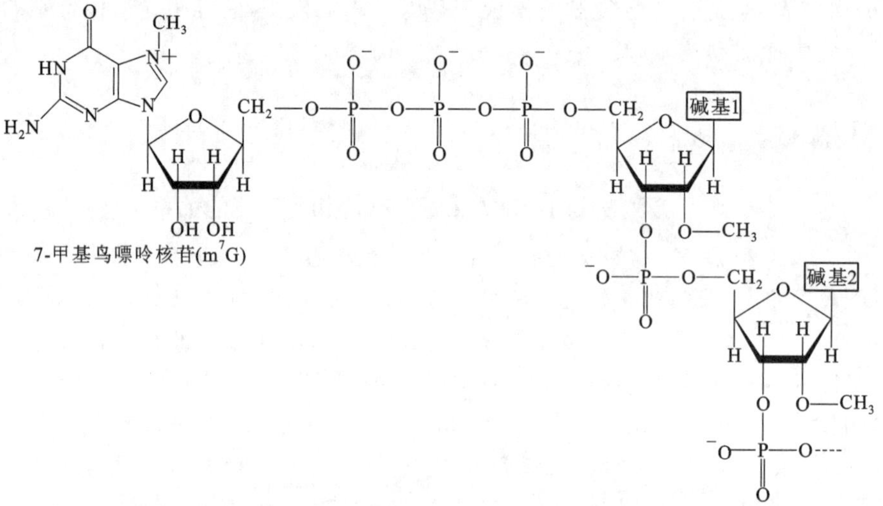

7-甲基鸟嘌呤核苷(m^7G)

图 2-12　真核 mRNA 5′-端帽子结构

(2) 3′-端绝大多数均带有多聚腺苷酸尾巴(Poly A tail)，其长度为 30～200 个腺苷酸：Poly A 尾巴是在转录后逐个添加上去的，因为在基因的 3′-端并没有多聚腺苷酸序列。Poly A 尾巴可以增加 mRNA 的稳定性和维持 mRNA 的翻译活性。

mRNA 的功能是把核内 DNA 的碱基顺序(即遗传信息)按照碱基互补配对原则，抄录并转移到细胞质，决定蛋白质合成过程中的氨基酸排列顺序。mRNA 分子上每 3 个核苷酸为一组，决定肽链上的某一个氨基酸，这 3 个一组的核苷酸顺序称为三联体密码(triplet code)。

2. 转运 RNA

转运 RNA(transfer RNA，tRNA)约占总 RNA 的 15%，其主要功能是在蛋白质合成过程中作为各种氨基酸的载体，按照 mRNA 指定的顺序将氨基酸运送到核蛋白体进行肽链的合成。细胞内 tRNA 种类很多，每种氨基酸至少有一种相应的 tRNA 与之结合，有些氨基酸可由几种相应的 tRNA 携带。大部分 tRNA 都具有以下共同特点。

(1) tRNA 是单链小分子，一般由 70～90 个核苷酸组成，含有很多稀有碱基，每个分子中有 7～15 个稀有碱基，包括二氢尿嘧啶(DHU)、假尿嘧啶(Ψ)、次黄嘌呤(I)等。

(2) tRNA 的 5′-端总是磷酸化，且第 1 个核苷酸往往是 G；其 3′-端都是 CCA-OH 结构，这是 tRNA 结合和转运氨基酸生成氨基酰 tRNA 时所必不可少的，激活的氨基酸连接于此 3′-端羟基上。

(3) 组成 tRNA 的几十个核苷酸中,约半数碱基的片段互补配对形成局部双螺旋区,非互补区则成环状,形成一种茎-环结构。整个 tRNA 的二级结构呈现三叶草形,含 4 个环和 4 个螺旋区(图 2-13)。4 个环分别是 DHU 环、TΨC 环、反密码环和可变环,其中反密码环由 7 个核苷酸组成,环中部为由 3 个碱基组成的反密码子,能与 mRNA 上相应的密码子互补。4 个螺旋区构成 4 个臂,其中与氨基酸结合的臂叫氨基酸臂。

(4) 三叶草形结构进一步折叠构成 tRNA 的三级结构,呈倒 L 形。一端为氨基酸臂,其 CCA-OH 是结合氨基酸的部位,另一端为反密码环。DHU 环和 TΨC 环则位于 L 形的拐角处。在 tRNA 分子中,各环的核苷酸序列差异较大,这是各种 tRNA 特异性所在(图 2-13)。

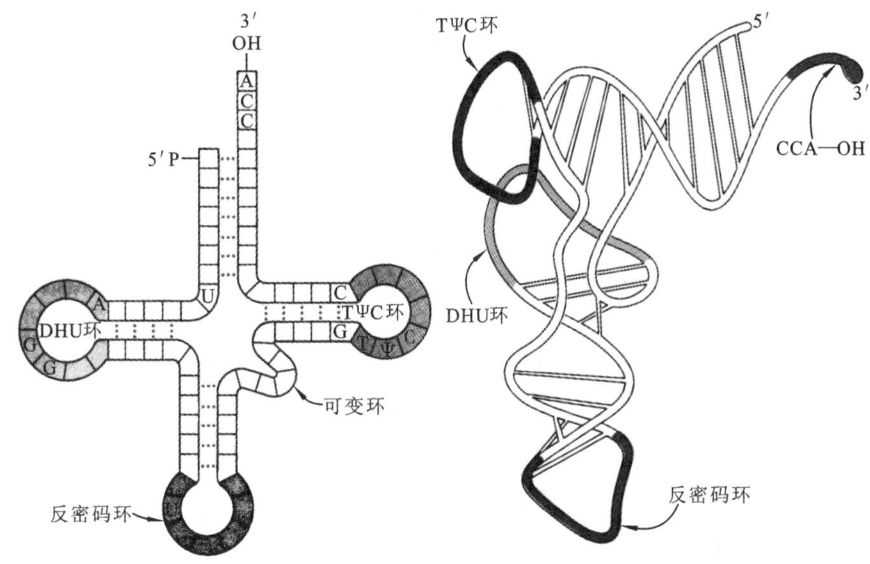

图 2-13 tRNA 的二级和三级结构

3. 核蛋白体 RNA

核蛋白体 RNA(ribosomal RNA,rRNA)是细胞内含量最丰富的 RNA,占总 RNA 的 80%以上。它们与核蛋白体蛋白共同构成核蛋白体(ribosome),是蛋白质合成的场所。

各种原核生物核蛋白体的性质及特点极为相似,大肠杆菌核蛋白体的沉降系数为 70S,由 50S 和 30S 两个大小亚基组成,30S 小亚基由 16S rRNA 与 20 多种蛋白质构成,50S 大亚基由 5S 和 23S rRNA 与 30 余种蛋白质共同构成。

真核生物的核蛋白体较原核生物大得多,核蛋白体的沉降系数为 80S,也是由大小两个亚基构成。40S 小亚基含 18S rRNA 及 30 多种蛋白质,60S 大亚基含 3 种 rRNA(28S、5.8S、5S)以及大约 50 种蛋白质。

核蛋白体是细胞合成蛋白质的场所,核蛋白体中的 rRNA 和蛋白质共同为肽链合成所需要的 mRNA、tRNA 及多种蛋白质因子提供了相互结合的位点和相互作用的空间环境。

4. 细胞内其他 RNA

新技术的不断出现推进了生命科学研究的飞速发展。近些年发现除了上述三种 RNA 外,细胞的不同部位还存在着许多其他种类和功能的小分子 RNA。

(1) 具有催化活性的RNA:1982年,Thomas Cech和他的同事在研究四膜虫26S大核rRNA前体的剪接成熟过程中发现,在没有任何蛋白质(酶)存在的条件下,26S rRNA前体的414个碱基的内含子也可以被剪切掉而成为成熟的26S rRNA。他们进而证实rRNA前体本身具有酶样的催化活性,这种具有催化活性的RNA被命名为核酶(ribozyme),开创了RNA具有酶功能的先河,现已发现几十种核酶。

(2) 小分子核内RNA:在真核细胞核内有一类小分子RNA,长度在300个碱基以下,称为小分子核内RNA(small nuclear RNA,snRNA),这些RNA通常与多种特异的蛋白质结合在一起,形成小分子核内核蛋白颗粒(small nuclear ribonucleoprotein particles,snRNPs)。不同的真核生物中同源snRNA序列高度保守。由于序列中尿嘧啶含量较高,因此又用U命名,称为U-RNA。U1、U2、U4、U5和U6位于核浆内,以snRNPs的形式和其他蛋白因子一起参与mRNA的剪接、加工。U3主要存在于核仁,与rRNA的加工有关。

三、核酸的理化性质

(一) 一般理化性质

核酸是两性电解质,含有酸性的磷酸基和碱性的碱基。因磷酸基的酸性较强,故核酸分子通常表现为较强的酸性,可通过电泳和离子交换来分离纯化核酸。在碱性条件下,RNA不稳定,可在室温下水解,利用这个性质可以测定RNA的碱基组成,也可以清除DNA溶液中混杂的RNA。

核酸多是线性的大分子,若将人的二倍体细胞DNA展开成一直线,长度可达1.7m,相对分子质量为3×10^{12}。大肠杆菌染色体DNA为环形,总长约1.4mm,相对分子质量2.7$\times10^{9}$。DNA分子细长,其溶液的黏度很高。RNA分子远小于DNA,其黏度也低于DNA。

(二) 紫外吸收性质

核酸所含的嘌呤和嘧啶碱基中都有共轭双键,使核酸分子在250～280 nm波长处有光吸收,其最大吸收峰在260 nm处。在同一浓度的核酸溶液中,单链DNA的吸光度较双链DNA大。实验室常利用核酸的这一特性对核酸溶液进行定量分析。

(三) 变性、复性与杂交

1. 变性

DNA双螺旋结构的稳定性主要靠互补碱基之间的氢键和碱基平面间的疏水性堆砌力来维持。这两种次级键的断裂可造成DNA双螺旋结构的破坏。DNA的变性(denaturation)是指在某些物理和化学因素的作用下,维系DNA双螺旋的次级键发生断裂,双螺旋DNA分子被解开成单链的过程。引起核酸变性的常见因素有加热及各种化学处理,如有机溶剂、酸、碱、尿素和酰胺等。

热变性是实验室DNA变性的常用方法。变性时常伴随一些理化性质的改变,如黏度降低、浮力密度增加,尤其是光吸收的改变。由于DNA变性时原堆积于双螺旋内部的碱基暴露,引起DNA单链在260 nm波长处的光吸收增强,这一现象称为增色效应

(hyperchromic effect)。利用增色效应可以在波长 260 nm 处监测温度变化引起的 DNA 变性过程，发现 DNA 的热变性是暴发性的，像结晶的熔化一样，只在很狭窄的温度范围内进行。以 A_{260nm} 对温度作图，所得曲线称为解链曲线，呈 S 形。通常将解链曲线的中点称为熔点或解链温度(melting temperature)，用 T_m 表示。T_m是 DNA 双链解开 50%时的环境温度(图 2-14)。

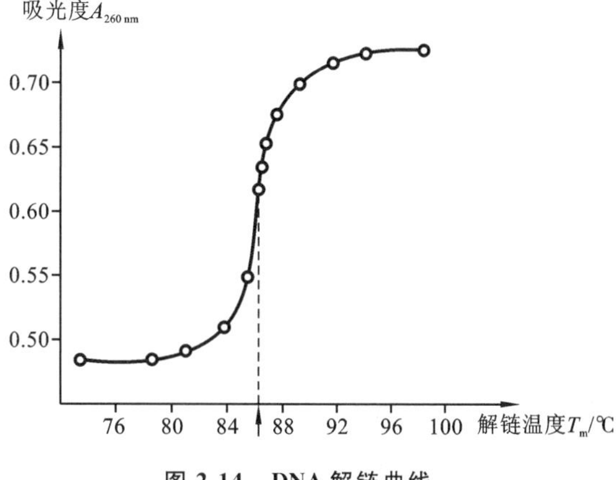

图 2-14 DNA 解链曲线

T_m与 DNA 的碱基组成有关，DNA 分子中的 GC 含量越高，T_m也越大，这是因为 G-C 配对比A-T配对多 1 个氢键，解开 G-C 间的氢键要消耗更多的能量。T_m还与 DNA 分子的长度有关，DNA 分子越长，T_m也越大。此外，溶液离子浓度增高也可以使 T_m增大。

2. 复性

DNA 的变性是可逆的。热变性后温度缓慢下降时，解开的两条单链可再重新缔合形成双螺旋，这一过程称为 DNA 的复性(renaturation)或退火(annealing)。复性的最佳温度比 T_m低 25 ℃，这个温度称为退火温度。如果 DNA 变性后，温度突然急剧下降到 4 ℃以下，复性则不能进行，这是实验过程中保存变性状态 DNA 的良好办法。

3. 分子杂交

复性是变性分开的两条互补单链在适宜条件下的序列配对反应，即复性的分子基础是碱基互补配对。因此，不同来源的核酸变性后，在一起进行复性，只要这些核酸分子含有可以形成碱基互补配对的序列，复性也可以发生于不同来源的核酸链之间，形成局部的杂化双链(heteroduplex)，这一过程称为杂交(hybridization)。不同来源的 DNA 之间可以杂交，DNA 与 RNA 以及 RNA 之间也可以杂交。目前，核酸的变性、复性原理以及分子杂交技术在分子生物学研究中已被广泛地应用。

第三节 酶的结构与功能

生物体内的物质代谢是生命活动的基本特征之一，也是一切生命活动的基础。物质代谢所包含的多种复杂的化学反应几乎都是在特异的生物催化剂的催化下进行的。迄今为止，人们已发现两类生物催化剂，其中，酶(enzyme，E)是机体内催化各种代谢反应最主要的催化剂，生物体内所进行的种种化学反应几乎都是在酶的催化下进行的。因此，酶是维持人体生命活动的重要物质，可以说没有酶的催化作用，生命活动就会停止。另一类称为核酶(ribozyme)，是具有高效、特异催化作用的核酸，为近年发现的核酸类生物催化剂。

一、酶的本质与分类

(一) 酶的概念和属性

酶是由活细胞产生、能在体内外对其作用物(底物)起同样催化作用的具有高度催化效能和高度特异性的一类生物催化剂,其化学本质是蛋白质。

酶所催化的化学反应称为酶促反应。在酶促反应中被酶催化的物质叫底物(substrate,S),也叫基质或作用物;催化反应所生成的物质叫产物(product,P);酶催化化学反应进行的能力称为酶活性,如果酶丧失催化能力称为酶失活。

1926年,Sumner首次从刀豆中提取出脲酶结晶,并证明其化学本质是蛋白质。以后陆续发现两千余种酶,均证明是蛋白质。酶具有蛋白质的所有属性,是由氨基酸组成的结构复杂的大分子化合物;是活细胞基因的表达产物,不同基因决定酶的结构和催化作用不同;在体内不断合成与分解实现自我更新;具有特定的免疫原性和高分子性质;具有两性电离、变性、沉淀、颜色反应、光谱吸收等蛋白质所具有的理化性质。生命活动离不开酶的作用,在酶的催化下,体内物质代谢能有条不紊地进行,同时又在多种因素的影响下,酶对代谢活动发挥精密的调节作用。人体的许多疾病与酶的异常有关,许多药物也可通过对酶的调控来达到治疗的目的。

(二) 酶的化学组成

酶的本质是蛋白质,根据酶的化学组成不同,可分为单纯酶和结合酶两大类。

1. 单纯酶

单纯酶是仅由氨基酸残基构成的单纯蛋白质,通常只有一条多肽链。其催化活性主要由蛋白质结构所决定。催化水解反应的酶,如蛋白酶、核糖核酸酶、淀粉酶、脂肪酶、脲酶等均属于此类。

2. 结合酶

结合酶由蛋白质部分和非蛋白质部分组成。前者称为酶蛋白,后者称为辅助因子,酶蛋白和辅助因子结合形成的结合酶也称为全酶。体内大多数的酶属于结合酶类。

辅助因子可分为金属离子和小分子有机化合物。常见的金属离子辅助因子有K^+、Na^+、Mg^{2+}、Zn^{2+}、Fe^{2+}(Fe^{3+})、Cu^{2+}(Cu^+)、Mn^{2+}等。有的金属离子与酶结合比较牢固,这些酶称为金属酶,如羧肽酶(Zn^{2+})等。有的金属离子不与酶直接结合,而是通过底物相连接(即酶-底物-金属离子),为酶的活性所必需,这些酶称为金属活化酶,如己糖激酶(Mg^{2+})等。金属离子的作用如下:维持酶分子活性的特定空间构象;参与电子的传递;在酶与底物间起连接作用;中和阴离子,降低反应中的静电斥力等。小分子有机化合物是一些化学稳定的小分子物质,分子结构中常含有维生素或维生素类物质,它们的主要作用是参与酶的催化过程,在酶促反应中起着传递电子、质子或转移基团(如酰基、氨基、甲基、羧基等)的作用。

酶的辅助因子按其与酶蛋白结合的紧密程度与作用特点不同可分为辅酶和辅基。与酶蛋白结合疏松,可用透析或超滤方法将其与酶蛋白分开的称为辅酶(coenzyme);与酶蛋白结合紧密,不能通过透析或超滤方法将其除去的称为辅基(prosthetic group)。金属离子多为辅基,小分子有机化合物则一部分为辅酶(如NAD^+、$NADP^+$等),一部分为辅基(如

FMN、FAD 等)。体内酶的种类很多而辅助因子的种类却较少,一般来说,一种酶蛋白能与一种辅助因子结合成为专一性的酶,而一种辅助因子可与不同的酶蛋白结合以构成许多专一性不同的酶。因此,在酶促反应过程中,酶蛋白决定催化反应的特异性,而辅助因子决定反应的类型。

(三)酶的命名和分类

1. 酶的命名

酶的命名方法分为习惯命名法和系统命名法。

(1) 习惯命名法:通常是以酶催化的底物、反应性质及酶的来源命名。①依据所催化的底物命名,如脂肪酶、蔗糖酶、淀粉酶、蛋白酶等。②依据所催化的反应类型或方式命名,如转氨酶、脱氢酶等。③依据上述两项原则综合命名,如乳酸脱氢酶、丙氨酸转氨酶等。④有时还加上酶的来源或酶的其他特点,如胃蛋白酶、胰蛋白酶、碱性磷酸酶等。

(2) 系统命名法:国际酶学委员会(IEC)以酶的分类为依据,制定了与分类法相适应的系统命名法。系统命名法规定每一酶都有一个系统名称,它标明酶的所有底物与反应性质,底物名称之间用冒号(:)隔开,并附有一个四位数字的分类编号,即属于第几大类、第几亚类、第几亚亚类以及在该亚亚类中的编号。例如,乳酸脱氢酶的系统命名为 L-乳酸:NAD^+ 氧化还原酶,属于第 1 大类、第 1 亚类、第 1 亚亚类,在第 1 亚亚类中的编号为 27,故此酶的专有编号为 E. C 1. 1. 1. 27。这种命名和编号相当严谨,没有“同名同姓”,而且从酶的名称中就能直观地知道它所参与的是何种底物,催化何种反应类型,缺点是名称过长且繁琐。为此,国际酶学委员会又从每种酶的数个习惯名中选用一个公认的习惯名作为推荐名,如 L-乳酸:NAD^+ 氧化还原酶的推荐名为乳酸脱氢酶。

2. 酶的分类

国际酶学委员会提出酶的系统分类原则如下。

(1) 氧化还原酶类:催化底物进行氧化还原反应的酶类。反应通式:$AH_2+B \rightarrow A+BH_2$,如乳酸脱氢酶、苹果酸脱氢酶、琥珀酸脱氢酶、细胞色素氧化酶等。该类酶的辅酶是 NAD^+ 或 $NADP^+$、FMN 或 FAD。

(2) 转移酶类:催化底物之间进行某种基团的转移或交换的酶类。反应通式:$A—R+C \rightarrow A+C—R$,如氨基转移酶、甲基转移酶等。该类酶含 8 个亚类,每一亚类表示被转移基团的类型。

(3) 水解酶类:催化底物发生水解反应的酶类。反应通式:$A—B+H_2O \rightarrow A—H+B—OH$,如蛋白酶、脂肪酶、淀粉酶等。该类酶含 9 个亚类,每一亚类表示被水解键的类型。

(4) 裂解酶类或裂合酶类:催化从底物移去一个基团并留下双键的反应或其逆反应的酶类。反应通式:$A—B \rightarrow A+B$,如柠檬酸合酶、醛缩酶等。该类酶含 5 个亚类,每一亚类表示被裂解键的类型。

(5) 异构酶类:催化各种同分异构体之间相互转化的酶类。反应通式:$A \leftrightarrow B$,如磷酸丙糖异构酶、磷酸己糖异构酶等。该类酶含 6 个亚类,每一亚类表示异构作用的类型。

(6) 合成酶类连接酶类:催化两分子底物合成为一分子化合物,同时耦联有 ATP 的磷酸键断裂释放能量的酶类。反应通式:$A+B+ATP \rightarrow A—B+ADP+Pi$,如谷氨酰胺合成酶等。该类酶含4个亚类,每一亚类表示所形成键的类型。

二、酶促反应的特点

酶是一类生物催化剂,具有一般催化剂的特征,如:①微量的酶就能发挥巨大的催化作用,但在化学反应的前后没有质和量的改变;②酶只催化热力学上允许进行的化学反应,即酶只能促进能量(自由能)由高向低转变的化学反应,不能反其道而行之;③酶的作用只能缩短化学反应达到平衡所需的时间,而不能改变化学反应的平衡点,即不能改变反应的平衡常数;④酶对可逆反应的正反应和逆反应都具有催化作用。但是,酶也具有与一般催化剂不同的特点。

(一)高度的催化效率

酶具有极高的催化效率,对于同一反应,酶催化反应的速率一般比非催化反应的速率高10^8～10^{20}倍,比一般催化剂催化反应的速率高10^7～10^{13}倍。例如,脲酶催化尿素水解的反应速度是H^+催化作用的7×10^{12}倍。酶的这种高度的催化效率有赖于酶蛋白分子与底物分子之间独特的作用机制。

(二)高度的特异性

一般催化剂常可催化同一类型的多种化学反应,例如,H^+可催化蛋白质、脂肪、淀粉等多种不同物质的水解,对底物的结构要求不甚严格,甚至很不严格。与一般催化剂不同,酶对其所催化的底物具有较严格的选择性,即一种酶只能作用于一种或一类底物,或一定的化学键,催化一定的化学反应并生成一定的产物,常将酶的这种特性称为酶的特异性或专一性(specificity)。酶催化作用的特异性取决于酶蛋白分子上的特定结构。根据酶对底物选择的严格程度不同,酶的特异性可分为三种类型。

1. 绝对特异性

一种酶只能催化一种底物发生一定的化学反应并生成一定的产物。例如,脲酶只能催化尿素水解生成NH_3和CO_2。

2. 相对特异性

有的酶特异性相对较差,可作用于结构类同的一类化合物或化学键发生化学反应。例如,磷酸酶对一般的磷酸酯都能水解,不论是甘油磷酸酯、葡萄糖磷酸酯,还是酚磷酸酯等,只是其水解速度有些差别。

3. 立体异构特异性

当底物具有立体异构现象时,一种酶只对某一底物的一种立体异构体具有催化作用,而对其立体对映体不起催化作用。例如,L-乳酸脱氢酶只催化L-乳酸脱氢生成丙酮酸,而不能催化D-乳酸脱氢。α-淀粉酶只能水解淀粉中的α-1,4糖苷键,而不能水解纤维素中的β-1,4糖苷键。

(三)酶活性的不稳定性

酶是蛋白质,酶促反应要求一定的pH值、温度和压力等条件。强酸、强碱、有机溶剂、重金属盐、高温、紫外线、剧烈震荡等任何使蛋白质变性的理化因素都可使酶蛋白变性,而使其失去催化活性。

（四）酶催化活性的可调节性

在正常情况下，机体内的物质代谢处于错综复杂、有条不紊的动态平衡之中，而催化每条代谢途径中的酶活性的调节则是维持这种平衡的重要环节。机体通过各种调控方式，改变酶的催化活性，以适应生理功能的需要，促进体内物质代谢的协调统一，保证生命活动的正常进行。例如：酶与代谢物在细胞内的区域化分布；代谢物对酶活性的抑制与激活、对关键酶的调节；酶含量受酶合成诱导与阻遏作用的调节等。

三、辅酶与维生素

维生素（vitamin）是机体维持正常生理功能所必需，但在体内不能合成或合成量不足，必须由食物供给的一组低相对分子质量有机化合物。人体对维生素的需要量甚少，它既不能供给机体能量，也不是机体组织的成分，但在物质代谢和生理功能等方面却发挥着重要作用。维生素的种类较多，按其溶解性不同，可分为脂溶性维生素和水溶性维生素两大类。

脂溶性维生素包括维生素 A、D、E、K，它们大都是异戊二烯的衍生物。维生素 A 又称抗干眼病维生素，在体内的活性形式包括视黄醇、视黄醛和视黄酸。其主要生理功能是构成视觉细胞内的感光物质成分视紫红质，参与杆状细胞的暗适应，当维生素 A 严重缺乏时会发生夜盲症。另外维生素 A 也参与糖蛋白的合成、基因表达调控及抗氧化作用等。维生素 D 又称抗佝偻病维生素，为类固醇衍生物，活化形式是 $1,25\text{-}(OH)_2\text{-}D_3$，主要生理功能是促进钙磷的吸收，调节钙磷代谢。当维生素 D 缺乏或转化障碍时，儿童骨骼钙化不良，俗称佝偻病，成人则引起软骨病。维生素 E 又称生育酚，与动物生殖功能有关，动物缺乏维生素 E 时其生殖器官受损而不育，临床上常用维生素 E 治疗先兆流产和习惯性流产。维生素 E 还具有抗氧化作用，是天然的抗氧化剂，它能对抗生物膜磷脂中多不饱和脂肪酸的过氧化反应，避免脂质过氧化物产生，保护生物膜的结构与功能。维生素 K 又称凝血维生素，主要生理功能是参与凝血过程，促进肝合成的凝血因子Ⅱ、Ⅶ、Ⅸ和Ⅹ的活化，因此维生素 K 缺乏会引起凝血障碍。

水溶性维生素包括 B 族维生素和维生素 C。B 族维生素是一组结构各不相同，只是溶解性类似而一并提取的维生素，包括维生素 B_1、B_2、PP、B_6、泛酸、生物素、叶酸和 B_{12} 等。生物化学家在研究辅酶时发现，几乎所有的 B 族维生素都是通过构成酶的辅酶或辅基参与体内代谢而发挥作用的。

（一）维生素 B_1

维生素 B_1 由含硫的噻唑环和含氨基的嘧啶环通过甲烯桥连接而成，故又名硫胺素。维生素 B_1 经硫胺素焦磷酸激酶催化生成硫胺素焦磷酸（thiamine pyrophosphate，TPP），是维生素 B_1 的活性形式。TPP 是 α-酮酸脱氢酶系的辅酶，如糖有氧氧化途径中的丙酮酸脱氢酶系和 α-酮戊二酸脱氢酶系，TPP 也是转酮醇酶的辅酶，如磷酸戊糖途径的转酮醇酶。

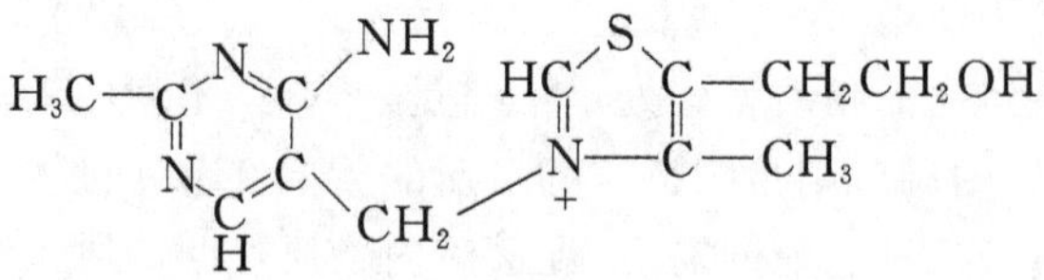

硫胺素

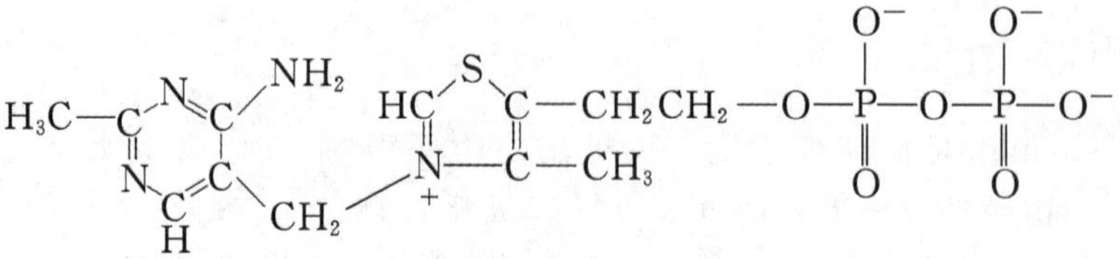

焦磷酸硫胺素(TPP)

严重的维生素 B_1 缺乏可引起脚气病,初期表现为多发性神经炎、食欲减退、心动过速、浮肿等症状,严重时会出现肌肉消瘦,脚、腕下垂,麻痹,心脏扩张及循环衰竭等。因此维生素 B_1 又称为抗脚气病维生素。

(二) 维生素 B_2

维生素 B_2 的纯品为橙黄色针状结晶,又名核黄素,是核糖醇和6,7-二甲基异咯嗪的缩合物。在体内,维生素 B_2 的活性形式是黄素单核苷酸(FMN)和黄素腺嘌呤二核苷酸(FAD)。

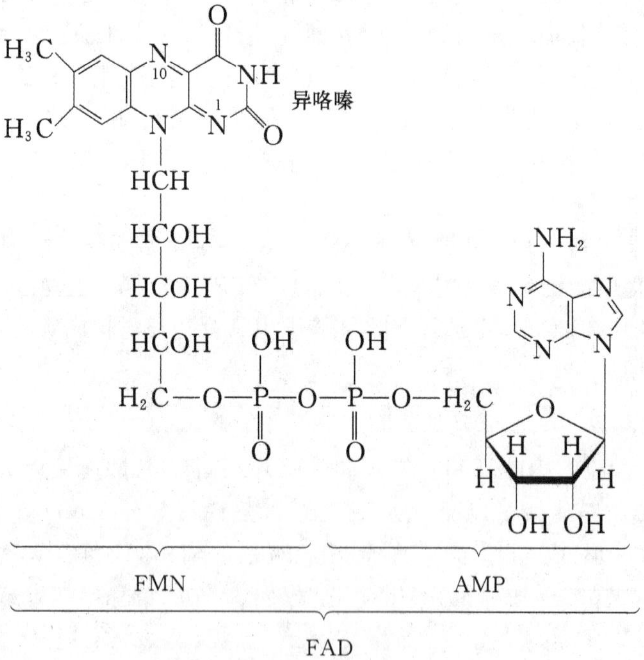

黄素单核苷酸与黄素腺嘌呤二核苷酸

FMN 及 FAD 分别是体内多种氧化还原酶的辅基。异咯嗪环上的 N^1 和 N^{10} 间有两个双键，能可逆地加氢和脱氢，在生物体内氧化还原过程中起氢传递体的作用。以 FMN 或 FAD 作为辅基的酶称为黄素蛋白酶或黄酶，如琥珀酸脱氢酶、黄嘌呤氧化酶等。

维生素 B_2 广泛参与体内的各种氧化还原反应，在糖、脂和蛋白质代谢中发挥重要作用。缺乏时，可引起唇炎、舌炎、口角炎、结膜炎和脂溢性皮炎等疾病。

（三）维生素 PP

维生素 PP 又称抗癞皮病维生素，是吡啶的衍生物，包括尼克酸和尼克酰胺，以后者为主，在体内二者可以相互转化。维生素 PP 的活性形式是尼克酰胺腺嘌呤二核苷酸（辅酶Ⅰ、NAD^+）和尼克酰胺腺嘌呤二核苷酸磷酸（辅酶Ⅱ、$NADP^+$）。

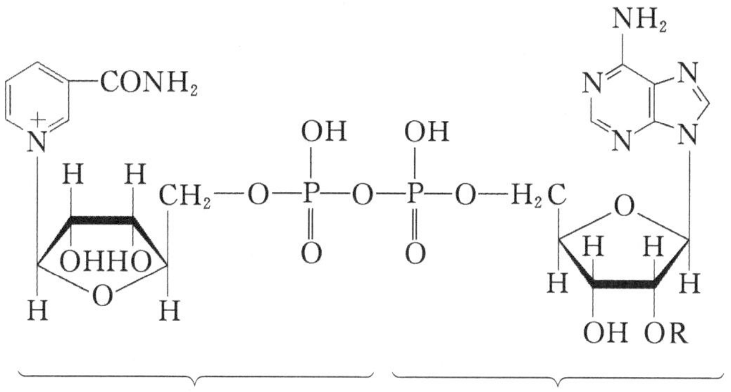

NAD^+（R＝H） $NADP^+$（$R=PO_3H_2$）

尼克酰胺腺嘌呤二核苷酸（磷酸）

NAD^+ 和 $NADP^+$ 具有可逆的加氢与脱氢的特性，在体内是多种不需氧脱氢酶的辅酶，是氧化还原反应中重要的氢传递体。

人类维生素 PP 缺乏症又称为癞皮病，典型症状是皮肤暴露部位的对称性皮炎，并伴有消化不良和神经炎所引起的腹泻和痴呆等表现。

（四）维生素 B_6

维生素 B_6 也是吡啶的衍生物，包括吡哆醇、吡哆醛和吡哆胺。维生素 B_6 在体内以磷酸酯的形式存在，磷酸吡哆醛和磷酸吡哆胺可以相互转变，是维生素 B_6 的活性形式，参与氨基酸的合成、分解与互变的许多反应。

磷酸吡哆醛和磷酸吡哆胺的互变可以传递氨基，是氨基酸转氨酶的辅酶，在氨基酸的分解代谢及非必需氨基酸的合成代谢中发挥重要作用。此外，磷酸吡哆醛还是氨基酸脱羧酶、ALA 合酶的辅酶。目前人类还未发现与维生素 B_6 缺乏相关的症状。

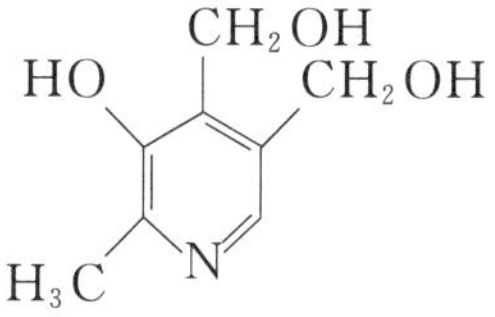

吡哆醇 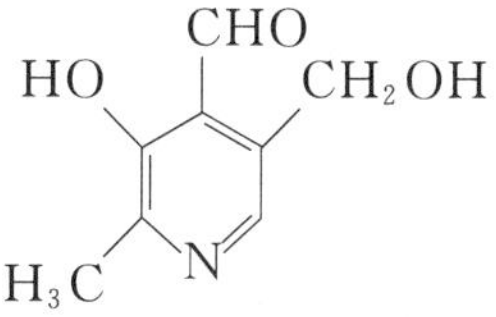　　吡哆醛 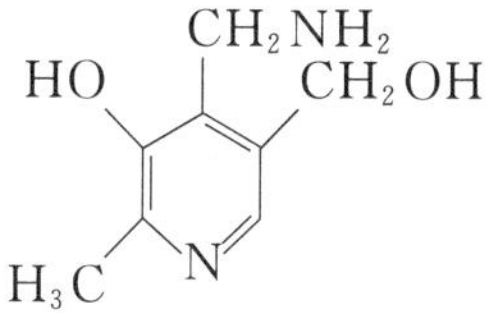　　吡哆胺

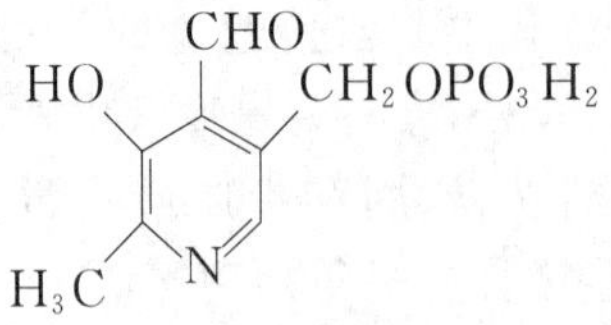

磷酸吡哆醛 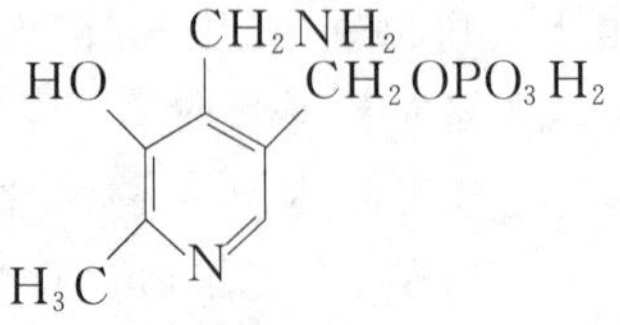　　磷酸吡哆胺

维生素 B_6 的三种形式及其磷酸酯

(五) 泛酸

泛酸又称遍多酸,是二羟基二甲基丁酸与β-丙氨酸借酰胺键缩合而成的化合物。人体内的泛酸经磷酸化并获得巯基乙胺生成4′-磷酸泛酰巯基乙胺,后者进一步形成辅酶A(CoA)及酰基载体蛋白(ACP),它是泛酸在体内的活性形式。

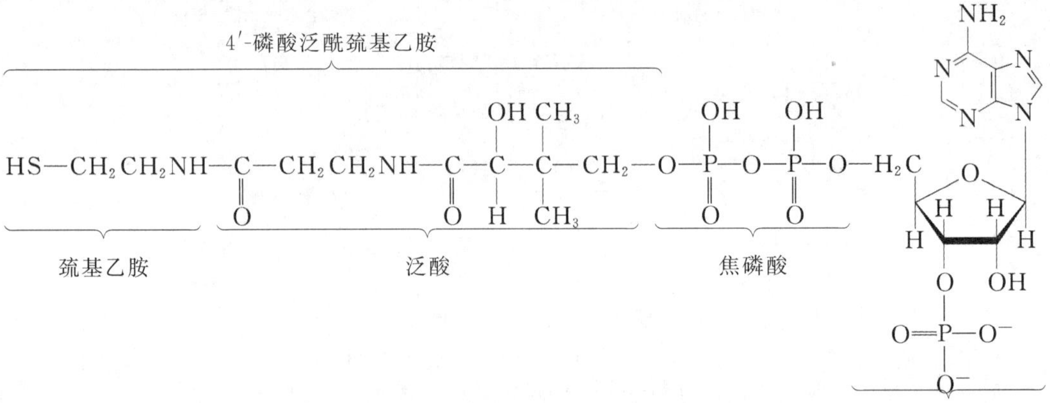

4′-磷酸泛酰巯基乙胺　巯基乙胺　泛酸　焦磷酸　3′AMP

辅酶A(CoA)

CoA作为酰基转移酶的辅酶,其活性基团为—SH,可结合酰基,在代谢过程中起着酰基载体的作用,广泛参与糖、脂、蛋白质代谢及肝的生物转化。ACP在脂肪酸合成过程中起重要作用,4′-磷酸泛酰巯基乙胺参与酰基的传递。

因泛酸广泛存在于生物界,所以泛酸缺乏症很少见。

(六) 生物素

生物素(biotin)由噻吩和尿素共同形成双环结构,并含有戊酸侧链。生物素分子中戊酸侧链的羧基与酶蛋白中赖氨酸的ε-氨基借酰胺键相连,作为羧化酶的辅基。在羧化反应中,生物素可与 CO_2 结合,起着 CO_2 载体的作用。体内主要的羧化酶有丙酮酸羧化酶、乙酰辅酶A羧化酶和丙酰辅酶A羧化酶等,生物素通过羧化酶参与糖、脂肪、蛋白质和核酸的代谢。

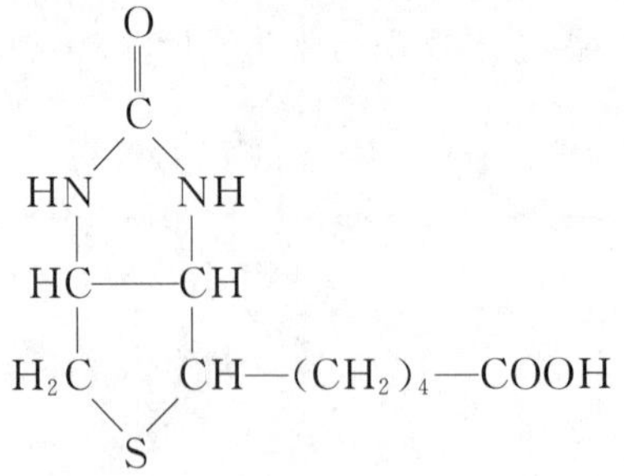

生物素

生物素缺乏症很少见。生鸡蛋清中含有一种抗生物素蛋白,可与生物素结合使其失活,并且不易吸收。若长期使用抗生素或过食生鸡蛋清,会引起生物素缺乏。

（七）叶酸

叶酸(folic acid)又名蝶酰谷氨酸,由蝶啶、对氨基苯甲酸和 L-谷氨酸连接形成。

体内的叶酸经二氢叶酸还原酶两次还原,生成 5,6,7,8-四氢叶酸(FH_4),这是叶酸的活性形式。活化过程需要维生素 C 参与,由 NADPH+H^+ 供氢。

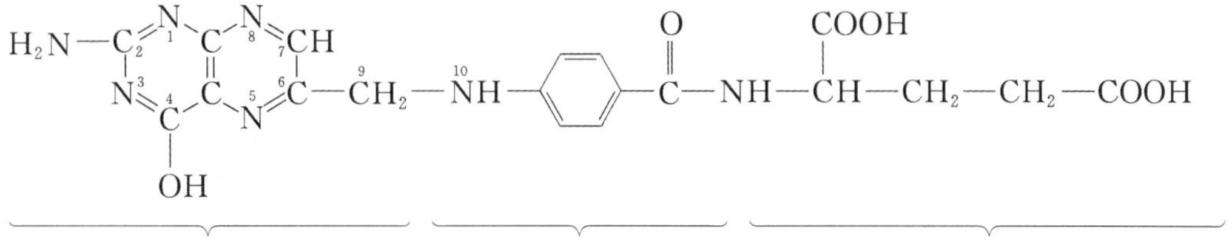

蝶啶　　对氨基苯甲酸　　L-谷氨酸

叶酸(folic acid)

作为一碳单位转移酶的辅酶,FH_4 分子中的 N^5、N^{10} 能可逆地结合一碳单位,作为一碳单位的载体,参与体内多种物质代谢,如嘌呤、dTMP、胆碱、蛋氨酸和丝氨酸等的生物合成。

叶酸缺乏时,DNA 合成障碍,使幼红细胞成熟缓慢,体积增大,极易破碎,引起巨幼红细胞性贫血。

（八）维生素 B_{12}

维生素 B_{12} 又称钴胺素(cobalamine),其咕啉环中央有一个金属离子钴,是唯一含金属元素的维生素。维生素 B_{12} 在体内因结合的基团不同,可有多种存在形式,如氰钴胺素、羟钴胺素、甲钴胺素和 5′-脱氧腺苷钴胺素。甲钴胺素和 5′-脱氧腺苷钴胺素是维生素 B_{12} 的活性形式,又称辅酶 B_{12},也是血液中存在的主要形式。

甲钴胺素作为甲基转移酶的辅基参与甲基的转移。蛋氨酸合成酶(又称甲基转移酶)由 N^5-CH_3-FH_4 提供甲基,催化同型半胱氨酸甲基化生成蛋氨酸,并进一步转变成 S-腺苷蛋氨酸(SAM),为胆碱、肌酸、肾上腺素等的合成提供甲基。维生素 B_{12} 缺乏时,不仅使蛋氨酸的生成受阻,影响体内多种含甲基化合物的生成,也影响四氢叶酸的再生,导致核酸合成障碍,细胞分裂受阻,产生巨幼红细胞性贫血,即恶性贫血。

体内一些支链氨基酸代谢产生的丙酰 CoA 需先转变成 L-甲基丙二酰 CoA,再由变位酶催化转变为琥珀酰 CoA 进入正常代谢途径。5′-脱氧腺苷钴胺素是该变位酶的辅酶。

四、酶的结构与功能

（一）酶的活性中心和必需基团

酶是具有一定空间结构的大分子物质,虽然酶分子表面有各种各样由氨基酸残基所提供的化学基团,但其中只有一小部分基团与酶的催化作用直接有关,将酶分子中与酶活性有关的化学基团称为必需基团(essential group)。常见的必需基团有组氨酸的咪唑基、丝氨酸和苏氨酸的羟基、半胱氨酸的巯基、酸性氨基酸的羧基以及碱性氨基酸的氨基等。

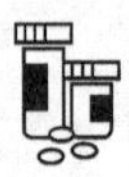

酶分子中的必需基团在其一级结构的排列上可能相距很远,但多肽链经过盘绕、折叠形成空间结构时,这些必需基团可彼此靠近,形成一个特定空间区域。科学家们将能与底物特异性结合并催化底物转化为产物的特定空间区域称为酶的活性中心(active center)。例如,在胰凝乳蛋白酶中,与催化活性有关的化学基团在第57位组氨酸残基、102位天冬氨酸残基、195位丝氨酸残基上,它们在酶蛋白的一级结构中相距较远,但在空间结构上相互靠近形成酶的活性中心,参与底物结合并催化底物生成产物。在结合酶类中,辅酶或辅基也多参与活性中心的组成。

构成酶活性中心的必需基团分为两种:能直接与底物结合的必需基团称为结合基团(binding group),催化底物发生化学变化并将其转化为产物的必需基团称为催化基团(catalytic group),也有的必需基团可同时兼有这两方面的功能。在酶的活性中心以外还存在一些化学基团,虽然不参与活性中心的组成,但为维持酶活性中心应有的空间构象所必需,这类基团称为酶活性中心以外的必需基团(图2-15)。

酶的活性中心是酶催化作用的关键部位,不同的酶正是由于各自的活性中心结构不同,故对其底物具有高度的特异性。活性中心往往位于酶分子表面,或为裂缝,或为凹陷,其形成是以酶蛋白分子的特定构象为基础,活性中心一旦被其他物质占据或某些理化因素破坏了其空间构象,则酶将丧失其催化活性。

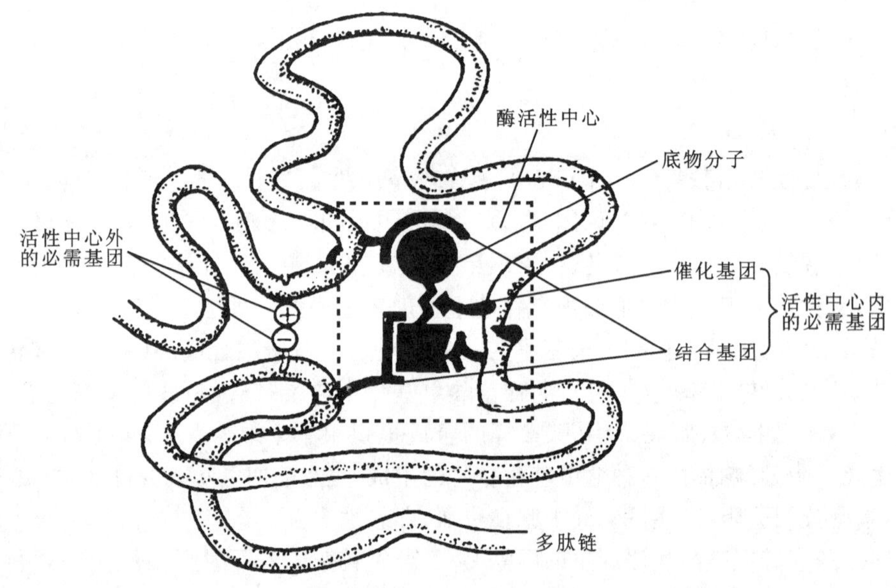

图2-15 酶的活性中心示意图

(二) 酶原与酶原的激活

多数酶一旦合成即具有催化活性,但有些酶在细胞内合成或初分泌时并无催化活性,这种无活性的酶的前体称为酶原(zymogen)。消化道中的消化酶类以及血液凝固中起作用的一些酶均以酶原形式存在,是机体对自身环境适应或保护的一种反映。无活性的酶原在一定条件下能转变成有活性的酶,此过程称为酶原的激活。酶原激活的机理是,在特异的蛋白酶或离子(如 H^+)的作用下,酶原分子内的某处或多处被切除部分肽段后,肽链重新盘绕从而形成活性中心或暴露出活性中心，具有酶的催化能力。例如，胰蛋白酶原分泌至小肠后，在肠激酶的作用下，特异地从 N 端水解失去一个六肽片段，使肽链分子空间构象发生改变，形成酶的活性中心，从而转变成有催化活性的胰蛋白酶(图 2-16)。

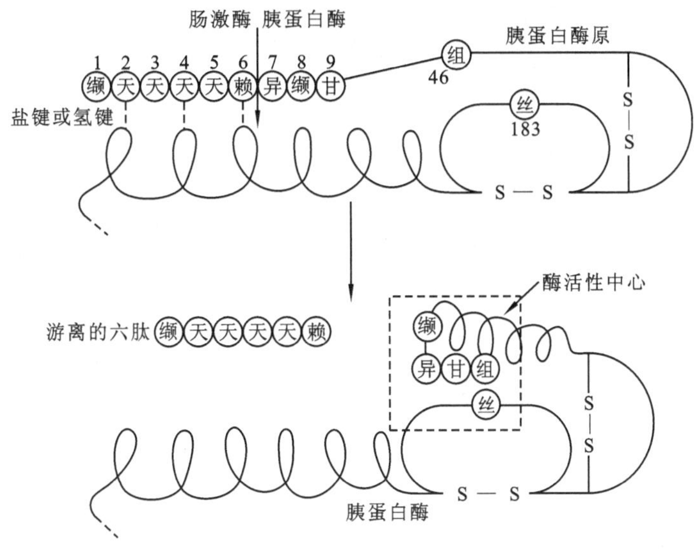

图 2-16 胰蛋白酶原激活示意图

酶原只是在特定的部位、环境和特定条件下才被激活，表现出酶的催化活性，这是有重要生理意义的。例如，消化系统中的几种蛋白酶均以酶原形式分泌出来，既避免了分泌细胞的自身消化，又可使酶原到达特定部位发挥催化作用。急性胰腺炎就是因为存在于胰腺中的胰蛋白酶原及糜蛋白酶原等，在某些因素影响下就地被激活所致。又如，血液中参与凝血过程的酶类在正常情况下均以酶原形式存在，不会在血管中引起凝血，保证血流畅通。只有当出血时，血管内皮损伤活化了一些凝血因子，进而将凝血酶原激活成凝血酶，使血液凝固，以防止过多出血。

（三）同工酶

同工酶(isoenzyme)是指催化相同的化学反应，但酶蛋白的分子结构、理化性质和免疫学性质不同的一组酶。同工酶存在于同一种属、同一机体的不同组织中，甚至存在于同一组织细胞内的不同亚细胞器内，它们在代谢调节上起着重要的作用。

现已发现百余种同工酶，如乳酸脱氢酶、胆碱酯酶、肌酸磷酸激酶等。大多数同工酶是由不同亚基组成的聚合体，因其亚基种类、数量或比例不同，决定了同工酶在功能上的差异。以乳酸脱氢酶(LDH)为例，它是由四个亚基组成的四聚体，亚基有两种，一种主要分布在心肌中，称为 H 亚基，另一种则分布于骨骼肌及肝中，称为 M 亚基。两种亚基以不同比例组成五种乳酸脱氢酶同工酶：LDH_1(H_4)、LDH_2(H_3M)、LDH_3(H_2M_2)、LDH_4(HM_3)、LDH_5(M_4)。由于分子结构的差异，电泳时虽都移向正极，但电泳速度由 LDH_1 到 LDH_5 依次递减，可借以鉴别这五种同工酶(图 2-17)。

LDH 的同工酶在不同组织器官中的含量与分布比例不同，心肌中含 LDH_1 较为丰富，以催化乳酸脱氢生成丙酮酸为主；肝和骨骼肌中含 LDH_5 较多，以催化丙酮酸还原为乳酸

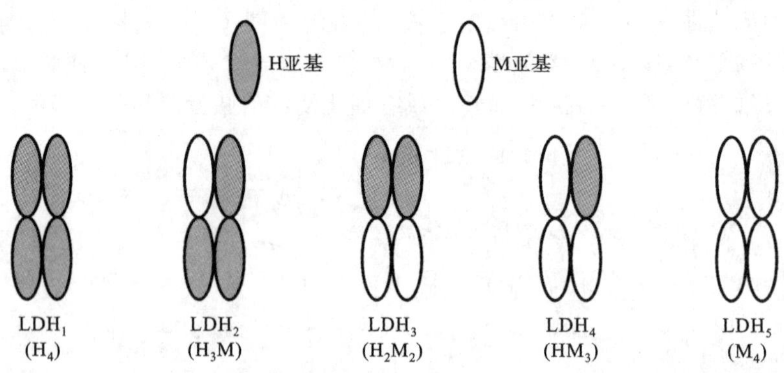

图 2-17　LDH 同工酶结构示意图

为主。

同工酶的测定已应用于临床实践，是现代医学诊断中灵敏、可靠的手段。当某组织病变时，细胞中可能有某种特殊的同工酶释放出来，导致其同工酶谱改变。例如，通过观测患者血清中 LDH 同工酶的电泳图谱，辅助诊断器官组织发生病变的具体位置，心肌受损患者血清 LDH_1 含量上升，肝细胞受损患者血清 LDH_5 含量增高。

（四）酶催化反应的机理

有关酶促反应的机理，至今尚未完全阐明，主要有下列几种学说。

1. 酶-底物复合物的形成(中间产物学说)

中间产物学说是指酶催化底物反应时，首先，酶与底物结合生成酶-底物复合物(ES，也称中间产物)，然后复合物分解生成产物并释放出酶分子，可用下式表示。

$$E+S \rightleftharpoons ES \longrightarrow E+P$$

2. 诱导契合学说

酶与底物的结合不是锁与钥匙式的机械结合关系，反应一开始时，酶分子的构象与底物的分子结构并不完全吻合，而是要经过一个相互诱导变化的过程才能达到相互结合。当底物与酶分子相互接近时两者相互诱导反应，使酶构象发生改变，同时底物也发生变形，酶活性中心与底物靠近，生成酶-底物复合物，进而引起底物分子发生相应的化学反应。这种酶与底物相互接近时，双方在结构上相互诱导、相互变形、相互适应，进而相互结合的过程称为酶作用的诱导契合(induced-fit)学说。目前实验研究已获得若干酶-底物复合物的结晶。酶催化反应正是酶-底物复合物的形成改变了原来化学反应的途径，它大幅度地降低了酶促反应所需的活化能，从而使化学反应速度加快。

五、影响酶催化作用的因素

影响酶促反应速度的因素包括底物浓度、酶浓度、pH 值、温度、激活剂和抑制剂等。为避免酶促反应进行过程中，底物因被消耗而浓度相对降低以及反应产物堆积等因素对反应速度的影响，常以酶促反应开始时的速度(即初速度)为依据研究各种因素对酶催化活性的影响。

（一）底物浓度对反应速度的影响

在酶浓度及其他条件不变的情况下，底物浓度变化对酶促反应速度影响如图 2-18 所示。当底物浓度很低时，反应速度（V）随着底物浓度（[S]）的增高呈直线比例上升；而当底物浓度继续增高时，反应速度增高的趋势逐渐缓和，不再成正比例加速；当底物浓度增高到一定程度时，反应速度达到了极限，称为最大反应速度（V_{max}）。实际上，酶促反应速度与底物浓度之间的这种变化关系反映了酶-底物复合物的形成以及生成产物的过程，即中间产物学说。在酶量恒定的情况下，当[S]很低时，酶的活性中心没有全部被底物所占据，尚有游离酶分子存在，故随着[S]增高，酶与底物结合生成的中间产物（ES）的量也随之增高，表现为反应速度随[S]的增高而呈直线上升；当酶大部分与底物结合，所余的游离酶不多时，随着[S]的增高，ES 生成的速度就不如反应初时增高的幅度，反应速度的增高也就趋缓；当[S]继续增高到一定程度时，所有游离的酶均与底物结合成 ES，反应速度也就达到了最大值（V_{max}）。

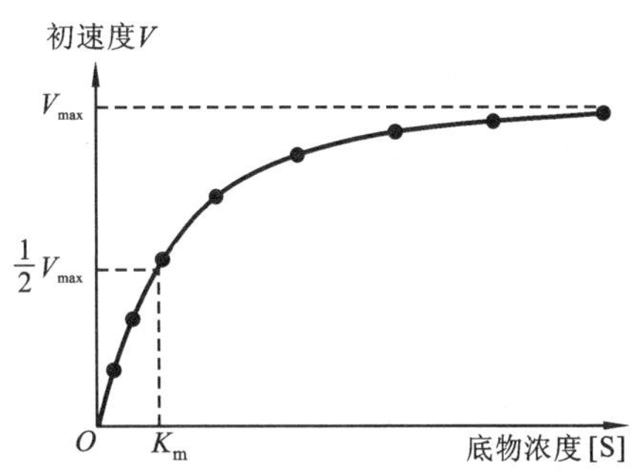

图 2-18 底物浓度对反应速度的影响

1. 米-曼氏方程式

为了解释底物浓度与反应速度的关系，1913 年 Michaelis 和 Menten 根据中间产物学说进行数学推导，得出了[S]与 V 关系的公式，称为米-曼氏方程式，简称米氏方程。

$$V = \frac{V_{max}[S]}{K_m + [S]}$$

式中：V 为反应速度；[S]为底物浓度；V_{max} 为最大反应速度；K_m 为米氏常数。

2. K_m 与 V_{max} 的意义

（1）当酶促反应速度为最大反应速度的一半时，即 $V=\frac{1}{2}V_{max}$，代入米氏方程可得米氏常数与底物浓度相等（$K_m=[S]$）。所以，K_m 是酶促反应速度为最大速度一半时的底物浓度，单位为 mol/L。K_m 是酶的特征性常数，通常只与酶的结构、酶所催化的底物和反应环境有关，而与酶的浓度无关。各种同工酶的 K_m 不同。

（2）K_m 可用来表示酶与底物的亲和力。K_m 愈大，酶与底物的亲和力愈小；反之，K_m 愈小，酶与底物的亲和力愈大，这表示不需要很高的底物浓度，便可达到最大反应速度。

（3）K_m 可用来判断酶作用的最适底物。K_m 最小的底物一般认为是该酶的天然底物或最适底物。另外，由若干酶催化一个连续代谢过程时，其 K_m 最大的一步反应往往为该连续反应中的限速反应，该酶称为关键酶或限速酶。

（4）V_{max} 是酶完全被底物饱和时的反应速度，与酶浓度成正比。

（二）酶浓度对反应速度的影响

在酶促反应体系中，当底物的浓度足够大时，可使酶在饱和的情况下，反应速度与酶浓度成正比，即酶浓度越高，酶促反应速度越快（图 2-19）。

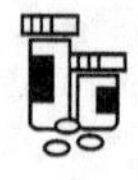

（三）温度对反应速度的影响

酶对温度的变化极敏感。若自低温开始，逐渐增高温度，则酶促反应速度也随之增加。但到达一定限度后，继续增加温度，酶反应速度反而下降。这是因为温度对酶促反应有双重影响，升高温度一方面可加速反应的进行，另一方面则能加速酶变性，减少活性酶的数量而降低催化作用。综合这两种因素，可将酶促反应速度达到最快时的环境温度称为酶促反应的最适温度(图 2-20)。温血动物组织中，酶的最适温度一般在 37～40 ℃之间，大多数酶加热到 60 ℃时即开始变性，80 ℃时，多数酶的变性不可逆转。

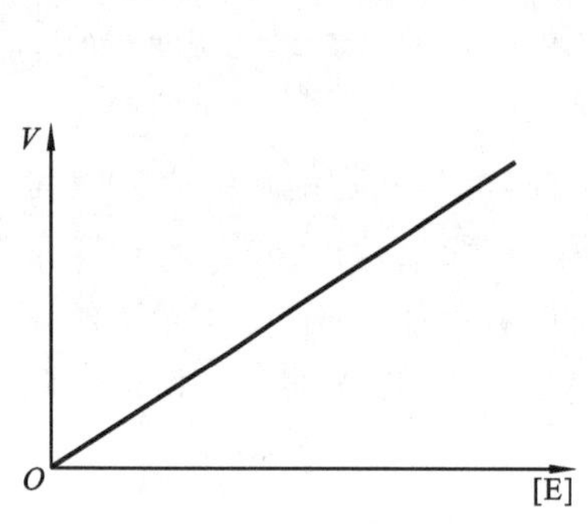

图 2-19 酶浓度对反应速度的影响

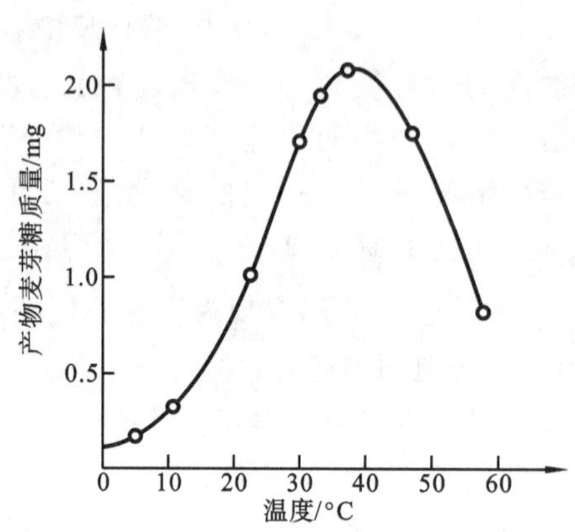

图 2-20 温度对淀粉酶活性的影响

温度对酶促反应速度的影响在临床上具有理论指导意义。低温条件下，由于分子碰撞机会少，酶的催化作用难以发挥，其活性处于抑制状态，但低温一般不破坏酶分子，一旦温度回升，酶又恢复活性。所以对酶制剂及待检酶标本(如血清、血浆等)应在低温下保存。低温麻醉可通过低温降低酶活性以减慢组织细胞的代谢速度，提高机体在手术过程中对氧和营养物质缺乏的耐受性。多数酶因热变性而失活，高压灭菌就是利用这一原理。值得注意的是，酶的最适温度不是酶的特征性常数，而与酶反应进行的时间有关，酶可以在短时间内耐受较高的温度，相反，延长反应时间，最适温度便降低。在进行生化检验时，可以采取提高温度、缩短反应时间的方法，进行酶的快速检测诊断。

知识链接

6-磷酸葡萄糖脱氢酶的热不稳定性与溶血性贫血

6-磷酸葡萄糖脱氢酶能催化 6-磷酸葡萄糖脱氢，生成 6-磷酸葡萄糖酸和 NADPH (H^+)。NADPH 能维持红细胞内谷胱甘肽(GSH)的还原状态，防止红细胞膜脂发生过氧化反应等。因此，该酶是维持正常红细胞膜功能极重要的酶。这种酶的某种突变体虽有正常的动力学常数，但不能耐热。这种特性能缩短那些处于临界状态红细胞的生存期，可产生溶血性贫血。

（四）pH 值对反应速度的影响

酶促反应介质的 pH 值可影响酶分子中的极性基团，特别是酶活性中心上一些必需基团的解离状态，同时也可影响底物和辅酶的解离状态，从而影响酶与底物的结合。只有在某一 pH 值范围内，酶、底物和辅酶的解离情况最适宜于它们之间互相结合，酶才具有最大催化作用，使酶促反应速度达到最大值。因此环境 pH 值对酶活性的影响显著。酶催化活性最大时的环境 pH 值称为酶促反应的最适 pH 值(图 2-21)。

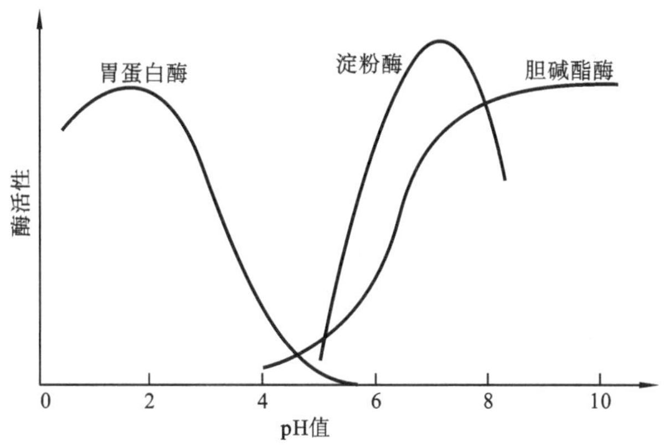

图 2-21 pH 值对某些酶活性的影响

最适 pH 值不是酶的特征性常数，它受底物浓度、缓冲液的种类与浓度，以及酶的纯度等因素的影响。溶液的 pH 值高于或低于最适 pH 值，酶活性降低，酶促反应速度减慢，远离最适 pH 值时甚至会导致酶的变性失活。各种酶的最适 pH 值不同，生物体内大多数酶的最适 pH 值接近中性，但也有例外，如胃蛋白酶的最适 pH 值大约为 1.8，肝精氨酸酶的最适 pH 值在 9.8 左右。

（五）激活剂对反应速度的影响

使酶由无活性变为有活性或使酶活性增加的物质称为酶激活剂(activator)。酶激活剂包括无机离子和小分子有机物，如 Mg^{2+}、K^{+}、Mn^{2+}、Cl^{-} 及胆汁酸盐等。大多数金属离子激活剂对酶促反应不可缺少，否则酶将失去活性，称为必需激活剂，如 Mg^{2+} 是激酶的必需激活剂。有些激活剂不存在时，酶仍有一定的催化活性，但效率较低，加入激活剂后，酶的催化活性显著提高，这类激活剂称为非必需激活剂，如 Cl^{-} 能增强唾液淀粉酶的活性，胆汁酸盐能增强胰脂肪酶的活性等。激活剂具有如下功能：①稳定酶催化作用时所需的空间结构；②作为酶与底物之间的桥梁；③作为辅助因子参与酶活性中心的构成。

（六）抑制剂对反应速度的影响

凡能有选择性地使酶活性降低或丧失但不使酶蛋白变性的物质称为酶的抑制剂。无选择性地引起酶蛋白变性而使酶活性丧失的物质不属于抑制剂范畴。抑制剂多与酶活性中心内、外的必需基团特异性结合，直接或间接地影响酶活性中心，从而能抑制酶的催化活性。将抑制剂去除，酶仍表现其原有活性。根据抑制剂与酶结合的紧密程度不同，酶的抑制作用分为可逆性抑制和不可逆性抑制两类。

1. 不可逆性抑制作用

这类抑制剂与酶不可逆地结合，通常是与(或靠近)酶活性中心上的必需基团形成共价键，使酶失去活性。此种抑制剂不能用透析、超滤等物理方法予以除去，只能靠某些药物才能解除抑制,使酶活性恢复。这种抑制称为不可逆性抑制。例如,农药敌百虫、敌敌畏、1059、对硫磷等有机磷化合物能专一性地与胆碱酯酶活性中心丝氨酸侧链羟基结合,使酶失活。通常将这些能够与酶活性中心的必需基团共价结合而抑制酶活性的抑制剂称为专一性抑制剂。

有机磷化合物中毒时,胆碱能神经末梢分泌的乙酰胆碱不能及时被胆碱酯酶水解而蓄积,引起迷走神经高度持续兴奋而呈现中毒症状。临床上常采用解磷定(PAM)来治疗有机磷化合物中毒。解磷定能与磷酰化羟基酶的磷酰基结合,使酶羟基游离,从而解除有机磷化合物对酶的抑制作用,使酶活性恢复。

$$\underset{\text{有机磷化合物}}{(R—O)(R'—O)P(=O)—X} + \underset{\text{羟基酶}}{HO—E} \longrightarrow \underset{\text{失活的酶}}{(R—O)(R'—O)P(=O)—O—E} + \underset{\text{酸}}{HX}$$

又如,某些重金属离子(Hg^{2+}、Ag^{+}、Pb^{2+}等)及As^{3+}可与酶的巯基结合而使其失活。这些抑制剂所结合的巯基不局限于酶的必需基团,称为非专一性抑制剂。化学毒剂路易士气是一种含砷的化合物,能抑制体内的巯基酶而使人、畜中毒。

重金属盐引起的巯基酶中毒可用二巯基丙醇(BAL)或二巯基丁二酸钠等化合物解毒,它们均含有2个巯基,体内达到一定浓度后,可与毒剂结合,使酶巯基游离从而恢复巯基酶活性,实现治疗目的。

$$\underset{\text{路易士气}}{Cl_2As—CH=CHCl} + \underset{\text{巯基酶}}{E(SH)_2} \longrightarrow \underset{\text{失活的酶}}{E(S)_2As—CH=CHCl} + \underset{\text{酸}}{2HCl}$$

$$\underset{\text{失活的酶}}{E(S)_2As—CH=CHCl} + \underset{\text{BAL}}{CH_2(SH)—CH(SH)—CH_2OH} \longrightarrow \underset{\text{巯基酶}}{E(SH)_2} + \underset{\text{BAL与砷剂结合物}}{CH_2(S)—CH(S)(—CH_2OH)>As—CH=CHCl}$$

2. 可逆性抑制作用

这类抑制剂通常以非共价键与酶可逆性结合,使酶活性降低或丧失。此种抑制剂可采用透析或超滤等方法除去,使酶活性恢复。根据抑制剂与底物的关系,可逆性抑制作用可分为三种类型。

1) 竞争性抑制作用

抑制剂与酶的底物结构相似,与底物分子竞争地结合到酶的活性中心,从而阻碍酶与底物结合形成中间产物,这种抑制作用称为竞争性抑制作用。竞争性抑制作用具有以下特点:①抑制剂在化学结构上与底物相似,两者竞相争夺同一酶的活性中心;②抑制剂与酶活性中心结合后,酶失去催化作用;③酶既可结合底物分子,也可结合抑制剂,但不能与两者同时结合;④竞争性抑制作用的强弱取决于抑制剂与底物之间的相对浓度,抑制剂浓度不变时，增加底物浓度可减弱甚至解除竞争性抑制作用；⑤根据米氏方程的推导，在有竞争性抑制剂存在时，V_{max}不变，K_m增大。

丙二酸与琥珀酸结构类似，可与琥珀酸脱氢酶结合，但却不能催化脱氢，是最典型的竞争性抑制作用。若增加琥珀酸的浓度，抑制作用可被减弱。

$$\begin{matrix} COOH \\ | \\ CH_2 \\ | \\ CH_2 \\ | \\ COOH \end{matrix} + FAD \xrightarrow{\text{琥珀酸脱氢酶}} \begin{matrix} COOH \\ | \\ CH \\ \| \\ CH \\ | \\ COOH \end{matrix} + FADH_2 \qquad \begin{matrix} COOH \\ | \\ CH_2 \\ | \\ COOH \end{matrix} \xrightarrow{\text{琥珀酸脱氢酶}} \text{无反应}$$

琥珀酸　　　　延胡索酸　　　　丙二酸

应用竞争性抑制的原理可阐明某些药物的作用机理。例如，磺胺类药物及磺胺增效剂便是通过竞争性抑制作用抑制细菌生长的。对磺胺类药物敏感的细菌在生长繁殖时不能利用环境中的叶酸，而是在菌体内二氢叶酸合成酶的作用下，利用对氨基苯甲酸（PABA）、二氢蝶呤及谷氨酸合成二氢叶酸（FH_2），后者在二氢叶酸还原酶的作用下进一步还原成四氢叶酸（FH_4）。四氢叶酸是一碳单位的载体，是核酸合成中不可缺少的辅酶。磺胺类药物与对氨基苯甲酸结构相似，是二氢叶酸合成酶的竞争性抑制剂，可抑制二氢叶酸的合成；磺胺增效剂（TMP）与二氢叶酸结构相似，是二氢叶酸还原酶的竞争性抑制剂，可抑制四氢叶酸的合成。

$H_2N-C_6H_4-COOH$　　　　$H_2N-C_6H_4-SO_2NHR$

对氨基苯甲酸　　　　磺胺类药物

$$\left.\begin{matrix} \text{对氨基苯甲酸} \\ \text{二氢蝶呤} \\ \text{谷氨酸} \end{matrix}\right\} \xrightarrow[\text{磺胺类药物（抑制）}]{\text{二氢叶酸合成酶}} \text{二氢叶酸} \xrightarrow[\text{TMP（抑制）}]{\text{二氢叶酸还原酶}} \text{四氢叶酸}$$

磺胺类药物及其增效剂在两个作用点分别竞争性抑制细菌体内二氢叶酸及四氢叶酸的合成，影响一碳单位代谢，从而有效地抑制了细菌体内核酸及蛋白质的生物合成，导致细菌死亡。人体能从食物中直接获取叶酸，所以人体四氢叶酸的合成不受影响。临床上许多抗代谢类抗癌药物，如氨甲蝶呤（MTX）、5-氟尿嘧啶（5-FU）、6-巯基嘌呤（6-MP）等都是酶的竞争性抑制剂，可抑制肿瘤的生长。

2）非竞争性抑制作用

这类抑制剂与酶活性中心外的其他位点可逆结合，改变酶的空间结构，导致酶催化活性降低。抑制剂既可与游离酶结合，也可与酶-底物复合物结合，抑制剂与底物之间无竞争关系，但生成的酶-底物-抑制剂复合物（ESI）不能进一步释放产物，故将这种抑制作用称为非竞争性抑制作用。

由于抑制剂和底物在酶分子上结合的位点不同，并不影响酶对底物的亲和力，故 K_m 不变，但抑制剂与酶的结合，抑制了酶的活性，减少了活性酶分子数目，使 V_{max}降低。所以抑制作用强弱取决于抑制剂的浓度，抑制作用不能通过增加底物浓度来减弱或消除。例如，哇巴因抑制细胞膜上 Na^+-K^+-ATP 酶活性就是以非竞争性抑制方式进行的。

3）反竞争性抑制作用

此类抑制剂与非竞争性抑制剂不同，它只能与酶-底物复合物结合，不能与游离酶相结合，当ES与抑制剂结合后，酶活性被抑制，有效活性酶数目减少，V_{max}降低。又由于在反应体系中存在这类抑制剂时，不仅不排斥酶与底物的结合，反而可增加二者的亲和力，故K_m变小。这与竞争性抑制作用相反，称为反竞争性抑制作用。

综上所述，三种可逆性抑制作用的比较见表2-3。

表2-3　三种可逆性抑制作用的比较

影　响	竞争性抑制	非竞争性抑制	反竞争性抑制
与I结合的组分	E	E、ES	ES
对V_{max}的影响	不变	降低	降低
对K_m的影响	增加	不变	降低

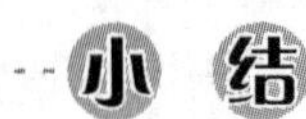

组成蛋白质的元素有碳、氢、氧、氮、硫等，其中氮含量为13%～19%，是蛋白质定量测定的依据。蛋白质的基本组成单位是α-氨基酸。组成蛋白质的氨基酸有20种，除甘氨酸外都是L-型氨基酸。根据侧链基团结构和性质不同，氨基酸可分为四类。

氨基酸之间借肽键连接形成多肽链。氨基酸在蛋白质多肽链中的排列顺序称为蛋白质的一级结构，维系键主要是肽键。二级结构是指多肽链中主链原子在局部空间的排布，不包括氨基酸残基侧链的构象，主要有肽键平面、α-螺旋、β-折叠、β-转角和无规卷曲等。维系键主要是氢键。三级结构是指一条多肽链在二级结构的基础上进一步盘曲、折叠而形成的整体构象。维系键主要是氢键、盐键、疏水作用力、范德华力及二硫键等。四级结构则是指由几条具有独立三级结构的多肽链通过非共价键结合而形成的更高级结构。维系键主要是氢键、盐键、疏水作用力、范德华力等次级键。

蛋白质的一级结构与空间结构都与其功能密切相关。空间构象发生改变可以引起蛋白质的变性或某些蛋白质的变构(别构)效应。蛋白质具有重要的理化性质，如两性电离、等电点、紫外吸收和某些呈色反应等，蛋白质表现高分子性质，如不能透过半透膜等。天然蛋白质由于表面存在水化膜和电荷，常以稳定的亲水胶体溶液存在。许多理化因素能够破坏稳定蛋白质构象的次级键，从而使蛋白质失去原有的理化性质与生物学活性，称为蛋白质变性。

核酸分为DNA和RNA两大类，其基本组成单位是核苷酸，核苷酸之间以磷酸二酯键相连。DNA由四种脱氧核糖核苷酸组成，RNA则由四种核糖核苷酸组成。DNA的一级结构是指DNA分子中脱氧核苷酸的排列顺序。DNA的二级结构是两条多核苷酸链结合形成的双螺旋结构，两条链呈反向平行走向，双链间存在A-T和C-G配对规律，碱基平面间的疏水性堆积力和互补碱基间的氢键是维系双螺旋结构稳定的主要因素。DNA在双螺旋结构的基础上进一步折叠成超螺旋结构。DNA的基本功能是决定生物遗传信息的复制及基因转录的模板。

RNA主要参与蛋白质生物合成。mRNA以DNA为模板合成后移至细胞液，作为蛋白质合成的模板。真核生物成熟 mRNA 5′-末端含有帽子结构，3′-末端含有 Poly A tail 结构。mRNA 分子上每三个核苷酸组成一个密码子，决定多肽链上一个氨基酸。tRNA 的功能是在蛋白质合成过程中作为氨基酸的载体。tRNA 的二级结构为三叶草形，三级结构呈倒 L 形。rRNA 与核蛋白体蛋白共同构成核蛋白体，作为蛋白质合成的场所。

核酸有多种理化性质，紫外吸收特性被广泛用来对核酸进行定量分析。DNA 加热变性的本质是 DNA 双链的解链，并伴有增色效应，使 DNA 分子 50%解链时的温度称为解链温度。热变性的 DNA 在适当条件下，两条互补链可重新配对而复性。具有互补序列的不同来源的单链核酸分子，在一定条件下按碱基互补原则结合在一起，可形成异源的杂交双链，称为分子杂交。

酶是具有极高的催化效率、高度的特异性、高度不稳定性和活性可调控的一类生物催化剂，其本质为蛋白质。酶的特异性可分为绝对特异性、相对特异性和立体异构特异性。酶按分子组成可分为单纯酶和结合酶两类。前者分子中只含氨基酸组分，后者除酶蛋白部分外尚有辅基和辅酶。酶蛋白决定反应特异性，辅酶决定反应的种类和性质。酶的命名方法有习惯命名法和系统命名法两种，按国际系统命名可将酶分为六大类。

维生素根据溶解性质可分为脂溶性和水溶性两类。脂溶性维生素有 A、D、E、K。维生素 A 参与视色素和糖蛋白的合成。维生素 D 可调节钙、磷代谢。维生素 E 是体内最重要的抗氧化剂。维生素 K 的功能是作为羧化酶的辅助因子参与凝血过程。许多 B 族维生素衍生物参与辅酶的组成。硫胺素是 α-酮酸氧化脱羧酶及转酮醇酶的辅酶。核黄素以 FMN 和 FAD 的形式作为黄素蛋白酶的辅基。尼克酸以 NAD^+ 和 $NADP^+$ 形式作为许多种脱氢酶的辅助因子。泛酸存在于 CoA 和 ACP 中，作为酰基的载体。磷酸吡哆醛是转氨酶的辅酶，起氨基载体的作用。生物素是羧化酶的辅酶，是羧基的载体。四氢叶酸是一碳单位的载体。甲钴胺素作为甲基转移酶的辅基参与甲基的转移。维生素不足可导致相应的缺乏症。

酶分子中能与底物特异性结合并将其转化为产物的区域称为酶的活性中心。辅酶/辅基常是酶活性中心的一部分。体内有些酶初分泌时以无活性的酶原形式存在，在一定条件下被激活而形成有活性的酶。同工酶是指催化相同的化学反应，而其分子结构、理化性质和免疫学性质不同的一组酶。

酶能降低反应活化能而加快反应速度。影响酶促反应速度的因素有底物浓度、酶浓度、温度、pH 值、激活剂以及抑制剂等。底物浓度对酶促反应速度的影响可用米氏方程来表示，其中：V_{max} 为最大速度，K_m 为米氏常数。竞争性抑制剂使 K_m 变大，V_{max} 不变；而非竞争性抑制剂 K_m 则不变，V_{max} 降低；反竞争性抑制物使 K_m 和 V_{max} 均降低。

能力检测

1. 名词解释：蛋白质等电点、亚基、蛋白质变性、增色效应、酶活性中心、酶原、同工酶
2. 组成蛋白质的元素有哪几种？哪一元素的含量可表示蛋白质的相对含量？
3. 简述蛋白质的一、二、三、四级结构。各级结构的维系键是什么？

4. 试比较 DNA 和 RNA 组成结构的异同。
5. 试述 DNA 双螺旋结构模型的要点。
6. 简述 RNA 的种类及其生物学作用。
7. 酶的特异性有哪几种类型?
8. 简述酶原激活的意义。
9. 简述米氏方程及 K_m的意义。
10. 影响酶促反应速度的因素有哪些?
11. 试述磺胺药抑菌的机理。
12. 简述 B 族维生素的活性形式及生理功能。

(徐世明　王宏娟)

第三章
细胞的基本功能

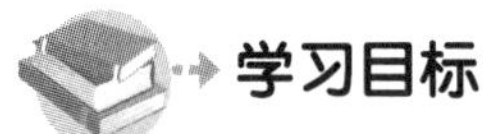

学习目标

掌握：细胞膜的物质转运功能、细胞的生物电现象及其产生机制和肌细胞收缩的原理。

熟悉：刺激引起兴奋的条件、肌纤维的组成及骨骼肌的滑行学说。

了解：平滑肌的功能特点及骨骼肌收缩的外部表现。

细胞是构成机体基本的结构和功能单位，机体内的各种生命活动都是在细胞的基础上进行的。对细胞的研究有助于揭示生命活动的本质，理解各器官、系统乃至整个人体的基本生命活动规律。研究细胞的功能活动，经历了细胞水平、亚细胞水平和分子水平。人体的细胞有二百余种，不同种类的细胞有其不同的功能，本章重点讨论细胞膜的物质转运功能、细胞的生物电现象及肌细胞的收缩功能。

第一节　细胞膜的跨膜物质转运功能

细胞膜（cell membrane）是包绕于细胞最外层的一层界膜，又称质膜（plasma membrane）。细胞膜不仅把细胞内容物与细胞周围的环境分隔开来，使细胞能够相对独立于环境而存在，在细胞与环境之间起着屏障作用，而且还能使细胞与外界实现物质、能量和信息交换。此外，细胞膜还与机体的免疫功能、细胞的分裂、分化以及癌变等生理和病理过程有着密切的关系。

知识链接

细胞的发现和细胞学说的创立

英国物理学家和天文学家胡克（1635—1703 年）是人类历史上第一个发现细胞

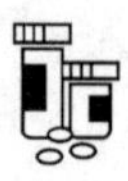

的人。伟大的学者胡克出生于赖特岛,自小就有创造的才能,自制过许多机械玩具,他在机械方面的天赋,引起了学者们的注意。约从1655年起,他被解剖学家威利斯和物理学家、化学家波义耳雇为研究助手。胡克观察天体,也从事生理学实验,还致力于仪器制造。细胞的发现是胡克观察显微镜的结果。他用显微镜观察的对象很多,从跳蚤、虱子到针尖,无所不包。胡克把软木切成薄片,用自制显微镜仔细观察。他发现,软木薄片上有许多孔和洞,很像蜂巢。胡克首次称为细胞(cell),即小室的意思,从此细胞与生理学结下了不解之缘。

1838—1839年,德国植物学家施莱登(1804—1881年)和解剖学家、生理学家施旺(1810—1882),通过各自的研究工作,指出细胞是动植物的基本结构和生命单位,从而建立了细胞学说。这是自胡克发现细胞以来,人们对细胞进行的第一次理论性概括。细胞学说阐明了植物界和动物界在生命本质上的统一性,成为人们认识生物界的一次重大飞跃。因此被恩格斯誉为19世纪自然科学的三大发现之一。

目前得到大家公认的细胞膜的结构模型是1972年Singer和Nicholson提出的液体镶嵌模型(fluid mosaic model)(图3-1)。这一模型的基本内容为,细胞膜是以液态的脂质双分子层为基架,其间镶嵌着许多结构不同、功能各异的蛋白质。细胞膜的脂质中,主要以磷脂类为主,约占膜脂质的70%,其次是胆固醇,一般低于30%。所有膜的脂质都是一些双嗜性分子,它的一端是由磷酸和碱基构成的亲水性极性基团,通常称为头部,另一端是由长烃链构成的疏水性非极性基团,称为尾部。由于脂质分子的这种特征,它们在膜中呈现出特殊的排列方式,即亲水的头端朝向膜的内、外两面,而疏水的尾端两两相对,从而形成双分子层排列。胆固醇分子散布于磷脂分子之间,其意义在于可以稳固磷脂分子形成的双分子层,从而保持膜的稳定性。

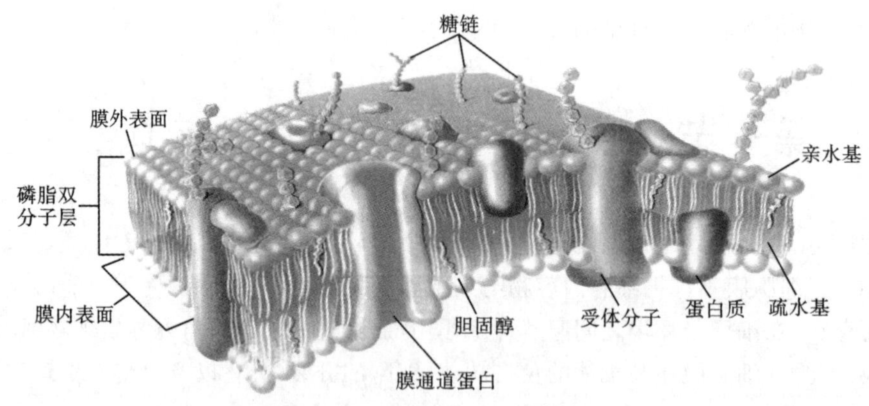

图3-1 细胞膜的液体镶嵌模型

细胞在新陈代谢过程中所需的营养物质,以及细胞产生的代谢产物,都必须跨越细胞膜这一屏障才能进行。根据物质进出细胞膜是否消耗能量及进出细胞膜的方式,物质跨膜转运可以分成被动转运、主动转运及入胞和出胞等几种形式。

一、被动转运

（一）单纯扩散

单纯扩散（simple diffusion）是指脂溶性物质由膜的高浓度一侧向低浓度一侧移动的过程。由于细胞膜的基架是脂质双分子层，因而只有脂溶性物质才能以单纯扩散的方式通过细胞膜。例如，CO_2、O_2等气体分子，属于脂溶性物质，因而可以靠各自的浓度差以单纯扩散的形式通过细胞膜或肺泡膜。

影响单纯扩散的因素有两个：①膜两侧分子的浓度差（又称浓度梯度）。在一般情况下，扩散量与膜两侧溶质分子的浓度差成正比；若为电解质溶液，离子的扩散不仅取决于该离子的浓度，还受离子所在的电场力即电位差的影响；②膜对该物质的通透性（permeability）。所谓通透性是指细胞膜对某物质通过的难易度。通透性越大，物质越容易通过，扩散通量就大；反之，则扩散通量小。

（二）易化扩散

非脂溶性或脂溶性甚小的物质在膜上特殊蛋白质的帮助下，由膜的高浓度一侧向低浓度一侧转运的过程，称为易化扩散（facilitated diffusion）。根据膜上蛋白质的作用和形态不同，易化扩散可以分为载体转运和通道转运两种类型。

1. 载体转运

通过细胞膜中的载体蛋白构型变化，将物质由膜的高浓度一侧向低浓度一侧转运的过程称为载体转运（carrier transport）（图 3-2）。载体在把物质由浓度高的一侧转运到浓度低的另一侧后，载体与被转运物质分离并恢复其原来的构型。葡萄糖、氨基酸等一些小分子亲水物质就是依靠载体运输进入细胞内的。

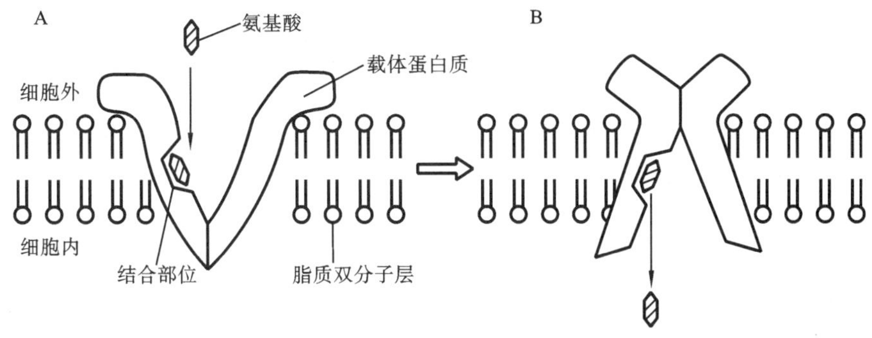

图 3-2 载体转运模式图

注：A—载体蛋白质在膜的一侧与被转运物结合；B—载体蛋白质在膜的另一侧与被转运物分离（仿 A. J. Vander）。

载体运转具有以下特点。①特异性：一种载体与它所转运的物质之间具有结构特异性，即一种载体一般只能转运某种特定结构或结构相似的物质。②饱和现象：由于膜表面载体蛋白数量有限或载体上能与该物质结合位点的数目是相对固定的，故当转运物质超过一定的限度时，转运量则不再增加，这种现象称为饱和现象。③竞争性抑制：如果一个载体可以同时转运 A 和 B 两种物质，而且物质通过细胞膜的总量又是一定的，因此当 A 物质转运量增多时,由于A物质更多地占据了有限的载体,B物质的转运量就会减少。

2. 通道转运

物质借助细胞膜中通道蛋白质的帮助,将物质由膜的高浓度一侧向低浓度一侧转运的过程称为通道转运(channel transport)。通道蛋白质就像贯通细胞膜并带有闸门装置的一条管道,在一定条件下迅速开放(激活)或关闭(失活)。开放时,物质从膜的高浓度一侧向低浓度一侧移动;关闭时,虽然膜两侧存在浓度差或电位差,物质也不能通过细胞膜。通道的开放或关闭是通过闸门来调控的,故又称为门控通道。根据引起通道开关的条件不同,将通道分为两类。①化学门控通道(chemically-gated channel)是由化学物质如细胞外液中某种递质、激素或Ca^{2+}浓度等改变来控制通道的开或关,这种通道主要分布在神经细胞的突触后膜和骨骼肌细胞终板膜上。②电压门控通道(voyage-gated channel)由膜两侧电位差改变控制其开或关。当膜两侧电位差变化到某一临界值时,通道蛋白质分子的结构发生变化,允许某物质从通道通过,该物质即可顺浓度差移动。如Na^+通道、K^+通道、Ca^{2+}通道等,主要分布在神经纤维和肌细胞膜中,是可兴奋性细胞产生生物电的基础(图3-3)。

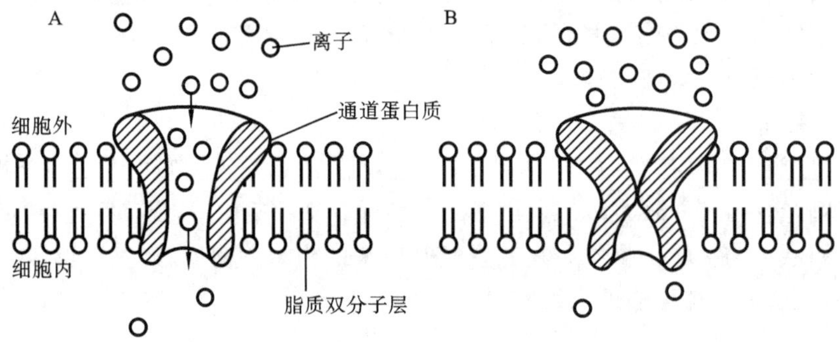

图3-3 通道转运模式图

注:A—通道开放;B—通道关闭(仿A. J. Vander)。

单纯扩散与易化扩散都是顺浓度差跨膜移动的,不需要消耗细胞本身的能量,因而统称为被动转运(passive transport)。

二、主动转运

细胞膜通过本身的耗能过程,将物质分子或离子由膜的低浓度一侧转运到高浓度一侧的过程称为主动转运(active transport)。这种逆浓度差的转运方式就像“水泵”泵水一样,因此主动转运也称为泵转运。泵是镶嵌在膜脂质双层中具有ATP酶活性的一种特殊蛋白质。体内不同类型的细胞膜或细胞内的膜性结构上存在着不同功能的“泵”,但目前研究最多和最清楚的是转运Na^+和K^+的钠-钾泵(sodium potassium pump),简称钠泵(sodium pump)。它能被细胞内Na^+增高和细胞外K^+增高所激活,因而又称为Na^+-K^+依赖式ATP酶。当细胞内Na^+增高和细胞外K^+增高时,钠泵被激活,发挥其ATP酶的作用,分解ATP并释放能量,将Na^+从细胞内泵出,同时将细胞外的K^+泵入。通常每分解1个ATP分子,可将3个Na^+泵出膜外,同时将2个K^+泵入膜内(图3-4)。

钠泵活动的生理意义:①维持细胞内高K^+和细胞外高Na^+的不均衡分布,这是细胞

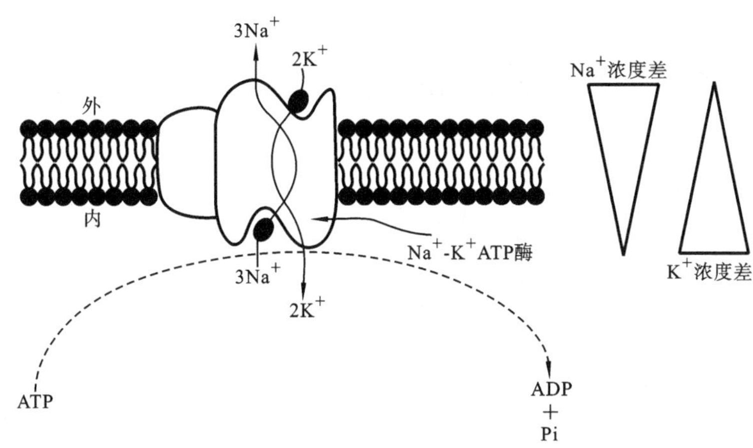

图 3-4 钠-钾泵作用机制模式图

兴奋性的基础，是细胞生物电现象的必要条件。②形成势能储备，用于其他物质的逆浓度差跨膜转运。如葡萄糖、氨基酸等营养物质的跨膜转运，其所需的能量就来自于钠泵活动所形成的细胞膜两侧 Na^+ 的浓度差势能，而不是直接来自 ATP 的分解。因此，这类转运形式称为继发性主动转运(secondary active transport)。③细胞内高 K^+ 是许多细胞代谢反应的必要条件，细胞外高 Na^+ 对维持细胞内、外渗透压平衡具有重要作用。

钠泵广泛存在于机体各细胞膜上，其活动是机体最重要的物质转运方式。除钠泵外，目前了解较多的还有钙泵(Ca^{2+}-Mg^{2+} 依赖式 ATP 酶)、H^+-K^+ 泵(H^+-K^+ 依赖式 ATP 酶)、I^- 泵等，它们对细胞的功能活动亦起着重要作用。

三、入胞和出胞

进出细胞的物质中还涉及一些大分子物质，如多肽、蛋白质或物质团块等，这些大分子物质或团块类物质进出细胞，除涉及膜机制外，还需细胞膜的更为复杂的结构和功能变化才能实现。

入胞作用(endocytosis)是指大分子或团块物质从细胞外进入细胞内的过程。若进入的物质为固体物称为吞噬(phagocytosis)，如白细胞或巨噬细胞将异物或细菌吞噬到细胞内部的过程。吞噬时，首先是细胞膜对某些异物(如细菌)进行识别，然后细胞向异物周围伸出伪足逐渐将异物包围起来，形成吞噬小体，再通过膜的融合和断裂，最后将吞噬物移入细胞内。若所进入的物质为液体称为吞饮(pinocytosis)，如液态脂滴吸收进入细胞的过程。出胞作用(exocytosis)是指大分子或团块类物质由细胞内排放到细胞外的过程。例如，消化腺分泌消化液、内分泌腺分泌激素、神经递质的释放，都是通过出胞作用完成的(图 3-5)。入胞和出胞作用均需要消耗能量，能量来自于细胞内的 ATP。

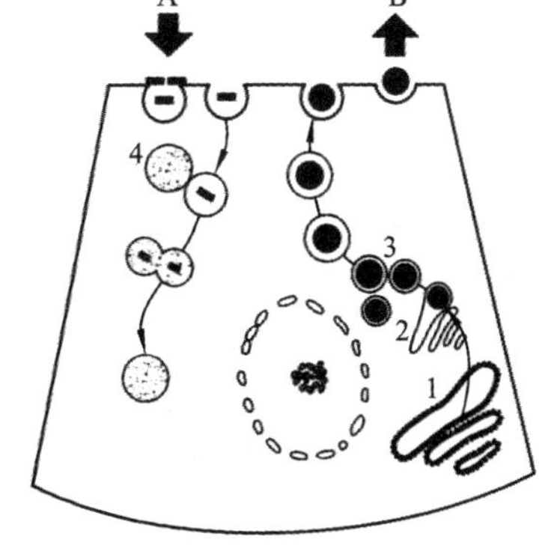

图 3-5 入胞和出胞作用示意图

注：A—入胞；B—出胞

1—粗面内质网；2—高尔基复合体；

3—分泌颗粒；4—溶酶体。

第二节　细胞的跨膜信号转导功能

细胞间的信号传递是指细胞发出的信息通过介质传递到其他细胞产生反应。绝大多数细胞外信号是以受体介导的跨膜信号转导(signal transduction)的。受体(receptor)是指能与信号物质作特异性结合而发挥信号转导作用的蛋白质。配体(ligand)是指能与受体结合,在细胞间传递信息的信号物质,如神经递质、激素、细胞因子等。受体与配体的结合是受体被激活,引起信号传递并产生生物学效应的初始因素。其特征如下:①特异性,即受体能识别并结合特殊的信号物质,因而保证了信号传递的特异性;②高亲和力,虽然配体分子(如激素)在体液中浓度很低,通常为 10^{-9} mol/L 或更低,但仍能与受体结合并发挥巨大的生物学效应,这保证了信号传递的可靠性;③饱和性,由于受体数量有限,因此当配体达到一定浓度时,与受体的结合达到平衡,即表现出受体结合的饱和性。根据信号转导机制和受体蛋白类型的不同,跨膜信号转导的路径大致可分为以下三类。

一、离子通道耦联受体介导的信号转导

离子通道耦联受体是一种同时具有受体和离子通道功能的蛋白质,属于化学门控通道。主要存在于神经细胞或其他可兴奋细胞间的突触,多由若干相同或不同的亚单位组成。这类受体与信号分子(主要为神经递质)结合后,可引起离子通道的快速开放和离子的跨膜流动,导致细胞膜电位的改变,从而实现信号的跨膜转导,故将这种信号转导途径称为离子通道型受体介导的信号转导,这类受体又称为促离子型受体。例如,骨骼肌终板膜上的乙酰胆碱受体(AChR),就是由4种亚单位组成的α、α、β、γ、δ五聚体,每个亚单位又由若干跨膜区段组成,共同围成一个离子通道,当乙酰胆碱(ACh)与受体的α亚单位结合后,AChR发生变构,Na^+、K^+等离子通透性增加,Na^+内流产生终板电位。离子通道型受体介导的信号转导具有路径简单、速度快等特点。

二、G蛋白耦联受体介导的信号转导

G-蛋白耦联受体(guanine nucleotide binding protein-linked receptor)是指要通过G-蛋白才能发挥作用的一类膜受体。G-蛋白耦联受体是存在于细胞膜上的一种蛋白质,当它与配体结合后,可激活细胞膜上的G-蛋白。G-蛋白是鸟苷酸调节蛋白的简称,激活的G-蛋白进而激活G-蛋白效应器酶(如腺苷酸环化酶),G-蛋白效应器酶再催化某些物质(如ATP)产生第二信使如环磷酸腺苷(cyclic adenosine monophosphate,cAMP)、三磷酸肌醇(inositol triphosphate,IP_3)、二酰甘油(diacylglycerol,DG)、环磷酸鸟苷(cyclic guanosine monophosphate,cGMP)和 Ca^{2+};第二信使通过蛋白激酶或离子通道发挥信号转导作用,从而将胞外信号跨膜传递到胞内,影响细胞的功能。

因为这种信号转导通过G-蛋白耦联受体进行,故称为G-蛋白耦联受体介导的信号转导。含氮激素多是通过G-蛋白耦联受体介导信号转导的。与离子通道型受体介导的信号转导相比,G蛋白耦联受体介导的信号转导要慢得多,但能明显增强信号的放大作用。

三、酶联型受体介导的信号转导

酶耦联受体(enzyme-linked receptor)是指细胞膜上的一些蛋白质分子，既有受体的作用又有酶的作用。酶耦联受体有多种，除受体酪氨酸激酶外，还包括受体丝氨酸/苏氨酸激酶、受体酪氨酸磷酸酯酶、受体鸟苷酸环化酶和酪氨酸蛋白激酶耦联受体等几种类型。

受体酪氨酸激酶(RTK)又称酪氨酸蛋白激酶受体，是细胞表面一大类重要受体家族。它的胞外配体是可溶性或膜结合的多肽或蛋白类激素，包括胰岛素和多种生长因子。当配体与受体结合后，可激活受体的酪氨酸蛋白激酶活性，随即引起一系列磷酸化级联反应，最终导致细胞生理功能和(或)基因表达的改变。这条信号通路的特点是不需要信号耦联蛋白(G蛋白)，也没有第二信使的产生和细胞质中蛋白激酶的激活，而是通过受体本身的酪氨酸蛋白激酶的激活来完成信号跨膜转导。由受体酪氨酸激酶介导的信号通路具有广泛的功能，包括调节细胞的增殖与分化，促进细胞存活，以及调节与校正细胞代谢。

酶联型受体也是一种跨膜蛋白，其既可以与信号分子结合，本身又具有酶活性，或者能激活与其相连的酶，从而完成信号转导，故将这种信号转导途径称为酶联型受体介导的信号转导。

上述不同类型的受体介导的信号转导过程虽有很大差别，但共同之处为，从信号物质(配体)与受体结合开始，都经过膜的信号转换、胞内信号传递以及最终引发生物学效应三个基本环节。通过信号转换引起的细胞内反应，通常包括：①膜电位改变或细胞兴奋性改变，及由此引起的细胞功能改变；②各种效应蛋白由于构型改变引起的功能变化，如酶蛋白活性改变及由此引起的代谢反应改变；③基因表达过程的改变，如某一个基因转录的启动或关闭。

第三节 细胞的生物电现象

一切活的细胞在安静或活动时都伴有电现象的发生，科学家们把这种电现象称为生物电现象(bioelectricity)。它是一种普遍存在而又十分重要的生命现象，与细胞兴奋的产生和传导有着密切关系。临床上所做的心电图、脑电图、肌电图等检查，实际上就是将心肌细胞、脑细胞、肌细胞等的生物电引导出来加以放大，描记在记录纸上。可见，生物电现象在临床上已广泛应用，对疾病的诊断和监控都具有重要的辅助作用。细胞的生物电现象是由细胞膜两侧不同离子跨膜扩散产生的，故又称跨膜电位。它主要包括安静时的静息电位和细胞因受刺激而发生反应时的动作电位，现以单个神经细胞为例加以叙述。

知识链接

生物电的由来

生物有电并非怪事，它早已存在，不过人们研究它、应用它，还只是近年的事。2000年前，古罗马帝国流行一种奇怪的治病方法，用来治疗头痛、痛风等症状。当患者痛风发作时,医生把患者带到海边潮湿沙滩上,在患者脚底放一条黑色大鱼,此时患者就会感到脚底发麻,一直麻到膝盖为止,如此反复进行,可以治愈疾病。据说,此法曾治好许多达官贵人的病。到了1758年,英国科学家卡文迪许(Cavendish)开始着手探究上述治病方法的奥秘。他把大墨鱼埋在潮湿沙滩里,上面接一莱顿瓶,结果莱顿瓶发出火花,由此证明大墨鱼放出的是电。卡文迪许证明墨鱼放电不久,意大利科学家加伐尼(Galvani)在1791年发现在青蛙肌肉中也蕴藏着电能,他将这种电称为生物电。这便是生物电名字的由来。

一、静息电位及其产生机制

(一)静息电位的概念

静息电位(resting potential,Rp)是指细胞在安静时存在于细胞膜两侧的电位差。静息电位是一切生物电现象产生的基础。静息电位可用示波器进行观察测量。将示波器的两个测量电极放置在神经细胞外表面任意两点(图3-6(a))或均插入细胞膜内时(图3-6(b)),示波器上的光点在零位线上作横向扫描,说明细胞膜外表面和内表面任意两点间不存在电位差。若将其中一个电极置于细胞膜外表面,另一个电极插入细胞膜内,则示波器光点立即从零位向下移动,并停留在一个较稳定的水平上(图3-6(c))。这一现象说明细胞膜内外存在着电位差,且膜内电位低于膜外电位。一般而言,大多数细胞的静息电位为−100～−10 mV。如:枪乌贼巨大神经细胞轴突的静息电位为−70～−50 mV;哺乳类动物的神经细胞和骨骼肌细胞的静息电位范围一般在−90～−70 mV;平滑肌细胞为−60～−50 mV。应该注意的是,静息电位的数值是指膜内电位低于膜外电位,也可以理解为细胞膜内带有负电荷,细胞膜外面带有正电荷。若细胞不受任何刺激,保持安静状态,静息电位测定值基本不变。这种细胞膜内带负电荷,细胞膜外带正电荷,两侧电位维持内负外正的稳定状态,称为极化(polarization)。

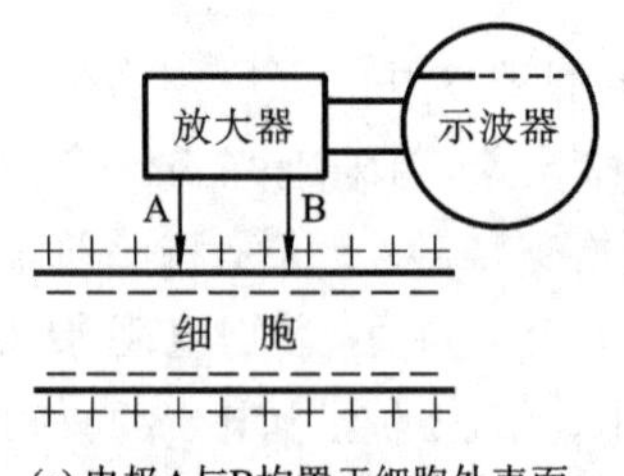

(a) 电极A与B均置于细胞外表面

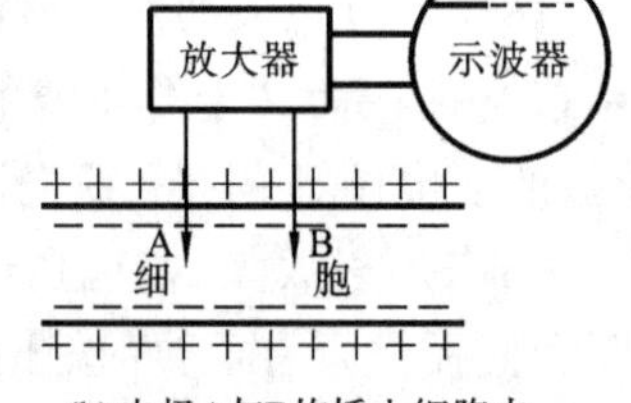

(b) 电极A与B均插入细胞内

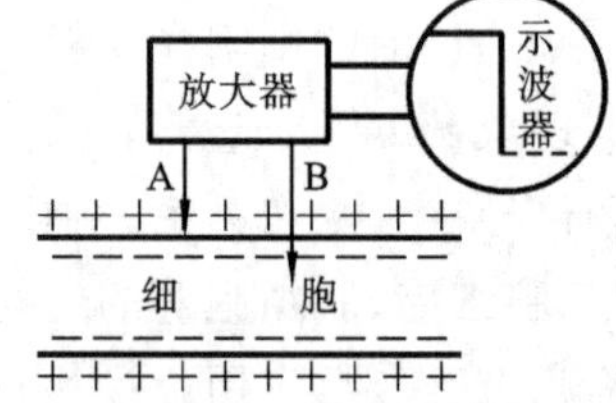

(c) 电极B插入细胞内,电极A置于细胞膜外表面,细胞膜呈现外正内负的极化状态

图3-6　测定静息电位示意图

以静息电位为准,当细胞接受刺激,若膜内电位向负值减小方向变化,称为去极化(depolarization);膜内电位的值向负值增大方向变化,称为超极化(hyperpolarization);细胞膜去极化后,膜电位又恢复到原来静息时的极化状态,称为复极化(repolarization)。一个活的细胞,膜电位不会总是保持在静息电位水平,若可兴奋细胞在接受一次有效的刺激后,膜电位将在静息电位的基础上发生去极化、复极化等变化,将在动作电位产生机制中详

细阐述。

（二）静息电位的产生机制

细胞处于静息状态时为何膜两侧存在电位差呢？此问题可用离子流学说来解释。该学说认为，膜电位的产生是由于细胞膜对各种离子的通透性不同及细胞膜内外两侧离子分布不均匀造成的。研究表明，细胞在安静状态下，膜对 K^+ 的通透性较高，而膜内 K^+ 浓度又高于膜外（细胞内 K^+ 浓度是细胞外 K^+ 浓度的 28～30 倍），于是细胞内的 K^+ 就着顺着浓度差向膜外扩散，细胞膜外正电荷增多。细胞内带负电荷的蛋白质（A^-）在电荷异性相吸引的作用下，虽有随同 K^+ 外流的倾向，但因 A^- 的相对分子质量较大，膜对 A^- 无通透性，A^- 被阻隔在膜的内侧面，因此就形成了细胞膜外面带正电荷，细胞膜内带负电荷的内负、外正的极化状态。但是 K^+ 外流并不是无限制地进行下去，随着 K^+ 外流的增多，所形成的内负外正的电场力会阻止带正电荷的 K^+ 继续外流。当促使 K^+ 外流的浓度差和阻止 K^+ 外流的电场力达到平衡时，K^+ 外流就会停止。此时，由 K^+ 外流所造成的电位差也相对地稳定于某一数值，所以，静息电位主要是由 K^+ 外流产生的电-化学平衡电位。静息电位实测值略小于 K^+ 平衡电位的理论值，这是因为静息时，不仅只是 K^+ 的外流，也有少量的 Na^+ 和 Cl^- 内流，从而抵消一部分 K^+ 外流所造成的内负外正的原因（表 3-1）。

表 3-1 哺乳动物神经轴突膜内、外离子浓度（mmol/L）

项　目	K^+	Na^+	Cl^-
细胞内	140	10	4
细胞外	5	130	120
细胞内、外浓度比	28∶1	1∶13	1∶30

由此可见，静息电位的大小主要受细胞内、外 K^+ 浓度的影响，当细胞外 K^+ 浓度增高时，细胞内、外 K^+ 浓度差减少，推动 K^+ 外流的力量减小，K^+ 外流减少，因而使静息电位变小；反之，细胞外 K^+ 浓度降低，细胞膜内、外两侧 K^+ 浓度差增大，K^+ 外流增多，可使静息电位变大。极化状态与静息电位都是细胞处于安静状态的标志。

二、动作电位及其产生机制

（一）动作电位的概念

动作电位（action potential，Ap）是指一切可兴奋细胞受有效刺激后，在静息电位的基础上发生一次短暂、可扩布性的电位变化过程。动作电位和静息电位的主要区别在于：动作电位一旦产生将会向四周传播，而静息电位则不能；动作电位是细胞兴奋的标志，而静息电位是细胞处于安静状态的标志；动作电位的电位差变化是连续的，而静息电位是一个稳定的电位差。

在静息电位的基础上，若给神经纤维一个有效刺激，可在示波器显示屏上观察到一个动作电位波形。动作电位是一个连续的膜电位变化过程，波形分为上升支和下降支（图 3-7）。上升支由膜电位的去极化和反极化过程组成，是膜内电位迅速升高的过程，上升支超过零电位的部分,称为超射(overshoot)。如果静息电位为−70 mV,超射为+35 mV,则动作电位的幅度为105 mV。下降支也称复极化过程,是膜内电位迅速下降的过程。动作电位的去极化与复极化过程都非常短暂,历时不超过2 ms,因其波形尖锐,呈尖峰状,故又称为峰电位(spike potential)。在峰电位恢复到静息电位之前,还要经历的一段微小而缓慢的电位变化,称为后电位(after potential)。后电位包括正后电位和负后电位两部分。在峰电位之后,即0 mV起,膜内电位缓慢下降回到静息电位的过程称为负后电位,也称去极化后电位;负后电位之后,膜内电位低于静息电位的过程称为正后电位,也称超极化后电位。只有在后电位结束之后,膜电位才能恢复到静息电位的水平。动作电位有以下特点。①双向传导:神经纤维的中间受到刺激后,产生的动作电位可同时向神经纤维的两端传导。②脉冲式传导:神经纤维在受到刺激后产生动作电位并迅速传导,两个动作电位之间总会有一定的间隔,形成脉冲样图形。③不衰减性传导:动作电位的幅度不会因传导距离的增加而减小。④"全"或"无"现象:达不到刺激强度就不产生动作电位(无),一旦产生就是最大值(全)。

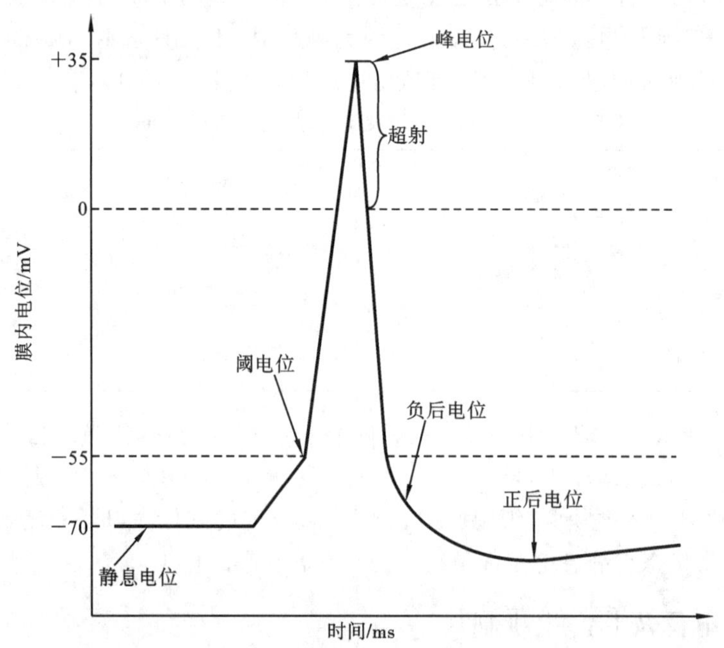

图3-7 神经纤维动作电位波形模式图

(二)动作电位产生的机制

动作电位产生的机制与静息电位基本相似,也可以用离子流学说来解释,它们都与细胞膜的通透性及离子膜内外转运有关。当细胞受刺激时,受刺激部位膜内的Na^+通道激活而开放,膜对Na^+的通透性增大。由于细胞外Na^+的浓度比细胞内高,且细胞膜外带有正电荷,Na^+顺浓度差和电位差从细胞外向细胞内扩散。Na^+的内流结果使膜内电位迅速升高,转而出现正电位,形成动作电位上升支。当Na^+离子内流,细胞膜内形成正电位时,我们把它称为反极化。Na^+流所造成的膜内电位变正,阻碍Na^+的内流,当促使Na^+内流的浓度梯度与阻碍Na^+内流的两种拮抗力量达到平衡时,Na^+内流停止。由此可见,动作电位的上升支(即去极化)是由 Na^+ 内流引起的。钠通道开放时间很短,很快失活关闭,使膜对 Na^+ 通透性变小。与此同时,受电压门控通道的控制,钾通道激活而开放,膜对 K^+ 的通透性增大,由于膜内 K^+ 浓度高于膜外(膜内、膜外 K^+ 浓度之比为(28～30)∶1),于是 K^+ 借助浓度差和电位差快速外流,使膜内电位迅速降低,直到恢复到静息电位的水平。因此,动作电位下降支(即复极化)是 K^+ 外流引起的。

神经纤维和其他可兴奋细胞每发生一次动作电位,都会使膜内的 Na^+ 浓度和膜外的 K^+ 浓度稍有增加,那么,为何细胞内总是高 K^+、细胞外总是高 Na^+ 呢?因为这种细胞内、外离子浓度的改变,可以使钠泵激活。于是 Na^+-K^+ 泵开始主动转运两种离子,将进入膜内的 Na^+ 泵出,同时将逸出膜外的 K^+ 泵入,使细胞内的 K^+ 浓度和细胞外的 Na^+ 离子浓度恢复到静息电位时的原有水平,以维持细胞的兴奋性。可见,Na^+-K^+ 泵活动在维持细胞内外的离子浓度及细胞的兴奋性中有重要作用。

三、动作电位的引起和传导

(一) 动作电位的引起

1. 阈电位

刺激作用于细胞时可以产生动作电位,但不是所有的刺激都能触发动作电位。当神经纤维受到一次阈刺激或阈上刺激时,先是引起受刺激部位细胞膜上少量 Na^+ 通道开放及少量 Na^+ 内流,使膜轻度去极化,造成静息电位绝对值减小。当静息电位绝对值减小到某一临界值时,便会引起膜上 Na^+ 通道大量开放,出现大量 Na^+ 内流,从而触发动作电位。这种能引起膜 Na^+ 通道突然大量开放,造成 Na^+ 大量内流并爆发动作电位的临界膜电位,称为阈电位(threshold potential,TP),简单地说,阈电位是指刚能引起动作电位的临界膜电位。阈电位的数值一般比静息电位的绝对值小 10～20 mV,静息电位去极化达到阈电位是产生动作电位的必要条件,而细胞兴奋性的高低,则和静息电位与阈电位之间的差值成反比关系,即两者的差值越大,则细胞的兴奋性越低,差值越小,则细胞的兴奋性越高。若细胞处于超极化状态,此时的膜电位和阈电位的差值比静息电位与阈电位的差值大,这种状态就不容易引发动作电位,可见细胞在处于超极化状态时,兴奋性较低。

2. 局部电位

可兴奋细胞受到阈下刺激时,由于刺激强度小,只能引发少量 Na^+ 通道开放,少量 Na^+ 内流而达不到阈电位水平,因而不能触发动作电位,只能引起受刺激局部出现一个较小的去极化,这种受刺激膜局部出现的微小去极化称为局部反应(local response)或局部电位(local potential),也称局部兴奋。与动作电位相比,局部电位具有以下特点。①不是"全"或"无":即在一定的范围内,局部电位的大小随刺激强度增大而增大。②电紧张性传播:局部电位不能远传,随着传播距离增加,其电位变化逐渐减小,这种方式称为电紧张性传播。③可以总和,即局部电位可以叠加:先后多个阈下刺激引起的局部电位发生叠加称为时间总和,细胞膜相邻多处的阈下刺激引起的局部电位发生叠加称为空间总和。如果局部电位经过总和后使膜去极化达到阈电位,细胞便可产生一次动作电位。

综上所述,要引起兴奋,必须使细胞去极化至阈电位才能激发动作电位。阈电位可由单个阈刺激或阈上刺激产生,也可由多个阈下刺激叠加的总和产生。

（二）动作电位的传导

动作电位的传导是可兴奋细胞的特征之一。动作电位一旦在细胞膜某一点产生，就会沿细胞膜向周围传播，直到整个细胞膜都产生动作电位为止。这种动作电位在同一细胞上的传播称为传导（conduction）。在神经纤维上传导的动作电位又称为神经冲动（nerve impulse）。

动作电位的传导机制目前常采用局部电流学说来解释（图 3-8）。以无髓神经纤维为例，当细胞某一处受刺激而兴奋时，兴奋部位的膜电位发生短暂的电位倒转，呈膜内为正膜外为负状态，而相邻近的静息部位，仍处于膜外为正、膜内为负的状态。这样兴奋的部位与邻近静息部位之间产生了电位差，由于细胞膜两侧的溶液都是导电的，可发生电荷移动，便形成了局部电流。局部电流的电荷流动的方向是，膜外由未兴奋部位流向兴奋部位，膜内由兴奋部位流向未兴奋部位。局部电流这样流动的结果，便会造成邻近未兴奋部位膜外电位降低，膜内电位升高，产生去极化。当去极化达到阈电位水平时，即激发动作电位。这样的过程在膜表面连续进行下去，就表现为兴奋在整个神经纤维的传导。

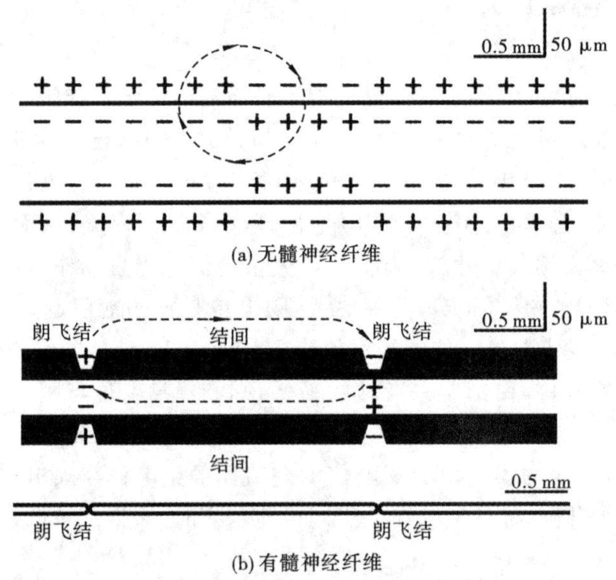

图 3-8　动作电位在神经纤维上的传导

兴奋在有髓神经纤维上的传导与无髓神经纤维有所不同。有髓鞘神经纤维外包有一层厚的髓鞘，不允许离子通过，具有绝缘性。因此，有髓神经纤维在受到刺激时，局部电流只能在朗飞结处产生，兴奋的传导也只能在两个相邻的朗飞结之间进行，即兴奋由一个朗飞结跳到下一个朗飞结，称为跳跃式传导（saltatory conduction）。所以有髓神经纤维的传导速度要比无髓神经纤维快得多。

可兴奋细胞在兴奋时有多种外在的表现形式，如肌细胞的收缩、神经纤维的神经冲动、腺细胞的分泌等。但它们都有一个本质的特点，那就是受到一个有效的刺激时，都会产生动作电位。

第四节　肌细胞的收缩功能

人体各种形式的运动，主要靠肌肉的收缩活动来完成。人体肌肉依结构和功能分为骨骼肌、心肌、平滑肌，如肢体运动、呼吸运动等由骨骼肌舒缩活动完成，心脏的射血活动由心肌舒缩活动完成，胃肠运动由消化道平滑肌舒缩活动实现等。虽然不同肌肉在结构和功能上各有不同，但其舒缩的机制基本相似，都与肌细胞内所含的收缩蛋白有关，收缩和舒张的控制，也有很多相似之处，本节以骨骼肌为例说明肌细胞的收缩功能，然后对平滑肌的生理特性作必要的补充。

骨骼肌是体内最多的组织，约占体重的 40%。在骨和关节的配合下，借助骨骼肌的收缩和舒张来完成各种动作。

一、神经-骨骼肌接头的兴奋传递

人体骨骼肌的收缩和舒张是在中枢神经系统的控制下进行的。中枢神经的兴奋，通过躯体运动神经传到骨骼肌，引起骨骼肌收缩和舒张。

（一）神经-肌接头的结构

运动神经纤维在达到末梢时失去髓鞘，以裸露的轴突末梢嵌入肌细胞膜终板的凹陷中，但运动神经的末梢和终板膜并不是直接接触，两者直接充满了细胞外液。运动神经与骨骼肌之间的连接部位称为神经-肌接头，它由接头前膜、接头间隙和接头后膜三部分组成（图 3-9）。接头前膜是裸露的运动神经纤维末梢嵌入肌细胞膜的部位，即神经轴突的细胞膜，内含许多直径约 50 nm 的无特殊构造的囊泡，每个囊泡内含有大量乙酰胆碱（acetylcholine ACh）分子。接头后膜又称运动终板或终板膜，是与接头前膜相对应的肌细胞膜，在接头后膜上有与 Ach 特异性结合的 N 型乙酰胆碱受体，它是化学门控通道的一部分，属于离子通道耦联受体。接头前膜与接头后膜之间的间隙称为接头间隙，两者之间充满了细胞外液。

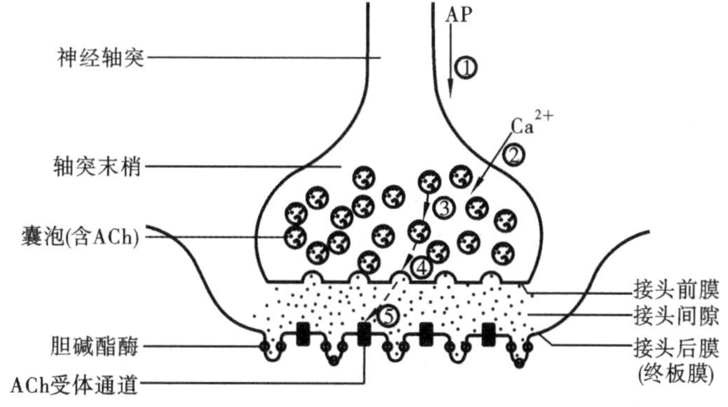

图 3-9　神经-肌接头结构模式图

注：①AP 到达神经轴突末梢；②细胞外 Ca^{2+} 进入轴突末梢；③囊泡向接头前膜方向移动；④囊泡与接头前膜融合并破裂，释放 ACh；⑤ACh 进入接头间隙与接头后膜上的 ACh 受体通道结合。

(二)神经-肌接头处兴奋传递过程

神经-肌接头处兴奋传递的过程和神经纤维上兴奋传导过程大不相同,后者只是电传导的过程,而前者要复杂得多,神经-肌接头处兴奋传递的过程可概括为一个"电-化学-电"变化的过程。当神经冲动沿神经纤维传到轴突末梢时,引起接头前膜上电压门控式钙通道开放,Ca^{2+}从细胞外液顺电-化学梯度进入轴突末梢,触发轴浆中的囊泡向接头前膜方向移动并与接头前膜融合,使囊泡内的Ach通过出胞作用释放入接头间隙中(电变化)。据测定,一次动作电位到达末梢能使200～300个囊泡内的Ach全部释放,有10^6～10^7个Ach分子进入接头间隙,Ach的这种释放形式称为量子式释放(quantal release)。这里Ca^{2+}的进入量直接决定了囊泡释放的数目。Ach通过接头间隙到达终板膜时,立即与终板膜上的N型乙酰胆碱受体结合,使终板膜上特殊化学门控通道开放(化学变化),引起终板膜对Na^+、K^+通透性增大,但以Na^+内流为主,总的结果使终板膜去极化,产生终板电位(电变化)。终板电位属于局部电位,不表现"全"或"无"、无不应期,可以总和、叠加,其大小与接头前膜释放的Ach的多少呈正相关关系。当终板电位引起邻旁的肌细胞膜去极化达到阈电位时,便使肌细胞膜上的电压门控性Na^+通道大量开放,爆发动作电位,从而完成兴奋从神经轴突末梢到肌细胞的传递。运动神经末梢一次动作电位所释放Ach的量,超出引起肌细胞动作电位需要量的3～4倍,所以,神经-肌接头处的兴奋传递是一对一的,即一次神经冲动便引起一次肌肉兴奋及收缩。保证神经-肌接头一对一传递的另一条件是,接头前膜释放的Ach在引起肌细胞兴奋及收缩后,随即被位于终板膜上的胆碱酯酶迅速水解为乙酸和胆碱而终止其作用,否则它将持续作用于终板膜使其持续去极化,引起肌细胞持续兴奋,而使肌细胞持续收缩发生痉挛。

神经-肌接头处传递的特点如下。①单向传递:兴奋只能由接头前膜传向接头后膜。②时间延搁:每次过程大概需要0.5～1.0 ms,因为在兴奋的传递过程中,化学递质的传递速度要比神经冲动慢得多。③易受环境变化的影响:传递过程中容易受到Ca^{2+}浓度、外界药物(如新斯的明、美洲箭毒等)等的影响。

许多药物可作用于神经-肌接头,影响其兴奋传递过程。例如,筒箭毒(也称美洲箭毒)和α-银蛇环毒能与Ach竞争受体,使其不能引发终板电位,从而抑制肌细胞兴奋,使骨骼肌松弛,故筒箭毒又称为Ach受体阻断剂;有机磷农药及新斯的明能够抑制胆碱酯酶的活性,使Ach不能及时水解而在终板膜处堆积,导致骨骼肌持续兴奋和收缩,故有机磷农药中毒时会出现肌肉震颤;氯解磷定和碘解磷定可恢复胆碱酯酶的活性,是治疗有机磷农药中毒的特效药物。

神经-肌接头处兴奋传递的过程,要通过介质乙酰胆碱来实现,在生理学上科学家们将在细胞间传递信息的化学物质称为递质(transmitter)。

二、骨骼肌的收缩原理

骨骼肌细胞含有大量的肌原纤维和丰富的肌管系统,这些结构排列高度规则,是骨骼肌细胞在结构上最突出的特点,也是进行收缩、舒张及做功的基础。

（一）骨骼肌的超微结构

1. 肌原纤维与肌小节

每个肌细胞或肌纤维都包含有大量直径为 1～2 μm 的纤维状结构，称为肌原纤维(myofibril)。它们平行排列，纵贯肌纤维全长，在一个肌细胞中可以有上千条之多，并显现出有规则的明带和暗带交替。明带中央有一条与肌原纤维垂直的横线，称为 Z 线。暗带的中央有一段相对透亮区，称为 H 带，其中央有一条暗线，称为 M 线。两条相邻 Z 线之间的区域称为肌小节(sarcomere)，通常肌小节的长度在 2.0～2.2 μm，但在骨骼肌收缩和舒张时，肌小节的长度有所变化，可变动在 1.5～3.5 μm 之间。肌小节由中间的暗带和两侧的各 1/2 明带所组成，是肌肉收缩和舒张的最基本结构与功能单位。用电子显微镜观察，肌小节的明带和暗带由不同的肌丝组成：暗带主要有粗肌丝组成，其中 H 带只有粗肌丝，粗肌丝借助 M 线相连，明带只有细肌丝，借助 Z 线相连，由于细肌丝的一部分伸入到相邻的粗肌丝之间，故在 H 带的两侧各有一个粗、细肌丝的重叠区(图 3-10)。

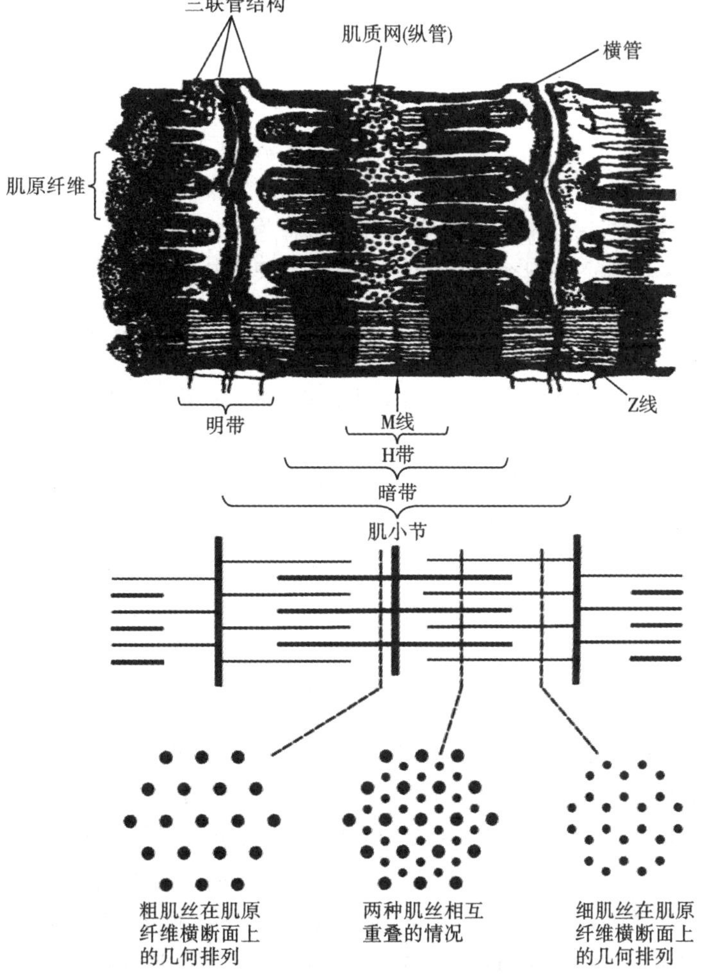

图 3-10 骨骼肌超微结构模式图

2. 肌丝的分子组成

研究表明,粗肌丝主要由肌凝蛋白(myosin亦称肌球蛋白)所组成。每一个肌凝蛋白又分为头部和杆状部。杆状部相互聚合朝向M线构成粗肌丝的主干;头部则有规律地伸出粗肌丝主干的表面,形成横桥(cross bridge)。横桥具有ATP酶的活性,当它分解ATP释放能量后,可以发生扭动,拖动细肌丝向暗带中央滑行。细肌丝由三种蛋白质所组成。①肌纤蛋白(又称肌动蛋白):占细肌丝的60%,构成细肌丝的主干,上有能与横桥结合的位点,与肌凝蛋白一起被称为收缩蛋白。②原肌凝蛋白:在肌肉舒张时,原肌凝蛋白的位置正好处于肌纤蛋白与横桥之间,起着掩盖肌纤蛋白作用点、阻止横桥与肌纤蛋白结合的作用,称为位阻效应。③肌钙蛋白:与Ca^{2+}有很强的亲和力,是Ca^{2+}的受体蛋白。当与Ca^{2+}结合时,则将信息传给原肌凝蛋白,使其构象和位置发生改变,解除原肌凝蛋白的位阻效应。

综上所述,肌凝蛋白和肌纤蛋白是直接参与肌肉收缩的蛋白质,所以称为收缩蛋白;原肌凝蛋白和肌钙蛋白因不直接参与肌肉收缩,而是对收缩过程起调控作用,故称为调节蛋白。

知识链接

运动着的肌肉喜欢吃甜食

运动时肌细胞要消耗比平常更多的葡萄糖等食物燃料,给增强收缩活动的肌肉提供动力。在中等强度或剧烈运动时葡萄糖从血液转运到肌细胞的速度增加10倍。葡萄糖转运入细胞是由细胞膜上的葡萄糖转运体来完成的(即载体转运)。当细胞需要增加摄取葡萄糖时,细胞内贮备的转运体便镶嵌到细胞膜中。葡萄糖进入细胞是依赖于胰岛素的,胰岛素能促进葡萄糖转运体镶嵌到细胞膜上。然而由于运动期间血浆胰岛素水平很快降低,所以胰岛素并不是运动时使进入肌肉的葡萄糖增加的主要原因。

运动影响细胞膜转运葡萄糖还有另一途径。规律的有氧运动可增加细胞膜上胰岛素受体的数量和敏感性,这一适应性变化能增加细胞对循环中的胰岛素的反应。由于胰岛素能促进葡萄糖由血液转运到大多数细胞内,而运动能使细胞对胰岛素的敏感性增加,因此这便是运动能有效控制胰岛素抵抗型糖尿病的原因之一。

3. 肌管系统

肌管系统是指包绕在每一条肌原纤维周围的膜性囊管状结构。它包含两部分,一部分是走行方向与肌原纤维垂直的管道,称为横管。它由肌膜在Z线处向细胞内凹陷而形成,并与细胞外液相通。当肌膜兴奋时,动作电位可沿横管传入肌细胞内部。另一部分是走行方向与肌原纤维平行的管道,称为纵管,又称肌质网。它纵向地包绕在肌原纤维的周围。在肌小节两端的Z线附近,即靠近横管的部位,纵管管腔膨大,形成终池。终池内有大量的Ca^{2+}储存,其膜上有钙泵。一个横管与两侧肌小节的终池一起合称三联体结构,其作用是把从横管传来的电信息(动作电位)和终池释放的Ca^{2+}联系起来,完成横管向纵管的信息传递,而终池释放的Ca^{2+}则是引起肌细胞收缩的直接动因(图3-11)。

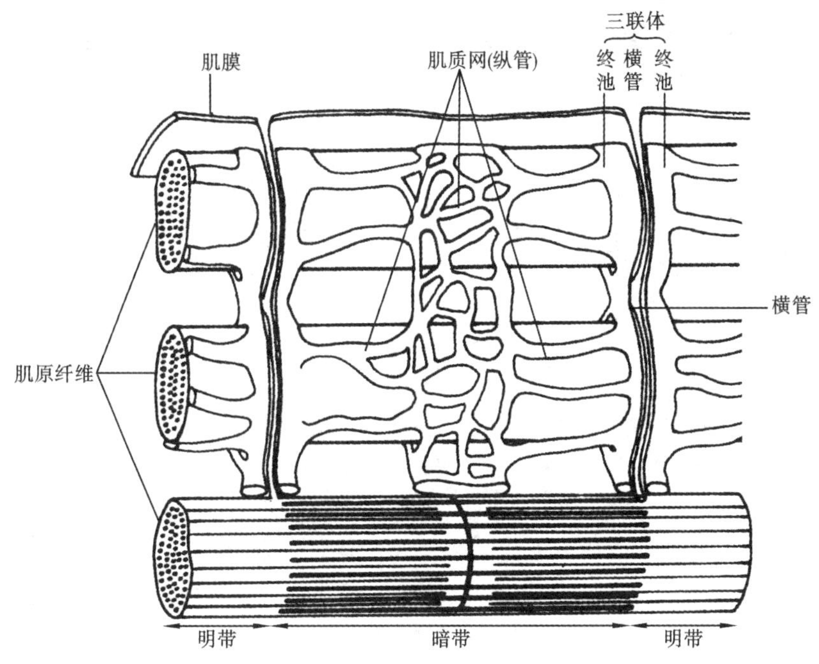

图 3-11 肌管系统结构模式图

（二）骨骼肌收缩滑行学说

骨骼肌细胞的收缩机制，目前公认的是20世纪50年代初期 Huxley 等提出的肌丝滑行理论(sliding theory)。此理论认为：当肌肉收缩时，肌细胞内并无肌丝或它们所含的分子结构的缩短或卷曲，而只是发生了细肌丝向粗肌丝之间的滑行，即由Z线发出的细肌丝在某种力量的作用下主动向暗带中央移动，结果相邻的各Z线都互相靠近，肌小节长度变短，造成肌原纤维乃至整个肌细胞和整块肌肉的收缩。本学说有力的证明如下：①肌肉收缩时，暗带长度不变，即粗肌丝长度不变；②明带长度缩短，暗带中央的H带也缩短，即细肌丝也没有缩短，只能是向暗带中央移动了。

（三）骨骼肌收缩的分子机制

近年来，由于肌肉生物化学及其他细胞生物学技术的发展，肌丝的组成以及肌丝滑行的机制已基本上得到阐明。当肌细胞兴奋时，终池膜对 Ca^{2+} 的通透性增大，Ca^{2+} 由终池释放入肌浆网，Ca^{2+} 与细肌丝上的肌钙蛋白结合，引起肌钙蛋白分子构象发生改变，牵拉原肌凝蛋白发生移位，解除其位阻效应，暴露肌纤蛋白与横桥结合的位点，使横桥与肌动蛋白结合，同时横桥的ATP酶活性增加，分解ATP，释放能量，使横桥发生扭动，牵拉细肌丝向粗肌丝中央滑行，结果肌小节缩短，出现肌肉收缩。反之，当肌浆中 Ca^{2+} 浓度下降时，Ca^{2+} 与肌钙蛋白分离，肌钙蛋白恢复安静时的构象，原肌凝蛋白复位，位阻效应重新出现，横桥与肌纤蛋白脱离，细肌丝滑出，肌小节恢复原长度，出现肌肉舒张(图3-12)。从上述的肌丝滑行过程可以看出，触发与终止肌肉收缩的关键因素是 Ca^{2+}，而 Ca^{2+} 与肌钙蛋白是结合还是分离取决于肌浆中的 Ca^{2+} 浓度。

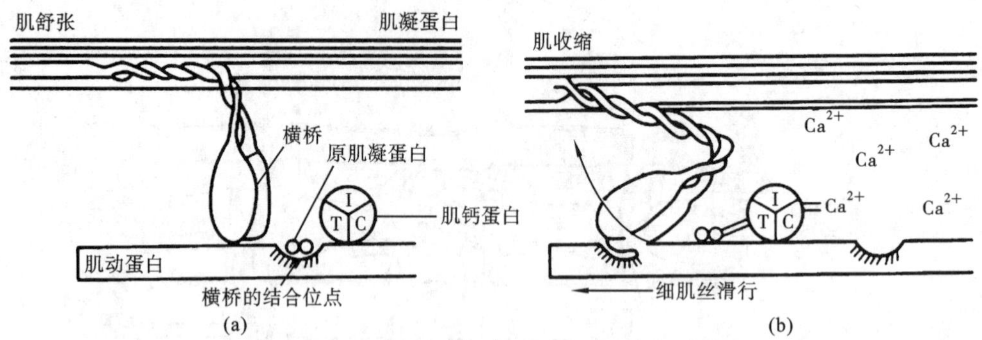

图 3-12　肌丝滑行机制示意图

（四）骨骼肌的兴奋-收缩耦联

在以膜的电位变化为特征的兴奋过程和以肌纤维机械变化为基础的收缩过程之间，存在着某种中介性过程把二者联系了起来，这个过程称为兴奋-收缩耦联（excitation contraction coupling）。目前研究表明，它至少包括三个主要步骤。

当肌细胞兴奋时，动作电位会沿横管系统迅速传到肌细胞内部，直到三联管结构附近，使终池膜对 Ca^{2+} 通透性增加，Ca^{2+} 顺浓度差由终池进入肌浆并到达肌丝附近，然后与肌钙蛋白结合，从而触发肌肉的收缩。当肌细胞兴奋结束，肌膜横管电位恢复，肌浆中的 Ca^{2+} 将终池上钙泵激活，将肌浆中的 Ca^{2+} 主动转运到终池储存，肌浆中 Ca^{2+} 浓度下降，Ca^{2+} 与肌钙蛋白分离，细肌丝从粗肌丝中滑出，出现肌肉舒张。

综上所述，骨骼肌的兴奋-收缩耦联过程有三个主要步骤：①电兴奋从横管传向三联管；②三联管结构处的信息传递；③纵管中的 Ca^{2+} 释放。兴奋-收缩耦联的结构基础是三联管，起关键作用的耦联物质是 Ca^{2+}。

三、骨骼肌收缩形式及影响因素

骨骼肌的主要功能是收缩，它收缩时可以表现两种状态：一是长度缩短，二是张力增加。在体内，骨骼肌受神经支配，在不同情况下，肌肉收缩有不同的表现形式。

（一）骨骼肌收缩形式

1. 等长收缩

等长收缩(isometric contraction)是指肌肉收缩时长度不变而张力增加。等长收缩虽然产生了很大的张力，但肌肉的长度没有缩短，肌肉作用的物体也不会发生移位。在正常人体内，等长收缩的主要作用是保持一定的肌张力和位置，维持人体姿势。例如，在弯腰移动某一物体时，在物体未被移动前，肌肉先增加张力，这时手臂屈肌、腰部肌肉的收缩便是等长收缩，表现为肌肉长度不变，但张力增加。

2. 等张收缩

等张收缩(isotonic contraction)是指肌肉收缩时张力不变而长度缩短。等张收缩是在肌肉产生的张力等于或大于所承受的负荷时才发生的。等张收缩时，由于长度缩短，被肌肉作用的物体产生移位，所以能够做功。

人体骨骼肌的收缩大多情况下是混合式的，即既有张力增加又有长度缩短，而且总是张力增加在前，长度缩短在后。

3. 单收缩

单收缩(single contraction)是指肌肉受到一次有效刺激时，先是产生一次动作电位，接着发生一次快速的收缩。单收缩曲线可分潜伏期、收缩期和舒张期。根据肌肉所承受的负荷不同，单收缩可以是等长收缩，也可以是等张收缩。正常人体内，由于运动神经传到骨骼肌的兴奋冲动都是快速连续的过程，因此，体内骨骼肌的收缩都属强直收缩，但持续时间长短不一。

4. 强直收缩

强直收缩(tetanic contraction)是指肌肉受到连续的有效刺激时，出现的强而持久的收缩。强直收缩又可分为不完全强直收缩(incomplete tetanus)和完全强直收缩(complete tetanus)，前者是指肌肉受到连续的有效刺激后，每一个新刺激落在前一收缩过程的舒张期，收缩曲线为锯齿状；后者是指肌肉受到连续的有效刺激后，每一个新刺激都落在前一收缩过程的收缩期，各次收缩完全融合在一起，收缩曲线呈一平直线。强直收缩所产生的张力可达单收缩的 3～4 倍。

不同频率刺激对肌肉收缩形式的影响如图 3-13 所示。

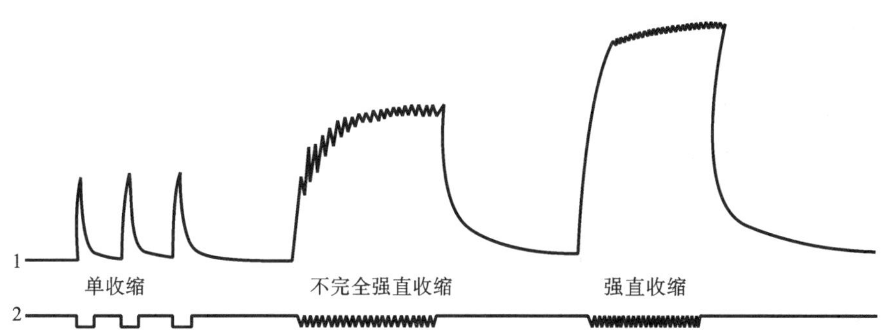

图 3-13 不同频率刺激对肌肉收缩形式的影响

注：1—收缩曲线；2—刺激记号。

(二) 影响骨骼肌收缩的主要因素

影响骨骼肌收缩的主要因素有前负荷、后负荷及肌肉的收缩能力。前、后负荷是作用于肌肉的外力，肌肉的收缩能力是骨骼肌的功能状态。

负荷是指影响肌肉收缩效率的外部条件，即可以使肌肉产生一定张力的外力，负荷有前负荷和后负荷之分。

1. 前负荷

前负荷(preload)是指肌肉开始收缩之前所承受的外力，它主要影响肌肉的初长度。前负荷使肌肉收缩前就处于某种被拉长的状态，肌肉这时所处的长度，称为肌肉的初长度(initial length)。若其他因素不变，在一定范围内，前负荷增加，初长度增加，肌张力亦增加。肌肉收缩时能产生最大张力的前负荷或初长度，称为肌肉的最适前负荷或最适初长度。若超过肌肉的最适前负荷或最适初长度，肌肉的张力不但不增加，反而会减小，这是因为肌肉只有在最适初长度下收缩时，粗、细肌丝才处于最理想的重叠状态，粗肌丝上的横桥与细肌丝上的结合点数量才最多，肌肉收缩的关系的效果才会最好(图 3-14)。骨骼肌在体

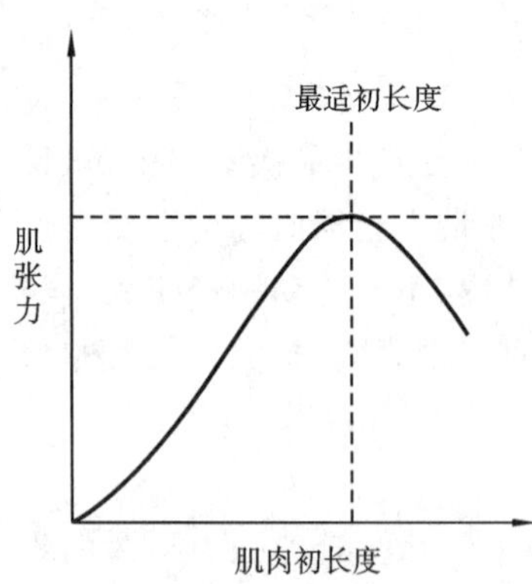

图3-14 肌肉初长度与肌张力的关系

内所处的自然长度,大致等于它们的最适初长度,因此,能产生最佳的收缩效果。

2. 后负荷

后负荷(afterload)是指肌肉开始收缩时所遇到的阻力,它不影响肌肉的初长度,只影响肌肉缩短的速度和程度。肌肉在有后负荷作用的情况下收缩,总是先有张力的增加以克服后负荷的阻力,然后才有长度的缩短。后负荷越大,肌肉收缩产生的张力越大,而肌肉缩短出现得越晚,缩短速度越慢,因此,后负荷的大小影响肌肉收缩的张力、时间和缩短速度。当后负荷超过肌肉所产生的最大张力时,肌肉的缩短速度为零,所以适度的后负荷才能获得肌肉做功的最佳效率。

3. 肌肉收缩能力

肌肉收缩能力(contractility)是在前、后负荷不变的情况下,由肌肉内部的功能状态所决定的肌肉收缩效率。肌肉收缩能力的大小主要决定于兴奋-收缩耦联期间肌质中Ca^{2+}的水平和横桥的ATP酶活性,而与前负荷和后负荷无关。在其他条件不变的情况下,肌肉收缩能力增强,可使肌肉收缩的张力增加、收缩速度加快,做功效率增加。肌肉收缩能力受环境因素的影响,例如,缺氧、酸中毒、疲劳时肌肉收缩能力降低,而钙离子、咖啡因、肾上腺素等则能显著提高肌肉收缩能力。

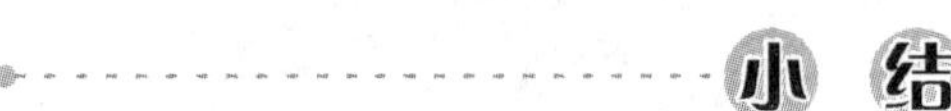

小结

细胞膜是包绕于细胞最外层的一层界膜。目前公认的膜结构是以液态的脂质双分子层为基架,其间镶嵌着许多结构不同、功能各异的蛋白质。细胞膜的主要功能有屏障作用、物质转运功能和受体功能。细胞膜的物质转运方式有单纯扩散、易化扩散、主动转运、入胞和出胞四种,其中单纯扩散和易化扩散属被动转运,是物质顺浓度差跨膜转运的过程,故不消耗细胞的能量。易化扩散又可分为载体转运和通道转运。主动转运是物质逆浓度差或电位差跨膜转运的过程,出胞和入胞是大分子或团块物质进出细胞的过程,因两者都属于主动过程,故都需要耗能。

细胞的生物电现象是一切活的细胞在安静或活动时所伴有的电现象。因与膜两侧不同的离子跨膜扩散有关,故称为跨膜电位,包括静息电位和动作电位。静息电位是指细胞在安静时存在于细胞膜两侧的电位差。它是由K^+跨膜外流所形成的平衡电位。形成条件是细胞在安静状态下对K^+具有通透性;动力是存在于膜内、外K^+的浓度差。动作电位是细胞受到刺激时,在静息电位的基础上发生一次短暂、可扩布性的电位变化。动作电位包括两个主要过程,即去极化和复极化。去极化过程是Na^+跨膜内流,致使膜内电位升高的过程;复极化过程是在去极化之后K^+跨膜外流,膜内电位降低而逐渐恢复的过程。一次动作电位之后,通过钠-钾泵主动转运,使Na^+、K^+恢复到原有的分布状态,以维持细胞的兴奋性。刺激使细胞发生去极化,只要去极化达到阈电位，就能产生动作电位。动作电位具有“全”或“无”和不衰减传导的特征。若刺激小于阈强度，细胞去极化的幅度小，达不到阈电位，则只能产生局部电位，具有等级性、电紧张性扩布和可以总和的特征。

肌小节由粗、细肌丝构成，是肌肉收缩的最基本的结构和功能单位。肌肉收缩的基本原理是通过肌肉的兴奋-收缩耦联，肌小节内细肌丝向粗肌丝中央滑行，肌小节长度缩短乃至整个肌纤维长度缩短。肌肉兴奋-收缩耦联的结构基础是三联体，Ca^{2+} 作为耦联因子在其中发挥着重要的作用。影响肌肉收缩的因素有肌肉的前、后负荷和肌肉的收缩能力。前负荷主要影响肌肉的初长度。肌肉在最适初长度时产生的张力最大，小于或大于最适初长度，肌肉的张力都会因有效参与收缩的横桥数目减少而减小。后负荷主要影响肌肉收缩时的缩短时间与速度。肌肉收缩能力是指影响肌肉收缩效能的肌肉内部的功能状态，其大小取决于兴奋-收缩耦联过程细胞质内 Ca^{2+} 的浓度及 ATP 酶的活性，与肌肉的前、后负荷无关。

能力检测

1. 何谓载体转运和通道转运？各有何特点和区别？
2. 何谓被动转运和主动转运？各有何特点和区别？
3. 简述静息电位概念及其产生机制。
4. 何谓动作电位？它有何特点？
5. 什么是肌小节？如何用滑行学说解释肌肉收缩原理？
6. 何谓兴奋-收缩耦联？其基本步骤有哪些？
7. 简述肌肉收缩的外部表现。
8. 简述影响肌肉收缩的因素。

（黄荣奇）

第四章
遗传信息的传递与表达

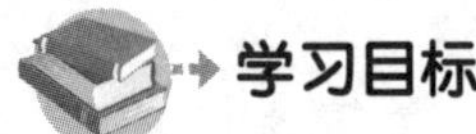

学习目标

掌握：遗传信息传递的中心法则；复制、转录、翻译和逆转录的概念；DNA复制有关的酶及其功能；RNA聚合酶的组成和功能；参与翻译的各类物质及其主要作用。

熟悉：DNA、RNA和蛋白质生物合成的主要过程。

了解：DNA的损伤修复；蛋白质生物合成与医学的关系；常用分子生物学技术的原理及应用。

遗传是生命的重要特征之一，DNA是生物界遗传的主要物质基础。生物机体的遗传信息以密码的形式编码在DNA分子上，表现为特定的碱基排列顺序，通过DNA的复制(replication)由亲代传递给子代。在后代的生长发育过程中，遗传信息由DNA转录(transcription)给RNA，然后翻译(translation)成特异的蛋白质，以执行各种生命功能，使后代表现出与亲代相似的遗传性状。1958年Crick把遗传信息的这种传递规律称为中心法则(central dogma)。但1970年Temin及Baltimore分别从致癌RNA病毒中发现了逆转录酶，从而证明了以RNA为模板也可逆转录合成DNA，这种遗传信息传递方向与转录正好相反，故称逆转录(reverse transcription)或反转录。后来还发现某些RNA病毒中的RNA也可自身复制，因此中心法则得到了补充(图4-1)。

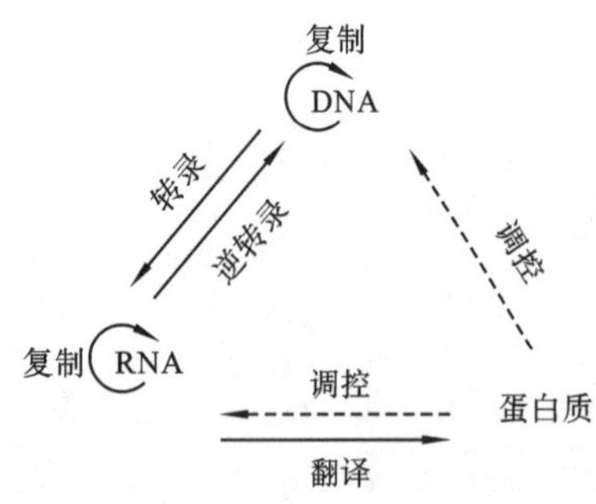

图4-1　中心法则示意图

第一节　DNA的生物合成

在自然界中，DNA的生物合成有两条途径：大多数生物的DNA通过复制合成，少数通过逆转录作用合成。

一、DNA 的复制

（一）复制的概念和方式

复制是指以亲代 DNA 为模板合成与之完全相同的子代 DNA 的过程。DNA 复制方式是半保留复制。复制时，亲代 DNA 双螺旋解开，形成两条单链，每条单链均可作为模板，按照碱基配对原则形成与之完全互补的新链。新合成的子代 DNA 分子中一条链来自亲代 DNA，另一条链是新合成的，这种复制方式即为半保留复制（图 4-2）。

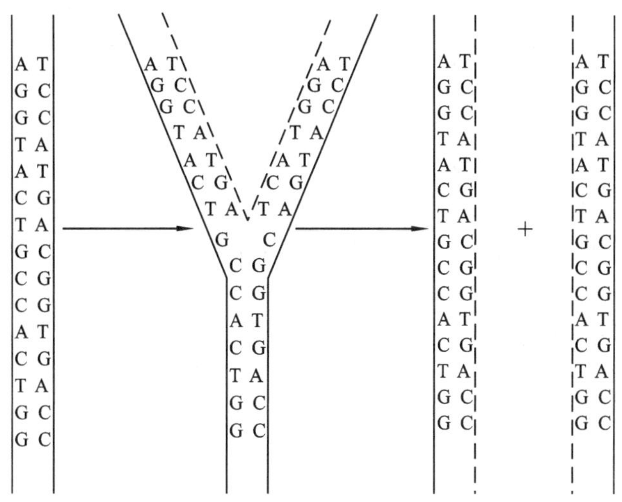

图 4-2　DNA 半保留复制模型

（二）复制体系

模板：复制时，亲代 DNA 双螺旋解开，形成两条单链，两条单链均可作为模板。

原料：为四种三磷酸脱氧核苷酸（dNTP），即 dATP、dTTP、dCTP、dGTP。

能源：由 ATP 和 GTP 提供能量。

引物：复制需要一小段 RNA 做引物。

酶类和蛋白因子 DNA 的复制是一个复杂的酶促反应过程，需要一系列酶和蛋白因子参加。

（1）DNA 聚合酶（DNA-pol）　又称为依赖 DNA 的 DNA 聚合酶（DNA-dependent DNA polymerase），它是 DNA 复制中最重要的酶。现已知原核生物 DNA-pol 有三种，分别为 DNA-pol Ⅰ、DNA-pol Ⅱ、DNA-pol Ⅲ。

①DNA-pol Ⅰ是一种多功能酶：具有 $5'\rightarrow3'$ 延长脱氧核苷酸链的聚合活性，能对复制和修复中出现的空隙进行填补；具有 $3'\rightarrow5'$ 核酸外切酶活性，能对复制中的错误进行校读；具有 $5'\rightarrow3'$ 核酸外切酶活性，在 DNA 损伤的修复中可能起重要作用。

②DNA-pol Ⅱ具有 $5'\rightarrow3'$ 延长脱氧核苷酸链的聚合活性和 $3'\rightarrow5'$ 核酸外切酶活性，它的作用可能与 DNA 损伤修复有关。

③DNA-pol Ⅲ具有 $5'\rightarrow3'$ 延长脱氧核苷酸链的聚合活性和 $3'\rightarrow5'$ 核酸外切酶活性，是原核生物复制延长中真正起催化作用的酶。

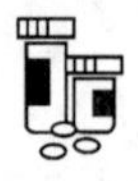

真核生物 DNA pol 有 α、β、γ、δ 及 ε 五种。各种 DNA-pol 都有 5′→3′ 核酸外切酶活性。其中 DNA-pol α 和 DNA-pol δ 是复制过程中起重要作用的酶。

(2) 解螺旋酶　该酶的作用是解开 DNA 双链,即断开碱基对之间的氢键,形成两条单链 DNA。每解开一碱基对,需消耗 2 分子 ATP。

(3) 引物酶　该酶是一种 RNA 聚合酶,但又不同于催化转录过程的 RNA 聚合酶,它在模板的复制起始部位催化互补碱基的聚合,形成短片段 RNA。因此,引物酶的作用是为 DNA 合成提供 3′-OH 末端,使 DNA 聚合酶能在 3′-OH 末端延长 DNA 子链。

(4) 拓扑异构酶　该酶对 DNA 分子的作用是既能水解又能连接磷酸二酯键,从而使 DNA 超螺旋松弛,克服打结现象。拓扑异构酶有两种,拓扑异构酶Ⅰ和拓扑异构酶Ⅱ。拓扑异构酶Ⅰ能断开 DNA 双链中的一股,使 DNA 解链旋转中不致打结,适当时候又把切口封闭,使 DNA 变为松弛状态。该催化反应不需 ATP。拓扑异构酶Ⅱ能同时断开 DNA 双链中的两股,断端通过切口使其发生超螺旋松弛,利用 ATP 供能将断端连接起来,使松弛状态的 DNA 又进入负超螺旋状态。

(5) 单链结合蛋白　作为模板的 DNA 总要处于单链状态,而 DNA 分子只要符合碱基配对,又总会有形成双链的倾向,以使分子达到稳定状态及免受胞内存在的核酸酶降解。单链结合蛋白的作用是在复制中维持模板处于单链状态并保护单链的完整。

(6) DNA 连接酶　该酶的作用是连接 DNA 链的 3′-OH 末端和另一个 DNA 链的5′-P 末端,使二者生成磷酸二酯键,从而把两段相邻的 DNA 链连接起来,形成完整的 DNA 子链。连接酶的催化作用需要消耗 ATP。

(三) 复制过程

以原核生物的复制为例叙述,复制可分为起始、延长和终止三个阶段。

1. 复制的起始

复制开始由解螺旋酶和拓扑异构酶Ⅱ解开 DNA 双螺旋,形成复制点,复制点的形状像一个叉子,故称复制叉(图 4-3)。由于单链结合蛋白的结合,引物酶以解开 DNA 双链的一段 DNA 为模板,以核糖核苷酸为底物,按 5′→3′方向合成一小段 RNA 引物,完成起始过程。此引物 3′-OH 末端就是合成新的 DNA 的起点。

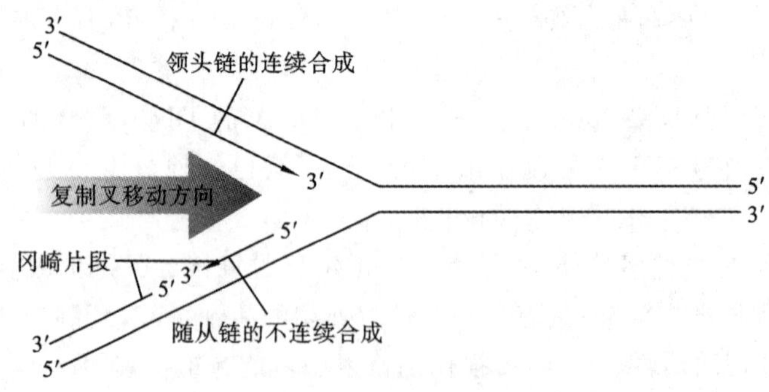

图 4-3　DNA 的复制叉

2. 复制的延长

RNA 引物生成后,DNA-pol Ⅲ在引物的 3′-OH 端,以亲代 DNA 为模板按碱基配对原则逐个加入 dNTP,其 α-磷酸与引物或延长链上的 3′-OH 以磷酸二酯键相连,同时又为下一个核苷酸提供了 3′-OH,合成的新链按 5′→3′方向延长。dNTP 上的 β-磷酸基和 γ-磷酸基游离而生成焦磷酸。由于 DNA 分子的两条链是反向平行的,因此新合成的链中有一条链合成方向与复制前进方向一致,使合成能顺利地连续进行,此链称为领头链,而另一条链合成方向与复制叉前进方向相反,称为随从链。随从链的复制需要等待复制叉解开至相当长度,生成新的引物,然后又在引物 3′-OH 末端上延长。此过程周而复始,形成不连续的 DNA 片段。这些不连续的 DNA 片断称冈崎片断。

3. 复制的终止

复制叉中,领头链可以不断地延长,随从链是通过冈崎片段来延长的。第一个冈崎片段延长至第二个冈崎片段引物前方时,DNA-pol 的 5′→3′外切酶活性可把前方的 RNA 引物水解,同时 DNA-pol 的聚合酶活性使冈崎片段继续延长。因为复制总是从 5′→3′进行的,所以第二个冈崎片段的引物间隙应由第一个岗崎片段延长进行填补。延长一直达到引物遗留的空隙被填满为止,亦即达到第二个片段的 5′-P 末端。此时,第一个片段的 3′-OH 和第二个片段的 5′-P 仍是游离的,DNA 连接酶在这个复制的最后阶段起作用,把片段之间所剩的小缺口通过生成磷酸二酯键而接合起来,成为真正连续的子链。

二、DNA 的损伤与修复

DNA 分子的完整性是生物体遗传性状得以稳定遗传的基础,但实际上,体内 DNA 经常受到各种理化因素的作用产生损伤而导致突变。突变(mutation)是指 DNA 分子上碱基的改变或表型功能的异常变化,也称为 DNA 损伤(DNA damage)。

(一) DNA 的损伤

引起 DNA 损伤的因素如下。

(1) 电离辐射和紫外线照射　大量紫外线照射可使 DNA 链上相邻的两个胸腺嘧啶共价结合形成胸腺嘧啶二聚体或使 DNA 链断裂,电离辐射可使磷酸二酯键破坏从而使 DNA 链断裂。

(2) 碱基和核苷酸类似物　既可阻止核苷酸合成,又可阻止 DNA 复制和表达。

(3) 抗生素及类似物　可干扰 DNA 的复制和转录。

此外,还有脱氨基物质,如烷化剂,亚硝酸盐等,均可影响 DNA 的正常复制和转录。

(二) DNA 损伤的修复

DNA 修复(DNA repairing)是细胞对 DNA 受损伤后的一种反应,这种反应可能使 DNA 结构恢复原样,重新执行它原来的功能;但有时并非能完全消除 DNA 的损伤,只是使细胞能够耐受这种 DNA 的损伤而能继续生存。修复的方式如下。

1. 光修复

在可见光的作用下激活光修复酶,催化胸腺嘧啶二聚体分解为单体。

2. 切除修复

切除修复是细胞内最重要和有效的修复方式,其修复过程需要多种酶的参与,其基本步骤如图 4-4 所示。①首先由核酸内切酶识别 DNA 的损伤位点,在损伤部位的 5′端切开磷酸二酯键。不同的 DNA 损伤需要不同的特殊核酸内切酶来识别和切割。②在 DNA 聚合酶Ⅰ的催化下一边由5′→3′端将有损伤的DNA片段切除,一边以完整的互补链为模板,按5′→3′方向填补已切除的空隙。③由DNA连接酶将新合成的DNA片段与原来的DNA断链连接起来。这样完成的修复能使DNA恢复原来的结构。

3. 重组修复

对于损伤范围较大且尚未完全修复DNA分子,复制时损伤部位不能作为模板被复制,出现有一条链带缺口的DNA双链。通过重组作用,将另一条正常的母链填补到该缺口,母链上的缺口有正常子链作为模板,在DNA聚合酶和连接酶的作用下,使正常链完全恢复。如图4-5所示。

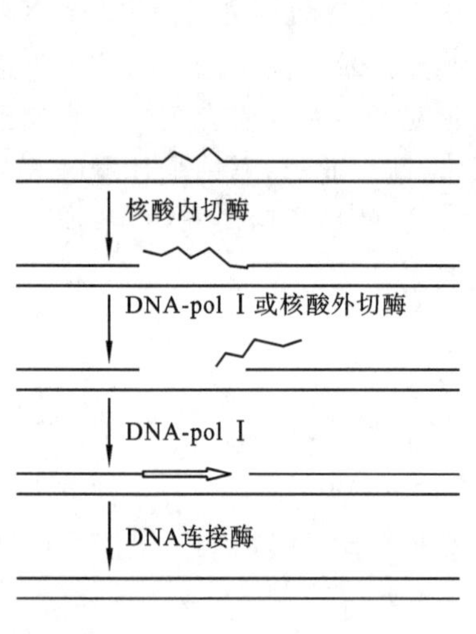

图4-4 损伤DNA的切除修复

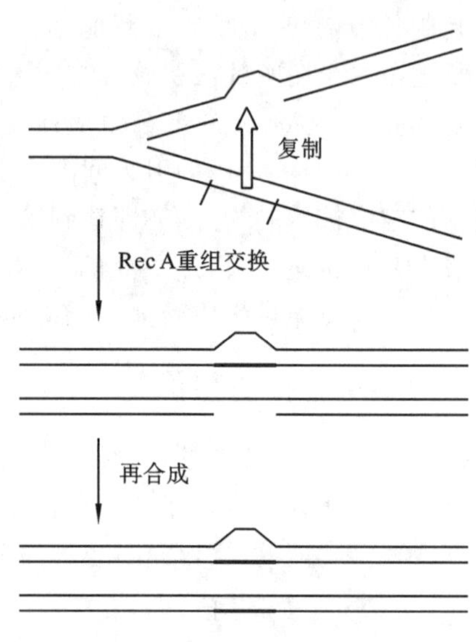

图4-5 DNA损伤后重组修复

4. SOS修复

"SOS"是国际上通用的紧急呼救信号。SOS修复是指DNA受到严重损伤、细胞处于危急状态时所诱导的一种DNA修复方式。通过SOS修复,细胞可存活,但DNA保留的错误较多,会引起长期广泛的突变,细胞癌变也可能与SOS反应有关。

三、逆转录

(一) 逆转录酶

1970年H. Temin和D. Baltimore分别从RNA病毒中发现了一种酶,能催化以单链RNA为模板合成双链DNA的反应。该酶称为逆转录酶(reverse transcriptase),全称为依赖RNA的DNA聚合酶(RNA dependent DNA polymerase)。该酶有三种功能:利用RNA为模板,合成互补DNA链,形成RNA-DNA杂合分子;专门水解RNA-DNA杂化分子中的RNA链;以新合成的DNA为模板合成另一条互补DNA链,形成DNA双链分子。

(二) 逆转录的过程

当RNA病毒进入宿主细胞后,在细胞质中脱去外壳,逆转录酶以病毒RNA为模板,催化dNTP聚合生成一条与病毒RNA互补的DNA链,称为互补DNA(cDNA),病毒

RNA 与 cDNA 形成 RNA/DNA 杂合双链。然后，在逆转录酶的作用下，杂合双链中的 RNA 被水解，再以剩下的 cDNA 单链为模板，由逆转录酶催化合成另一与其互补的 DNA 链，形成双链 DNA 分子。双链 DNA 分子保留了 RNA 病毒的全部遗传信息，并可以整合到宿主细胞 DNA 分子中，从而影响宿主细胞基因的表达。

第二节 RNA 的生物合成

转录是指以 DNA 中的一条单链为模板，NTP 为原料，在 RNA 聚合酶(RNA-pol)催化下合成 RNA 分子的过程。转录是 RNA 合成的主要方式，是基因表达的第一步，也是最关键的一步。

RNA 聚合酶又称为依赖 DNA 的 RNA 聚合酶(DNA dependent RNA polymerase)，简称 RNA-pol。原核生物只有一种 RNA-pol，它可催化三种 RNA 的合成(mRNA，tRNA，rRNA)，由五个亚基($\alpha_2\beta\beta'\sigma$)共同组成全酶。$\sigma$ 亚基的功能是辨认起始点，脱离了 σ 亚基的 $\alpha_2\beta\beta'$称为核心酶，核心酶的作用是延长 RNA 链。各亚基的功能见表 4-1。真核生物 RNA 聚合酶有三种，分别称为 RNA 聚合酶Ⅰ、Ⅱ、Ⅲ。它们存在于细胞的不同部位，可专一地转录不同的基因，产生不同的产物(表 4-2)。

表 4-1 大肠杆菌 RNA 聚合酶的组分

亚基	相对分子质量	所含分子酶数目	功能
α	36512	2	决定哪些基因被转录
β	150618	1	与转录全过程有关(催化)
β'	155613	1	结合 DNA 模板(开链)
σ	70263	1	辨认起始点

表 4-2 真核生物的 RNA 聚合酶

RNA 聚合酶种类	细胞内定位	转录产物
Ⅰ	核仁	45S rRNA 前体
Ⅱ	核质	mRNA 前体(即 hnRNA)
Ⅲ	核质	5S rRNA，tRNA 前体

一、不对称转录

DNA 的复制是双链同时被复制，但转录不同，DNA 双链中只能有一股链按碱基配对规律指导转录生成 RNA，这股单链称为模板链(template strand)，相对的另一股单链则称为编码链(coding strand)。在 DNA 双链上，一股链用作模板指导转录，另一股链不转录，而且模板链并非总是在同一单链上。这种选择性的转录称为不对称转录(图 4-6)。转录和复制一样，产物链总是沿 $5'\rightarrow3'$方向延长。所以对于同一 DNA 双链上的不同模板链，其转录方向相反。

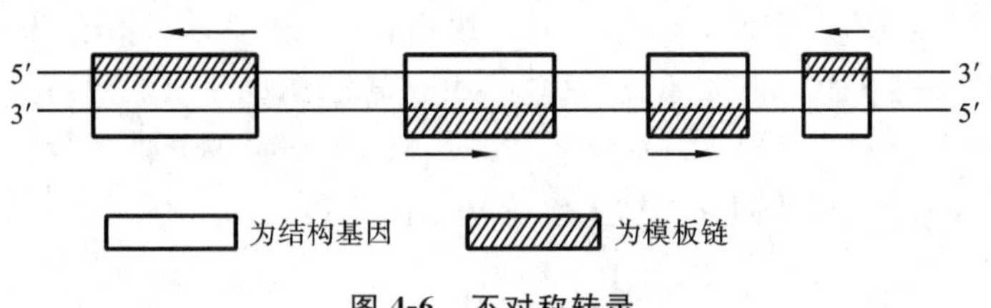

图 4-6 不对称转录

二、转录的过程

以原核生物的转录为例叙述，转录可分为起始、延伸和终止三个阶段。

(一) 起始阶段

转录的起始就是RNA-pol结合到DNA模板上，DNA双链局部解开，第一个NTP加入形成转录起始复合物的过程。转录起始点需要σ因子识别，在不需要引物的情况下，两个与模板配对的相邻核苷酸在RNA-pol催化下生成磷酸二酯键而连接。转录生成的RNA，其5′-端的第一位是GTP或ATP，以前者常见。5′-GTP(5′-pppG-OH)与第二位NTP聚合后，保留5′端三个磷酸，生成5′pppGpN-OH3′，可看成四磷酸二核苷酸，其3′端游离羟基，可加入NTP使RNA链延长。RNA链5′-端结构在转录全过程一直保留。

(二) 延伸阶段

随着σ亚基的脱落，RNA-pol核心酶的构象会发生改变。起始区的DNA有特殊的碱基序列，因此，酶与模板的结合有高度的特异性，而且较为紧密。过了起始区，不同基因的碱基序列大不相同，所以，RNA-pol与模板的结合就是非特异性的，而且结合得较为松弛，有利于RNA-pol迅速向前移动。RNA-pol构象的改变，就是适应这种不同区段的结构与需要而发生的。在起始复合物上，3′-端仍保留核糖的游离-OH基。作为底物的三磷酸核苷上的α-磷酸就可与这一3′-OH起反应，生成磷酸二酯键。同时脱落的β、γ磷酸基则成为无机焦磷酸。聚合生成的RNA链仍有3′-OH末端，于是按模板的指导，使RNA按5′→3′方向不断延伸。遇到模板为A时，转录产物加入的是U而不是T。转录延长过程中，RNA-pol是沿着DNA链向前移动，新合成的RNA链与模板链互补(图4-7)。

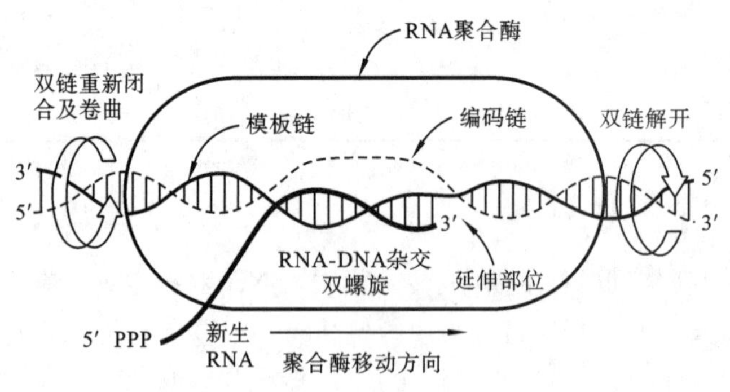

图 4-7 转录的延长

(三) 终止阶段

当RNA-pol滑行到操纵子的终止部位时，就在DNA模板上停顿下来不再前进，转录的 RNA 从转录复合物上脱落下来,这就是转录终止。依据是否需要蛋白质因子的参与,原核生物的转录终止分为依赖 ρ(Rho)因子的转录终止与非依赖 ρ 因子的转录终止两大类型。

1. 依赖 ρ 因子的转录终止

ρ 因子是由相同的 6 个亚基组成的六聚体蛋白质,能与 RNA 转录产物结合,对 poly C 的结合力最强。ρ 因子和 RNA 聚合酶结合后两者都可发生构象变化,从而使 RNA 聚合酶停顿,解螺旋酶的活性使 DNA-RNA 杂化双链分离,利于产物从转录复合物中释放。

2. 非依赖 ρ 因子的转录终止

DNA 模板接近终止转录的区域内,都有一个连续的 A-T 碱基对序列区,紧挨着此区的上游则有两段由多个 G-C 碱基对组成的所谓"断裂反向重复序列区"。因此,通过这两个区域转录出来的 RNA 链,其碱基必然是互补配对并自动形成发夹式结构(茎-环结构)。此外,由于模板链的 5′端含有一连串的碱基 A,故转录出来的 RNA 链在 3′端必然为一连串的碱基 U。具备这样的结构特点,而且其 3′端碱基 U 的数目达到 4～8 个,则 RNA 聚合酶的作用就会停止(图 4-8)。

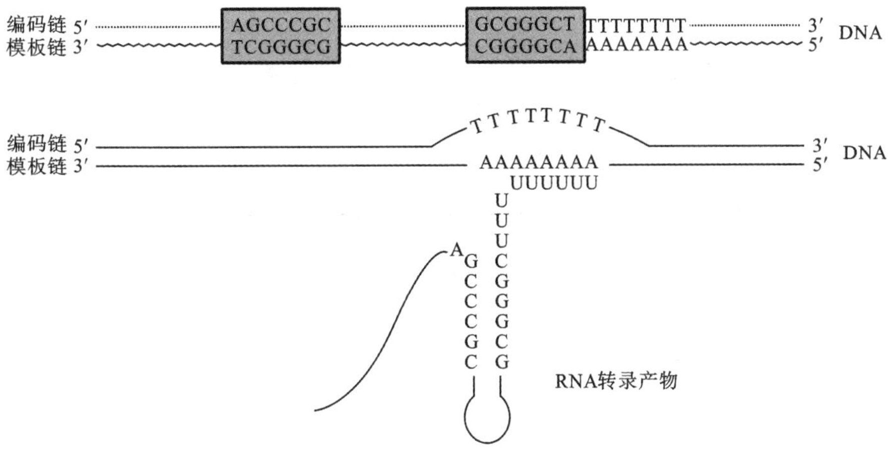

图 4-8　原核生物非依赖 ρ 因子的转录终止模式

三、转录后的加工

RNA 转录之后,需要继续加工形成具有功能活性的 RNA。原核细胞无细胞核,其结构基因是连续的核苷酸序列,转录后产生的 RNA(tRNA 除外)很少经加工处理就被转运到核糖体上参与蛋白质的合成。真核细胞有细胞核,基因由编码与非编码的核苷酸序列间隔镶嵌组成,断裂现象普遍,所以生成的 RNA 均为前体,必须经过加工处理,才能成为有活性功能 RNA。

(一) mRNA 的加工

真核生物 mRNA 的前体是核不均一 RNA(hnRNA),其加工过程如下。

1. 首尾修饰

首尾修饰即在 5′-端加上"帽子"结构,3′-端加上"尾巴"结构。转录产物的第一个核苷酸往往是5′-三磷酸鸟苷pppG。mRNA成熟过程中,先由磷酸酶把5′-pppG-水解,生成5′-ppG-,释放出磷酸;或5′-pG-,释放出焦磷酸。然后,5′端与另一三磷酸鸟苷(pppG)反应,生成三磷酸双鸟苷。在甲基化酶作用下,第一个或第二个鸟嘌呤碱基发生甲基化反应,形成帽子结构。加尾修饰在核内完成,首先由特异的核酸外切酶切去3′-末端多余的核苷酸,然后在多聚腺苷酸聚合酶的作用下,在3′-末端加上30～200个多聚腺苷酸,形成"尾巴"结构。

2. 剪接

剪接是将hnRNA分子中由真核基因非编码序列(内含子)转录生成的RNA序列剪除,而把基因中编码序列(外显子)转录成的RNA序列保留并且连接起来的过程(图4-9)。

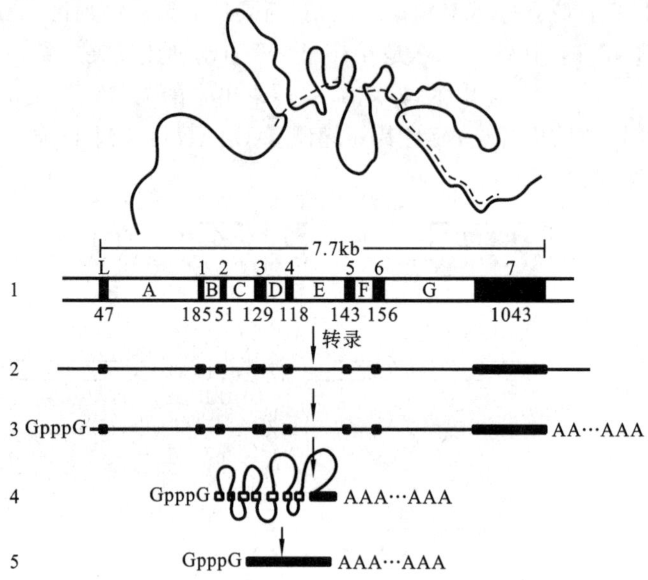

图4-9 断裂基因及其转录、转录后修饰

(二)tRNA的加工

真核生物的tRNA由RNA-pol Ⅲ催化生成初级转录产物,然后加工成熟。其加工过程如下。①剪切和拼接:分别在5′-端和3′-端切去一定的核苷酸序列以及tRNA反密码环的部分插入序列,在拼接酶的作用下将剪切后的tRNA分子片段拼起来。②碱基修饰:tRNA在甲基转移酶催化下,某些嘌呤生成甲基嘌呤,如A→mA,G→mG。有些尿嘧啶还原为双氢尿嘧啶。尿嘧啶核苷转变为假尿嘧啶核苷。某些腺苷酸脱氨成为次黄嘌呤核苷酸(Ⅰ)。③3′末端加上CCA:在核苷酸转移酶作用下,3′-末端除去个别碱基后,换上tRNA分子统一的CCA-OH末端。

(三)rRNA的加工

真核生物核内发现一种45S的转录产物,它是三种rRNA的前体。45S-rRNA经剪接后,先分出属于核蛋白小亚基的18S-rRNA。余下部分拼接成5.8S-rRNA和28S-rRNA。成熟的rRNA在核仁上装配,与核蛋白体蛋白质形成核蛋白体,通过核孔转运到细胞质中,作为蛋白质合成的场所。

第三节 蛋白质的生物合成

翻译是指以 mRNA 为模板,以其分子中碱基顺序所决定的遗传密码为指导,合成蛋白质的过程。这是基因表达的第二步。

一、参与蛋白质生物合成的物质

蛋白质的生物合成以氨基酸为原料,还需要有 RNA、酶类和其他因子的参与。

(一) 三种 RNA 在蛋白质生物合成中的作用

1. mRNA

mRNA 是蛋白质生物合成过程中的直接模板,是遗传信息的载体。mRNA 分子上从 5′→3′方向,以 AUG 开始,每三个相邻的核苷酸为一组形成三联体,组成一个遗传密码。遗传密码共有 64 个(表 4-3),其中 61 个代表二十种氨基酸,其余 3 个是终止密码。61 个密码中的 AUG 既是甲硫氨酸密码,又是肽链合成的起始密码。mRNA 分子上密码的顺序决定了多肽链中氨基酸的排列顺序。

表 4-3 遗传密码表

第一核苷酸(5′)	第二核苷酸				第三核苷酸(3′)
	U	C	A	G	
U	苯丙氨酸 UUU	丝氨酸 UCU	酪氨酸 UAU	半胱氨酸 UGU	U
	苯丙氨酸 UUC	丝氨酸 UCC	酪氨酸 UAC	半胱氨酸 UGC	C
	亮氨酸 UUA	丝氨酸 UCA	终止密码 UAA	终止密码 UGA	A
	亮氨酸 UUG	丝氨酸 UCG	终止密码 UAG	色氨酸 UGG	G
C	亮氨酸 CUU	脯氨酸 CCU	组氨酸 CAU	精氨酸 CGU	U
	亮氨酸 CUC	脯氨酸 CCC	组氨酸 CAC	精氨酸 CGC	C
	亮氨酸 CUA	脯氨酸 CCA	谷氨酰胺 CAA	精氨酸 CGA	A
	亮氨酸 CUG	脯氨酸 CCG	谷氨酰胺 CAG	精氨酸 CGG	G
A	异亮氨酸 AUU	苏氨酸 ACU	天冬酰胺 AAU	丝氨酸 AGU	U
	异亮氨酸 AUC	苏氨酸 ACC	天冬酰胺 AAC	丝氨酸 AGC	C
	异亮氨酸 AUA	苏氨酸 ACA	赖氨酸 AAA	精氨酸 AGA	A
	甲硫氨酸 AUG	苏氨酸 ACG	赖氨酸 AAG	精氨酸 AGG	G
G	缬氨酸 GUU	丙氨酸 GCU	天冬氨酸 GAU	甘氨酸 GGU	U
	缬氨酸 GUC	丙氨酸 GCC	天冬氨酸 GAC	甘氨酸 GGC	C
	缬氨酸 GUA	丙氨酸 GCA	谷氨酸 GAA	甘氨酸 GGA	A
	缬氨酸 GUG	丙氨酸 GCG	谷氨酸 GAG	甘氨酸 GGG	G

遗传密码具有以下特点。

(1) 连续性 mRNA 分子中编码蛋白质氨基酸序列的各个三联体密码子是连续排列

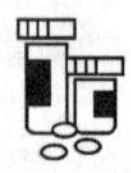

的,密码间无标点符号,没有间隔。翻译时从5′端特定起始点开始,每三个碱基为一组向3′方向连续阅读。如果mRNA阅读框内插入或缺失一个或两个碱基,则可引起框移突变(frameshift mutation),使下游翻译出的氨基酸序列完全改变。

(2) 简并性　已知61个密码子编码20种氨基酸,显然两者不是一对一的关系。从遗传密码表中显示,除甲硫氨酸和色氨酸只对应1个密码子外,其他氨基酸都有2、3、4或6个密码子为之编码,这称为遗传密码的简并性。比较编码同一氨基酸的几个三联体密码子可发现:mRNA密码子的第一、二位碱基多相同,而第三位碱基可以不同,即密码子的特异性是由前两位碱基决定的。如甘氨酸的密码子是GGU、GGC、GGA、GGG,因此这些密码子第三位碱基的突变并不影响所翻译氨基酸的种类,这对维持物种的稳定具有重要意义。

(3) 摆动性　翻译过程中,氨基酸的正确加入依赖于mRNA的密码子与tRNA的反密码子的碱基配对。密码子与反密码子配对时,有时会出现不严格遵从常见的碱基配对规律的情况,称为摆动现象。按照5′→3′阅读规则,摆动配对常见于密码子的第三位碱基与反密码子的第一位碱基间,两者虽不严格互补,也能相互辨认。常见摆动现象如表4-4所示。

表4-4　密码子与反密码子配对的摆动现象

tRNA反密码子第1位碱基	I	U	G	A	C
mRNA密码子第3位碱基	U,G,A	A,G	U,C	U	G

(4) 通用性　蛋白质生物合成的整套遗传密码,从原核生物、真核生物到人类都通用,即遗传密码无种属特异性。但近年研究发现,动物的线粒体和植物的叶绿体中有自己独立的密码系统,与通用密码子有一定差别。

2. tRNA

在蛋白质生物合成中,tRNA起转运特定氨基酸的作用。tRNA反密码环上的反密码子与mRNA密码子,通过氢键相互配对。tRNA的3′-末端CCA-OH是氨基酸的结合位点。一种氨基酸可以和2～6种tRNA特异地结合,已发现的tRNA有40～50种。tRNA能携带活化的氨基酸,并总是由mRNA上的遗传密码子决定。这种由密码-反密码-氨基酸之间的"对号入座"可保证从核酸到蛋白质的信息传递的准确性。

3. rRNA

rRNA与多种蛋白质结合成核蛋白体的大、小亚基,核蛋白体是蛋白质合成的场所。小亚基有与mRNA结合的功能,在大、小亚基之间有结合模板RNA的部位,大亚基具有转肽酶活性和两个tRNA结合部位,靠5′方向是结合肽酰-tRNA的部位(P位),靠3′方向是结合氨基酰-tRNA的部位(A位)。核蛋白体能沿着mRNA 5′→3′方向阅读密码。

(二) 参与蛋白质生物合成的酶类

1. 氨基酰-tRNA合成酶

氨基酰-tRNA合成酶有20种以上,能特异催化一种特定的氨基酸和其相应的tRNA结合成氨基酰-tRNA复合物,消耗ATP。

$$氨基酸 + tRNA + ATP \xrightarrow{氨基酰\text{-}tRNA合成酶} 氨基酰\text{-}tRNA + AMP + PPi$$

2. 转肽酶

转肽酶存在于核蛋白体大亚基上，催化P位与A位的氨基酸之间形成肽键。

（三）其他因子

1. 蛋白质因子

参与蛋白质合成的蛋白质因子主要有如下几种：①起始因子IF，促进蛋白质合成起始；②延长因子EF，促进肽链延长；③释放因子RF，使翻译终止并促使新合成的肽链释放。

2. 无机离子

无机离子有Mg^{2+}、K^{+}等。

3. 供能物质

供能物质有ATP、GTP。

二、蛋白质生物合成的过程——翻译

翻译的过程包括起始、延长和终止三个阶段，这里主要介绍原核生物的翻译过程。

（一）起始阶段

起始阶段，在起始因子（IF-1、IF-2、IF-3）、GTP和Mg^{2+}的参与下，首先形成由核蛋白体的大小亚基、mRNA、甲酰甲硫氨酰-tRNA（fMet-$tRNA^{fMet}$）共同构成的70S起始复合物（图4-10）。

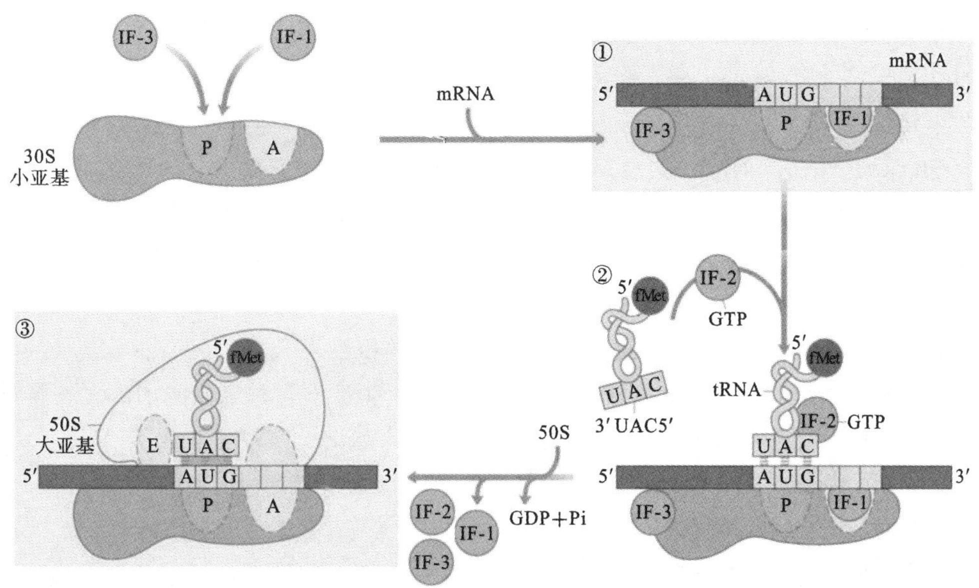

图4-10 蛋白质合成的起始阶段

1. 核蛋白体大小亚基分离

翻译起始时，IF-3作用于核蛋白体，使大小亚基解离，IF-1能促进IF-3与小亚基结合。

2. mRNA 与核蛋白体小亚基定位结合

原核生物 mRNA 起始密码 AUG 上游有富含嘌呤碱基的六聚体序列(-AGGAGG-),称为 S-D 序列,它与原核生物核蛋白体小亚基 16S rRNA 3′端富含嘧啶的短序列(-UCCUCC-)互补,从而使 mRNA 与小亚基结合。此过程需要 IF-3 的帮助。

3. 起始 $fMet\text{-}tRNA^{fMet}$ 的结合

$fMet\text{-}tRNA^{fMet}$ 与核蛋白体的结合受 IF-2 的控制。IF-2 首先与 GTP 结合,再结合起始 $fMet\text{-}tRNA^{fMet}$。在 IF-2 的帮助下,$fMet\text{-}tRNA^{fMet}$ 识别对应核蛋白体 P 位的 mRNA 起始密码子 AUG,并与之结合。起始时 IF-1 结合在 A 位,阻止氨基酰-tRNA 的进入,还可能阻止 30S 小亚基与 50S 大亚基的结合。

4. 70S 起始复合物的形成

IF-2 有完整核蛋白体依赖的 GTP 酶活性。当上述结合了 mRNA、$fMet\text{-}tRNA^{fMet}$ 的小亚基再与 50S 大亚基结合生成完整核蛋白体时,IF-2 结合的 GTP 就被水解释能,促使 3 种 IF 释放,形成由完整核蛋白体、mRNA、起始氨基酰-tRNA 组成的 70S 翻译起始复合物。此时,结合起始密码子 AUG 的 $fMet\text{-}tRNA^{fMet}$ 占据 P 位,而 A 位留空,并对应 mRNA 上 AUG 后的第二个三联体密码子,为肽链延长做准备。

(二) 延长阶段

肽链的延长是指在 mRNA 密码序列的指导下,由特异 tRNA 携带相应氨基酸运至核蛋白体的受位,使肽链依次从 N 端向 C 端逐渐延伸的过程。由于肽链延长的过程是在核蛋白体上连续循环进行的,故称为核蛋白体循环。每次循环分三个阶段:进位、成肽和转位。循环一次,肽链增加一个氨基酸残基,直至肽链合成终止。需要延长因子(EF)、GTP 及 Mg^{2+}、K^+ 的参与。

1. 进位

进位又称“注册”。起始复合物形成后,核蛋白体 P 位已被起始 fMet-tRNA 占据,但 A 位是空的,依据 A 位相应的 mRNA 的第二个密码子,相应的氨基酰-tRNA 的反密码与此密码互补结合,进入到 A 位,这一过程需要 GTP、EF-T 及 Mg^{2+}、K^+ 的参与。

2. 成肽

在转肽酶的催化下,P 位上的 $fMet\text{-}tRNA^{fMet}$ 中的甲酰甲硫氨酰基转移到 A 位,与 A 位上新进入的氨基酰-tRNA 的氨基结合,形成第一个肽键。此时二肽酰-tRNA 占据核蛋白体 A 位,而 P 位空载的 tRNA 随之脱落,这时 P 位空出。该过程也需要 Mg^{2+}、K^+ 的参与。

3. 转位

转位即指核蛋白体向 mRNA 的 3′端移动一个密码子的距离,A 位上的二肽酰-tRNA 移至 P 位,A 位空出并对应下一个三联体密码子。此过程需延长因子 EF-G、GTP 和 Mg^{2+} 的参与(图 4-11)。

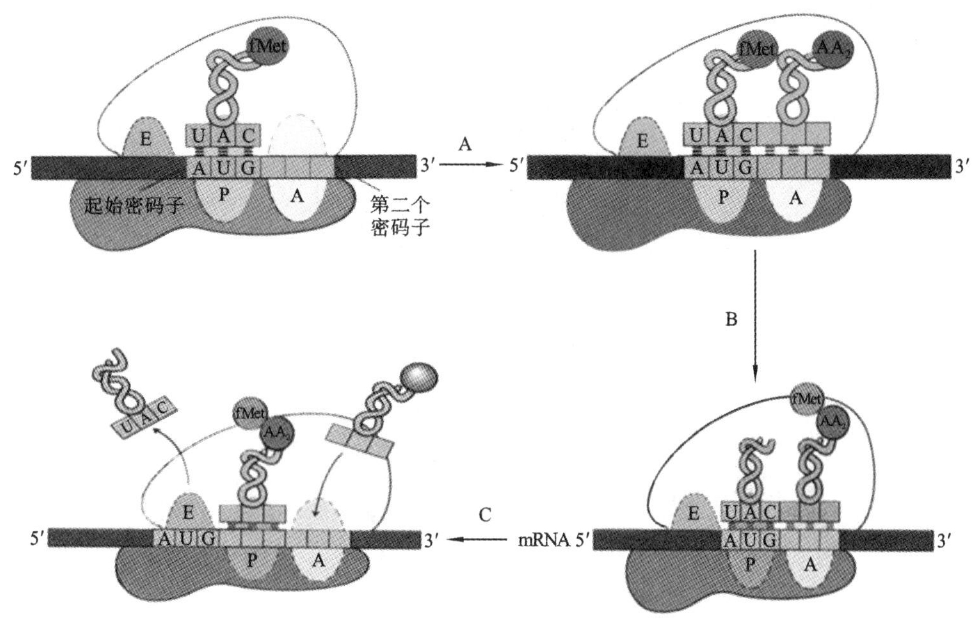

图 4-11 蛋白质合成的延长阶段

（三）终止阶段

终止过程需蛋白质因子，通常称为释放因子(RF)。任何一种终止信号出现，延长即终止(图 4-12)。具体过程如下。

(1) 当翻译到 A 位出现 mRNA 的终止密码时，因无 AA-tRNA 与之对应，由 RF-1 或 RF-2 识别终止密码，进入 A 位。RF-3 加强此种作用。

(2) 释放因子的结合，可诱导核蛋白体上的转肽酶转变为水解酶，催化 P 位上肽酰-tRNA 的水解，肽链释放。

(3) 由 GTP 供能，tRNA、mRNA 及 RF 均从核蛋白体脱落，然后在 IF 作用下，核蛋白体解聚为大、小亚基，重新参与翻译的起始。

三、翻译后的加工

从核糖体上最终释放出的多肽链，即使能自行卷曲而具有一定的构象，但还不是具有生物活性的成熟蛋白质，必须进一步加工，进行切割或修饰，乃至聚合，才能表现出生理活性。这些蛋白质的修饰过程，称为翻译后加工。翻译后加工可分为高级结构的修饰、一级结构的修饰和靶向输送三个方面。

四、蛋白质生物合成与医学

蛋白质生物合成与遗传、分化、免疫、肿瘤发生以及药物作用均有密切关系，是医学上的重大课题。

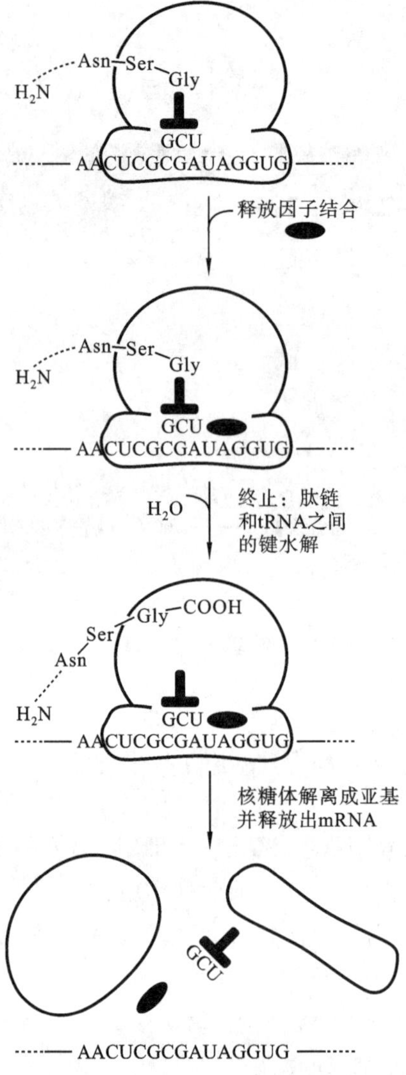

图 4-12 蛋白质合成的终止阶段

（一）分子病

分子病是由于DNA分子上碱基的变化(基因突变)，引起mRNA和蛋白质结构变异，导致体内某些结构和功能异常而造成的疾病。例如镰刀形红细胞贫血，患者血红蛋白β-链的N-端第6位氨基酸残基由亲水的谷氨酸变成疏水的缬氨酸，这是由于结构基因发生单一碱基变异，在转录时使mRNA相应密码子单个碱基发生改变，以致在翻译时在血红蛋白β-链N-端第6位氨基酸残基的谷氨酸被缬氨酸替代。患者血红蛋白容易析出聚集，而使红细胞变形成镰刀形，此类细胞较易破裂而引起溶血。

（二）干扰素

干扰素是一组小分子的糖蛋白，宿主细胞受病毒感染后，病毒在细胞繁殖过程中复制产生的双链RNA能诱导宿主细胞产生干扰素，产生的干扰素能作用于其他邻近细胞，使这些细胞具有抗病毒的能力，从而抑制病毒的繁殖。

（三）抗生素

多种抗生素可作用于复制、转录和翻译的各个环节，通过抑制细菌或肿瘤细胞蛋白质的合成而起到抑菌或抗癌作用。

抑制 DNA 模板功能的抗生素有争光霉素、自力霉素、放线菌素、丝裂霉素 C 等。例如丝裂霉素 C 能选择性地与模板 DNA 上鸟嘌呤的第 6 位氧原子结合，妨碍 DNA 双链拆开，从而抑制 DNA 复制，临床上用以治疗白血病、肉瘤等恶性肿瘤。

抑制 RNA 合成的抗生素有利福霉素，其作用机制是利福霉素与原核细胞 RNA 聚合酶的 β-亚基结合，使核心酶不能和起始因子 σ 结合，从而抑制转录，利福霉素对真核细胞的 RNA 聚合酶无明显作用，临床上用于抗结核治疗。

抑制蛋白质翻译过程的抗生素有链霉素和卡那霉素，能与 30S 亚基结合，使氨基酰-tRNA 上的反密码子与 mRNA 上的密码子结合松弛，还能引起读码错误，导致合成异常蛋白质。四环素与小亚基结合，能阻止氨基酰-tRNA 注册，另外，氯霉素能与原核细胞大亚基结合，抑制转肽酶的活性，阻止肽键的形成。

第四节 常见分子生物学技术及其应用

分子生物学是从分子水平研究生命本质的一门新兴学科。自从 1975 年 Edwen Southern 建立 DNA 印迹杂交技术以来，分子生物学技术已经取得了巨大发展，在医学领域得到广泛应用，为医学领域的研究带来了极大的变化，已经成为医学领域不可缺少的研究工具。分子生物学技术的发展不仅可以使人们从基因与基因、基因与蛋白质、蛋白质与蛋白质之间的相互作用以及基因表达水平了解疾病发生的分子机制，而且也为开发新的诊断、治疗方法以及新药提供了技术平台。因此，了解分子生物学技术的原理及其应用，将有助于认识疾病发生和发展的分子机制，为寻找和开发新的诊断和治疗方法奠定基础。本节主要介绍一些常用的分子生物学技术。

一、基因工程

基因工程技术是在分子生物学、分子遗传学等学科基础上发展起来的一门综合性的生物学技术。1944 年，Avery 等证明遗传信息的携带者是 DNA。1953 年，Watson 和 Crick 提出 DNA 分子的双螺旋结构模型。1958 年，Meselson 和 Stahl 证实了 DNA 的半保留复制，同年 Crick 提出遗传信息传递的“中心法则”。1961 年，Jacob 和 Monod 提出了调节基因表达的操纵子模型。1966 年，Nirenberg 等人破译了氨基酸的 64 个遗传密码。这些研究成果为基因工程奠定了理论基础。20 世纪 60 年代末至 70 年代初，限制性核酸内切酶、DNA 连接酶、逆转录酶的相继发现与应用，为基因工程提供了必要的工具。外源 DNA 转化经氯化钙处理的大肠杆菌实验的成功，以及琼脂糖凝胶电泳和核酸杂交技术的建立等，为基因工程的诞生提供了重要的技术准备。人类基因组计划的初步完成，更为重组 DNA 技术提供了广阔的发展前景和巨大的潜力。

(一) 基因工程的基本概念

应用酶学的方法,在体外将各种来源的遗传物质——同源或异源、原核或真核、天然或人工合成的 DNA 与载体 DNA 结合成具有自我复制功能的 DNA 分子——复制子(replicon),继而通过转化或转染宿主细胞筛选出含有目的基因的活细胞,再经扩增,提取获得大量目的 DNA 的无性繁殖系,即 DNA 克隆。由于早期研究是从较大的染色体分离、扩增特异性基因,因此 DNA 克隆又称为基因克隆(gene cloning)。采用克隆技术,把来自不同生物的外源 DNA 插入载体分子所形成的杂合 DNA 分子,即为重组 DNA(recombinant DNA)或嵌合 DNA(chimera DNA)。实现基因克隆所采用的方法及相关工作统称为重组 DNA 技术或重组 DNA 工艺学(recombinant DNA technology),又称为基因工程(gene engineering)。

(二) 工具酶

基因的重组与分离涉及一系列相互关联的酶促反应。已知有多种重要的酶,如对外源 DNA 和载体分子进行特异性识别和切割的限制性核酸内切酶、将 DNA 片段与载体分子连接形成重组 DNA 分子的 DNA 连接酶以及以 mRNA 为模板合成 cDNA 的逆转录酶等,都在重组 DNA 技术中有着广泛的用途。

1. 限制性核酸内切酶

限制性核酸内切酶是基因工程必需的工具酶,目前已知的限制性核酸内切酶有 1800 余种,主要是从细菌中提取的。限制性核酸内切酶(restriction endonuclease)是识别 DNA 的特异序列,并在识别位点或其周围切割双链 DNA 的一类内切酶。限制性核酸内切酶具有高度专一性,能识别的核苷酸序列通常是 4~8 个碱基对。限制性核酸内切酶的切口有两种类型:一种为黏性末端,即两链的切口错开 2~4 个碱基。常见的有 5′末端突出的黏性末端和 3′末端突出的黏性末端。同一种限制性内切酶所产生的黏性末端是相同的,相同的黏性末端的碱基具有互补性,通过连接酶可把它们连接起来,因而,具有黏性末端的 DNA 片断容易结合进载体 DNA 分子中。另一种为平头末端,即在同一水平上切断 DNA 的双链。

2. 其他工具酶

(1) DNA 聚合酶　这类酶需 DNA 模板,也需要引物,催化 5′→3′核苷酸链的延长。常用的有大肠杆菌聚合酶Ⅰ和耐热 DNA 聚合酶。耐热 DNA 聚合酶是一类从水栖耐高温菌中分离到的 DNA 聚合酶,具有 5′→3′聚合酶活性,催化 DNA 合成的活性可适应相当宽的温度范围。在 95℃的半衰期为 35 min,对聚合酶链反应(PCR)技术的发展起关键作用。

(2) DNA 连接酶　DNA 连接酶可催化一个 DNA 链的 5′-P 末端与另一个 DNA 链的 3′-OH 末端通过磷酸二酯键而连接起来。它可催化平头末端或黏性末端的 DNA 链之间的连接,但连接平头末端的效率远低于后者。

(3) 其他　如逆转录酶、多聚核苷酸激酶、碱性磷酸酶等。

(三) 载体

为了得到大量的目的基因,最好的办法是将其导入合适的宿主细胞内进行扩增繁殖,能携带外源性 DNA 进入宿主细胞的一些 DNA 分子,称为载体(vector)。良好的载体应具备以下条件。①容易进入宿主细胞，而且能在宿主细胞中独立复制。②载体 DNA 上要有合适的限制性核酸内切酶位点，可供插入外来 DNA，且插入后不影响其进入宿主细胞和在细胞中的复制。③容易从宿主细胞中分离纯化出来，便于重组操作。④有容易被识别筛选的标记，当其进入宿主细胞或携带外来的核酸序列进入宿主细胞时，容易被辨认和分离出来。常用的载体有质粒 DNA、噬菌体 DNA 和病毒 DNA 等。

（四）基因工程的主要步骤

一个完整的基因工程应包括：目的基因的获取；克隆载体的选择与构建；目的基因与载体的连接；重组体的转化；DNA 重组体的筛选与鉴定；克隆基因的表达。

（五）基因工程与医学的关系

近几年来基因工程技术发展迅速，它在疾病基因的发现、药用价值蛋白质的表达、基因诊断与治疗等方面具有广泛的应用。

1. 疾病基因的发现与克隆

基因工程技术的应用使分子遗传学家根据克隆基因的定位和性质研究所提供的线索，使人们认识了遗传性疾病的发生机制，对遗传性疾病的诊断、治疗和预防提供了极有效的措施。

2. 生物制药

生产基因工程药物的基本方法是，将目的基因用 DNA 重组的方法连接在载体上，然后将载体导入靶细胞，使目的基因在靶细胞中得到表达，最后将表达的目的蛋白质提纯及做成制剂，从而成为蛋白质类药物或疫苗。目前用基因工程技术生产的蛋白质药物已达数十种，许多以前不可能大量生产的生长因子、凝血因子等蛋白质药物，现在运用基因工程技术已可大量生产。已有 50 多种基因工程药物上市，近千种处于研发状态。每年平均有 3～4 个新药或疫苗问世，开发成功的 50 多个蛋白质药品已广泛应用于治疗癌症、肝炎、糖尿病和一些遗传病，它在很多领域特别是疑难病症上已起到了传统化学药物难以达到的作用。

二、核酸分子杂交技术

核酸分子杂交(hybridization)是指具有一定互补序列的不同来源的核苷酸单链在一定条件下按照碱基配对的原则形成双链的过程。核酸分子杂交可以在 DNA 与 DNA，RNA 与 RNA 或 DNA 与 RNA 之间进行，形成 DNA-DNA，RNA-RNA 或 RNA-DNA 等不同类型的杂交双链分子。

核酸分子杂交技术是目前生命科学领域中应用最广泛的技术之一，是定性或定量检测 DNA 或 RNA 序列片段的有效手段。在基因工程技术中，用标记的寡核苷酸或 cDNA 探针与菌落杂交，可以从 cDNA 文库或基因组文库中选出特定的菌落，获得某一重组体；用克隆的 DNA 片段作为探针与基因组 DNA 进行杂交，可以确定基因组 DNA 上特定区域的核苷酸同源序列；对已知基因或某一已知 DNA 序列可以通过原位核酸杂交技术进行染色体定位。另外，核酸杂交技术可用于遗传病的基因诊断、疾病基因的连锁分析、多态性与疾病的相关分析、法医鉴定、个体识别等多个方面。

三、聚合酶链反应

聚合酶链反应(polymerase chain reaction,PCR)是20世纪80年代中期由美国PE-Cetus公司人类遗传研究室的Mullis等发明的体外核酸扩增技术。Mullis也因此贡献而获得了1993年度诺贝尔化学奖。PCR具有敏感度高、特异性强、产率高、简便快速、重复性好、易自动化等优点,已成为分子生物学研究领域中应用最为广泛的方法。PCR技术的建立使很多以往难以解决的分子生物学问题得以解决,从而极大地推动了生命科学研究的发展,是生命科学领域中的革命性创举和里程碑。

PCR技术主要用于:①目的基因的克隆;②基因的体外突变;③基因突变分析;④DNA和RNA的检测;⑤DNA序列测定。

四、DNA芯片技术

基因芯片(gene chip)也称DNA芯片(DNA chip)、DNA阵列(DNA array)、寡核苷酸微芯片(oligonucleotide microchip)等,包括DNA芯片和cDNA芯片。该技术利用核酸杂交的特性,将大量特定的DNA片段或cDNA片段按一定顺序排列并固定于某种固相载体表面,如玻片、尼龙膜等,形成致密、有序的DNA分子点阵,然后与荧光标记的待测样品分子进行杂交,通过由激光共聚焦显微镜和电脑组成的检测器及处理器检测杂交的荧光信号和强度,从而获取样品分子的数量和序列信息等。标本标记主要利用荧光素(fluorescein)、丽丝胺(lissamine)、Cy3、Cy5等。

基因芯片技术的基本特点是检测量大和敏感度高,可以在同一时间内对大量样品进行快速的定性和定量分析,特别适用于大规模筛查由基因突变引起的疾病、分析不同组织细胞或同一细胞不同状态下的基因差异表达以及大规模筛查基因组单核苷酸多态性(single nucleotide polymorphism,SNP)。

五、基因诊断与基因治疗

(一)基因诊断

利用现代分子生物学和分子遗传学的技术方法,直接检测人体基因结构、表达水平及其产物是否正常,从而对疾病作出诊断的方法称为基因诊断(gene diagnosis),又称DNA诊断。与其他诊断学方法相比,基因诊断以基因为探查对象,具有针对性强、特异性高、灵敏度高、适用性强及诊断范围广等特点。

基因诊断已广泛应用于心血管疾病、遗传病、肿瘤、感染性疾病等多种疾病的诊断。除在早期诊断、鉴别诊断、分期分型、疗效观察及预后判断中均发挥重要作用外,还在预测个体对某种疾病易感性、器官移植的配型和法医学等方面也至关重要。用基因诊断方法分析同血清型中不同时间、不同地区分离株的同源性和变异性,有助于研究某些传染性流行病病原体遗传变异趋势,有利于流行病暴发的预测和大规模的病原流行病学现场筛查工作。

(二)基因治疗

基因治疗(gene therapy)是指采用分子生物学的方法和原理,将人的正常基因或有治疗作用的基因导入人体靶细胞,使其发挥生物学效应,从而达到治疗疾病的方法。目前在基因治疗中采取的策略主要有基因置换、基因增补、基因失活、基因矫正和活化前体药物基因治疗或称自杀基因疗法等。

基因治疗是当前分子生物学和分子医学领域发展最快和最有前途的领域之一。可以预见，基因治疗的最后成功将成为生物医学工程史上的一个新的里程碑。可见，基因治疗的前景广阔，但任重道远。

小 结

分子生物学的中心法则阐明了生物遗传信息传递的规律。通过复制使遗传信息能够代代相传，通过转录和翻译使遗传信息得以表达。复制是以脱氧三磷酸核苷(dNTP)为原料，通过生成磷酸二酯键，使脱氧核苷酸(dNMP)连接成长链的化学过程。DNA 的半保留复制是遗传信息能准确传代的保证。逆转录是以 RNA 为模板合成 DNA 的过程，逆转录现象的发现是对中心法则的重要发展和补充。转录是以双链 DNA 中一条链作为模板，在依赖 DNA 的 RNA 聚合酶催化下合成 RNA 的过程。转录全过程分三个阶段：①转录起始；②转录延长；③转录终止。蛋白质的生物合成需要氨基酸(作为原料)、RNA 和酶、蛋白质因子的共同配合。mRNA 是翻译的直接模板，tRNA 是转运氨基酸的工具，rRNA 和多种蛋白质构成的核蛋白体是合成蛋白质的场所。

基因工程技术是在分子生物学、分子遗传学等学科发展基础上诞生的一门综合性生物学技术。基本过程应包括：目的基因的获得；克隆载体的选择与改造；目的基因与载体的连接；重组体的转化；DNA 重组体的筛选与鉴定；目的基因的表达。核酸分子杂交技术是将 DNA 片段转移到特定的支持物上，再根据碱基配对的原则用标记的已知序列探针对其进行检测的技术。PCR 是在体外进行 DNA 合成的技术。PCR 具有敏感度高、特异强、简便快速、重复性好和易自动化等优点，可用于目的基因的扩增与克隆、基因的体外定点突变、基因突变分析、DNA 和 RNA 的检测和 DNA 序列测定。DNA 芯片可用于基因表达检测、基因突变检测、功能基因组研究、新药筛选等。基因诊断是指利用现代分子生物学和分子遗传学的技术方法，直接检测人体基因结构、表达水平及其产物是否正常，从而对疾病做出诊断的方法。基因治疗是指采用分子生物学的方法和原理，将人的正常基因或有治疗作用的基因导入人体靶细胞，使其发挥生物学效应，从而达到治疗疾病的方法。分子生物学是从分子水平研究生命本质的一门新兴学科，是当前生命科学中发展最快并与其他学科广泛交叉与渗透的前沿研究领域，其基本原理及技术已渗透到所有生命科学的分支，全面推动了生命科学各领域的发展。

能力检测

1. 名词解释：半保留复制、转录、逆转录、翻译
2. 试述 DNA 复制的基本过程。
3. 试述 DNA 切除修复的基本过程。

4. 转录合成RNA与DNA复制有何区别。
5. 以mRNA为例,试述真核生物转录后的加工。
6. 试述遗传密码的特点。
7. 试述三类RNA在蛋白质生物合成中的作用。

(温月飞)

第五章
血　　液

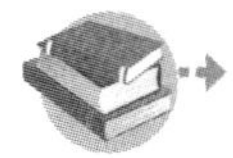

学习目标

掌握：血浆渗透压的形成和生理意义；血细胞的分类及生理功能、正常值；血液凝固的基本过程；ABO 血型系统及输血的原则、交叉配血的意义。

熟悉：血量的概念、正常值和意义；生理性止血机理和血型含义；加速与延缓体外血液凝固的方法。

了解：血液的组成、理化特性；纤维蛋白溶解系统及纤溶过程；Rh 血型系统及意义。

血液(blood)是存在于心血管系统内的红色流体组织。在心脏泵血活动的推动下，血液在心血管系统内不停地循环流动，起运输物质和沟通各部分组织液的作用。当血液总量不足或组织器官血流异常时，可造成组织损伤或严重的代谢紊乱，甚至危及生命；许多疾病可导致血液成分或性质发生特征性的变化。因此，血液通过运输、缓冲、传递信息和防御、保护等功能，在维持机体内环境稳态中起着非常重要的作用；对血液的特征性检查，在医学诊断中具有重要价值。

第一节　概　　述

一、血液的组成

血液(blood)由血浆(plasma)和混悬于其中的血细胞(blood cells)组成(图 5-1)。血细胞包括红细胞(red blood cells，RBC)、白细胞(white blood cells，WBC)和血小板(platelet)。取一定量血液与抗凝剂混匀后离心 30 min(3000 r/min)，可见血液分为三层：上层淡黄色透明液体为血浆，占总体积的 50%～60%；中间是一薄层白色不透明的白细胞和血小板，约占总体积的 1%，在计算容积时常忽略不计；下层为深红色不透明的红细胞，占总体积的 40%～50%。血细胞在全血中所占的容积百分比，称为血细胞比容

(hematocrit,Hct),正常成年男性的 Hct 为 40%~50%,女性为 37%~48%,新生儿为 55%。贫血患者的血细胞比容较正常者低。

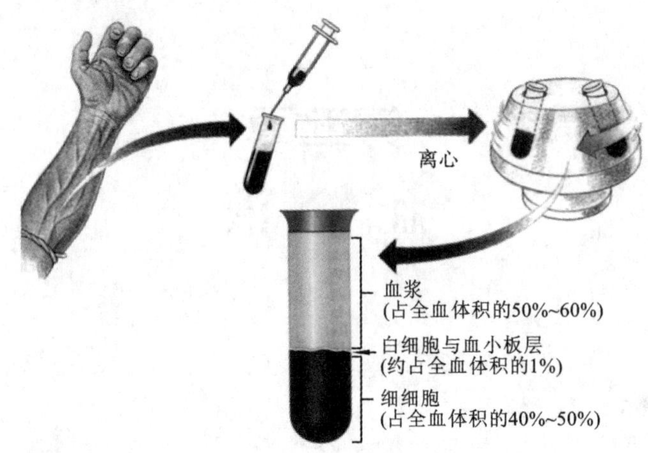

图 5-1　血液的组成

二、血液的理化特性

(一) 密度

正常人全血的相对密度为 1.050~1.060,主要取决于红细胞的数量;血浆的相对密度为 1.025~1.030,主要取决于血浆蛋白的含量。不同血细胞的相对密度不同,红细胞为 1.090~1.111、粒细胞为 1.080~1.095、血小板为 1.030~1.060。因此可以用密度梯度离心法分离各种血细胞,也可以通过测定全血和血浆蛋白的密度间接估算红细胞或血浆蛋白的含量。

(二) 黏滞性

液体的黏滞性取决于液体中分子或颗粒间的摩擦力。血液是一种由红细胞、白细胞、血小板、水和各种蛋白质、脂质等高分子化合物组成的复杂液体,血液在血管内流动时,产生较大的阻滞性,称为血液或血浆的黏滞性,是形成血流阻力的重要因素之一。正常人全血的黏滞性为 4~5(以水的黏滞性为 1 作为标准来计算),主要取决于血液中红细胞的数量,数量越多,黏滞度越高。血浆的黏滞性为 1.6~2.4,主要取决于血浆蛋白的含量。

(三) 颜色

血液呈红色,取决于红细胞内血红蛋白的颜色。动脉血中的血红蛋白含氧丰富(氧合血红蛋白较多),呈鲜红色;静脉血中的血红蛋白含氧较少(还原血红蛋白较多),成暗红色。血浆中含微量的胆色素,故呈淡黄色,空腹时清澈透明,进餐后,尤其是摄入较多的脂质物质时,血浆因悬浮较多脂质微粒而变得浑浊。因此,临床上血液检查时,应空腹采血。

(四) 酸碱度

血浆呈弱碱性,正常人血浆 pH 值为 7.35~7.45。当血浆 pH 值低于 7.35 时为酸中毒,高于 7.45 时为碱中毒。血浆 pH 值低于 6.9 或高于 7.8,将危及生命。血液 pH 值的相对稳定取决于血液缓冲系统、肾和肺功能的不断调节。

三、血液的功能

血液在心血管内不断地循环流动，与组织液进行交换，起到沟通内外环境、沟通各组织器官之间联系的作用，对维持内环境的相对稳定具有重要作用。血液具有运输、免疫和防御、缓冲、传递信息等作用。

（一）运输功能

运输是血液最基本的功能。血液在心血管内周而复始地流动，各种小分子物质又可通过毛细血管壁进出血液，因此，血液能起到联系机体内外和联系全身各个组织的作用。血液利用水、红细胞、血浆蛋白等运输工具，随血液的循环流动，将营养物质和 O_2 运送到组织细胞，同时将组织器官的代谢产物和 CO_2 运输到排泄器官排出体外。另外，血液还可以运输无机盐、生物活性物质（激素、酶等）、维生素以及参与机体免疫功能的某些物质（如抗体）等。

（二）免疫和防御功能

血液中的各类白细胞、血浆蛋白、补体和激肽系统等构成机体重要的免疫和防御系统。中性粒细胞和单核细胞能清除侵入机体的病原体、异物以及衰老死亡的细胞，执行非特异性免疫功能；淋巴细胞执行特异性免疫功能；补体和激肽系统是构成机体特异和非特异免疫系统的重要成分。此外，血小板和血浆中的凝血因子参与生理止血和凝血过程，也具有重要的自我保护功能。

（三）缓冲作用

血液的缓冲作用使细胞外液中各种物质资源和理化性质保持相对稳定。例如，血液中的缓冲系统，缓冲血浆中酸性和碱性代谢产物，从而保持血浆 pH 值的相对稳定；血液中有大量的水分，能吸收代谢过程中过剩的热量，并通过血液流动，将机体深部热量带至体表散发，从而参与维持体温的相对稳定。

（四）调节作用

血液在运输激素、生物活性物质、电解质等的同时，可以将信息传递给相应的靶细胞。例如，内环境理化性质的微小变化，可通过血液作用于血管壁上的感受器或刺激中枢感受器细胞，引起机体产生一定的适应性反应（如调节血压、调节体温等）。

第二节 血 浆

血浆是全血去除血细胞的部分，是血细胞的细胞外液，是一种含有多种溶质的水溶液，其成分主要是水、蛋白质和小分子物质（图 5-2）。

一、血浆成分及其作用

（一）水

水占血浆总量的 90%～92%，是血浆的溶剂，各种溶质均要溶解在水中才能被运输到

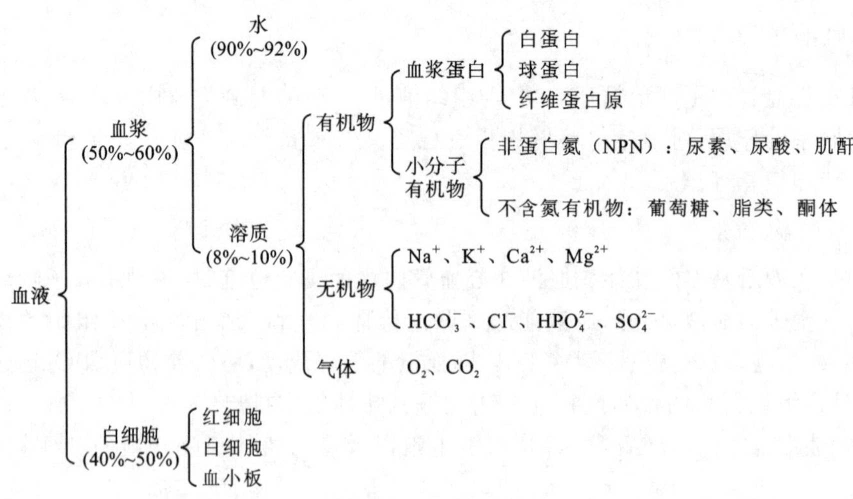

图 5-2　血液的组成

机体各组织。血浆中水的含量与维持循环血量相对恒定有密切关系。

（二）血浆蛋白

血浆蛋白(plasma protein)是血浆中多种蛋白质的总称。用盐析法可将其分为白蛋白(albumin)、球蛋白(globulin)和纤维蛋白原(fibrinogen)。正常成人血浆蛋白总量为65～85 g/L,其中白蛋白为40～50 g/L,球蛋白为20～30 g/L,纤维蛋白原为2～4 g/L,白蛋白与球蛋白的比值为(1.5～2.5)∶1。白蛋白和多数球蛋白主要由肝脏合成,故肝功能异常时可导致白蛋白与球蛋白的比值下降。各种血浆蛋白具有不同的结构和生理功能。

1. 白蛋白

白蛋白的相对分子质量为69000,主要形成血浆胶体渗透压,还可转运某些低相对分子质量的物质以及脂溶性物质。白蛋白和它的钠盐组成缓冲对,参与维持血浆pH值的稳定。

2. 球蛋白

用电泳法可将球蛋白区分为α_1、α_2、β和γ球蛋白等。免疫球蛋白和补体均属于血浆球蛋白,其中γ(丙种)球蛋白含有多种抗体,能与抗原(如细菌、病毒或异种蛋白)相结合,从而杀灭致病因素。当这种免疫球蛋白含量不足时,机体抵抗疾病的能力将下降。补体可与免疫球蛋白结合,共同作用于病原体或异物,破坏其细胞膜的结构,从而具有溶菌或溶细胞的作用。某些糖类和脂类可以与球蛋白合成糖蛋白、脂蛋白而被转运;一些激素、维生素、Ca^{2+}和Fe^{2+}以及药物也可与球蛋白结合而在血液中运输。

3. 纤维蛋白原

纤维蛋白原的相对分子质量为400000,纤维蛋白原和凝血酶等因子是引起血液凝固的重要物质。

（三）血浆电解质

血浆中的电解质约占血浆总量的0.9%,绝大部分以离子状态存在。阳离子中以Na^+浓度最高,还有K^+、Ca^{2+}和Mg^{2+}等,阴离子中以Cl^-最多,HCO_3^-次之,还有HPO_4^{2-}和

SO_4^{2-}等。各种离子都有其特殊的生理功能。如 NaCl 对维持血浆晶体渗透压和保持机体血量起着重要作用。血浆 Ca^{2+} 参与很多重要生理功能，如维持神经肌肉的兴奋性，在肌肉兴奋收缩耦联中起着重要作用。血浆中还有微量的铜、铁、锰、锌、钴和碘等元素，它们是构成某些酶类、维生素或激素的必需原料，或与某些生理功能有关。

（四）非蛋白含氮化合物及其成分

血浆中蛋白质以外的含氮化合物中所含的氮，总称非蛋白氮（NPN）。主要是尿素氮，此外还有尿酸、肌酐、氨基酸、多肽、氨和胆红素等。其中氨基酸和多肽是营养物质，可参加各种组织蛋白质的合成。其余的物质多为机体代谢的产物，大部分经血液带到肾脏排出体外。所以，测定血中 NPN 或尿素氮的含量，有助于了解体内蛋白质代谢状况和肾脏功能。

二、血浆渗透压

（一）概念

渗透压（osmotic pressure）是溶液中电解质与非电解质类溶质所具有的吸引和保留水分子的能力。水分子通过半透膜从溶质少的低渗透压一侧向溶质多的高渗透压一侧扩散的现象称为渗透（osmosis）。溶液渗透压的大小与溶液中溶质颗粒数目成正比，而与溶质颗粒的种类和大小无关，因此，溶质颗粒数越多，渗透压越大，吸引和保留水的能力越强；反之，吸引和保留水的能力越弱。

（二）组成及正常值

血浆中的溶质分子吸引和保留水的能力称为血浆渗透压，正常约为 300 mmol/L（相当于 770 kPa），由血浆中电解质和小分子有机物（80%来自 Na^+ 和 Cl^-）形成的晶体渗透压和血浆蛋白（以白蛋白为主）形成的胶体渗透压共同组成。晶体渗透压占血浆总渗透压的 99%以上。

（三）生理作用

1. 血浆胶体渗透压

血浆蛋白质分子较大，不易透过毛细血管壁，故组织液中蛋白质低于血浆，致使血浆胶体渗透压高于组织液（血管内 25 mmHg、组织液 15 mmHg），这种差异有利于吸引组织液中的水分进入血管。因此，虽然血浆胶体渗透压仅为 1.5 mmol/L，但在维持毛细血管内外水平衡、维持血容量中有极为重要的生理作用。如果血浆蛋白减少（尤其是白蛋白），血浆胶体渗透压将下降，使组织液回流减少而水分在组织间隙滞留，形成水肿。临床上一些疾病，如肾病患者的大量蛋白尿和肝硬化患者的血浆蛋白尤其是白蛋白合成减少，造成血浆胶体渗透压降低，引起机体水肿。

2. 血浆晶体渗透压

血浆中的晶体物质能够自由通过毛细血管壁，使血浆与组织液中的晶体物质的种类和浓度基本相同，因此血浆和组织液两者之间的晶体渗透压保持动态平衡。但是，由于血细胞内外所含离子浓度不同，而细胞膜对离子通透又具有选择性，所以尽管细胞内、外两侧总的晶体渗透压是相同的，但对于不同的晶体物质所形成的渗透压，细胞内、外却是不同的，细胞内液晶体渗透压主要由钾盐决定，细胞外晶体渗透压主要由钠盐决定。因此血浆渗透压的稳定对维持血细胞内、外的水平衡和保持正常形态、功能十分重要。当血浆晶体渗透压升高时，细胞因水分渗出而皱缩；反之，则因大量水分进入细胞而发生膨胀，甚至破裂，发生溶血(表5-1)。

表5-1 血浆晶体渗透压、血浆胶体渗透压的比较

	血浆晶体渗透压	血浆胶体渗透压
形成物质	NaCl、葡萄糖等小分子物质	血浆蛋白质(主要是白蛋白)
数值	310 mmol/L(5775 mmHg)	1.5 mmol/L(25 mmHg)
作用	调节血细胞内、外水平衡	调节毛细血管壁内、外水平衡
生理意义	维持红细胞正常形态	维持血容量
临床意义	0.9%NaCl溶液、5%葡萄糖溶液渗透压相等	血浆胶体渗透压降低引起组织水肿的形成

第三节 血 细 胞

一、红细胞

(一) 数量与形态

红细胞(red blood cell，RBC)是血液中数量最多的血细胞。正常成年男性红细胞的数量为$(4.5\sim5.5)\times10^{12}$/L，平均为$5.0\times10^{12}$/L；女性为$3.8\sim4.6\times10^{12}$/L，平均为$4.2\times10^{12}$/L；新生儿为$6.0\times10^{12}$/L以上，随着新生儿快速的成长，体重的增加率将赶上甚至超过红细胞的生长速率，每升血液中的红细胞数量将逐渐减少，儿童期的红细胞数量一直较低，且无明显的性别差异，直到青春期后才逐渐接近成人水平。红细胞内的蛋白质主要是血红蛋白(hemoglobin，Hb)，也是红细胞的功能成分，我国成年男性血红蛋白的浓度为120～160 g/L，成年女性为110～150 g/L，新生儿血红蛋白浓度较高，妊娠后期由于血浆量相对增多，血红蛋白浓度相对减少。高原居民红细胞和血红蛋白均高于海平面居民。

正常红细胞呈双凹圆碟形，直径为7～8 μm，厚约2 μm，无核，周边较厚，与球形相比，红细胞表面面积较大。红细胞的这种形态既有利于气体的进出，也有利于红细胞的可塑性变形。

(二) 生理特性

1. 悬浮稳定性

将加抗凝的静脉血置于血沉管垂直静置，虽然红细胞的比重较血浆大，但正常时红细胞的沉降却很慢，这表示红细胞能相当稳定地悬浮于血浆中，这一特性称为红细胞的悬浮稳定性(suspension stability of erythrocyte)。通常以红细胞在第1小时下沉的距离表示红细胞沉降的速度，称为红细胞沉降率(erythrocyte sedimentation rate，ESR)，简称血沉。红细胞沉降率的个体差异很大，用魏氏法测定，成年男性为0～15 mm/h，成年女性为0～20 mm/h。红细胞的ESR越大，表示红细胞的悬浮稳定性越小。

红细胞悬浮稳定性主要与双凹圆碟形红细胞的表面积与体积的比值较大而产生的摩擦力较大有关，另外，红细胞膜表面带有负电荷，使红细胞之间产生同性电荷相斥作用。因而，正常情况下红细胞之间不易发生以双凹面相贴而叠连在一起的现象，其下沉的速度较慢。红细胞悬浮稳定性的大小与红细胞是否易于叠连有关，红细胞叠连（rouleaux formation）现象是指许多红细胞彼此凹面相贴重叠在一起。红细胞叠连之后，其表面积与容积的比值减少，与血浆的摩擦力也减少，于是 ESR 加快。影响红细胞发生叠连的因素，主要在于血浆，并不在于红细胞本身。实验证明，血浆球蛋白，特别是纤维蛋白原，能促进红细胞叠连而使血沉加快；血浆中胆固醇含量增多，也可加速红细胞叠连，沉降加速；而血浆中白蛋白、磷脂酰胆碱增多，可使红细胞叠连降低，沉降减慢。临床上，妊娠、结核、肿瘤等患者，因血浆中纤维蛋白原增多，所以血沉加快。故血沉实验对某些疾病的临床诊断有一定的指导意义。

2. 渗透脆性

红细胞渗透脆性（osmotic fragility）是指红细胞在低渗溶液中膨胀乃至破裂的特性。若将红细胞置于等渗溶液，如 0.9%的 NaCl 溶液中，则红细胞可保持正常的形态和大小；当置于渗透压递减的一系列低渗盐溶液中，水将过多地渗入红细胞中，引起膨胀，使红细胞由双凹圆碟形逐步变为球形，这说明红细胞对低渗溶液具有一定的抵抗力。当 NaCl 溶液浓度降到 0.45%左右时，部分红细胞开始破裂，血红蛋白被释放到血浆中，这种现象称为溶血（hemolysis）。当 NaCl 溶液浓度降到 0.32%～0.35%时，红细胞全部破裂溶血。红细胞的渗透脆性越大，表示它对低渗溶液的抵抗力越小。在正常情况下即使同一个体的红细胞，随寿命的增加脆性增大，即初成熟的红细胞脆性小，对低渗溶液的抵抗力高；衰老的红细胞脆性大，对低渗溶液的抵抗力降低。在某些疾病，如遗传性球形红细胞增多症的红细胞渗透脆性增大，容易发生溶血；而发生巨幼性球形红细胞增多症时，红细胞渗透脆性会变小。所以，临床上测定红细胞的脆性有助于某些疾病的诊断。

溶血可由多种理化因素和毒素引起。在体外，如低渗溶液、机械性强力振荡、突然低温冷冻（使血液温度降至－20～－25 ℃）或突然化冻，过酸或过碱，以及乙醇、乙醚、皂碱、胆碱盐等均可引起溶血。在体内，溶血可由溶血性细菌或某些蛇毒侵入，抗原-抗体反应（如输入血型不合的血液），各种机械性损伤，红细胞内在（膜、酶）缺陷、某些药物等引起。溶血性细菌，如某些溶血性链球菌和产气荚膜杆菌可导致败血症；疟原虫破坏红细胞；某些溶血性蛇毒含卵磷脂酶，使血浆或红细胞的卵磷脂转变为溶血卵磷脂，可使红细胞膜分解而引起溶血。

3. 可塑变形性

红细胞能从双凹圆碟形变为其他各种形状，变形后在一定条件下可恢复变形前的双凹圆蝶形，红细胞的这一特性称为可塑变形性（plastic fragility）。这一特性有利于红细胞通过口径比红细胞直径小的毛细血管和穿过骨髓和脾脏的血窦和脾索间基底膜上的微孔。衰老的红细胞或球形红细胞的变形能力降低。

影响红细胞可塑性变形的因素有三个方面：①表面积与体积的比值越大，变形的能力也就越大，故双凹圆碟形红细胞的变形能力远大于异常情况下可能出现的球形红细胞；②红细胞内的黏度越大，变形能力越小，血红蛋白变性或浓度过高时，可使红细胞内黏度增加;③红细胞膜的弹性降低或黏度升高(如衰老红细胞),也可使红细胞变形能力降低。

(三)生理功能

1. 运输 O_2 和 CO_2

在血液中98.5%的 O_2 与血红蛋白结合,形成氧合血红蛋白的形式来运输。由红细胞运输的 O_2 约为溶解于血浆中的65倍。CO_2 在血液中以碳酸氢盐和氨基甲酸血红蛋白的形式运输,分别占 CO_2 运输总量的88%和7%,血浆运输 CO_2 的能力约为直接溶解于血浆中的18倍,运输 O_2 和 CO_2 是红细胞的重要生理功能。

2. 对酸碱的缓冲作用

红细胞内有多种缓冲对和碳酸酐酶,具有一定的缓冲酸碱度的能力,其中最为重要的是Hb及 HbO_2 缓冲系统。如果发生溶血,血红蛋白进入血浆,红细胞就丧失了运输 O_2 和 CO_2 的功能,也丧失了缓冲酸碱的功能。

(四)生成与破坏

1. 红细胞的生成

(1) 造血器官　在胚胎时期,红细胞生成的部位为卵黄囊、肝、脾、红骨髓。出生后红骨髓是主要的造血器官,是生成红细胞的唯一场所。红细胞在骨髓内的生成是一个受多种因素影响的连续而又分阶段的过程,红骨髓中的红系定向祖细胞增殖分化成原红母细胞,然后经早幼红细胞、中幼红细胞、晚幼红细胞、网织红细胞而至成熟红细胞。当骨髓的造血功能受到某些因素,如放射线、抗癌药物等理化因素的抑制时,不仅红细胞和血红蛋白数量减少,而且白细胞、血小板也会明显减少,由此引起的贫血称为再生障碍性贫血。

(2) 基本原料　红细胞的主要成分是血红蛋白,蛋白质和铁(Fe^{2+})是合成血红蛋白的基本原料。蛋白质来源于食物,通常情况下膳食中的蛋白质供应量能满足造血所需。成人每天需要20～30 mg铁用于红细胞生成,其来源有内源性(约占95%)和外源性(约占5%)两部分。其中外源性铁来自于食物,多为 Fe^{3+},必须在胃酸作用下转变为 Fe^{2+} 才能被吸收。内源性铁来自于体内铁的再利用,主要来自于被破坏的红细胞。当铁的供应不足、丢失过多、吸收障碍时,可使血红蛋白合成减少,引起红细胞体积变小,数量正常,称为低色素小细胞性贫血,即缺铁性贫血。慢性失血性疾病、妊娠期、哺乳期、生长发育期儿童,以及胃酸缺乏或食物中缺铁者,均可造成缺铁性贫血。

(3) 成熟因子　在红细胞的分裂和成熟过程中,红细胞的DNA对细胞的分裂和血红蛋白的合成起着重要作用。DNA的合成必须要有维生素 B_{12} 和叶酸作为辅助因子(合成核苷酸的辅酶)。叶酸进入小肠黏膜细胞后,在双氢叶酸的催化下,形成四氢叶酸才具有参与DNA合成的活性。叶酸吸收障碍后2～7个月可导致叶酸缺乏。叶酸的活化需要维生素 B_{12} 的参与,因此,维生素 B_{12} 缺乏时,叶酸的利用率下降,可引起叶酸的相对不足。

因此,这两种物质缺乏时,红细胞DNA合成减少、红细胞成熟障碍,引起红细胞数量减少,体积增大,出现巨幼细胞性贫血。成人每天约需要维生素 B_{12} 的量为2～5 μg,而体内储存量为4～5 mg,故一般情况下不会缺乏维生素 B_{12}。但维生素 B_{12} 的吸收需要胃黏膜壁细胞分泌的内因子的参与。临床上胃大部分被切除或胃壁细胞损伤,机体缺乏内因子,或体内产生抗内因子的抗体时,可发生维生素 B_{12} 吸收障碍,导致巨幼细胞性贫血。

(4) 生成调节 红细胞的生成主要受爆式促进激活物、红细胞生成素和雄激素的调节。①爆式促进激活物(burst promoting activator,BPA)是一类相对分子质量为25000～40000的糖蛋白,以早期红系祖细胞为作用的靶细胞,使早期红系祖细胞加强增殖活动。②红细胞生成素(erythropoietin,EPO)是机体红细胞的主要调节因子。EPO是一种由肾脏产生的相对分子质量为34000的糖蛋白,主要促进红系祖细胞向成熟红细胞增殖分化,同时还可加速血红蛋白的合成,并促进骨髓释放网织红细胞。血浆EPO的水平与血液血红蛋白的浓度呈负相关。贫血时,血浆中EPO的浓度增加,促进红细胞生成;当红细胞增高时,EPO浓度降低,这种负反馈调节,使血液中红细胞的数量保持相对稳定。临床上肾衰竭时,EPO分泌明显减少,这时引起的贫血称为肾性贫血。③雄激素通过促进肾脏合成红细胞生成素,提高血浆中红细胞生成素的浓度,同时可增加红系祖细胞膜上红细胞生成素受体对红细胞生成素的敏感性,促进红细胞的生成。此外雄激素还可直接刺激骨髓造血,促进红细胞分裂增殖。这可能是成年男性红细胞数量高于女性的原因之一。

2. 红细胞的破坏

正常人红细胞平均寿命为120天,红细胞的破坏是指机体对衰老和有缺陷的红细胞的清除,主要由脾、肝中的单核-巨噬细胞系统完成。脾脏和肝脏内的巨噬细胞具有“识别”衰老受损和有缺陷红细胞并吞噬它们的能力。吞噬消化后的铁可被再利用,脱铁血红蛋白则由肝脏代谢转变为胆色素随粪、尿排出体外。临床上脾功能亢进时,可使红细胞破坏增多,引起脾性贫血。

二、白细胞

(一) 数量与分类

白细胞(leukocyte,white blood cells,WBC)是一类有核的血细胞。正常成年人白细胞数是(4.0～10)$\times 10^9$/L。根据其形态、功能和来源可以分为三大类:粒细胞、单核细胞和淋巴细胞,其中粒细胞又根据胞质中颗粒的大小、多少及嗜色性的不同,而分为中性粒细胞、嗜酸性粒细胞和嗜碱性粒细胞。正常成人白细胞各组分中,中性粒细胞占50%～70%,嗜酸性粒细胞占0.5%～5%,嗜碱性粒细胞占0～1%,单核细胞占3%～8%,淋巴细胞占20%～40%(表5-2)。

表 5-2 白细胞分类及功能

名　称	百 分 比	主 要 功 能
中性粒细胞	50%～70%	吞噬与消化
嗜酸性粒细胞	0.5%～5%	参与寄生虫感染
嗜碱性粒细胞	0～1%	参与变态反应
淋巴细胞	20%～40%	T细胞参与细胞免疫;B细胞参与体液免疫
单核细胞	3%～8%	吞噬、免疫

(二) 生理功能

1. 中性粒细胞

中性粒细胞(neutrophil)是体内主要的吞噬细胞,在血液的非特异性细胞免疫系统中起着十分重要的作用,它处于机体抵御微生物病原体,特别是处于化脓性细菌入侵的第一线。当炎症发生时,细菌产物、人体细胞的降解产物和某些血浆蛋白可诱导产生吸引中性粒细胞趋向炎症部位的趋化因子,受其吸引,中性粒细胞从毛细血管壁的缝隙中游出,向病灶部位集中,将入侵病原体包围而吞入,通过细胞内的溶酶体释放的多种蛋白水解酶和多种氧化酶,对吞噬物进行分解和消化。当机体内发生细菌感染时,血液中的中性粒细胞显著增加,有利于抵抗病原微生物的入侵;当血液中的中性粒细胞减少时,机体的抵抗力下降,容易引起感染。所以,中性粒细胞的主要功能是在细菌感染或急性炎症反应时杀死细菌和调节炎症反应。

2. 嗜酸性粒细胞

嗜酸性粒细胞(eosinophil)有微弱的吞噬能力,因其缺乏溶菌酶而无杀菌能力。嗜酸性粒细胞可通过其膜表面的受体黏附于寄生虫上,释放过氧化物酶和碱性蛋白等损伤寄生虫体。另外,嗜酸性粒细胞可吞噬某些抗原-抗体复合物,限制变态反应。因此,有些变态反应或寄生虫感染,常伴有嗜酸性粒细胞的增多。

3. 嗜碱性粒细胞

嗜碱性粒细胞(basophil)主要的生理功能是参与变态反应。嗜碱性粒细胞的颗粒含有多种活性物质,有组胺、肝素、慢反应物质(SRS-A)、嗜酸性粒细胞趋化因子、血小板活化因子等。这些活性物质可使平滑肌收缩、毛细血管壁通透性增大,导致大量血浆渗出,引起哮喘、荨麻疹、鼻炎等变态反应性疾病。嗜碱性粒细胞被激活时,释放出嗜酸性粒细胞趋化因子,将嗜酸性粒细胞吸引聚集于病变局部,以限制嗜碱性粒细胞在变态反应中的作用。

4. 单核细胞

单核细胞(monocyte)胞体较大,直径 15～30 μm,胞质中无颗粒。单核细胞不是终末细胞,从骨髓进入血液后,大约在血液中循环 72 h,通过血管进入组织成为巨噬细胞,细胞的直径可达 60～80 μm 形成单核-巨噬细胞系统。单核细胞的功能与中性粒细胞功能很相似,有趋向性、吞噬功能,但它的吞噬能力更强。通过吞噬和胞饮作用将病原微生物、衰老损伤的细胞和异物颗粒摄入细胞内形成吞噬小体,在溶酶体的作用下将其杀灭。

5. 淋巴细胞

淋巴细胞(lymphocyte)属免疫细胞,在机体特异性免疫应答过程中起主要的作用。根据形态和功能不同可分成 T 细胞、B 细胞和第三类非 T 非 B 细胞,即杀伤细胞(K 细胞)和自然杀伤细胞(NK 细胞)。在功能上 T 细胞主要参与细胞免疫,与细菌、病毒和癌细胞等的杀伤以及器官移植中的免疫排斥有关;B 细胞主要参与体液免疫。B 细胞被抗原激活后转化为浆细胞,合成分泌大量的抗体,参与体液免疫过程。K 细胞和 NK 细胞在机体抗病毒感染、免疫监视中起重要作用,并对肿瘤细胞有杀伤作用,也在清除自身衰残细胞方面发挥一定作用。

(三) 生成与破坏

白细胞起源于骨髓造血干细胞,在其发育过程中经历定向祖细胞、可识别的前体细胞,而后成为具有各种功能的成熟白细胞。白细胞的分化和增殖受造血生长因子(HGF)的调节,这些因子是一类糖蛋白,由淋巴细胞、单核-巨噬细胞、成纤维细胞和内皮细胞生成并分泌。由于某些 HGF 在体外可刺激造血干细胞生成集落,故又称为集落刺激因子(CSF)。

这些因子可以影响白细胞的生成和发育。此外，还有一类抑制因子，如乳铁蛋白和转化生长因子-β等，可以抑制白细胞的增殖、生长。

白细胞的寿命比较难以判断，因为粒细胞和单核细胞主要是在组织中发挥作用，淋巴细胞则往返于血液、组织液、淋巴之间，而且可增殖分化。一般来说，中性粒细胞在循环血液中停留 8 h 左右即进入组织，3～4 天后即衰老死亡或经消化道黏膜从胃肠道排除；若有细菌入侵，粒细胞在吞噬活动中可因释放出的溶酶体酶过多而发生“自我溶解”，与被破坏的细菌和组织共同构成脓液。

三、血小板

（一）数量与形态

正常成年人外周血中血小板（platelet）数量为（100～300）$\times 10^9$/L。血小板可以有6%～10%的波动：一般晨间较低，午后略高；春季较低，冬季略高；静脉血平均值较毛细血管高；新生儿较婴儿低（出生 3 个月后达成人水平）；妇女月经前血小板减低，经期后逐渐上升；妊娠中晚期升高；剧烈运动和饱餐后血小板升高。血小板数量超过 1000$\times 10^9$/L 时称血小板增多，易发生血栓；50$\times 10^9$/L 时称血小板减少，可致出血倾向。

血小板是从巨核细胞胞质上脱落下来的碎片，无核，体积小，平均直径为 2～4 μm，在循环血中呈双凸碟形或椭圆形，当血小板被激活时，可发生变形伸出伪足。

（二）生理特性

1. 黏附

当血管内膜的完整性被破坏时，血小板与暴露的胶原纤维立即黏附在一起，称为血小板黏附。黏附是血小板参与止血的第一步，随后可激活血小板，使血小板发生聚集、释放反应，并形成血小板血栓。血小板黏附能力缺乏或增强，对机体都是不利的。

2. 聚集

在血小板黏附之后，血小板之间相互黏着成团的过程称为聚集。聚集分为两个时相：第一时相发生迅速，由受损组织释放的二磷酸腺苷（ADP）引起，为可逆性聚集；第二时相发生缓慢，由激活血小板释放的内源性 ADP 引起，为不可逆聚集，形成血小板血栓。另外，肾上腺素、5-羟色胺、组胺、凝血酶、胶原、细菌、病毒和药物等也可促进血小板聚集；而阿司匹林、异丙肾上腺素和前列环素等可以抑制血小板聚集。所以，临床上每日口服小剂量（50～75 mg）阿司匹林对预防血栓性疾病有一定的作用。

3. 释放

释放是指血小板发生聚集反应后，将储存在颗粒中的 ADP、5-羟色胺、儿茶酚胺、Ca^{2+}、K^+等活性物质释放到血小板外的过程。这些活性物质有助于止血和凝血。

4. 收缩

血凝块中的血小板将伪足伸入血纤维网中，通过收缩蛋白收缩，使血凝块回缩，挤出血清，止血栓硬化，有助于止血。

5. 吸附

血小板能吸附许多凝血因子于其磷脂表面，使局部凝血因子的浓度升高，促进凝血过

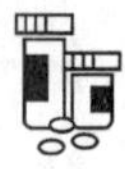

程的发生。

（三）生理功能

1. 维持血管内皮完整性

血小板能填补血管壁内皮脱落处的空隙，并融入血管内皮，促进血管内皮细胞的修复，从而维持毛细血管的完整性。临床上常见当血小板减少到 $50\times10^9/L$ 以下的患者，因毛细血管的通透性和脆性增加，而出现皮下淤点或紫癜的症状。

2. 参与生理止血功能

当小血管损伤，血液从血管内流出到出血自行停止的过程，称为生理止血。临床上常以出血时间的长短反映机体生理止血功能的状态。出血时间(bleeding time,BT)是用针刺破皮肤毛细血管后，血液自行流出到自然停止所需的时间。正常出血时间为 1～3 min。

生理止血的过程是由血管、血小板和凝血因子三者协同作用的结果，包括小血管收缩、血小板血栓形成和血凝块的形成三个时相：首先是损伤局部的血管由于损伤刺激引起局部血管痉挛以及血小板和血管内皮细胞释放的缩血管物质引起收缩，若破损不大可使血管封闭，出血暂停；若破损稍大，可使血流速率减慢，出血减少。其次是血管内膜损伤，血小板发生黏附、聚集，在破损处形成白色透明的松软的血小板止血栓起到初步止血作用。同时，凝血过程被启动，纤维蛋白析出形成血凝块，随即血小板收缩，止血栓硬化，完成生理止血。

3. 促进凝血过程

血小板在凝血过程中通过释放血小板因子，尤其是血小板因子Ⅲ(PF3)，提供血液凝固所需的磷脂表面，同时可吸附大量凝血因子，促进凝血过程的发生。

第四节　血液凝固与纤维蛋白溶解

一、血液凝固

血液凝固(blood coagulation)简称血凝，是指血液由流动的液态变成不流动的胶冻样状态的过程。血液凝固是由一系列凝血因子顺序参与的复杂的酶促反应过程，其本质是血浆中可溶性的纤维蛋白原激活为不溶性的纤维蛋白，纤维蛋白析出后编织成网，把血细胞网罗其中，形成血凝块(图 5-3)。在血液凝固后 1～2 h，血凝块发生回缩并析出淡黄色液体，称为血清(serum)。所以血清不同于血浆，它消耗了纤维蛋白原等凝血因子，增添了少量血凝时由血管内皮细胞和血小板释放出来的生物活性物质。

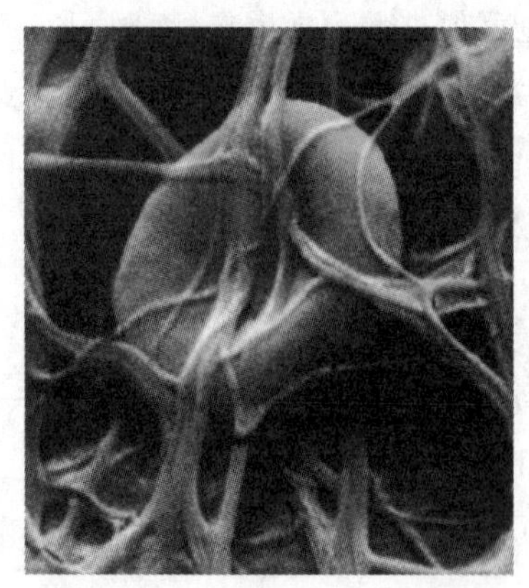

图 5-3　纤维蛋白网罗血细胞

（一）凝血因子

血浆和组织中直接参与血液凝固的物质，统称为凝血因子(coagulation factors)。目前公认的凝血因子有 12

种，按国际命名法，凝血因子以发现的先后顺序以罗马数字Ⅰ～ⅩⅢ命名，简称为FⅠ～FⅩⅢ，因子Ⅵ被证实是因子Ⅴ的活化形式而废除(表5-3)。此外，参与凝血的物质还包括前激肽释放酶(PK)、高分子激肽原(HK)、血小板磷脂(PL)等。在这些因子中，除因子Ⅳ(Ca^{2+})和血小板磷脂外，都是蛋白质，正常情况下这些蛋白质大多数以无活性的酶原形式存在，必须通过其他酶水解激活后才具有活性，被激活的凝血因子形式在它们名称的右侧标以"a"，如Ⅱa等。正常血液中除组织因子(因子Ⅲ)外，其余都存在于血浆中，且大多数在肝脏中合成，其中因子Ⅱ、Ⅶ、Ⅸ、Ⅹ的生成需要维生素K参与，故又称它们为维生素K依赖性凝血因子。因此，当肝脏有疾病或维生素K缺乏时，可出现凝血功能异常的表现，如出血倾向。

表5-3 按国际命名法编号的凝血因子及其合成部位

编号	同义名	合成部位
因子Ⅰ	纤维蛋白原	肝细胞
因子Ⅱ	凝血酶原	肝细胞(需维生素K)
因子Ⅲ	组织因子	内皮细胞和大多数组织细胞
因子Ⅳ	Ca^{2+}	
因子Ⅴ	前加速素(易变因子)	内皮细胞和血小板
因子Ⅶ	前转变素(SPCA)	肝细胞(需维生素K)
因子Ⅷ	抗血友病因子(AHF)	肝细胞
因子Ⅸ	血浆凝血激酶	肝细胞(需维生素K)
因子Ⅹ	Stuart-Prower因子	肝细胞(需维生素K)
因子Ⅺ	血浆凝血激酶前质	肝细胞
因子Ⅻ	接触因子	肝细胞
因子ⅩⅢ	纤维蛋白稳定因子	肝细胞

(二) 血液凝固过程

血液凝固过程目前比较公认的是瀑布学说。此学说认为凝血过程是一种生化酶促反应过程，即凝血的头一个环节一旦被激活，就引起一系列凝血因子相继激活的生物放大效应，像瀑布一样倾泻而下，直到纤维蛋白形成。此过程总体来说包括"两源三步骤"："两源"即内源性和外源性两条激活途径；"三步骤"即凝血酶原激活物的形成、凝血酶的生成和纤维蛋白的生成。

1. 内源性凝血途径

内源性凝血是由因子Ⅻ激活开始的，参与的凝血因子全部来源于血液。其"三步骤"的过程如下。

(1) 凝血酶原激活物的形成 当血液与带负电荷的表面(如血管受损暴露出的内皮下胶原纤维)相接触时，FⅫ与之接触，生成FⅫa，FⅫa再激活前激肽释放酶成为激肽释放酶，激肽释放酶反过来又激活FⅫ，通过正反馈生成大量的FⅫa。FⅫa再激活FⅪ成为FⅪa。同时血小板也被激活，释放血小板因子3(PF3)提供磷脂吸附表面。FⅪa在Ca^{2+}存在的条件下，激活 FⅨ。FⅨa 再与 FⅧ、PF3 和 Ca^{2+} 组成 FⅧ复合物，协同激活 FⅩ生成 FⅩa。在 FⅧ复合物中，PF3 提供一个磷脂吸附表面，Ca^{2+} 将 FⅨa 和 FⅩ连接在磷脂表面，使 FⅩ水解生成 FⅩa，作为辅助因子，FⅧ可使这一过程加快几百倍。缺乏 FⅧ将发生血友病 A，表现为凝血缓慢，甚至微小的创伤也出血不止。所以 FⅧ也称为抗血友病因子。FⅩa与 FⅤ、PF3 和 Ca^{2+} 组成凝血酶原激活物。

(2) 凝血酶的生成　凝血酶原激活物激活凝血酶原(FⅡ)生成凝血酶(FⅡa)。在凝血酶原激活物中，PF3 仍然是提供磷脂吸附表面，Ca^{2+} 同样将 FⅩa 和 FⅡ连接在磷脂表面，使 FⅡ水解生成 FⅡa，FⅤ是此时的辅助因子，可使这一过程加快几十倍。

(3) 纤维蛋白的生成　FⅡa 能迅速激活纤维蛋白原(FⅠ)使之生成纤维蛋白(FⅠa)，在纤维蛋白稳定因子(FⅩⅢ)的作用下，纤维蛋白单体相互聚合形成不溶于水的纤维蛋白多聚体，后者编织成网，网罗血细胞形成血凝块(图 5-4)，完成内源性凝血。

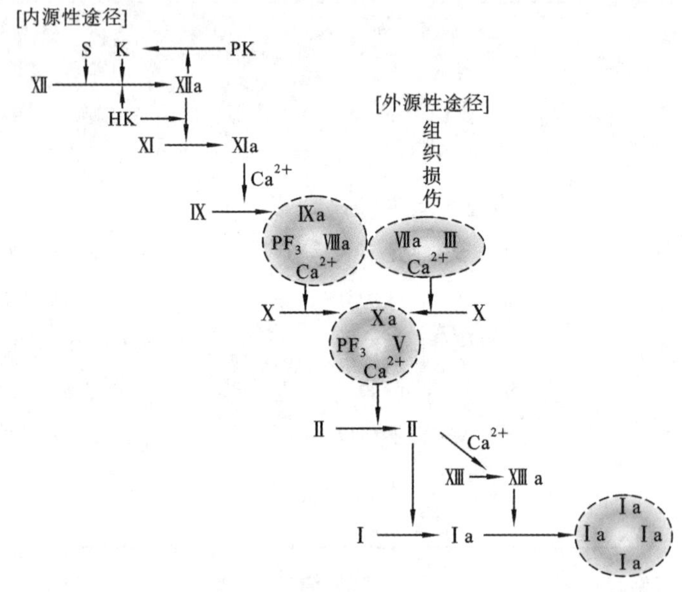

图 5-4　血液凝固过程示意图

2. 外源性凝血途径

外源性凝血是由组织因子(FⅢ)进入血液启动的。在组织损伤、血管破裂等情况下，由组织释放的 FⅢ进入血液与血浆中的 FⅦ、Ca^{2+} 组成 FⅦ复合物，它们协同作用使 FⅩ激活生成 FⅩa。在 FⅦ复合物中，FⅢ激活 FⅦ，PF3 提供反应的磷脂吸附表面，Ca^{2+} 将FⅦa和 FⅩ连接在磷脂表面，使 FⅩ水解生成 FⅩa，其后的凝血过程与内源性凝血途径完全相同。

内源性凝血途径和外源性凝血途径相比，除启动因子和参与凝血的因子(FⅩ被激活之前)不同之外，在血液凝固的速率方面，外源性凝血比内源性凝血更快，过程更简单。一般情况下，两条凝血途径是同时进行并相互促进的。凝血的两条途径可用表 5-4 表示。

临床上缺乏凝血因子Ⅷ、Ⅸ、Ⅺ的患者，凝血过程变得非常缓慢，微小伤口就可出血不止，分别称为甲型(A)、乙型(B)和丙型(C)血友病。

表 5-4 内源性凝血和外源性凝血的比较

项 目	内源性凝血	外源性凝血
启动方式与因子	血管内皮下胶原纤维或带负电荷的物质激活 FⅫ	受损组织释放出 FⅢ 进入血液激活 FⅦ
凝血因子的分布	凝血因子全部存在于血浆中	组织和血浆中
参与的凝血因子	数量多	数量少
参与反应的步骤	多	少
发生凝血的速度	较慢，约数分钟	较快，约十几秒
两者相互的关系	外源性凝血途径在凝血过程中起主导作用；外源性与内源性凝血同时进行；外源性凝血可以促进加强内源性凝血。	

知识链接

血 友 病

血友病是一组凝血因子遗传性缺乏所造成的凝血酶生成障碍而导致的出血性疾病，包括血友病 A（又称甲型血友病，因子Ⅷ缺乏），血友病 B（又称乙型血友病，因子Ⅸ缺乏）及血友病 C（又称丙型血友病，因子Ⅺ缺乏）。血友病 A 多见，约为血友病 B 的 7 倍，血友病 C 的发病率很低。

出血倾向是血友病的最典型症状之一。发病越早症状越重，反复出血，伴随终身。出血特点是自发性或轻微外伤即致的渗血不止，可持续数天，多表现为淤斑、血肿；膝、踝、肘、腕等关节易出血，反复出血可致关节畸形，口鼻黏膜出血也多见。

血友病的确诊必须依靠实验室检查，以证实相应的凝血因子缺乏。

（三）抗凝系统

在生理情况下，机体常不可避免地发生血管内皮的损伤，由此发生凝血，但这一过程仅限于受损的局部，不会扩展到全身并阻碍血液循环。这说明机体内还存在着与凝血系统相对抗的抗凝系统。正常的抗凝系统是由细胞抗凝系统（单核巨噬细胞、肝细胞）和体液抗凝系统组成的。下面仅简单介绍体液抗凝系统中的抗凝血酶Ⅲ、肝素、蛋白质 C、组织因子途径抑制物等几个重要的抗凝物质。

1. 抗凝血酶Ⅲ

抗凝血酶Ⅲ是肝脏和血管内皮细胞分泌的一种抗丝氨酸蛋白酶，是血液中最重要的抗凝物质。能够与 FⅡa、FⅦa、FⅨa、FⅩa 活性中心的丝氨酸残基结合，使之失活，进而阻断凝血过程。

2. 肝素

肝素是由肥大细胞和嗜碱性粒细胞产生的一种酸性黏多糖。正常情况下，抗凝血酶Ⅲ

的直接作用弱且慢,但它与肝素结合后,其抗凝血作用可增强2000倍。肝素还能加快凝血酶的灭活速率,增强蛋白质C的活性、刺激血管内皮释放抗凝物质和纤溶酶原激活物,而且肝素在体内和体外均有很强的抗凝作用,所以是临床上广泛应用的抗凝药物。

3. 蛋白质C

蛋白质C是由肝脏合成的依赖维生素K的生理性抗凝物质,以酶原形式存在,在凝血酶的作用下被激活。主要作用:①灭活FⅤa和FⅧa;②阻碍FⅩa与血小板上的磷脂结合,从而削弱FⅩa对凝血酶原的激活作用;③刺激纤溶酶原激活物的释放,增强纤溶酶活性,促进纤溶。

4. 组织因子途径抑制物

组织因子途径抑制物(TEPI)是由微血管内皮细胞合成释放的一种糖蛋白,是体内重要的生理抗凝物质,能特异性地抑制FⅢ、FⅦa、FⅩa的活性,从而有效地抑制外源性凝血。

(四)血液凝固的加速与延缓

血液凝固是一系列酶促反应的结果,凝血过程的快慢受温度、接触面的情况、抗凝剂以及凝血因子的影响。

1. 加速血液凝固

在一定范围内,温度升高,酶的活性增强,反应加快,可加速血液凝固;血小板与粗糙面接触时,发生黏附、集聚、释放反应,激活FⅫ,从而加速凝血;凝血因子和血小板生成增加时,也可使凝血加快。例如在外科手术时,常使用温热盐水纱布或明胶海绵压迫伤口止血,这就是利用粗糙面,加速Ⅻ因子激活及血小板黏附、聚集,同时利用温热来提高酶的活性,加速酶促反应,以促使血液凝固加速而止血;又如手术患者常在术前注射维生素K,目的在于促进肝脏合成凝血因子Ⅱ、Ⅶ、Ⅸ、Ⅹ以加速血液凝固。

2. 延缓或防止凝血

在凝血过程中,多个环节需要Ca^{2+}参与,如果设法去除血浆中的Ca^{2+},血液将不能凝固;肝素在体内和体外均有很强的抗凝作用;将血液置于低温环境、光滑表面的容器内,减弱对凝血因子的触发,也可以延缓血凝。例如,临床输血、断肢断指(趾)再植手术、动物实验等常使用肝素对抗血液凝固;临床输血、检验时常用抗凝剂柠檬酸钠或草酸盐以去掉血浆中的Ca^{2+}达到抗凝目的;输血时所用的输注管都是内面光滑的硅胶管。

二、纤维蛋白溶解

(一)纤维蛋白溶解系统

血凝块中的纤维蛋白被逐渐分解液化的过程称为纤维蛋白溶解(fibrinolysis),简称纤溶。组成纤维蛋白溶解系统的物质有纤溶酶原、纤溶酶、纤溶酶原激活物以及纤溶酶抑制物。纤维蛋白溶解过程包括纤溶酶原的激活与纤维蛋白的降解两个阶段(图5-5)。纤维蛋白溶解过程可以使凝固的血液重新恢复为液态,防止血管内凝血过程的蔓延及血栓的形成,保障血管内的血流通畅。因此,凝血和纤溶是血液中不断进行着的既对立又统一的两个过程。

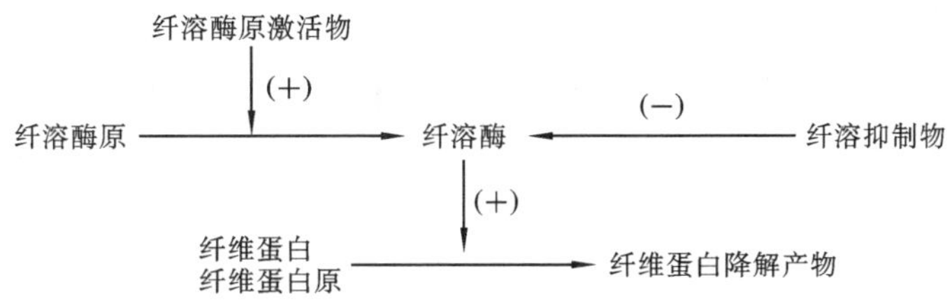

图 5-5 纤维蛋白溶解系统

注：(+)表示促进；(−)表示抑制。

1. 纤溶酶原的激活

纤维酶原是由肝脏、肾脏、骨髓等多种组织合成的，是一种单链糖蛋白。当血液凝固时，纤溶酶原大量吸附于纤维蛋白网上，在纤溶酶原激活物的作用下，激活成为有活性的纤溶酶，而使纤维蛋白溶解。纤溶酶原激活物主要有三类。①血管激活物：由小血管的内皮细胞合成和释放，当血管内出现血凝块时，可刺激血管内皮释放大量激活物，大部分被吸附在血凝块上，激活纤溶酶原，发挥溶解作用，保持血流通畅。②组织激活物：广泛存在于各组织中，以子宫、卵巢、甲状腺、肾上腺、前列腺和肺等组织中含量为多，主要在组织修复、伤口愈合过程中，于血管外促进纤溶。因此月经血不凝，以及子宫、甲状腺、前列腺等处手术后易发生渗血，与其组织激活物含量丰富有关。③依赖 FⅫa 的激活物，FⅫa 在激活前激肽释放酶生成激肽释放酶后，激肽释放酶以正反馈再激活 FⅫ的同时又激活了纤溶酶原。可见，FⅫa 启动了内源性凝血，又激活了纤溶系统，使血凝和纤溶互相配合，保持动态平衡。

2. 纤维蛋白的降解

纤溶酶是血浆中活性最强的蛋白水解酶，可使纤维蛋白(原)肽链分子中的赖氨酸-精氨酸裂解，使纤维蛋白(原)整个分子被分割成许多可溶性的小肽，称为纤维蛋白降解产物(FDP)。纤维蛋白降解产物不能再凝固，而且一部分具有抗凝作用。纤溶酶的特异性小，还能水解 FⅡa、FⅤa、FⅧa、FⅫa 等。纤维蛋白溶解的重要生理意义在于使血液流通，保持液态，限制血液凝固的扩散，防止血栓形成。

（二）抗纤溶

血液中存在着许多物质可抑制纤溶系统的活性，防止正常生理情况下发生的血液凝固或纤溶亢进，保证血液循环通畅。主要的纤溶抑制物如下。①由内皮细胞和血小板合成的纤溶酶原激活抑制物-1：一种单链糖蛋白，具有抑制纤溶酶原激活物的作用。②α_2-抗纤溶酶：一种单链糖蛋白，主要由肝脏合成或释放，其主要功能是与纤溶酶结合而抑制纤溶酶。③补体 C_1 抑制物：可使 FⅫa 和激肽释放酶失去活性。

生理情况下，体内存在凝血与抗凝、纤溶两个既对立又统一的功能系统，它们之间相互依存、共同作用，保持着动态平衡。机体出血时它能及时止血，还能防止血凝块过大堵塞血管，使机体既不发生出血，又不会形成血栓，从而维持血液的正常状态。

第五节　血量、血型与输血

一、血量

血量(blood volume)是指循环系统中存在的血液总量,是体内血浆和血细胞的总和,正常成年人的血液总量相当于体重的7%～8%,即每千克体重有70～80 mL血液。幼儿体内含水量较多,其血液总量约占体重的9%。一个体重60 kg的人,其血液量为4200～4800 mL,平均4.5 L。血液总量的绝大部分都在心血管中迅速流动,这部分血量称为循环血量;还有一小部分血量滞留在肝、肺、腹腔静脉丛或皮下静脉丛等处,流动缓慢,其中红细胞比容较高,这部分血量称为储备血量;这些贮存血的地方,称为贮血库。人体剧烈运动或大量失血时,贮血库的血量将释放出来,参加血液循环,以补充循环血量。

正常人的血量是相对恒定的,一般波动范围不超过10%。血量相对恒定的意义主要在于它适当地充盈于循环系统内。只有保持一定的充盈度才能使机体的血压维持正常水平;只有血压正常,才能保证组织器官的血流量,从而保证细胞代谢所需要的营养物质及氧,同时也能及时排泄代谢废物。血量不足会导致血压下降、血流缓慢,最终导致组织细胞缺氧、代谢障碍和器官功能损害。一般认为,失血对机体的影响随着失血量的多少而不同,当失血量较少,不超过全血量的10%时,将由心脏活动加强、贮血库血量释放、组织液回流增多,使循环血量得以补充,此时,机体可不出现明显的临床症状。首先是水和无机盐可在1～2 h内,由组织液透入血管而得到补充。其次,在1天左右的时间内,血浆蛋白可由肝脏加速合成。红细胞的恢复需1个月左右的时间。这是由于失血缺氧引起促红细胞生成素增多。促红细胞生成素可加速红细胞的生成和网织红细胞的释放。故失血后的患者外周血液中网织红细胞数量可增加到5%以上。由此可见,体重为50～60 kg的成人,一次献血200～300 mL(占血量5%～6%)一般不影响健康。红细胞在1个月内可恢复。如果失血量较多达总血量的20%时,机体的代偿机能将不足以维持正常血压,就会出现血压下降、心率加快、四肢厥冷、乏力等一系列临床症状,此时需要输血或输液来补充血量。如果失血量超过总量的30%或更多,将危及生命,应及时抢救,输血是必要而有效的抢救措施之一。

二、血型与输血

(一)血型与红细胞凝集

血型是指红细胞膜上特异性抗原(凝集原)的类型。如果两种不同类型的血液相遇,红细胞将彼此聚集黏合,形成一簇簇不规则的红细胞团,在补体参与下出现红细胞破裂溶解,这种现象称为红细胞凝集。红细胞凝集是一种不可逆反应,现代免疫学证实凝集反应是抗原-抗体免疫反应,抗原就是凝集原,抗体就是凝集素。

在临床上,血型鉴定是输血和组织器官移植成败的关键,在人类学、法医学领域也有重要意义。根据红细胞膜上凝集原的不同,目前国际输血协会认可的红细胞血型系统有30个,血型抗原超过600种,其中与临床关系最密切的是ABO血型系统和Rh血型系统。

（二）ABO 血型系统

1. ABO 血型系统的凝集原(抗原)与分型依据

ABO 血型系统中红细胞膜上的凝集原(抗原)有两种，分别是 A 凝集原和 B 凝集原。根据红细胞膜上所含凝集原(抗原)类型的不同，可将血型分为四型，只含 A 凝集原的血型为 A 型，只含 B 凝集原的血型为 B 型，含有 A、B 两种凝集原的血型为 AB 型，两种凝集原均不含的血型为 O 型。

2. ABO 血型系统的凝集素(抗体)

血清中的血型抗体有天然抗体和免疫抗体两类，天然抗体是血清中自然存在的，免疫抗体是获得性抗体，是输血、妊娠或分娩时，接受了自身不存在的红细胞抗原刺激而产生的。ABO 血型抗体属于天然抗体，为 A 抗原、B 抗原相对应的抗 A 抗体和抗 B 抗体两种，为 IgM 抗体，相对分子质量大，不能通过胎盘。ABO 血型抗原、抗体发布的特点是，有哪种抗原则无哪种抗体，无哪种抗原则必有哪种抗体，即相同的抗原、抗体不会出现在同一种血型中。A 型血的血清中有抗 B 凝集素；B 型血的血清中有抗 A 凝集素；AB 型血的血清中不含抗 A 凝集素，也不含抗 B 凝集素；O 型血的血清中既含抗 A 凝集素，也含抗 B 凝集素(表5-5)。ABO 血型系统中还有亚型，其中与临床关系密切的是 A 型中的 A_1、A_2 两种亚型。临床输血时需注意 A 亚型的存在。

表 5-5 ABO 血型系统的基因型、表现型和抗原抗体

基因型	表现型(血型)	凝集原(抗原)	凝集素(抗体)
ii	O	无	抗 A、抗 B
I^AI^A、I^Ai	A	A	抗 B
I^BI^B、I^Bi	B	B	抗 A
I^AI^B	AB	AB	无

知识链接

血型的发现

卡尔·兰德斯坦纳(Karl·Landsteiner 1868—1943)是奥地利著名医学家。他因发现了 A、B、O、AB 四种血型中的前三种，而于 1930 年获得诺贝尔医学及生理学奖，并被誉为“血型之父”。

以前人们认为每个人的血都是一样的。古代欧洲的一些医生给人治疗时，直接把一个人的血输到另一个人的血管里，甚至把羊血输入人体里。那时人们不知道血液有不同的类型。1900 年，奥地利病理学家卡尔·兰德施泰纳在研究发热患者血清中的溶血素时，注意到正常人血清中存在着一种凝集素，能够凝集其他人的红细胞。他意识到，在人类的红细胞中可能存在着不同的抗原。兰德斯坦纳对这个问题却非常感兴趣，并开始了认真、系统的研究。经过长期的思考，兰德斯坦纳终于想到：会不会是输血人的血液与受血者身体里的血液混合产生病理变化，而导致受血者死亡？1900年他用22位同事的正常血液交叉混合，发现红细胞和血浆之间发生反应，也就是说某些血浆能促使另一些人的红细胞发生凝集现象，但也有的不发生凝集现象。于是他将22人的血液实验结果编写在一个表格中，通过仔细观察这份表格，他终于发现了人类的血液按红血球与血清中的不同抗原和抗体分为许多类型，于是他把表格中的血型分成三种：A、B、O。不同血型的血液混合在一起就会出现不同的情况，就可能发生凝血、溶血现象，这种现象如果发生在人体内，就会危及人的生命。1902年，兰德斯坦纳的两名学生把实验范围扩大到155人，发现除了A、B、O三种血型外还存在着一种较为稀少的第四种类型，后来称为AB型。到1927年经国际会议公认，采用兰德斯坦纳原定的字母命名，即确定血型有A、B、O、AB四种类型，至此现代血型系统正式确立。兰德斯坦纳也因此而在1930年获得诺贝尔医学及生理学奖。

3. ABO血型的遗传

ABO血型是由I^A、I^B和i三种血型基因所决定，血型基因位于第9对两条染色体上。由于A、B是显性基因，i是隐性基因，所以第9对染色体只要一条带I^A基因，无论另一条染色体相应位点上是I^A和i型基因，都表现为A型血。第9对染色体只要一条带I^B基因，无论另一条染色体相应位点上是I^B和i型基因，都表现为B型血。O型血则必须是第9对两条染色体上都同样是i基因。如果第9对染色体上一条带I^A基因，另一条带I^B基因，就表现为AB型血。

ABO三种抗原的遗传分别受三个等位基因控制，可以控制生成A、B、H三种抗原。在染色体上，这三个基因只能出现两个，一个来自父体，一个来自母体，他们共同决定了子代血型的基因型。ABO血型可以有I^AI^A、I^BI^B、ii、I^AI^B、I^Ai或I^Bi六种组合形式，称为遗传式，相对应的表现型就为A、B、O、AB、A、B型，实际上就是A、B、O、AB四型(表5-5)。

（三）Rh血型系统

1. Rh血型的发现与分布

Rh血型系统是Landsteiner和Wiener于1940年发现的。他们将恒河猴(Rhesus monkey)的血液注入家兔体内后，得到一种免疫抗体，这种血清中的免疫抗体不仅能凝集恒河猴的红细胞，且能凝集85%的白种人的红细胞，从而证明了这些白种人的红细胞与这种猴子的红细胞上有共同的抗原，因而便取恒河猴的英文字头“Rh”作为这种抗原的名称。红细胞膜上含有Rh凝集原的血型称为Rh阳性血型，反之称为Rh阴性血型。Rh血型对进一步提高新生儿溶血病的实验诊断和维护母婴健康有非常重要的意义。根据有关资料介绍，Rh阳性血型在我国汉族及大多数民族人中约占99%，阴性占1%，但在个别少数民族中Rh阴性血型较多，如塔塔尔族占15.8%，苗族占12.3%，乌孜别克族占8.7%。所以，在少数民族地区的临床输血工作中，应特别注意Rh血型的问题。

2. Rh血型的特点及临床意义

Rh血型的最大特点是血清中不存在天然抗体。当Rh阴性者接受Rh阳性者的红细胞后，可发生特异性免疫反应而产生获得性Rh抗体，属于IgG抗体，相对分子质量较小，容易通过胎盘。因此，Rh 血型系统有两个临床意义：①Rh 阴性者第一次接受 Rh 阳性者的血液时，因其血浆中不含抗 Rh 抗体，是不会发生凝集反应的，但输入的 Rh 凝集原可刺激 Rh 阴性者产生免疫反应，生成抗 Rh 抗体。当再次接受 Rh 阳性血液时，输入的红细胞膜上的 Rh 抗原就会被体内的抗 Rh 抗体所凝集，红细胞将被破坏而引起溶血；②当 Rh 阴性血型的母亲孕育了 Rh 阳性血型的胎儿（由于父亲是 Rh 阳性血型）时，胎儿的红细胞可能进入母体（如分娩或流产时），就可使母体产生抗 Rh 抗体。当 Rh 阴性的母亲再次孕育 Rh 阳性胎儿时，这些抗 Rh 抗体就会进入胎儿体内，引起胎儿红细胞发生凝集，造成新生儿溶血或胎儿的死亡。如果 Rh 血型的妇女曾经接受过 Rh 阳性的血液，则 Rh 阳性胎儿的溶血反应可发生在第一胎。

三、输血原则

输血是临床上抢救各种原因的急性大失血、重度贫血以及保证一些手术的顺利进行的重要手段。输血时必须针对患者的具体情况进行分析，选择适当的输血方式。随着医学的发展和科学技术的进步，输血疗法已经从原来的单纯输全血，发展为输全血和成分输血。成分输血就是把人血中的各种有效成分，如红细胞、粒细胞、血小板和血浆分别制备成高纯度或高浓度的制品，再根据患者的疾病需求输入。例如，大面积烧伤的患者，丢失的主要是细胞外液的水分和蛋白质，最好输血浆或血浆代用品。这样既能提高疗效，减少不良反应，又能节约血源。但若输血不当，可发生严重不良反应和并发症，甚至危及生命。因此，输血必须鉴定血型和做交叉配血试验。

（一）输血前必须鉴定血型

为了保证输血的安全有效，防止出现红细胞凝集，输血前必须鉴定血型，首选同型血相输。因为同型血液之间不存在相对应的凝集原和凝集素，不会发生凝集反应。对于需要反复输血的患者和育龄妇女，还需使供血者和受血者的 Rh 血型相符。在抢救生命的紧急情况下，又无法得到同型血源，可考虑异型输血，一般是将 O 型血输给其他血型，但必须少量（一般少于 400 mL）和缓慢输入。因为 O 型血的红细胞没有凝集原，不会被受血者的凝集素凝集，而 O 型血中的抗体在缓慢、少量输入的情况下，可被受血者的血液稀释（效价降低），不再凝集抗原。

（二）输血前必须做交叉配血试验

由于红细胞有多种血型，ABO 血型也存在亚型，为了防止血型不合的输血事故发生，即使选择了 ABO 同型血，输血前也必须做交叉配血试验（图 5-6）。将供血者的红细胞和受血者的血清相混合称为主侧或直接配血；受血者的红细胞与供血者的血清相混合称为次侧或间接配血。如果交叉配血的两侧均无凝集反应发生，称为配血相合，说明是同型血，可以输血；如果主侧发生凝集，不管次侧结果如何，称为配血不合，严禁输血；如果主侧不发生凝集反应，而次侧发生凝集反应，则按异型输血的原则慎重处理，即缓慢、少量输血，并严密监视输血过程中受血者的反应。

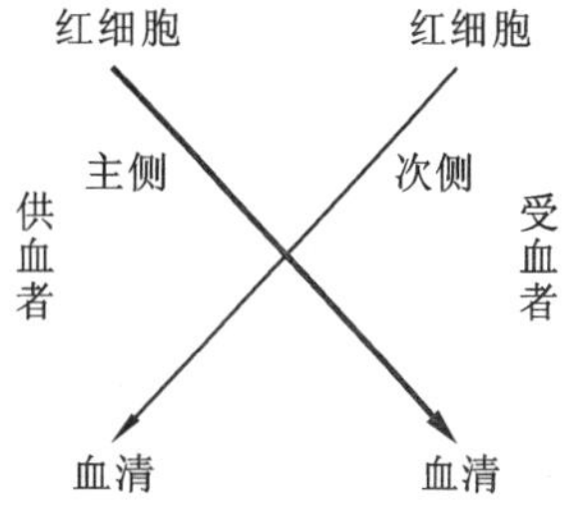

图 5-6 交叉配血试验

小结

血液将身体必需的营养物质和氧输送至各个器官、组织和细胞，同时将机体的代谢产物运输到排泄器官，排出体外。人体内血液的总量称为血量，相当于自身体重的7%～8%，即每千克体重70～80 mL血液。血液的主要功能是运输功能、调节功能、防御功能、生理止血功能。

血浆渗透压包括两种：由晶体物质形成的渗透压称为晶体渗透压；由胶体物质(主要是白蛋白)形成的渗透压称为胶体渗透压。晶体渗透压的作用是保持细胞内、外的水平衡，维持血细胞的正常形态和功能；血浆胶体渗透压的作用是维持血管内、外的水平衡，保持一定的血浆量。渗透压和血浆渗透压相等的溶液为等渗溶液，如0.85%的NaCl和5%的葡萄糖溶液，亦为等张液；渗透压比血浆渗透压低的称为低渗液，反之则为高渗液。红细胞的悬浮稳定性用血沉表示，血沉快慢与红细胞叠连有关。血浆白蛋白增多，红细胞不易叠连，血沉减慢；球蛋白和(或)纤维蛋白原增多，可使红细胞叠连，血沉加快。

红细胞的主要功能是运输 O_2 和 CO_2。红细胞具有通透性、可塑变形性、悬浮稳定性和渗透脆性。红细胞合成血红蛋白所需的原料主要是铁和蛋白质，红细胞生成的促成熟因素主要是维生素 B_{12} 和叶酸。红细胞的生成主要受促红细胞生成素的调节。白细胞包括中性粒细胞、嗜酸性粒细胞、嗜碱性粒细胞、单核细胞和淋巴细胞。白细胞的主要功能是产生特异性免疫和非特异性免疫，从而维持机体生存。血小板的生理特性包括黏附、聚集、释放、收缩、吸附。血小板的功能：维持血管内皮的完整性；促进生理性止血；参与血液凝固。生理性止血的主要过程包括血管收缩、血小板血栓形成和血液凝固三个阶段。

血液由流动的液体经一系列酶促反应转变为不能流动的凝胶状半固体的过程称为血液凝固。血液凝固过程的三个阶段：凝血因子Ⅹ的激活和凝血酶原激活物形成；凝血酶形成；纤维蛋白形成。凝血因子Ⅹ的激活包括两条途径：内源性和外源性凝血途径。内源性凝血途径始于凝血因子Ⅻ的激活，外源性凝血途径始于凝血因子Ⅲ与血液的接触。血液中的抗凝系统主要包括细胞抗凝系统和体液抗凝系统。主要的抗凝物质是组织因子途径抑制物、抗凝血酶Ⅲ和肝素。

在纤维蛋白溶解系统的作用下，纤维蛋白和纤维蛋白原被水解液化，使血管保持通畅。纤维蛋白溶解的两个基本过程：纤溶酶原的激活和纤维蛋白的降解。

人类有许多血型系统，ABO血型系统是人类最基本的血型系统。ABO血型是以红细胞膜表面A、B凝集原的有无及其种类作为其分类依据的，分为A型、B型、AB型和O型四种。血型不相容的输血可引起严重的输血反应。

能力检测

1. 根据红细胞的生成说出临床上常见的贫血及发生原因。
2. 简述血浆渗透压的形成及生理意义。

3．简述红细胞、白细胞和血小板的正常值。各有哪些生理功能？

4．试述血液凝固的基本步骤。临床上常用的促凝和抗凝的方法有哪些？

5．已知受血者为A型血，在交叉配血实验中，主侧不凝集，次侧凝集，请问供血者是什么血型？

（乔建卫）

第六章 血液循环

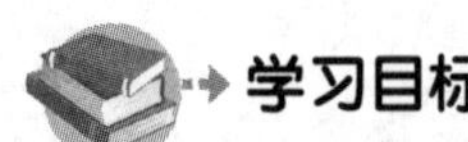
学习目标

掌握:心率和心动周期的概念及相互关系;心脏泵血过程中心腔内压力、容积、心瓣膜开闭及血流方向等的变化;影响心输出量的因素;心室肌细胞及窦房结 p 细胞跨膜电位的分期及形成机制;心肌细胞的生理特性;兴奋性的周期性变化及其特点;动脉血压的形成原理及其影响因素;中心静脉压的概念及其意义;组织液的生成和回流及其影响因素;减压反射的过程及其生理意义;肾上腺素和去甲肾上腺素的作用及其意义。

熟悉:心脏泵血功能的评价指标;正常心音的产生及其特点;浦肯野细胞的跨膜电位及其形成机制;影响自律性、传导性、兴奋性的因素;微循环的组成和通路;心脏和血管的神经支配以及心血管中枢。

了解:心脏泵血功能的贮备;体表心电图各波、各段的名称和意义;期前收缩和代偿间歇的形成机制;各类血管的功能特点;血流量、血流阻力、血压和动脉脉搏;淋巴液的生成和回流;心、脑、肺的血供特点。

循环系统包括心脏和血管。心脏是推动血液流动的动力器官;血管是血液流通的管道,起着运输血液、分配血液以及物质交换的作用。通过心脏节律性地收缩和舒张,血液在心血管系统中按一定方向,周而复始地流动称为血液循环(blood circulation)。

血液循环的基本功能是运输作用,运输营养物质和代谢产物,使机体新陈代谢能不断地进行;体内各内分泌腺分泌的激素,或其他体液因素,通过血液的运输,作用于相应的靶细胞,实现机体的体液调节;运输热量以调节体温。机体内环境理化特性相对稳定的维持和血液防卫功能的实现,也都依赖于血液的循环流动。近年来,由于发现心房钠尿肽、内皮素、一氧化氮等活性物质,使人们认识到心血管系统还具有内分泌功能。

第一节　心 脏 生 理

心脏是一个由心肌组织构成的空腔器官，是血液循环的动力装置。生命过程中，心脏不停地进行节律性收缩和舒张，收缩时把血液射入动脉，为血液流动提供能量；舒张时血液由静脉回流入心脏。通过心脏的这种节律性活动以及由此而引起的瓣膜的规律性开启和关闭，推动血液沿单一方向循环流动。同时心腔内压力和容积等也发生着一系列变化，并伴有心音的产生。

一、心脏的泵血功能

（一）心动周期与心率

心脏每收缩和舒张一次称为一个心动周期(cardiac cycle)，即一次心跳。每分钟心跳的次数称为心率(hear rate)。一个心动周期包括心房的收缩和舒张以及心室的收缩和舒张。在心脏的泵血活动中，心室起主要作用，故通常所说的心动周期是指心室的活动周期。

正常成年人安静时心率为 60～100 次/分，可因年龄、性别及其他因素而有较大差异。儿童心率较快，新生儿可达 130 次/分，随着年龄增长而逐渐减慢，至青春期接近于成人的心率。在成人中女性心率较男性稍快；长期运动锻炼者心率较慢。在临床上，成年人安静时心率超过 100 次/分，称为心动过速；低于 60 次/分，称为心动过缓。

心动周期与心率呈反变关系。如正常成人每分钟心率为 75 次时，则一个心动周期为 0.8 s。其中心房收缩期占 0.1 s，舒张期占 0.7 s；心室收缩期占 0.3 s，舒张期占 0.5 s。心动周期中约有 0.4 s 为心房和心室共同舒张的时间，称全心舒张期(图 6-1)。正常情况下，心房和心室的活动按一定的顺序进行，即心房先收缩，心室后收缩；当心室开始收缩时，心房已经开始舒张；心室舒张尚未结束，心房又开始收缩。另一方面，无论心房或心室，舒张期均长于收缩期。

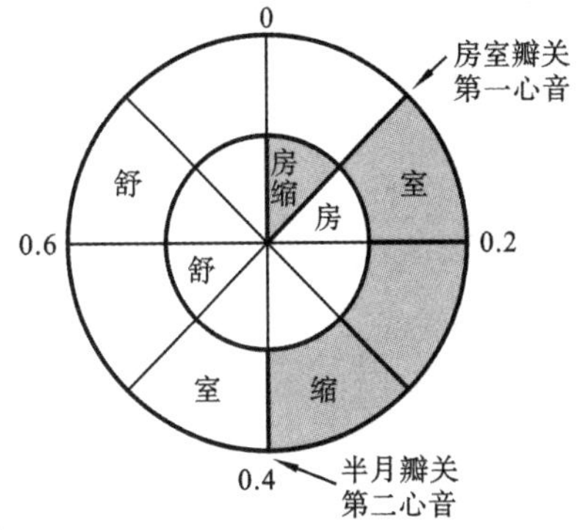

图 6-1　心动周期中心房和心室的活动

注：一个周期为 0.8 s，每周期的 1/8 为 0.1 s。

当心率加快时，心动周期缩短，此时收缩期和舒张期均缩短，但舒张期的缩短更明显，心室的舒张时间不够，不利于心室血液的充盈和心肌的充分休息，将不利于心脏的持久活动。临床上快速性心律失常有时可导致心力衰竭。

（二）心脏的泵血过程

心脏的泵血活动中，心室起主导作用，左、右心室的活动基本一致，其射血和充盈过程极为相似，输血量也几乎相等。下面就以左心室为例讨论心脏的泵血过程。

1. 心室收缩与射血

根据心室内压力和容积等变化，心室收缩与射血包括等容收缩期、快速射血期和减慢射血期。

(1) 等容收缩期　心房进入舒张之际,心室即开始收缩,室内压开始升高,当压力超过房内压时,心室内血液出现由心室向心房反流的倾向,但这种反流正好推动房室瓣,使之关闭,血液因而不会倒流入心房。此时室内压尚低于主动脉压(图 6-2),动脉瓣仍处于关闭状态(图 6-3),心室成为一个封闭腔。因血液是不可压缩的液体,心肌的强烈收缩使室内压急剧升高,但容积不变,故称为等容收缩期,这一时期持续约 0.05 s。

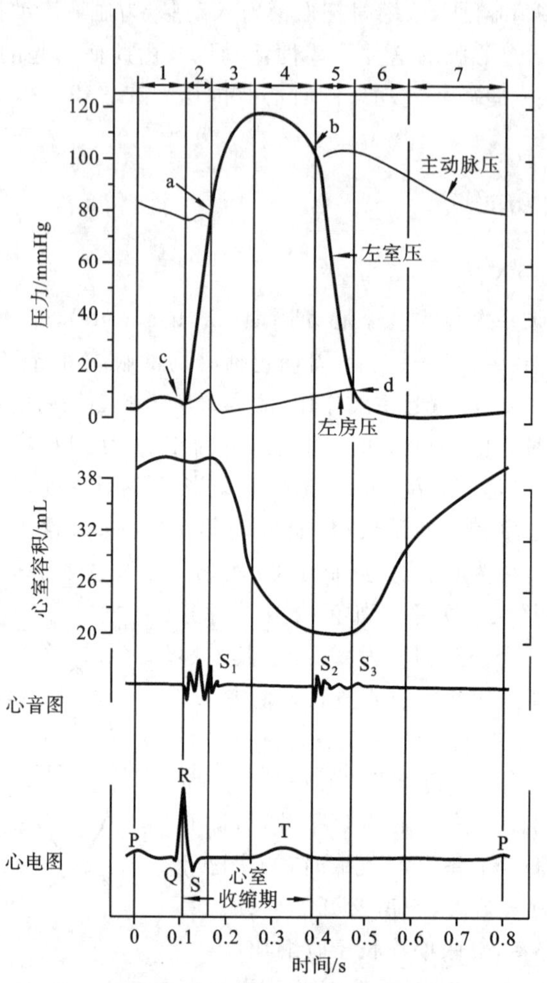

图 6-2　心动周期中压力、容积、瓣膜、心音、心电的变化

注:1—心房收缩期;2—等容收缩期;3—快速射血期;4—减慢射血期;5—等容舒张期;6—快速充盈期;7—减慢充盈期

a、b:代表主动脉瓣开启、关闭　c、d:代表房室瓣关闭、开启

(2) 快速射血期　等容收缩期末,心肌的持续收缩使室内压继续升高,当超过主动脉压时,血液就冲开主动脉瓣由心室射入主动脉(图 6-3),此期室内压随着心室肌的强烈收缩而继续升高直至峰值,心室容积随着血液的射出而明显减小,射血速度很快,称为快速射血期,历时约 0.1 s,射出的血液量占总射血量的 80%～85%。

(3) 减慢射血期　快速射血期内已有大量的血液射入主动脉,主动脉压相应增高。同时由于心室内血液减少,心室肌的收缩强度逐渐减弱,室内压由峰值逐渐下降,射血速度减

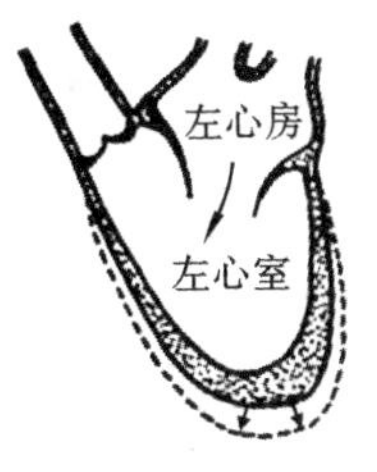

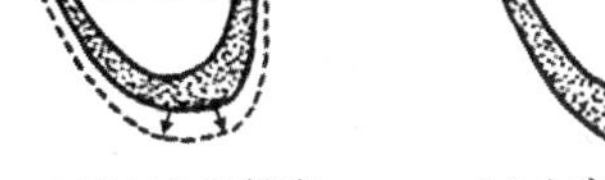
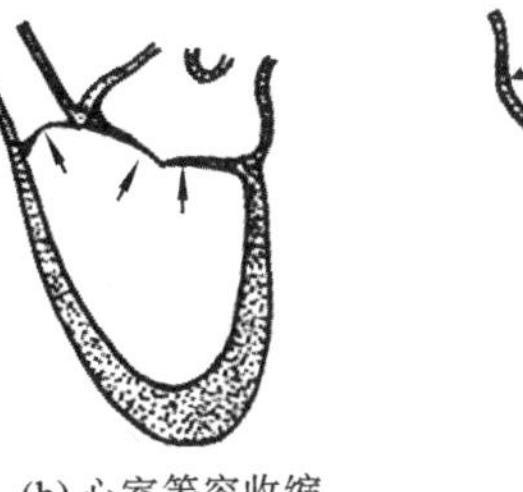
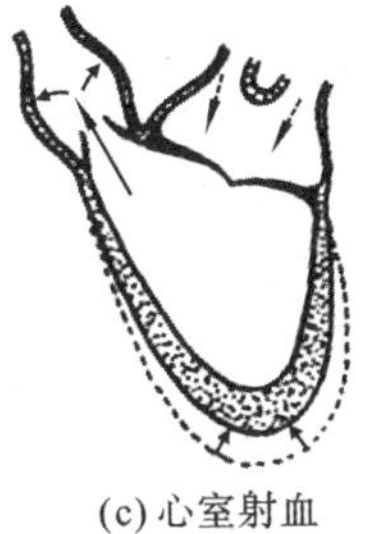
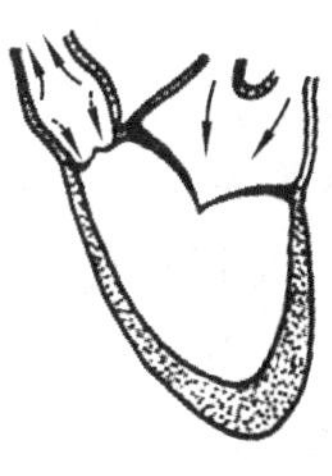

(a) 心房与心室舒张　(b) 心室等容收缩　(c) 心室射血　(d) 心室等容舒张

图 6-3　心脏的射血与充盈(LA 左心房;LV 左心室)

慢,称为减慢射血期,历时约 0.15 s。在此期后段,室内压已略低于主动脉压,但心室内的血液因受到心室收缩的挤压具有较高的动能,在惯性作用下,逆着压力差继续射入主动脉。

2. 心室舒张与充盈

心室收缩之后进行舒张和充盈,为下次射血准备血量。心室的舒张与充盈根据心室内压力和容积等变化,分为等容舒张期、快速充盈期、减慢充盈期。

(1) 等容舒张期　心室开始舒张后,室内压急剧下降而低于主动脉压时,主动脉内血液向心室方向反流,推动主动脉瓣使其关闭。但此时室内压仍明显高于房内压,房室瓣依然处于关闭状态,心室又成为密闭的腔。这时,心室肌舒张但其容积不变,称为等容舒张期(图 6-3),历时 0.06～0.08 s。

(2) 快速充盈期　随着心室继续舒张,室内压继续下降,当室内压低于房内压时,房室瓣被血液冲开,心房内的血液快速进入心室,心室容积随之增大,这一时期称为快速充盈期,历时约 0.11 s,其间进入心室的血液量约占总充盈量的 2/3。此期,心房也处于舒张状态,心房内的血液向心室快速流动,主要是由于心室舒张时,室内压下降形成的"抽吸"作用。

(3) 减慢充盈期　快速充盈期后,心室内已有相当的充盈血量,房室间的压力梯度逐渐减小,血液以较慢的速度继续充盈入心室,心室容积继续增大,称减慢充盈期,历时约 0.22 s。在心室充盈期最后 0.1 s,心房开始收缩,促使心房内的血液继续被挤入心室,它增加的心室充盈量占总充盈量的 10%～30%。

由此可以看出,心房收缩对于心室充盈不起主要作用。故当心房纤维性颤动时,虽然心房已不能正常收缩,心室充盈量因此有所减少,但一般不至于严重影响心室的充盈和射血功能;如果发生心室纤维性颤动,心脏泵血活动立即停止,后果十分严重。

综上所述,心室肌的收缩和舒张引起室内压的升降,形成心房和心室之间、心室和主动脉之间的压力梯度,而压力梯度又是血液流动和瓣膜开闭的直接动力。瓣膜的单方向开闭决定了血液的单向流动,又对室内压的急剧变化起重要作用。没有瓣膜的配合,等容收缩期和等容舒张期室内压的大幅度升降是不可能圆满实现的。总之,心动周期中心室的收缩与舒张是始动因素,它引起心腔压力、瓣膜、血流和容积的改变,从而决定了心脏射血和充盈的交替进行。

右侧心腔的泵血过程和机制与左侧相同,但因肺动脉压力仅为主动脉压力的 1/6,所以右心室的压力升高仅为左心室的 1/6。

(三)心脏泵血评价指标

心脏在循环系统中的主要作用是泵血,以适应机体新陈代谢的需要,因而,心脏单位时间内泵血量的多少是衡量心脏功能是否正常的基本指标。

1. 每搏输出量和射血分数

一侧心室每次收缩射入动脉的血量,称为每搏输出量,简称搏出量(stroke volume)。在静息状态下,左心室舒张末期容积约为145 mL,收缩末期最小容积为75 mL,搏出量则为70 mL(60～80 mL)。可见,每一次心室射血后,心室内血液并没有全部射出。搏出量占心室舒张末期容积的百分比称为射血分数(ejection fraction)。安静状态下,健康成人的射血分数为55%～65%。但当心室功能减退、心室代偿性扩大时,虽然搏出量与正常人没有明显差别,但射血分数却明显下降,若单纯依据搏出量来评价心脏的泵血功能,则可能作出错误的判断。

2. 每分输出量与心指数

每分钟由一侧心室射出的血量称每分输出量,简称心输出量(cardiac output)。它等于搏出量与心率的乘积。假如成人心率为75次/分,则心输出量为4.5～6 L/min,平均为5 L/min。心输出量与机体新陈代谢的水平相适应,也与性别、年龄等生理因素有关。在剧烈运动时心输血量可高达25～30 L/min,在麻醉情况下则可降低到2.5 L/min。女性的心输血量比同体重男性约低10%,青年人的心输血量高于老年人。

正常人体静息时的心输血量与体表面积成正比。以每平方米体表面积计算的心输出量,称为心指数(cardiac index)。中等身材的成年人,体表面积为1.6～1.7 m^2,安静时心输出量为4.5～6 L/min,故心指数为3.0～3.5 L/(min · m^2)。安静和空腹情况下的心指数称为静息心指数,是分析、比较不同个体心功能时常用的评定指标。

(四)影响心输出量的因素

心脏泵出的血液能适应不同生理情况下新陈代谢的需要,心输出量取决于搏出量和心率。凡能够影响搏出量和心率的因素都能影响心输出量。

1. 搏出量

搏出量的多少取决于心肌收缩的强度和速度。心肌收缩越强,速度越快,搏出量就越多。凡是能影响心肌收缩强度和速度的因素都能影响搏出量,而搏出量的调节正是通过改变心肌收缩的强度和速度来实现的。前负荷、后负荷和心肌收缩力的改变均能影响搏出量。

1)前负荷

在完整心脏,心室肌的前负荷就是心室舒张末期的充盈量。舒张末期充盈量的多少决定了心室肌收缩前的长度,即初长度,两者成正变关系。在一定的范围内,前负荷增大,心肌的初长度增加,则心肌的收缩力随之增强,搏出量即增多。前负荷减小时,收缩力量亦减小,搏出量减少。但若前负荷过大,当心肌的初长度超过最适初长度时,收缩力量就会反而减弱,搏出量减少。因此在静脉补液或输血时,应严格控制补液、输血的量和速度,以免发生急性心力衰竭。这种通过改变心肌初长度而使心肌的收缩强度和速度增大,搏出量提高的调节,称为异长自身调节(heterometric autoregulation)。

在心室其他条件不变的情况下,凡影响心室的充盈量、改变舒张末期心室容积和压力的因素，都能通过异长自身调节使搏出量发生改变。心室充盈量是静脉回流量和心室射血后剩余血量的总和。正常人静脉回流量与心输出量之间保持着动态平衡，因而搏出量在一定程度上取决于静脉回流量的多少。静脉回流量又受心室充盈持续时间和静脉回流速度的影响。如心率增快时，心动周期缩短，心室充盈时间短，舒张末期的充盈量减少，结果前负荷减小，使搏出量减少。再如，大出血、严重脱水时，循环血量减少，外周静脉压与心房压和心室压差值减小，回心血流速度减慢，心室舒张末期充盈量减少，搏出量随之减少，使动脉血压降低。

2）后负荷

心室内压只有超过动脉血压才能推开动脉瓣把血液射入动脉。因此，大动脉血压就是心室射血时遇到的阻力，即后负荷。

在心肌的前负荷和心肌收缩能力不变的情况下，大动脉血压升高时，心肌的后负荷增大，使动脉瓣开放推迟，因而等容收缩期延长，射血期缩短；再加上射血期心肌纤维缩短速度和程度均减小，则搏出量暂时减少。但是，在正常情况下，搏出量的减少，使心室射血后剩余血量增加，如果回心血量不变，则心室舒张末期充盈量增加而使初长度增加，通过异长自身调节，使搏出量恢复到正常水平。但如果动脉血压长期持续升高，机体将通过增加心肌收缩能力来维持适当的心输出量。但这种心输出量的维持是以增加心肌收缩为代价的，久而久之心脏将出现逐渐肥厚的病理改变，最终可导致心力衰竭。

当动脉血压降低时，若其他条件不变，则心输出量将增加。因此对后负荷增大引起的心力衰竭患者，临床上用舒血管药物降低后负荷以提高心输出量，以改善患者的心脏功能。

3）心肌收缩力

心肌收缩力是指不依赖于心肌的前、后负荷，心肌本身固有的收缩能力，即内部的功能状态。心肌收缩能力受多种因素的影响，兴奋-收缩耦联过程中各个环节都能影响收缩能力，其中活化横桥数和肌凝蛋白的ATP酶活性是控制收缩能力的主要因素。它表现在心肌缩短和张力产生的程度和速度。这种心肌收缩力对心脏泵血功能的调节只依赖自身内在功能的改变，而与肌细胞的初长度无关，故称为等长自身调节（homometric autoregulation）。心肌收缩能力受自主神经和激素的调节。交感神经兴奋、血中儿茶酚胺浓度增加和某些强心药物（如洋地黄）都能增强心肌收缩力，使搏出量增加。而迷走神经兴奋、血中乙酰胆碱浓度增加以及缺氧、酸中毒和心力衰竭等情况，可使心肌收缩力减弱，搏出量减少。

2. 心率

心输出量是搏出量与心率的乘积。在一定范围内，心率加快，心输出量增加。心率加快时，心动周期缩短，主要为心舒期的缩短。如果心率过快（达到170～180次/分），则心舒期明显缩短，心室内血液充盈量不足，搏出量和心输出量反而降低。反之，若心率太慢，低于40次/分，心室舒张期尽管很长，但心室充盈有一定限度，再延长心舒时间也不能相应地增加充盈量和搏出量。可见，心率最适宜时，心输出量最大，心率过快或过慢，心输出量都会减少。

心率受自主神经的控制，交感神经活动增强时，心率增快；迷走神经活动增强时，心率减慢。影响心率的体液因素主要有循环血液中的肾上腺素和去甲肾上腺素，以及甲状腺素。此外,心率受体温的影响,体温升高1 ℃,心率将增加12~18次。

(五) 心力储备

心输出量随机体代谢需要而增加的能力称为心力储备(cardiac reserve)。健康成人静息状态下的心输出量约为5 L/min,而强体力劳动时可达25~30 L/min,为静息时的5~6倍。心脏每分钟能射出的最大血量称为最大心输出量,它反映了心脏的健康程度。

心力储备反映心脏泵血功能的潜力,是判断患者能否胜任劳动强度的一个指标。心力储备小者,能够胜任的运动强度就小;心力储备大者,能够胜任的运动强度就大。健康人有相当的心力储备,最大心输出量一般可达静息时的5~6倍。经常体育锻炼的人,可使心肌纤维变粗,收缩能力增强,心脏射血能力增强,最大心输出量可达35 L/min以上,为静息时的8倍。缺乏体育锻炼或有心脏病的患者,心力储备下降,虽然静息时心输出量能够满足代谢需要;但是当活动增加时,心输出量就不能相应地增加,从而会出现心慌、气喘、头晕、目眩等症状。

知识链接

心脏骤停

心脏骤停是指心脏射血功能的突然终止,大动脉搏动与心音消失,重要器官如脑严重缺血、缺氧,导致生命终止。这种出乎意料的突然死亡,医学上又称猝死。

心脏骤停常迅速伴有呼吸骤停,因此一般应心肺复苏同时进行。复苏程序有新主张,一改过去的ABC变为CAB:首先是"C"(circulation),即建立人工循环,再"A"(airway),即疏通气道,以及"B"(breathing),即人工呼吸,理由是恢复有效血液循环应最先、最早、最重要。如有条件还有人主张应再加上"D"(defibrination),即除颤,理由是心脏骤停大多数是心室颤动,除颤是最积极的心脏复苏手段。

二、心肌细胞的生物电现象

根据组织学、电生理及功能特点,可将心肌细胞分为两类:一类是普通心肌细胞,又称工作细胞,包括心房肌细胞和心室肌细胞。这类心肌细胞具有兴奋性、传导性和收缩性,但不能自动地产生节律性兴奋,即不具有自动节律性,属于非自律细胞。另一类是特殊分化的心肌细胞,它们组成了心脏的特殊传导系统,包括窦房结、房室交界(包括房结区、结区和结希区)、房室束和浦肯野纤维。这类细胞不仅具有兴奋性和传导性,而且大多数细胞具有自动节律性(房室交界的结区细胞除外),故称为自律细胞。这类细胞的细胞质中含肌原纤维很少或完全缺乏,因此,它收缩功能已基本丧失。

除了按照功能和电生理特性将心肌细胞分为工作细胞和自律细胞之外,还可以根据动作电位的特征,特别是动作电位0期除极的速度,将心肌细胞分为快反应细胞和慢反应细胞,再根据是否有自律性,可以把心肌细胞分为四类。①快反应自律细胞:包括房室束及其分支和浦肯野纤维。②快反应非自律细胞:包括心室肌细胞和心房肌细胞。③慢反应自律细胞:包括窦房结细胞、房室交界区内的房结区和结希区细胞。④慢反应非自律细胞:包括结区细胞。

与骨骼肌相比，心肌细胞的跨膜电位在波形和形成机制上要复杂得多；不但如此，不同类型的心肌细胞的跨膜电位，不仅幅度和持续时间各不相同，而且波形和形成的离子基础也有一定的差别。

(一) 工作细胞的跨膜电位及其形成机制

下面主要以心室肌细胞为例来说明工作细胞的跨膜电位及其形成机制。

1. 静息电位

人和哺乳类动物的心室肌细胞和骨骼肌细胞一样，在静息状况下膜两侧成极化状态，膜外为正电位，膜内为负电位，静息电位约为－90 mV。其形成机制与骨骼肌细胞相同，主要是由细胞内的 K^+ 顺电化学梯度向细胞外扩散形成的 K^+ 的平衡电位。因此，凡能降低细胞膜对 K^+ 通透性或降低膜内、膜外 K^+ 浓度差的因素，都可降低心室肌静息电位。

2. 动作电位

心肌工作细胞的动作电位与骨骼肌细胞的动作电位有明显的不同。骨骼肌细胞的动作电位时程短，去极化和复极化的速度几乎相等，动作电位的升支和降支基本对称，呈尖峰状。心室肌细胞的动作电位的特征是复极过程比较复杂，持续时间很长，动作电位的升支和降支很不对称。一般可将心室肌细胞的动作电位分为 0、1、2、3、4 五期，其中 0 期属于去极化过程，1～4 期属于复极化过程(图 6-4)。

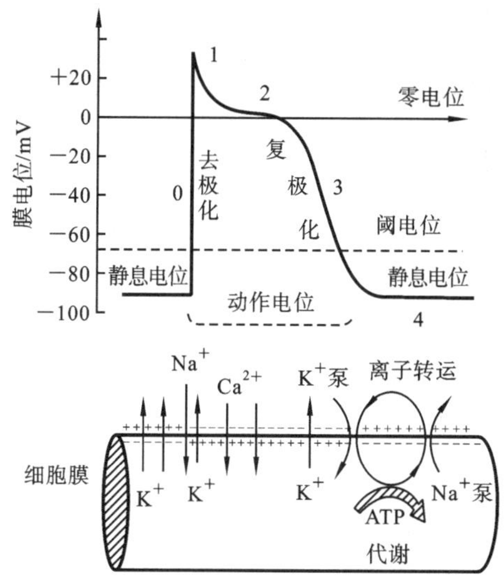

图 6-4 心室肌细胞的动作电位及形成的离子基础

1) 0 期

0 期称为去极化期。心肌细胞受到刺激而兴奋时，膜内电位由静息状态下的－90 mV 迅速上升到＋30 mV 左右，即从外正内负的极化状态迅速转变到外负内正的反极化状态，构成动作电位的上升支。此期极短暂，仅占 1～2 ms，去极化幅度可达 120 mV，除极速度很快。

0 期主要由 Na^+ 内流形成。当心室肌细胞受到有效刺激时，首先引起 Na^+ 通道少量开放,少量 Na^+ 内流,使膜部分去极化。当去极化达到阈电位(−70 mV)水平时,大量的 Na^+ 通道开放,Na^+ 迅速内流,细胞内的电位迅速上升到+30 mV,直至达到 Na^+ 的平衡电位为止。Na^+ 通道不但激活开放的速度很快,失活的也很快,故称为快通道。Na^+ 通道可被河豚毒(TTX)所阻断。

2) 1期

1期称为快速复极化初期。0期之后立即出现一种早期快速短暂的复极化过程,膜内电位迅速下降到0 mV左右,称为1期。0期和1期形成峰电位,历时约10 ms。1期主要是 K^+ 外流引起。

3) 2期

2期称为平台期。当复极化使膜电位达到0 mV左右时,复极化过程变得非常缓慢,基本上停止于0 mV水平持续一段时间,形成平台期,这是心室肌细胞动作电位持续时间较长的主要原因,是心室肌细胞动作电位区别于骨骼肌和神经纤维的主要特征,此期持续100～150 ms,平台期是方向相反的两种离子流共同形成的。复极化后,K^+ 通道开放,K^+ 的外流随时间而逐渐增强。心室肌细胞膜上有一种电压依赖性的 Ca^{2+} 通道,当细胞膜去极化到−40 mV时,Ca^{2+} 通道打开,Ca^{2+} 顺其浓度梯度由膜外向膜内扩散,这种缓慢持久的内流与上述的 K^+ 外流互相抵消,使膜电位保持在零电位附近。

Ca^{2+} 通道激活与失活过程均较缓慢,故又称为慢通道。Ca^{2+} 通道可被维拉帕米(异搏定)和 Mn^{2+} 所阻断。

4) 3期

3期称为快速复极化末期。膜内电位由0 mV左右较快地下降到−90 mV,完成复极化过程,持续100～150 ms。该期内慢通道已经失活,Ca^{2+} 内流终止。而 K^+ 通道的开放随时间而递增,K^+ 的较快外流,可使细胞内电位迅速下降。

5) 4期

4期称为静息期。复极化完毕,细胞膜内电位稳定于−90 mV的静息水平。此期间,离子的跨膜转运仍在活跃进行,以恢复膜内外离子浓度梯度。通过膜 Na^+-K^+ 泵的主动转运,把动作电位产生时进入膜内的 Na^+ 排出去,又将外流的 K^+ 摄回细胞内;通过 Na^+-Ca^{2+} 交换恢复细胞内、外 Ca^{2+} 的浓度差。使细胞内、外离子的分布恢复到静息时水平,为心肌细胞的再度兴奋做好准备。

心房肌细胞的动作电位及其形成机制与心室肌细胞几乎完全相同,只是其动作电位持续时间较短。

(二) 自律细胞的跨膜电位及其形成机制

心肌工作细胞的4期膜电位稳定于静息电位水平,没有外来刺激时不产生动作电位。自律细胞跨膜电位的最大特点是4期不稳定。在3期复极化末达到最大值,即最大舒张电位,膜电位开始自动去极化,其去极化过程随时间的推移而缓慢增强直至到达阈电位水平,就出现另一次动作电位,如此周而复始。这种4期自动去极化是自律细胞产生自动节律性兴奋的基础。

1) 窦房结细胞的跨膜电位特征

窦房结中的P细胞属自律细胞,其动作电位与心室肌和浦肯野细胞有明显的不同。主要特征如下：①没有明显的复极化 1 期和 2 期，只有 0、3、4 三期；②0 期去极化速率较心室肌慢，持续时间较长；③0 期去极化结束时，膜内电位为 0 mV 左右，不出现明显的极化倒转；④最大舒张电位（−70 mV）和阈电位（−40 mV）的绝对值较小；⑤4 期自动去极化速度较快（图 6-5）。

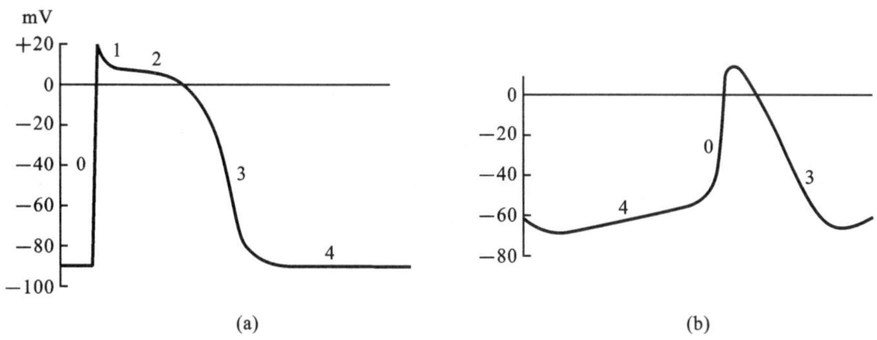

图 6-5 心室肌、窦房结细胞跨膜电位比较

目前认为，窦房结细胞动作电位的 0 期是由 Ca^{2+} 内流引起的。当膜电位由最大舒张电位自动去极化达到阈电位水平时，膜上的 Ca^{2+} 通道激活，Ca^{2+} 较缓慢地内流，导致 0 期去极化，由于 Ca^{2+} 通道是慢通道，因此，0 期去极化的速度较慢；随后 Ca^{2+} 通道失活，Ca^{2+} 内流逐渐减少，而 K^+ 通道被激活，K^+ 外流逐渐增加，膜便逐渐复极化形成 3 期。

窦房结细胞 4 期自动去极化，目前认为与三种离子流有关，即 K^+ 外流的进行性衰减，Na^+ 内流的进行性增加以及生电性 Na^+-Ca^{2+} 交换。其中衰减性 K^+ 外流是最重要的。最终导致膜内电位缓慢上升，因而出现 4 期自动去极化。

2）浦肯野细胞的跨膜电位特征

浦肯野细胞的动作电位的波形与心室肌细胞相似，产生的离子基础也基本相同。其最大舒张电位约为−90 mV，阈电位为−70 mV 左右。

浦肯野细胞的 4 期自动去极化除了与 K^+ 外流的进行性衰减有关外，目前认为还存在一种电压依赖性 I_f 通道，此通道在 3 期复极化达−60 mV 时开始激活，其激活程度随着复极化的进行而增强，至−100 mV 时充分激活。此通道主要允许 Na^+ 通过，由此产生的电流称为 I_f 电流。这种内向电流的产生和增强导致膜进行性去极化。当膜电位去极化达到−50 mV 左右时，该通道失活而使 I_f 电流终止。I_f 通道不同于快 Na^+ 通道，I_f 通道是逐渐激活的，快 Na^+ 通道呈爆发性激活，I_f 通道不能被河豚毒素所阻断，但可被铯离子（Cs^+）所阻断。

三、心肌的生理特性

心肌细胞具有自动节律性、兴奋性、传导性和收缩性四种生理特性。前三者是以心肌细胞的生物电活动为基础的，又称电生理学特性，它们反映了心脏兴奋的产生和传播。收缩性是以收缩蛋白之间的生物化学和生物物理反应为基础的，是心肌的一种机械特性，它反映了心脏的泵血功能。

（一）自动节律性

心肌自律细胞在没有外来刺激的条件下，能自动地发生节律性兴奋的特征，称为自动节律性，简称自律性(autorhythmicity)。单位时间内能够自动发生兴奋的次数，是衡量自动节律性高低的指标。

在适宜条件下，两栖类和哺乳类动物的离体心脏，在未受到任何刺激的情况下，可以长时间、自动、有节律地进行兴奋和收缩。但是，只有到了近代，根据细胞内微电极技术记录的跨膜电位是否具有4期自动去极化这一特征，才确切地证明，并不是所有心肌细胞，而只是心脏内特殊传导组织内的某些细胞才具有自律性，但自律性的高低各不相同。其中窦房结细胞自律性最高，约为100次/分；其次为房室交界，约为50次/分；浦肯野纤维的自律性最低，约为25次/分。在正常情况下，由于窦房结的自律性最高，心脏的节律性活动受窦房结控制，因而，窦房结是心脏产生兴奋和收缩的正常起搏点(pacemaker)。窦房结引起的正常心跳节律称为窦性心律。其他部位的自律组织由于自律性低，通常受控于窦房结的节律，自动节律性表现不出来，故称为潜在起搏点。只有在某种异常情况下，如窦房结的自律性异常低下，或潜在起搏点的自律性异常升高时，潜在起搏点的自律性才能表现出来而取代窦房结成为异位起搏点，控制一部分或整个心脏的跳动，产生异位心律。心跳起源于房室交界区的称为交界性心律，冲动起源于房室束及其束支和浦肯野纤维等室内传导系统的，则称为室性心律。

(二) 兴奋性

所有心肌细胞都具有兴奋性，即具有在受到刺激时产生兴奋的能力。衡量心肌的兴奋性，同样可以采用阈值作为指标，阈值大表示兴奋性低，阈值小表示兴奋性高。

1. 兴奋性的周期性变化

心肌受到刺激而发生兴奋时，其膜电位将发生一系列有规律的变化，离子通道也经历了激活、失活和复活(备用状态)的过程，兴奋性也随之发生相应的周期性变化(图6-6)。心室肌细胞一次兴奋过程中，其兴奋性的变化可分以下几个时期。

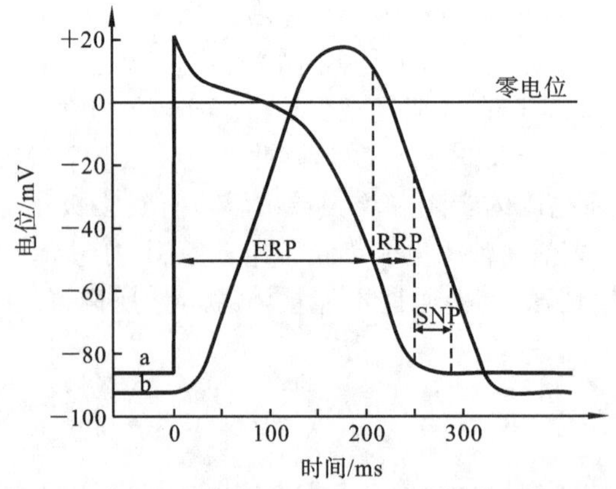

图6-6 心室肌动作电位、兴奋性的周期性变化及其收缩曲线

注：a为动作电位曲线；b为机械收缩曲线。

(1) 绝对不应期(ARP)和有效不应期(ERP) 心肌细胞发生一次兴奋后，从动作电位的去极化期开始到复极化3期膜电位达到－55 mV的时间，如果再受到第二个刺激，无论刺激的强度多大，都不能使其再兴奋，表示此期兴奋性为零，称为绝对不应期。此后，膜电位由－55 mV 继续复极到－60 mV 这段时间内，如果给予足够强度的刺激，可以引起肌膜部分去极化（即局部反应），但不能引起可传播的动作电位，表示此期兴奋性稍有恢复，称为局部反应期。绝对不应期和局部反应期合称为有效不应期（effective refractory period，ERP）。有效不应期的产生是因为膜上 Na^+ 通道完全失活（绝对不应期）或刚刚复活（局部反应期），但还远没有恢复到可再被激活的备用状态。

(2) 相对不应期　在有效不应期之后，膜电位从－60 mV 复极到－80 mV 这段时间内，给予阈刺激，心肌仍不能产生动作电位。但给予阈上刺激时，则可产生可扩布性动作电位，说明此期兴奋性逐渐恢复，但仍低于正常，故称为相对不应期。这一时期内，Na^+ 通道已逐渐在复活，但其开放能力尚未恢复到正常水平。此时，Na^+ 内流所引起的去极化速度和幅度均小于正常，兴奋的传导也比较慢。

(3) 超常期　膜电位由－80 mV 恢复到－90 mV 这段时间，Na^+ 通道基本恢复至备用状态，而且此时膜电位距阈电位的差距较小，故兴奋性高于正常，称为超常期。在此期内给予阈下刺激，就可以引起动作电位。但其 0 期去极化的速度和幅度以及兴奋传导的速度仍低于正常。

经历了超常期后，膜电位恢复到静息电位水平，兴奋性也恢复至正常。

细胞在发生一次兴奋过程中，兴奋性发生周期性变化，是所有神经和肌组织共同的特性，但心肌细胞的有效不应期特别长，相当于心肌收缩期和舒张期早期，因此，只有到舒张早期之后，兴奋性变化进入相对不应期才有可能在受到强刺激作用时产生兴奋和收缩。从收缩开始到舒张早期之间，心肌细胞不会产生第二个兴奋和收缩。这个特点使得心肌不会像骨骼肌那样产生完全强直收缩，而始终进行收缩和舒张的交替运动，从而实现了它的泵血功能。

2. 期前收缩和代偿间歇

正常情况下，窦房结产生的每一次兴奋传播到心房肌或心室肌的时间，都是在它们前一次兴奋的不应期终结之后，因此，整个心脏能够按照窦房结的节律而兴奋。在某些情况下，如果在心肌的有效不应期后，下一次窦房结的正常兴奋传来以前，给予一次较强的刺激，或者从病理的异位起搏点传来一次额外的兴奋，心室肌可提前发生一次兴奋和收缩。由于这一兴奋和收缩是在窦房结的兴奋传来之前发生的，所以称为期前兴奋（premature excitation）和期前收缩（premature systole）。期前兴奋也有它本身的不应期，如果紧接期前收缩之后的一次窦房结传来的正常兴奋恰好落在期前兴奋的不应期内，则不能引起心室兴奋和收缩，即出现一次兴奋的“脱失”。必须等到下一次从窦房结兴奋传来时才能引起心室肌兴奋和收缩。这样，在一次期前收缩之后往往出现一段较长的心室舒张期，称为代偿间歇（compensatory pause）（图6-7）。

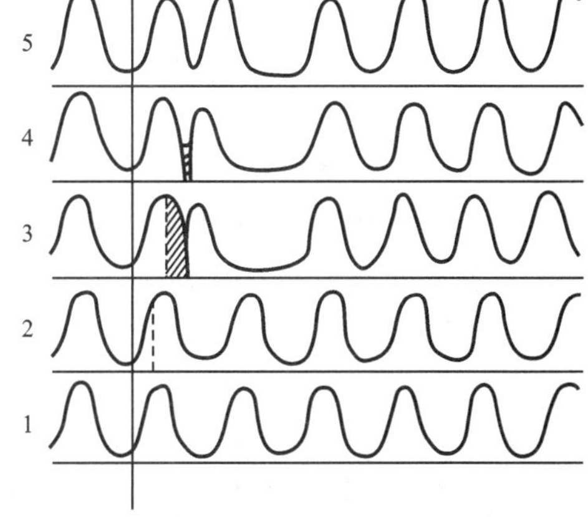

图 6-7　期前收缩和代偿间歇

注：1、2，外加刺激落在有效不应期内；3～5，外加刺激落在相对不应期内。

(三) 传导性

不管是心脏内特殊的传导系统,还是普通心肌细胞都具有传导兴奋的能力,称为传导性。因为心肌细胞之间有电阻较小的闰盘,允许带电离子自由通过,有利于细胞间兴奋的电传递,因此心房肌或心室肌是功能上的合胞体,任一心肌细胞的动作电位都会立即传播到其他心肌细胞,从而引起整个心房肌或心室肌同步兴奋和收缩。动作电位传播的速度是衡量传导性的指标。

正常情况下窦房结发出的兴奋通过心房肌传播到整个右心房和左心房,同时沿着"优势传导通路"迅速传到房室交界,然后经过房室束和左右束支传到浦肯野纤维网,引起整个心室肌兴奋。

由于各种心肌细胞的传导性高低不等,因此兴奋在心脏各部分的传导速度是不同的,在浦肯野纤维中的传导速度最快,约4 m/s;房室交界区的结区的传导速度最慢,约为0.02 m/s;心房肌和心室肌的传导速度分别为0.4 m/s和1 m/s。由于兴奋在房室交界的传导速度最慢,兴奋通过这一部位要延搁约0.1 s的时间,称房-室延搁。房室交界是兴奋由心房传入心室的唯一通道,从心房到心室保持适当的传导延搁,可以使心室在心房收缩完毕之后才开始收缩,使心房和心室不至于同时兴奋收缩。这对于保证心脏各部分协调有序地进行收缩和心室的足够充盈有重要意义。

传导系统任何部位发生功能障碍,都会引起传导阻滞,导致心率失常。

(四) 收缩性

心肌接受一次阈刺激而发生收缩反应的能力,称为心肌的收缩性,心肌细胞与骨骼肌细胞一样,受刺激时首先产生动作电位,然后通过兴奋-收缩耦联,引起肌丝滑行,从而使整个肌细胞收缩,但心肌的收缩有自己的特点。

1. 同步收缩("全"或"无"式收缩)

由于心肌细胞之间的闰盘电阻很小,兴奋容易通过,而且心房和心室内的特殊传导系统传导速度快,当刺激达到阈强度时,整个心房肌或心室肌同时收缩,而且收缩强度不随刺激强度的改变而改变,因此,可以把心房和心室看作是两个功能性合胞体,表现为同步收缩,或"全"或"无"式收缩。心肌这种"全"或"无"式收缩,可使心脏泵血力量增强,有利于心脏射血。

2. 不发生强直收缩

由于心肌细胞的有效不应期很长,相当于心肌收缩的整个收缩期和舒张早期。因此,心肌只有在前次兴奋所引起的收缩完毕并开始舒张时,才可能接受新的刺激而产生第二次收缩。这样,心肌就不会发生强直收缩,而始终保持收缩与舒张相交替的节律活动,从而使心脏的射血与充盈有可能进行。

3. 对细胞外液的 Ca^{2+} 浓度有明显的依赖性

心肌细胞的肌质网终池很不发达,容积较小,Ca^{2+} 储量少。因此,心肌兴奋-收缩耦联所需的 Ca^{2+} 除从终池释放外,还需由细胞外液通过肌膜和横管膜内流(心室肌动作电位2期 Ca^{2+} 内流)。兴奋过后,肌浆中 Ca^{2+} 一部分返回终池储存,另一部分则转移出细胞。心肌细胞的横管系统远比骨骼肌的发达,因而为 Ca^{2+} 内流提供了有利的条件。

总之，在一定范围内，细胞外液的 Ca^{2+} 浓度升高，兴奋时内流的 Ca^{2+} 增多，心肌收缩增强；反之，细胞外液的 Ca^{2+} 浓度降低，则收缩减弱。因缺氧、代谢障碍等因素使慢通道受抑制时，Ca^{2+} 内流显著减少，心脏可兴奋(产生动作电位)，却不发生收缩，这一现象称为"兴奋-收缩"脱耦联。因此，临床上心电图不能作为检查心跳停止与否的直接依据。

四、心音和心电图

(一) 心音

心动周期中，由心肌的收缩与舒张、瓣膜的启闭、血流撞击心室壁和大动脉管壁等因素引起的机械振动，经周围组织传到胸壁，可用听诊器在胸壁表面听到，此声音称为心音(heart sound)。通常用听诊器很容易听到第一心音和第二心音。若将这些机械振动通过换能器转换成电信号并记录下来，便得到心音图。心音图则可记录到每一心动周期中 4 个心音。

第一心音发生在心室收缩期，标志着心室收缩的开始，在左侧锁骨中线第五肋间隙处(心尖部)听得最清楚：音调较低，持续时间较长。它的产生与心室肌收缩、房室瓣关闭、心室射血冲击主动脉根部等原因引起的振动有关。其中，房室瓣关闭的振动是第一心音产生的主要原因。第一心音的强弱可反映心室肌的收缩强弱和房室瓣的功能状态。心室收缩力愈强，第一心音愈响。

第二心音发生在心室舒张期，标志着心室舒张的开始，在第二肋间胸骨的左、右缘听得最清楚：音调较高，持续时间较短。它的产生与心室开始舒张、室内压迅速下降引起的室壁振动以及主动脉瓣和肺动脉瓣的关闭有关，其中动脉瓣关闭的振动是第二心音产生的主要原因。第二心音的强弱可反映动脉血压高低和动脉瓣的功能状态。第一心音开始至第二心音开始之间的间隔为室缩期。第二心音开始与后一心动周期的第一心音开始之间的间隔则为室舒期。

心音和心音图在诊查心脏瓣膜功能方面有重要意义，心脏某些异常活动、瓣膜关闭不全或狭窄时可发生"杂音"或异常心音。

知识链接

心脏杂音

心脏杂音是与正常心音毫不相同的一种杂乱的声音，它可以发生在第一心音与第二心音之间的收缩期，称为收缩期杂音；也可发生在第二心音与下一个第一心音之间的舒张期，称为舒张期杂音；杂音甚至可以在收缩期与舒张期内连续听到，称为连续性杂音。

病理性杂音：在心腔或大血管的通道狭窄时，血流通过狭窄的瓣膜孔会发生旋涡，产生响亮的病理性杂音。在心腔或大血管间发生异常通道，血液不完全向正常方向流动，发生分流时，也可产生病理性杂音。

(二) 心电图

每一个心动周期中，由窦房结发出的兴奋，沿心内兴奋的传导途径，依次传向心房和心室，引起整个心脏的兴奋。在正常体内，这种生物电变化，通过心脏周围的导电组织和体液，传导到全身体表。这样体表各部位在每一个心动周期中也都发生有规律的电变化。用心电图机在体表记录出来的心脏电变化曲线，就是体表心电图，即平常所说的心电图(electrocardiogram，ECG)。心电图反映心肌细胞的生物电活动，但不是单个心肌细胞的电位图，它是整个心脏兴奋的发生、传导和恢复过程中电变化的综合。

1. 心电图的导联

心电图机中两个电极与体表一定部位的连接方式称为导联。将两个电极置于人体表面不同的两点，用导线与心电图机连接构成电路，即可描记出心电图波形，在临床心电图中，为了便于对不同患者或同一患者不同时期的心电图进行比较，人们对电极的安放部位和导线的连接方式作了严格的规定。目前，临床上常用的导联包括标准导联(Ⅰ、Ⅱ、Ⅲ)，加压单极肢导联(aVR、aVL、aVF)及胸导联(V_1、V_2、V_3、V_4、V_5、V_6)三种导联。标准导联为双极导联，描记的心电图波形反映双极下的相对电位差；加压单极肢导联和胸导联则属于单极导联，能直接反映电极下的心肌电变化。

2. 正常心电图的波形及意义

心电图记录纸上印有1 mm间隔的横竖线，横向小格表示时间，由于心电图记录纸通常以25 mm/s速度移动，故每一小格表示0.04 s；竖向小格表示电压，每一小格表示0.1 mV。

每个导联的心电图波形各有特点，但基本波形都有P波、QRS波群和T波，有时在T波之后，还会出现一个小的U波(图6-8)。

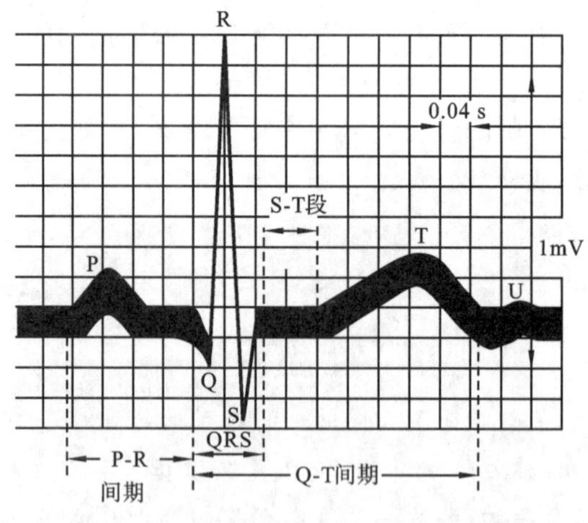

图6-8 正常人体心电图

(1) P波　反映左、右两心房的去极化过程，在心电图上最早出现。P波的起点标志心房兴奋的开始，终点表示左、右心房已全部兴奋。P波波形小而圆钝，历时0.08～0.11 s，波幅不超过0.25 mV。当心房肥厚时，P波时间和波幅超过正常。

(2) QRS复合波　代表左、右两心室去极化过程的电位变化。典型的QRS波群包括三个紧密相连的电位波动：第一个向下波为 Q 波，以后是高而尖峭的向上的 R 波，然后是一个向下的 S 波。但在不同导联中，这三个波不一定都出现。正常 QRS 波群历时 0.06～0.10 s，代表心室肌兴奋扩布所需的时间，各波波幅在不同导联中变化较大。在心室肥厚或心室内兴奋传导异常时，QRS 波群将发生改变。

(3) T 波　反映心室复极化过程的电位变化。波幅一般为 0.1～0.8 mV，在 R 波较高的导联中，T 波不应低于 R 波的 1/10。T 波历时 0.05～0.25 s。T 波的方向与 QRS 复合波的主波方向相同。当心肌损伤、缺血或血中离子浓度发生变化时，T 波将发生改变。

(4) P-R 间期(或 P-Q 间期)　从 P 波开始到 QRS 复合波开始之间的时间，代表窦房结产生的兴奋经由心房、房室交界和房室束到达心室，并引起心室开始兴奋所需的时间，故也称为房室传导时间。P-R 间期正常一般为 0.12～0.20 s。心率越快，P-R 间期越短；在房室传导阻滞时，P-R 间期延长。

(5) Q-T 间期　从 QRS 复合波开始到 T 波结束之间的时间，代表心室肌由开始去极化到复极化结束总共所需时间。正常成人一般为 0.36～0.44 s。Q-T 间期延长，常见于心肌炎、心功能不全以及血 Ca^{2+} 过低时。

(6) S-T 段　从 QRS 复合波结束到 T 波开始之间的时间。正常与基线平齐，代表心室肌完全进入去极化状态，心室各部分之间没有电位差存在。在心肌缺血和急性心肌梗死等情况下，可出现 S-T 段的异常偏移基线。

第二节　血管生理

血管具有参与形成和维持动脉血压，输送血液和分配器官血流量，以及实现血液与组织细胞间物质交换的功能。

一、各类血管的功能特点

在血液循环中，由心室射出的血液流经动脉、毛细血管和静脉返回心房。在体循环中，血液由左心室射出，经主动脉的各分支分配到各个器官，经毛细血管、器官静脉，最后由腔静脉返回右心房；在肺循环中，血液由右心室射出，经肺动脉、肺组织毛细血管，最后经肺静脉返回左心房。根据不同血管的生理功能，可将血管分为以下几类。

(一) 弹性贮器血管

弹性贮器血管是指主动脉、肺动脉主干及其发出的最大分支。这些血管管壁厚，富含弹性纤维，具有良好的弹性和可扩张性。当左心室射血时，一方面推动动脉内血液向前流动，另一方面主动脉内压力升高，使主动脉被动扩张，容积增大。这样，左心室射出的血液在射血期内只有一部分流向外周，相当一部分则储存在大动脉内；当左心室舒张，主动脉瓣关闭后，被扩张的大动脉则发生弹性回缩，将射血期内储存在大动脉内的血液继续推向外周，故心室的间断射血，并没有影响到整个血管系统血液的连续流动。大动脉的这种作用，称为弹性贮器作用。

(二) 分配血管

分配血管是指从弹性贮器血管以后到小动脉前的中等动脉,管壁主要由平滑肌组成,收缩性较好,其功能是将血液输送到各器官组织,所以这类血管称为分配血管。

(三) 阻力血管

小动脉和微动脉的管径小,尤其是微动脉管壁富含平滑肌,通过平滑肌舒缩活动可使血管口径发生明显的变化,从而改变血流的阻力,进而影响血管所在组织、器官的血流量,故称为阻力血管。

(四) 交换血管

交换血管是指毛细血管,这类血管口径小,数量多,管壁薄,只由一层内皮细胞构成,外面有一层基膜,通透性很高,是血液和组织液进行物质交换的场所。

(五) 容量血管

静脉与同级的动脉比较,管壁薄、口径粗、数量多、容量大,而且可扩张性较大,较小的压力可使其容积发生较大的变化。在安静情况下,循环血量的60%~70%容纳在静脉中,故把这类血管称为容量血管。

二、血流量、血流阻力和血压

血液循环是机体维持"稳态"的重要保证。血液在血管内流动既是一种物理现象,又是一种生物现象。它的流动符合流体力学的一般规律,要涉及血流量、血流阻力和血压等问题,但又因血液是非理想的液体,所以血流动力学又有自身的特点。

(一) 血流量

血液在血管内流动时,单位时间内流过血管某一截面的血量称为血流量,也称容积速度,其单位通常以mL/min或L/min来表示。正常人的总血流量与心排血量相等,约为5 L/min。单位时间内的血流量(Q)与血管两端的压力差(ΔP)成正比,与血管的阻力成反比,可表示为

$$Q = \Delta P/R$$

泊肃叶(Poiseuilli)定律是指液体在管道内流动时,单位时间内液体的流量Q与管道两端的压力差ΔP以及管道半径r的4次方成正比,与管道的长度L成反比。可表示为

$$Q = \pi \Delta P r^4/8\eta L = \Delta P/R$$

血液在血管内流动时有层流和湍流两种方式。在层流的情况下,液体每个质点的流动方向都一致,与血管的长轴平行;但各质点的流速不相同,在血管轴的流速快,而贴近周围的流速慢,也就是说液体的流动具有层次,造成这种速度差异的原因,是由于液体分子之间及液体分子与管壁之间的摩擦所造成的。在血流速度过快或流程中遇到障碍或狭窄时,血流的层流就被扰乱而产生旋涡,形成湍流。此时,血液的成分在血流内向各个方向流动,并呈旋涡状流动,这样就使血液的总阻力增加,消耗的能量增加。

(二) 血流阻力

血液在血管内流动时所遇到的阻力,称为血流阻力。血流阻力是由于血液流动时的摩

擦而产生。由于能量的不断消耗，血液在血管内流动时压力逐渐降低，涡流比层流消耗的能量多。

在血管系统中，若测得血管两端的压力差和血流量，根据泊肃叶定律便可写出血流阻力的方程式：$R=8\eta L/\pi r^4$。这一算式表示，血流阻力 R 与血管的长度 L 和血液的黏滞度 η 成正比，与血管半径 r 的 4 次方成反比。由于血管长度变化很小，因此血流阻力主要由血管口径和黏滞度决定。对于某一器官来说，如果血液黏滞度不变，则器官的血流量主要取决于该器官的阻力血管的口径。机体对循环血流量的调节，是通过控制各器官阻力血管的口径来调节各器官之间血流分配的。

（三）血压

血压(blood pressure)是血管内流动的血液对单位面积血管壁的侧压力，包括动脉血压、毛细血管血压和静脉血压。血压的计量单位通常用千帕(kPa)或毫米汞柱(mmHg)来表示(1 mmHg=0.133 kPa)。

体循环的血压具有以下几个特征。①整个血管系统存在着压力差，即动脉血压＞毛细血管血压＞静脉血压，这个压力差是推动血液流动的基本动力。②一个心动周期中，动脉血压呈周期性波动，心缩期升高，心舒期下降。毛细血管和静脉血管距离心脏远，血压比较稳定，没有周期性变化。③血液从大动脉流向心房的过程中，由于克服血流阻力而不断消耗能量，血压逐渐下降，其中流经阻力血管(小动脉和微动脉)时血压降落幅度最大，到腔静脉时几乎接近于零。

三、动脉血压与动脉脉搏

（一）动脉血压

1. 正常值及其意义

动脉血压(arterial blood pressure)是指流动的血液对动脉管壁单位面积上的侧压力。生理学上所说的动脉血压一般指主动脉压。因为在大动脉中血压降落很小，故通常将在上臂测得的肱动脉压代表主动脉压。在一个心动周期，心室收缩时，主动脉压迅速升高，在收缩期的中期达到的最高值称为收缩压；心室舒张时，主动脉压下降，在心舒末期动脉血压的最低值称为舒张压。收缩压和舒张压的差值称为脉搏压，简称脉压。一个心动周期中每一个瞬间动脉血压的平均值，称为平均动脉压。因心动周期中心舒期长于心缩期，所以平均动脉压大约等于舒张压加 1/3 脉压。

我国健康成年人，在安静状态下的收缩压为 13.3～16.0 kPa(100～120 mmHg)，舒张压为 8.0～10.6 kPa(60～80 mmHg)，脉压 4.0～5.3 kPa(30～40 mmHg)，平均动脉压约为 13.3 kPa(100 mmHg)。临床上动脉血压习惯的记录方式为，收缩压/舒张压 kPa (mmHg)。

正常人的动脉血压除有个体差异外，还存在性别和年龄的差异。一般来说，女性在更年期前动脉血压比同龄男性的低，更年期后动脉血压升高。男性和女性的动脉血压都随年龄的增长而逐渐升高，收缩压的升高比舒张压的升高更为显著。60 岁时，收缩压约为 18.6 kPa(140 mmHg)。安静时动脉血压相对稳定，体力劳动或情绪激动时，血压可暂时升高。

动脉血压是循环功能的重要指标之一，动脉血压过高或过低都会影响各器官的血液供

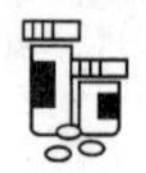

应和心脏的负担。若动脉血压过低，将引起器官血液供应减少，尤其是脑和心脏等重要器官的供血不足，将导致严重后果。若血压过高，则心脏和血管的负担过重。长期高血压患者往往引起心脏代偿性肥大、心功能不全，甚至导致心力衰竭。血管长期受到高压，血管壁本身发生病理性改变，甚至可导致破裂而引起脑出血等严重后果，所以保持动脉血压近于正常的相对稳定状态是十分重要的。判断一个人是否患有高血压，常以舒张压大于12.0 kPa(90 mmHg)或不足40岁的人收缩压持续大于21.3 kPa(160 mmHg)为标准。若收缩压持续低于12.0 kPa(90 mmHg)，则判断为低血压。

2. 形成机制

动脉血压形成的前提条件是必须有足够的血液充盈心血管系统。循环系统中血管充盈的程度可用循环系统平均充盈压来表示。在动物实验中，采用一定的方法(如造成心室颤动)，使心脏暂停射血，总血量均匀分布于心血管系统中，因此循环系统中各处的压力很快就取得平衡，此时测得的压力数值称为循环系统平均充盈压，动物为0.93 kPa，人的循环系统平均充盈压接近于这个数值。

心脏射血提供能量，推动血液进入血管，这些能量，一部分克服阻力以动能形式推动血液流动，另一部分以弹性势能的形式使主动脉扩张而储存起来。当心脏舒张时，主动脉管壁弹性回缩，再将这部分势能转变为动能，以推动心舒期主动脉内血液的流动，使血液流动变为连续。由于心脏射血是间断的，因而心动周期中动脉血压发生着周期性的变化。

外周阻力的存在也是血压形成的一个必要条件。如果没有外周阻力的存在，心脏射血产生的能量将全部转化为动能，血液不会因外周阻力的存在而对血管产生扩张的势能，也就不能形成血压。外周阻力主要是指发生在小动脉和微动脉处的阻力。

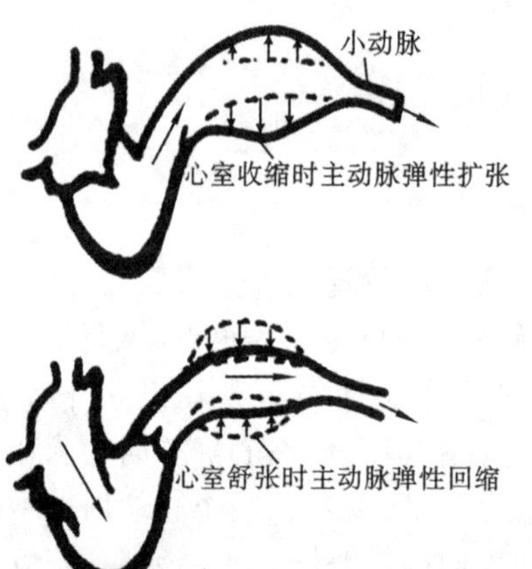

图6-9 主动脉管壁弹性对动脉血压的影响

正常情况下，左心室收缩时向主动脉内射出大约70 mL血液，由于外周阻力的存在和大动脉的可扩张性，在心缩期内，只有1/3的血液流向外周，剩余的血液暂时储存在主动脉内，使动脉血压升高；当心室舒张时，由于主动脉的弹性回缩作用，将心缩期内储存在主动脉内的那部分血液推向外周，动脉血压下降(图6-9)。

总之：动脉血压形成的前提是有足够的血液充盈心血管系统；心脏射血和外周阻力是形成动脉血压的两个根本因素；大动脉管壁的弹性能缓冲收缩压、维持舒张压及保持血液的连续流动。

3. 影响动脉血压的因素

根据动脉血压的形成原理，动脉血压的形成与心脏射血、外周阻力、大动脉管壁的弹性以及血管系统内有足够的血液充盈量等因素有关，凡改变上述诸因素，动脉血压将受到影响。在影响动脉血压的诸因素中，往往不是某因素的单独作用，而是多个因素的共同作用。

(1) 搏出量　其他因素不变时，搏出量增加可使心缩期射入动脉的血量增多，管壁所受的侧压力增大，收缩压升高。由于主动脉扩张程度增加，心舒期时，动脉弹性回缩力大，推动血液向外周流动的速度加快，主动脉内增多的血量仍可流向外周，此时增多的血量不明显，舒张压升高不多，故脉压增大。因此，在一般情况下，收缩压的高低主要反映心脏搏出量的多少。

(2) 心率　其他因素不变，当心率加快时，使心舒期缩短，心室舒张期流向外周的血量减少，使主动脉内剩余的血量增多，舒张压升高，进一步使收缩压升高。由于动脉血压的升高可使血流流向外周的速度加快，因此心缩期内可有较多的血液流至外周，因此，收缩压升高不如舒张压升高的明显，故脉压减小；当心率减慢时，则相反。

(3) 外周阻力　当搏出量不变，外周阻力增加时，由于心舒期血液流向外周减慢，导致心舒期主动脉内存留血量增加，使舒张压升高。但在收缩期，由于动脉血压升高使血流速度加快，仍能使一部分血液较快地进入外周。因而收缩压升高不如舒张压升高明显，故脉压减小；相反，当外周阻力减小时，脉压增大。临床上，高血压患者由于小动脉硬化、变性、小血管口径变小，使外周阻力增加，引起舒张压升高明显。

(4) 大动脉管壁的弹性　大动脉、主动脉的弹性作用主要是缓冲血压，使收缩压降低、舒张压升高。当大动脉弹性下降时，扩张能力下降，缓冲能力减弱，使收缩压升高而舒张压降低，脉压增大。随着年龄的增长，主动脉和大动脉管壁的弹性纤维逐渐减小，而胶原纤维增多，导致血管的弹性降低，弹性贮血作用减弱，从而出现收缩压升高，脉压增大。正常人随着年龄的增加，收缩压有增高的趋势，至 60 岁时，收缩压约为 18.6 kPa(140 mmHg)。但老年人阻力血管的弹性也会有所降低，被动扩张能力减小，外周阻力增大，所以舒张压也随着年龄的增长而升高，但升高的程度不如收缩压。

(5) 循环血量和血管容积　正常情况下，循环血量和血管容积是相适应的。失血后，循环血量减少，如果血管容积不变，则动脉血压降低；在另外一些情况下，如中毒性休克，表现为循环血量不变，而血管容积增大，动脉血压则下降，均以收缩压降低为甚。

以上讨论是假定其他因素不变，单一因素改变时对动脉血压的影响。实际上，在完整人体内，单一因素改变而其他因素不变的情况几乎是不存在的。因此，在某些生理或病理情况下动脉血压的变化，往往是各种因素相互作用的结果。

上述五种因素对血压的单独影响见表 6-1。

表 6-1　影响动脉血压的各个因素对血压的影响

影响因素	变化情况	收缩压	舒张压	脉压
搏出量	增加	显著升高	升高	增加
心率	增加	升高	显著升高	减小
外周阻力	增加	升高	显著升高	减小
大动脉管壁的弹性	增加	显著升高	升高	增加
循环血量和血管容积	增加	显著升高	升高	增加

（二）动脉脉搏

在每个心动周期中，由于心脏的收缩和舒张，动脉内的压力发生周期性变化，从而导致动脉管壁发生周期性搏动，称为动脉脉搏(arterial pulse)，简称脉搏。这种搏动起始于主动脉，然后以波浪形式沿动脉管壁向末梢血管传播出去。脉搏的传播速度与动脉管壁的扩张性呈反变关系。主动脉传播速度为3～5 m/s,大动脉为7～10 m/s,小动脉扩张性小,则传播速度最快,为15～35 m/s。在手术时暴露动脉,可以直接看到动脉随每次心搏而发生的搏动。用手指也可摸到身体浅表部位(如桡动脉)的动脉搏动。

临床上,脉搏常用于检查心率快慢,它也可用于判断血管弹性好坏。我国传统医学比较重视切脉诊断,可通过手指对脉搏的触摸来判断心肌收缩力量、心律、动脉弹性等情况,依此诊断心血管系统和其他系统的疾病。

知识链接

原发性高血压的预防

近年原发性高血压发病率增高,主要原因与社会心理和饮食两方面因素相关。社会因素使人们长期心理紧张,导致交感缩血管中枢紧张性增高,交感缩血管神经传出冲动增多,使小动脉收缩导致外周阻力增加,动脉血压升高。高脂饮食将导致血液黏滞度增高,使血流阻力增大,动脉血压升高。对于原发性高血压的预防:在社会心理因素方面要注意生理平衡的调整和心理平衡的调适,以排除对心血管活动的影响;在饮食方面要养成合理的饮食习惯,降低血液黏滞度。

四、静脉血压和静脉血流

静脉血管是血液回流入心的通道,由于其口径较相应的动脉大,且具有较大的顺应性,因而它起着血液储存库的作用。静脉的收缩或舒张能有效地调节回心血量的多少和心输出量的大小,以适应机体各种生理活动的需要。

(一) 静脉血压

当体循环血液经过动脉和毛细血管到达微静脉时,由于能量的不断消耗,血压已下降至2.0～2.7 kPa(15～20 mmHg)。右心房作为体循环的终点,血压最低,接近于零。通常将右心房和胸腔内大静脉的血压称为中心静脉压(central venous pressure,CVP),而各器官静脉的血压称为外周静脉压(peripheral venous pressure)。

临床上常将静脉导管插到位于胸腔内的某一体循环的大静脉内来测定中心静脉压的数值,中心静脉压值较低,正常变动范围为4～12 cmH_2O(1 cmH_2O=98 Pa)。中心静脉压的高低取决于心脏射血能力和静脉回心血量之间的相互关系。如果心脏射血能力较强,能及时将回流入心脏的血液射入动脉,中心静脉压就较低。反之,心脏射血能力减弱时,中心静脉压就升高。另一方面,如果静脉回流速度加快,中心静脉压也会升高。可见,中心静脉压是反映心血管功能的又一指标,测定中心静脉压可了解心脏的泵血功能和确定补液的速度和量。如果中心静脉压偏低或有下降趋势,常提示输液量不足;如果中心静脉压高于正常并有进行性升高的趋势,则提示输液过快或心脏射血功能不全。当心脏射血功能减弱而使中心静脉压升高时,静脉回流将会减慢,较多的血液滞留在外周静脉内,故外周静脉压也升高。

（二）影响静脉回心血量的因素

单位时间内的静脉回心血量取决于外周静脉压和中心静脉压的差，以及静脉对血流的阻力。故凡能影响外周静脉压、中心静脉压以及静脉阻力的因素，都能影响静脉回心血量。

1. 体循环平均充盈压

体循环平均充盈压是反映血管系统充盈程度的指标。当血容量增加或容量血管收缩时，引起体循环平均充盈压升高，静脉回心血量增加。当血量减少或容量血管舒张时，体循环平均充盈压降低，静脉回心血量减少。

2. 心脏收缩力

心肌收缩力增加，搏出量增多，心舒期时心室内压较低，对心房和大静脉的抽吸能力增强，使外周静脉压和中心静脉压之间的压差增大，有利于静脉回流。相反，当右心衰竭时，搏出量减少，心舒期右心室内压较高，血液淤积在右心房和腔静脉内，回心血量大大减少。患者可出现颈外静脉怒张、肝充血肿大、下肢水肿等特征。当左心衰竭时，左心房压和肺静脉压升高，造成肺淤血和肺水肿。

3. 重力和体位

血管内的血液除受心脏做功引起血管扩张外，还因重力的作用而产生一定的静水压。在平卧位时，全身静脉与心脏处于同一水平位，血液重力对静脉回心血量影响不大。直立时，下肢血管中的血液比平卧位时多。从立位变为卧位时，下肢减少 600 mL 左右的血液；从卧位变为直立位时，心脏水平以下部位由于重力作用静脉扩张充血，可多容纳约 500 mL 血液，因而静脉回心血量减少。正常人，有时候从蹲位突然变为直立位时，出现眼前发黑，甚至晕倒的现象。这是由于直立时，血液的静水压使下肢静脉扩张，静脉回心血量减少，搏出量减少，血压骤降，最终导致脑血液供应暂时减少（晕厥）、视网膜暂时缺血（眼前发黑）。

4. 呼吸运动

在吸气时，胸腔容积加大，胸膜腔负压进一步增大，使胸腔内的大静脉和右心房更加扩张，压力也进一步降低，因此有利于外周静脉内的血液回流入右心房。由于回心血量增加，心输出量也相应增加。呼气时，胸膜腔负压减小，由静脉回流入右心房的血量也相应减少。可见，呼吸运动对静脉回流也起着“泵”的作用。

5. 骨骼肌的挤压作用

骨骼肌的节律收缩可挤压肌肉间和肌肉内的静脉，促使静脉回流，静脉瓣可防止血液反流。当肌肉收缩时，可将静脉内的血液挤向心脏，当肌肉舒张时，静脉内压力降低，有利于微静脉和毛细血管内的血液流入静脉，使静脉充盈。人步行时，可使下肢静脉内的压力下降很多，当人直立不动时，下肢静脉血液淤积，静脉压升高，回心血量减少。长期站立可阻碍下肢静脉血液回流，同时可降低静脉瓣的功能，易形成静脉曲张。另外，妊娠时由于静脉回流受阻，外周静脉扩张，下肢出现静脉曲张或水肿现象，分娩后这些现象自然消失。

五、微循环

微循环（microcirculation）是指微动脉与微静脉之间的血液循环。微循环的最基本功

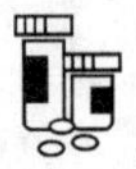

能是进行血液与组织之间的物质交换，其次是调节组织器官血流量、参与维持动脉血压和影响毛细血管内外体液的分布。

（一）微循环的组成

微循环的结构因器官组织不同而不同。典型的微循环结构大致包括微动脉、后微动脉、毛细血管前括约肌、真毛细血管网、通血毛细血管（或称直捷通路）、动-静脉吻合支和微静脉七个组成部分（图6-10）。

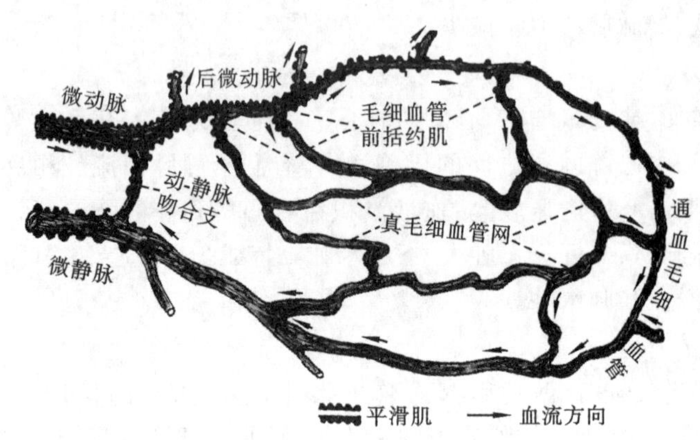

图6-10　微循环模式图

（二）微循环的三条血流通路

微循环的血液可经过三条途径由微动脉流向微静脉，它们具有相对的不同的生理意义。

1. 迂回通路

迂回通路是指血液经微动脉、后微动脉、毛细血管前括约肌、真毛细血管网进入微静脉的通路。真毛细血管间相互吻合成网，穿行于组织细胞之间，数量多，管壁薄，有较大通透性，血流缓慢，部分（20％）血管交替开放，是血液和组织间物质交换的部位，故此通路又称营养通路。

2. 直捷通路

直捷通路是指血液经微动脉、后微动脉和通血毛细血管进入微静脉的通路。通血毛细血管是后微动脉的延续，管壁无平滑肌，结构同真毛细血管。此通路血管经常处于开放状态，血流比较快，不与组织进行物质交换，其功能主要是使一部分血液由微动脉直接进入微静脉而由静脉回流入心。

3. 动-静脉短路

血液由微动脉经动-静脉吻合支直接进入微静脉的通路。它不与组织进行物质交换，其主要功能是参与体温调节。一般情况下，这一通路经常处于关闭状态。这类通路在皮肤比较多。当环境温度升高时，动-静脉吻合支开放增多，局部血流量增多，有利于皮肤散热，调节体温。动-静脉吻合支的开放增多，在一定程度上减少了血液与组织之间的物质交换，能引起组织相对缺氧。如感染性休克或中毒性休克时，由于动-静脉吻合支的大量开放，加重了组织的缺氧，从而能使病情恶化。三条微循环的血流通路的比较见表6-2。

表 6-2 三条微循环血流通路的血流特点和生理意义

血流通路	血流特点	生理意义
迂回通路	真毛细血管交替开放、数量多、管壁薄、血流缓慢	物质交换的主要场所
直捷通路	通血毛细血管经常开放、血流速度较快	保证血液迅速回流
动-静脉短路	动-静脉吻合支经常关闭、管壁厚、平时无血流通过	调节体温

（三）微循环血流量的调节

微动脉、后微动脉、毛细血管前括约肌和微静脉的管壁都有平滑肌，其收缩和舒张将直接影响微循环的血流量。

1. 微动脉

管壁厚，管壁的中层主要是平滑肌，能受神经体液因素的调节，收缩时可增加毛细血管的前阻力，减少进入微循环的血流量，舒张时相反。故微动脉称为微循环的“总闸门”。

2. 后微动脉和毛细血管前括约肌

后微动脉又称中间微动脉，是微动脉的直接分支。管壁的平滑肌呈节段性分布，其产生的阻力小于微动脉。毛细血管前括约肌位于毛细血管的入口处，有平滑肌包绕，受体液因素的影响，控制着进入真毛细血管的血量，故称为微循环的“分闸门”。

安静时毛细血管只有总数的20%左右开放。在神经、体液调节，特别是局部组织代谢产物的调节下，真毛细血管轮流开闭。毛细血管前括约肌受儿茶酚胺等缩血管物质和局部代谢舒血管物质的共同调节。毛细血管关闭时，该毛细血管周围组织中代谢产物积聚，氧分压降低。代谢产物和低氧都能导致局部的后微动脉和毛细血管前括约肌舒张及毛细血管开放，于是局部组织内积聚的代谢产物被血流清除，后微动脉和毛细血管前括约肌又收缩，使毛细血管关闭，如此周而复始。当组织代谢活动加强时，愈来愈多的微动脉和毛细血管前括约肌发生舒张，使愈来愈多的毛细血管处于开放状态，从而使血液和组织细胞之间发生交换的面积增大，交换的距离缩短。因此，微循环的血流量和组织的代谢活动水平相适应。

3. 微静脉

微静脉内皮较薄，直径和管壁平滑肌的量有差别。有平滑肌的微静脉是主要的毛细血管后阻力血管，在功能上称为微循环的“后闸门”。微静脉收缩，毛细血管后阻力增大，一方面使毛细血管血压升高；另一方面使静脉回流量减少。微静脉平滑肌也受交感缩血管神经和体液中血管活性物质的影响。交感缩血管神经兴奋，微静脉收缩但不如微动脉明显；微静脉对儿茶酚胺的敏感性也较微动脉低，但对缺 O_2 与酸性代谢产物的耐受性比微动脉大。

六、组织液的生成和淋巴循环

组织液是存在于血管外组织细胞间隙中的液体，绝大部分呈胶冻状不能自由流动，有一少部分可自由流动。组织液是组织细胞直接所处的环境，组织细胞通过细胞膜和组织液发生物质交换，组织液与血液之间则通过毛细血管壁进行物质交换。因此，组织细胞和血液之间的物质交换需通过组织液作为中介。组织液是由血浆经毛细血管滤过产生，除蛋白质外，其他成分基本上与血浆相同。

(一) 组织液的生成与回流

1. 组织液的生成过程

组织液由血浆经毛细血管壁过滤而形成,毛细血管壁的通透性是组织液生成的结构基础。组织液生成的动力是有效滤过压(effective filtration pressure)。在毛细血管内存在着毛细血管血压及血浆胶体渗透压,而在组织间隙中有组织液静水压及组织液胶体渗透压。毛细血管内外这四种因素构成了两对力量:一对是毛细血管血压和组织液胶体渗透压,它们是促进组织液生成的力;一对是血浆胶体渗透压和组织液静水压,它们是促使组织液回流的力。这两对力量之差称为有效滤过压。若有效滤过压为正值,则造成组织液的生成;若有效滤过压为负值,则组织液回流入血。有效滤过压可用下式来表示。

有效滤过压=(毛细血管内压+组织液胶体渗透压)-(血浆胶体渗透压+组织液静水压)

毛细血管动脉端血压约为 30 mmHg;静脉端毛细血管血压约为 12 mmHg,人体的血浆胶体渗透压约为 25 mmHg,组织液胶体渗透压约为 15 mmHg;组织液静水压约为 10 mmHg,故:毛细血管动脉端有效滤过压=(30+15)-(25+10)=10 mmHg;毛细血管静脉端有效滤过压=(12+15)-(25+10)=-8 mmHg。

由此看来,在毛细血管动脉端为净滤过,静脉端为净回收。血液在毛细血管中流过,血压是逐渐下降的,有效滤过压也逐渐降低至零,再往下行,血压更低,有效滤过压转为负值,因此,流经毛细血管的血浆,一部分在毛细血管的动脉端以滤过方式进入组织间隙形成组织液,这些液体中约有 90%在毛细血管的静脉端被重吸收回血液,而 10%左右的组织液则进入毛细淋巴管,成为淋巴液,淋巴液经淋巴系统又回到循环系统中。如此就形成了组织液生成与回流的动态平衡(图 6-11)。

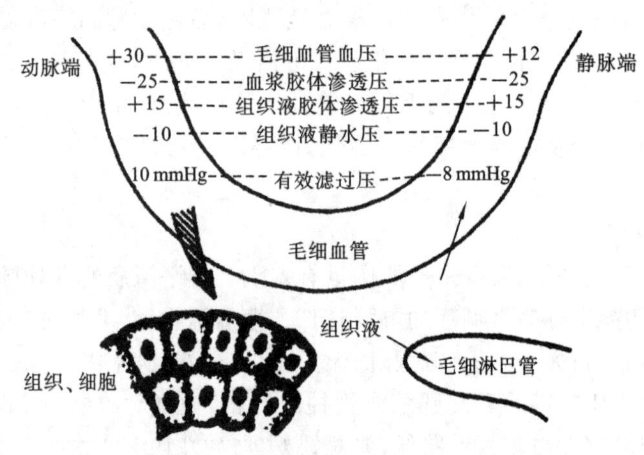

图 6-11 组织液的生成与回流

2. 影响组织液生成和回流的因素

正常情况下,组织液不断生成又不断回流,二者保持动态平衡,是保证血浆与组织液含量相对稳定的重要因素。如果由于某种原因,这种动态平衡被打破,造成组织液生成过多或回流过少,就会出现过多的组织液潴留在组织间隙,从而产生组织水肿。根据组织液生成与回流机制可知,凡影响有效滤过压和毛细血管壁通透性的各种因素,都可以影响组织液的生成与回流。

(1) 毛细血管血压 小动脉和微动脉扩张时，毛细血管血压升高，有效滤过压增大，组织液生成增加。如运动的肌肉或炎症的部位，常可出现这种现象。微静脉收缩或静脉压升高时，也可使组织液生成增加。如右心衰竭时，因中心静脉压升高，静脉回流受阻，毛细血管后阻力增大，毛细血管血压升高，结果可使组织液生成增加而引起组织水肿。

(2) 血浆胶体渗透压 当血浆蛋白减少如长期饥饿造成营养不良、肝病而使血浆蛋白减少或肾病引起蛋白尿(血浆蛋白丢失过多)时，可使血浆胶体渗透压降低，有效滤过压增大，组织液生成过多、回流减少而造成组织水肿。

(3) 淋巴液回流 由于约10%组织液是经淋巴管回流入血，故当淋巴液回流受阻(如丝虫病、肿瘤压迫等因素)，则受阻部位远端组织发生水肿。

(4) 毛细血管壁的通透性 毛细血管壁通透性异常增加可致使部分血浆蛋白漏出血管，使得血浆胶体渗透压降低，组织液胶体渗透压升高，其结果，有效滤过压增大，组织液生成增多，回流减少，引起局部水肿。

(二) 淋巴循环及生理意义

组织液进入淋巴管，即成为淋巴液。进入的途径主要在毛细淋巴管。毛细淋巴管为一盲管，在毛细淋巴管起始端，内皮细胞的边缘像瓦片般互相覆盖，形成向管腔内开启的单向活瓣(图6-12)。组织液只能流入，不能倒流。组织液中的蛋白质及其代谢产物、漏出的红细胞、侵入的细菌以及经消化吸收的小脂肪滴都很容易经细胞间隙进入毛细淋巴管。全身的淋巴液回流聚集，最后汇成右淋巴导管和胸导管两条淋巴干，它们分别在两侧经静脉进入血液循环。因此淋巴系统是血液循环回流过程中的一个辅助系统。

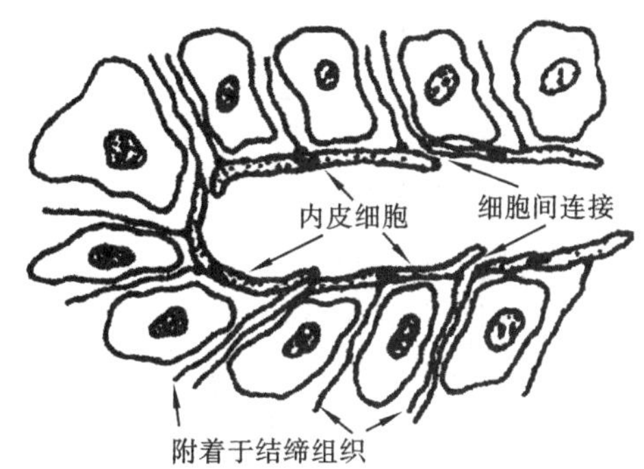

图6-12 毛细淋巴管起始端结构

1. 淋巴液的生成

健康成年人的淋巴液生成量约为120 mL/h，每日生成量为2～4 L，大致相当于人体的血浆总量。淋巴液生成的动力是组织液与淋巴液的压力梯度。组织液压力升高时，淋巴液的生成速度加快。

2. 淋巴液生成的意义

(1) 调节血浆和组织液之间的液体平衡 每天在毛细血管动脉端滤过的液体总量约24 L，其中约3 L经淋巴循环回到血液中去。即一天中回流的淋巴液的量大约相当于全身的血浆总量。如果毛细淋巴管阻塞，滤过的液体不能沿淋巴管回流，就会产生组织水肿。

(2) 回收蛋白质 每天组织液中有75～200 g蛋白质由淋巴液回收到血液中，这样就使组织液的蛋白质保持较低水平，这对维持血管内、外胶体渗透压及水平衡具有重要生理意义。

(3) 运输脂肪及其他营养物质　由小肠吸收的营养物质可经小肠绒毛的毛细淋巴管吸取而流入血液。尤其是，脂肪的80%～90%由小肠绒毛的毛细淋巴管吸收。

(4) 防御和免疫功能　通过淋巴液回流，可将组织中的大分子物质、红细胞和细菌运输到淋巴结处理。

第三节　心血管活动的调节

人体在不同的生理状况下，各器官组织的代谢水平不同，对血流量的需求也不断变化着。机体通过神经、体液和自身等因素对心脏和各部分血管的功能活动进行调节，使心输出量和各组织器官的血流量能满足不同情况下新陈代谢的需要，并能协调各器官之间的血流分配。

一、神经调节

心肌和血管平滑肌接受自主神经支配。机体对心血管活动的神经调节是通过各种心血管反射实现的。

(一) 心脏的神经支配

心脏接受心交感神经和心迷走神经的双重支配。

1. 心交感神经

心交感神经的节前神经元位于胸髓($T_1 \sim T_5$)侧角，节后神经元位于星状神经节或颈交感神经节内，节后神经元轴突支配窦房结、房室交界、房室束、心房肌和心室肌。支配窦房结的交感神经纤维主要来自右侧心交感神经，支配房室交界的交感神经纤维主要来自左侧心交感神经。右侧心交感神经兴奋时，主要表现为心率加快；左侧心交感神经兴奋时，主要是提高心肌收缩力，提高心肌的兴奋性，并使房室交界传导速度加快。

心交感神经兴奋时，其神经末梢释放去甲肾上腺素，与心肌细胞膜上的β_1受体结合，从而激活腺苷酸环化酶，使细胞内cAMP的浓度升高，继而激活蛋白激酶和细胞内蛋白质的磷酸化过程，使心肌膜上的钙通道激活，提高心肌细胞膜对离子，主要是Ca^{2+}离子的通透性，使窦房结细胞1期自动除极速度加快，0期上升速度加快；工作细胞2期Ca^{2+}离子内流增加，从而出现心率加快、房室传导加快和心肌收缩力量增加。这些效应分别称为正性变时作用、正性变传导作用和正性变力作用。普萘洛尔(心得安)可阻断心交感神经对心脏β_1受体的兴奋作用。

2. 心迷走神经

心迷走神经的节前神经元起源于延髓的迷走神经背核和疑核。在心壁内神经节换元后，分布于心肌细胞。右侧迷走神经主要支配窦房结和心房肌；左侧迷走神经主要支配房室交界和房室束。心室肌只接受少量迷走神经的支配。当迷走神经兴奋时，表现为心率变慢，心肌细胞的兴奋性降低，房室传导时间延长，心肌的收缩力减弱等效应。这些效应分别称为负性变时作用、负性变传导作用和负性变力作用。

心迷走神经兴奋时，神经末梢释放递质乙酰胆碱。乙酰胆碱可作用于心肌细胞膜上的M型胆碱受体，抑制cAMP的活性，提高心肌细胞膜对K^+的通透性，促进K^+的外流；同时，肌浆网对Ca^{2+}离子释放减少。K^+的外流可以产生如下作用：①窦房结4期自动除极速度减慢，使自律性降低；②自律细胞的最大舒张电位增大，心肌细胞的兴奋性降低，房室交界传导时间延长；③2期复极时间缩短，Ca^{2+}离子内流减少，使心肌收缩力减弱；④K^+外流加快，动作电位的总时程缩短，有效不应期相对缩短。迷走神经的这些效应可被M受体阻断剂阿托品所阻断。

一般来说，心迷走神经和心交感神经对心脏的作用是相对抗的，但是当两者同时对心脏发生作用时，其总的效应并不等于两者分别作用时发生效应的代数和。在多数情况下，心迷走神经的作用比交感神经的作用占有较大的优势。

支配心脏的神经，除了心交感神经和心迷走神经外，目前认为，还有一些肽能神经，其神经末梢释放的递质是肽类物质，它们一般对心脏产生正性和扩张血管的作用。

（二）血管的神经支配

机体内除了真毛细血管外，血管壁上均有平滑肌的分布。绝大多数血管平滑肌均接受自主性神经的支配。支配血管平滑肌的神经主要有缩血管神经和舒血管神经纤维两大类。两者又统称为血管运动神经纤维。

1. 缩血管神经纤维

能引起血管平滑肌收缩的神经纤维都是交感神经纤维，因而也称这些纤维为交感缩血管神经纤维。节前神经元起源于胸腰髓（T_1～L_3）侧角，在椎旁节及椎前节换元后，支配机体各部分血管的平滑肌。交感缩血管神经纤维末梢释放的递质是去甲肾上腺素，血管平滑肌上有α和β两种肾上腺素能受体，去甲肾上腺素与α受体结合时，引起的效应是血管收缩；与β_2受体结合时，引起的效应是血管舒张。由于去甲肾上腺素与α受体的结合能力大于与β_2受体的结合能力，因此，交感缩血管纤维兴奋时的主要效应表现为缩血管效应。

体内几乎所有血管的平滑肌均受交感缩血管神经纤维的支配，其分布密度因器官和血管而异。一般是皮肤黏膜血管中分布最密，骨骼肌和内脏的血管次之，冠状动脉和脑血管上分布较少。在同一器官中，动脉中缩血管纤维的密度高于静脉，微动脉中密度最高，但毛细血管前括约肌中神经纤维分布很少。

人体的大部分血管，仅接受交感缩血管神经纤维的单一神经支配。在安静状态下，交感缩血管神经纤维持续发放的低频神经冲动（1～3次/秒）称为交感缩血管紧张。它能使血管平滑肌保持一定程度的收缩状态。当交感缩血管纤维紧张性加强时，血管平滑肌进一步收缩；相反，当血管平滑肌的收缩程度减弱时，血管舒张。

2. 舒血管神经纤维

体内少量血管，除了接受交感缩血管纤维支配外，还接受舒血管神经纤维的支配。舒血管神经纤维主要有以下两种。

(1) 交感舒血管神经纤维　这些纤维主要支配骨骼肌血管，其节后神经末梢释放的递质是乙酰胆碱，后者与血管平滑肌上的M受体相结合，使骨骼肌血管舒张。这类纤维平时无紧张性活动，只有在人体处于应激状态时才发挥作用，使骨骼肌血管舒张、血流量大大增加。适应机体应激时骨骼肌活动增强的效应。

(2) 副交感舒血管神经纤维　机体少数器官，如脑膜、唾液腺、胃肠外分泌腺和外生殖器等的血管，除接受交感缩血管神经纤维支配外，还接受副交感舒血管神经纤维的支配。这些神经的节后神经末梢释放的递质也是乙酰胆碱，能与血管平滑肌上的M受体结合，引起血管舒张。这类神经只能调节局部血流量，对总外周阻力和血压的调节作用不大。

除了上述两种舒血管神经纤维外，目前发现还有脊髓背根舒血管纤维和血管活性肠肽神经纤维，它们也参与血管舒张活动的调节，其神经末梢释放的递质可能是肽类物质。

(三) 心血管中枢

中枢神经系统内，参与心血管反射调节活动的神经元群，称为心血管中枢。心血管中枢并不集中于中枢神经系统的某一个部位，而是分布在中枢神经系统从脊髓到大脑皮层的各个水平上，它们各具不同的功能，又互相密切联系，使整个心血管系统的活动协调一致，并与整个机体的活动相适应。

1. 延髓心血管中枢

动物实验显示：在延髓上缘横断脑干后，动脉血压并无明显的变化，刺激坐骨神经引起的升压反射也仍存在；而在延髓和脊髓之间横断，则动脉血压就逐渐降低至大约5.3 kPa (40 mmHg)。可见，心血管正常的紧张性活动不是起源于脊髓，而是起源于延髓，因为只要保留延髓及其以下中枢部分的完整，就可以维持心血管正常的紧张性活动，并完成一定的心血管反射活动。因此心血管活动最基本的中枢位于延髓。

延髓内控制心血管活动的中枢，是位于延髓内的心迷走中枢和控制心交感神经与交感缩血管神经活动的心交感中枢和交感缩血管中枢。这些中枢神经元平时就有一定的紧张性活动，分别称为心迷走紧张、心交感紧张和交感缩血管紧张。安静状态下，心迷走紧张占优势，使心率维持在较低水平。运动或情绪激动时，交感紧张占优势，使心率加快，心肌收缩能力加强，血管平滑肌收缩，外周阻力加大，动脉血压升高。

2. 延髓以上的心血管中枢

在延髓以上的脑干、下丘脑、小脑及大脑皮质，均存在与心血管活动有关的神经元。它们在心血管活动调节中所起的作用较延髓心血管中枢更加高级，特别是表现为对心血管活动和机体其他功能之间的复杂的整合。例如，下丘脑是一个很重要的调节心血管活动的整合区，它在体温调节、摄食、水平衡以及发怒、恐惧等情绪反应的整合中起着重要的作用。这些反应都包含有相应的心血管活动的变化。大脑边缘系统则使心血管活动参与到情绪活动中去；能影响下丘脑和脑干其他部位的心血管神经元的活动，并和机体各种行为的改变相协调。大脑新皮层的运动区兴奋时，除引起相应的骨骼肌收缩外，还能引起该骨骼肌的血管舒张。小脑则将心血管活动整合到姿势平衡活动中去。

(四) 心血管反射

神经系统对心血管活动的调节是通过反射活动来实现的。当机体的生理状态发生变化时，如运动、睡眠等，或机体内、外环境发生变化时，均可引起各种心血管反射，使心血管功能适应于机体当时的状态或环境的变化。

1. 颈动脉窦和主动脉弓压力感受性反射

当动脉血压升高时，可引起压力感受性反射，其反射效应是使心率减慢，外周血管阻力降低，血压回降。因此这一反射曾被称为减压反射(depressor reflex)。

1) 压力感受器

压力感受性反射的感受装置是位于颈动脉窦和主动脉弓血管外膜下的感觉神经末梢，压力感受器并不是直接感觉血压的变化，而是感觉血管壁的机械牵张程度。按其所在部位称为颈动脉窦压力感受器和主动脉弓压力感受器(图 6-13)。当动脉血压升高时，动脉管壁被牵张的程度升高，压力感受器发放的神经冲动也增多。在一定范围内，压力感受器的传入冲动频率与动脉管壁扩张程度成正比。

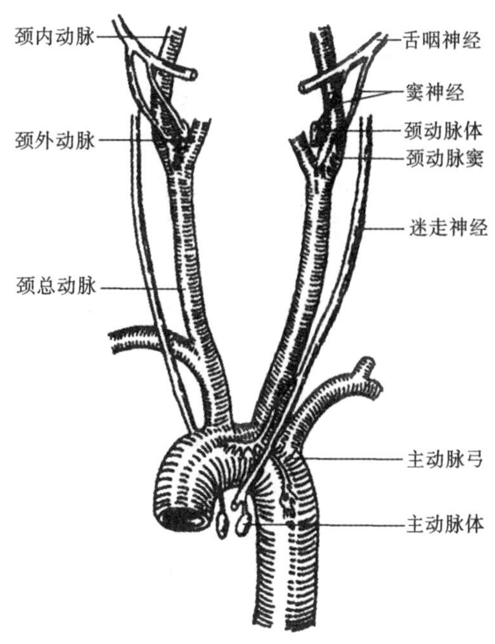

图 6-13 压力感受器和化学感受器

2) 传入、传出神经和中枢联系

颈动脉窦压力感受器的传入神经纤维组成窦神经。窦神经加入舌咽神经，进入延髓，和孤束核的神经元发生突触联系。主动脉弓压力感受器的传入神经纤维混合在迷走神经干内，然后进入延髓，到达孤束核。兔的主动脉弓压力感受器传入纤维自成一束，与迷走神经伴行，称为主动脉神经。

压力感受器的传入神经冲动到达孤束核后，可通过延髓和延髓以上的心血管中枢的复杂联系和整合作用，使心交感神经紧张性活动减弱，使迷走神经的紧张性活动加强。压力感受性反射的传出神经是心迷走神经、心交感神经和交感缩血管神经。

3) 反射效应

正常情况下，动脉血压升高时，压力感受器传入冲动增多，冲动到达中枢后，使心迷走紧张加强，心交感紧张和交感缩血管紧张减弱，从而使心脏活动受到抑制，心输出量减少，心率减慢，外周血管扩张，外周阻力降低，最终导致血压下降且接近原先正常水平。相反，当血压降低时，压力感受器传入冲动减少，从而引起迷走神经紧张减弱，交感神经紧张增强，于是心率加快，心输出量增加，外周血管阻力增高，最终导致血压回升且接近正常原先水平。

4) 压力感受性反射的生理意义

压力感受性反射是机体的一种负反馈调节机制。其生理意义在于，当心输出量、外周阻力、血量或外界环境条件等突然变化时，对动脉血压进行快速的调节，可使动脉血压不至于发生较大的波动，使动脉血压保持相对稳定。另外，由于颈动脉窦和主动脉弓正好位于脑和心脏血供道路的起始部，因此，压力感受性反射对于维持脑和心脏的正常血液供应也具有特别重要的生理意义。

在慢性高血压患者或实验性高血压动物中，压力感受性反射的敏感范围升高，这种现象称为压力感受性反射的重新调定，并不是压力感受性反射不起作用，而是压力感受性反射在高水平上进行工作。

2. 颈动脉体和主动脉体化学感受性反射

在颈总动脉分叉处,有颈动脉体;在主动脉弓和锁骨下动脉根部,有主动脉体。它们的血液供应极为丰富,对血液中某些化学成分的改变非常敏感。当血液中 PCO_2 升高或 PO_2 降低、pH 值下降时,均可刺激这些化学感受器,其感觉信号分别由窦神经和主动脉神经传入至延髓孤束核,然后使延髓内呼吸神经元和心血管活动神经元的活动发生改变。产生的效应是呼吸加快、加深。在动物实验中,如果人为地维持呼吸频率和呼吸深度不变,则引起心血管的直接效应是心率减慢、心输出量减少、冠状动脉舒张、骨骼肌和内脏血管收缩。由于外周血管阻力增大的作用超过心输出量减少的作用,故血压升高。故此反射又成为升压反射。

化学感受性反射在平时对心血管活动并不起明显的调节作用。只有在低氧、窒息、失血、动脉血压过低和酸中毒情况下才发生作用。

二、体液调节

心血管活动的体液调节是指血液和组织液中一些化学物质对心血管活动的调节。这些因素中,有些是内分泌腺分泌的激素,经血液循环广泛作用于心血管系统,称为全身性体液调节因素;有些是在组织中产生的仅在局部起作用,对局部组织的血流起调节作用,称为局部性体液调节因素。

(一) 全身性体液调节因素

1. 肾上腺素和去甲肾上腺素

肾上腺素和去甲肾上腺素在化学结构上都属于儿茶酚胺。循环血液中的肾上腺素和去甲肾上腺素主要来自于肾上腺髓质的分泌。肾上腺髓质释放的儿茶酚胺中,肾上腺素约占 80%,去甲肾上腺素约占 20%。肾上腺素能神经末梢释放的递质去甲肾上腺素也有一小部分进入血液循环。

血液中的肾上腺素和去甲肾上腺素对心脏和血管的作用有许多共同点,但并不完全相同。肾上腺素和去甲肾上腺素是通过血管平滑肌和心肌细胞膜上的 α、β 受体而起作用的。皮肤黏膜血管和腹腔内脏血管上以 α 受体为主;心肌细胞膜上主要是 β_1 受体;骨骼肌、肝脏和冠状动脉血管上,两种受体都有,但以 β_2 受体为主。当 α 受体兴奋时,引起血管收缩;β_2 受体兴奋时,引起血管舒张;β_1 受体兴奋时,可增加心肌收缩力。

肾上腺素和去甲肾上腺素对不同的肾上腺素能受体的结合能力不同。肾上腺素可与 α 和 β 两类肾上腺素能受体结合:在心脏,肾上腺素与 β_1 受体结合,产生正性变时和变力作用,使心输出量增加。在皮肤、肾、胃肠血管平滑肌上 α 受体在数量上占优势,肾上腺素的作用是使这些器官的血管收缩;在骨骼肌和肝的血管上,β_2 受体占优势,小剂量的肾上腺素常以兴奋 β_2 受体的效应为主,引起血管舒张,大剂量时也兴奋 α 受体,引起血管收缩。可见,肾上腺素对血管的作用既有舒张又有收缩作用,所以它对外周阻力的影响不大。由于肾上腺素有强心作用,所以临床上常称它为"强心药"。去甲肾上腺素主要与 α 受体结合,也可与心肌的 β_1 受体结合,但和血管平滑肌的 β_2 受体的结合能力较弱。静脉注射去甲肾上腺素可使全身血管广泛收缩,动脉血压升高;血压升高又使压力感受性反射活动加强,压力感受性反射对心脏的效应超过去甲肾上腺素对心脏的直接效应,故心率减慢。由于去甲肾上腺素有强烈的升压作用，因此临床上常称它为“升压药”。

平时肾上腺髓质分泌肾上腺素和去甲肾上腺素是很少的，但在运动、劳动、情绪激动、失血、窒息、疼痛等情况下分泌量增多，这有利于促进血液循环，以适应机体的需要。

2. 肾素-血管紧张素-醛固酮系统

肾素是由肾近球细胞合成和分泌的一种酸性蛋白酶，血管紧张素是一组多肽类物质，由肝脏产生，无活性时称为血管紧张素原。当机体肾血流量不足时，可刺激肾近球细胞分泌肾素，肾素作用于血液中的血管紧张素原，使之水解为血管紧张素Ⅰ(10 肽)，血管紧张素Ⅰ在流经肺循环时，在血管紧张素转换酶的作用下水解为血管紧张素Ⅱ(8 肽)，血管紧张素Ⅱ可进一步被血浆和组织中的氨基肽酶水解为血管紧张素Ⅲ(7 肽)。

血管紧张素中最重要的是血管紧张素Ⅱ。血管紧张素Ⅱ可直接使全身微动脉收缩，血压升高；也可使静脉收缩，回心血量增多。血管紧张素Ⅱ可作用于交感缩血管神经纤维末梢，使交感神经末梢释放去甲肾上腺素增多。血管紧张素Ⅱ还可作用于中枢神经系统血管紧张素Ⅱ的敏感区，使交感缩血管紧张性增强。此外，血管紧张素Ⅱ还可强烈刺激肾上腺皮质球状带合成和释放醛固酮，后者可促进肾小管对 Na^+ 的重吸收，并使细胞外液量增加，血量增加，血压升高。

由于肾素、血管紧张素和醛固酮三者之间在功能上联系密切，因此把它们合称为肾素-血管紧张素-醛固酮系统。正常情况下，血中血管紧张素形成不多，对血压调节意义不大。但当机体失血、失水时，随着循环血量的下降，肾血流量减少，肾素-血管紧张素-醛固酮系统的活动增强，可促使血压回升和血量增加，可见，该系统在调节血压和血容量方面起重要作用。

3. 血管升压素

血管升压素(vasopressin)又称抗利尿激素，是下丘脑视上核和室旁核合成并在神经垂体内储存的一种激素。正常情况下，血浆中血管升压素浓度升高，仅能促进肾脏远曲小管和集合管对水的重吸收，出现抗利尿效应；但在机体循环血容量明显减少时，它可使骨骼肌和内脏器官的小动脉以及冠状动脉强烈收缩，使外周阻力明显增加，使血压升高。由于血管升压素对冠状动脉血管有收缩作用，因此，临床上对心脏缺血性疾病的患者忌用血管升压素。

4. 心房钠尿肽

心房钠尿肽(atrial natriuretic peptide)是由心房肌细胞合成和释放的一类多肽。它可使血管舒张，外周阻力降低，也可使心率减慢，搏出量减少，故心输出量减少。它还可作用于肾的受体，使肾排水和排钠增多。此外，心房钠尿肽还能抑制肾的近球细胞释放肾素，抑制肾上腺皮质球状带合成、释放醛固酮；在脑内，心房钠尿肽可以抑制血管升压素的释放。这些作用都可导致体内细胞外液量减少，血压降低。

(二) 局部性体液性调节因素

机体组织细胞进行新陈代谢时，可产生某些化学物质，这些物质对局部血液循环起作用。这些因素主要有如下几种。

1. 激肽释放酶-激肽系统

激肽释放酶是体内一类蛋白酶，能作用于血浆中的激肽原，使之水解为缓激肽(9 肽)。激肽具有较强的局部舒血管作用，可参与对血压和局部组织血流的调节，而对全身血压无影响。

但缓激肽对神经末梢有强烈的刺激作用，是一种致痛物质。在组织损伤等情况下，组织可以产生激肽释放酶，能将组织中的激肽原激活，从而引起组织红、肿、热、痛等炎症反应。

2. 组胺

组胺是由组氨酸在脱羧酶的作用下产生的。许多组织，特别是皮肤、肺和肠黏膜等的肥大细胞中含有大量的组胺。当组织受到损伤或发生炎症和过敏反应时，都可释放组胺。组胺有强烈的舒血管作用，并能使毛细血管和微静脉的管壁通透性增加，血浆漏入组织，导致局部组织水肿。

3. 组织代谢产物

组织代谢活动增加或局部血流量不足时，可使代谢产物在局部组织集聚，从而使血管扩张，如CO_2、乳酸、腺苷等物质均有舒张血管作用。

三、社会心理因素对心血管活动的影响

人体的心血管活动除受自然因素影响外，还受社会、心理因素的影响。因为人不仅具有生物属性，还具有社会属性。从社会属性来看，人作为社会的成员，其循环功能经常受到社会心理因素影响。在日常生活中，可以经常见到社会心理因素对心血管活动影响的实例。如惊恐时心跳加快加强，愤怒时血压升高，羞怯时面部血管扩张以及一些语言刺激所引起的心血管反应等。

事实证明，许多心血管疾病的发生与社会心理因素密切相关。人们长期处在巨大的生活压力与工作压力之下，精神高度紧张，如果心理和生理得不到良好的调适，会使高血压的发病率明显增加。1991年普查北京市成年人高血压的发病率为22.6%，而在偏僻地区生活比较安定的人群中，高血压的发病率却小于1%。在一些发达国家高血压的发病率可达1/4。此外，在有吸烟、酗酒等不良生活习惯的人群中，冠心病、高血压、脑卒中的发病率明显高于无此类不良习惯的人群。目前，心脑血管疾病的发病率位于各类疾病之首，也是主要的死亡原因。这说明社会心理因素对心血管系统的功能活动和心血管疾病的发生有着不可忽视的影响，因此要注重社会心理因素的影响和心理平衡的调适，积极预防心血管疾病的发生。

第四节　重要器官的血液循环特点

机体内各器官的血流量不仅取决于动脉血压和中心静脉压，还取决于该器官血管的舒缩状态。由于各器官的结构和功能各不相同，器官内部的血管分布又各有特征，因此其血流量的调节，除了受共同的调节机制调节外，每一种器官还有其自身的特点。

一、冠脉循环

（一）冠脉循环的解剖特点

1. 心肌的血液供应来自左、右冠状动脉

左、右冠状动脉(简称冠脉)及其分支的走向可有多种变异。在多数人中，左冠状动脉

主要供应左心室的前部，右冠状动脉主要供应左心室的后部和右心室。左冠状动脉的血液流经毛细血管和静脉后，主要经冠状窦回流入右心房，而右冠状动脉的血液则主要经较细的心前静脉直接回流入右心室。另外，还有一小部分冠脉血液可通过心最小静脉直接流入左、右心房和心室腔内。因此当冠状动脉狭窄时，就会发生不同部位的心肌梗死和各种类型的心律失常。

2. 冠状动脉的主干行走于心肌的表面

冠状动脉的小分支常以垂直于心脏表面的方向穿入心肌，并在心内膜下分支成网，这种形式易在心肌收缩时受到压迫而导致血流量减少。

3. 心肌的毛细血管网丰富

冠脉循环的毛细血管数与心肌纤维的比例为 1∶1，在心肌横截面上，每平方毫米面积内有 2500～3000 根毛细血管。因此心肌和冠脉血液之间的物质交换能很快地进行。

4. 冠状动脉之间有侧支互相吻合

在人类，这种吻合支在心内膜下较多。正常心脏的冠脉侧支较细小，血流量很少，缺乏有效的代偿能力。因此当冠状动脉突然阻塞时，不易很快建立侧支循环，常可导致心肌梗死。但如果冠状动脉阻塞是缓慢形成的，则侧支可逐渐扩张，并可建立新的侧支循环而起代偿作用。

（二）冠脉循环的生理特点

1. 冠脉血流丰富、流速快，摄氧率高

在安静状态下，冠脉血流量为每 100 g 心肌有 60～80 mL/min。总的冠脉血流量约为 225 mL/min，占心输出量的 6%左右。当心肌活动加强，冠脉达到最大舒张状态时，冠脉血流量可增大 4 倍以上。冠脉循环途径短、血压高，血流速度快。冠脉循环的摄氧量很高，氧的储备较少。因而心肌对缺血缺氧非常敏感。

2. 冠脉血流量受心动周期的影响

由于冠脉循环的血管主要分布在心肌纤维之间，心肌收缩时，血管受压，从而影响冠脉血流，尤其是左冠状动脉血流。在左心室等容收缩期，由于心肌收缩的强烈压迫，左冠状动脉血流急剧减少，甚至发生倒流。射血期，主动脉压升高，冠状动脉血压也随着升高，冠脉血流量增加。到慢速射血期，冠脉血流量又有所下降。心肌舒张时，对冠脉血管的压迫解除，故冠脉血流的阻力显著减小，血流量迅速增加，在舒张期的早期达到最高峰，然后逐渐回降。一般说来，左心室在收缩期血流量只有舒张期的 20%～30%。当心肌收缩加强时，心缩期血流量所占的比例更小。由此可见，动脉舒张压的高低和心舒期的长短是影响冠脉血流量的重要因素。

（三）冠脉血流量的调节

对冠脉血流量进行调节的各种因素中，最重要的是心肌本身的代谢水平。交感和副交感神经也支配冠脉血管平滑肌，但它们的调节作用是次要的。

1. 心肌代谢水平对冠脉循环血流量的调节

心肌细胞代谢所需要的能量完全依赖于有氧代谢。在肌肉运动、精神紧张等情况下，心肌代谢活动增强，耗氧量也随之增加。此时，机体主要通过冠脉血管舒张，即增加冠脉血流量来满足心肌对氧的需求。实验证明,冠脉血流量是和心肌代谢水平成正比的。心肌代谢增强引起冠脉血管舒张的原因并非低氧本身,而是由于某些心肌代谢产物的增加。在各种代谢产物中,最受重视的是腺苷。腺苷具有强烈的舒张冠状血管的作用。腺苷生成几秒钟即被破坏,因此不会引起其他器官的血管舒张。

2. 神经调节

冠状动脉受迷走神经和交感神经的支配。迷走神经对冠状动脉的直接作用是舒张,但由于其对心脏的负性作用,使心肌代谢降低,可抵消迷走神经对冠状血管的舒张作用。交感神经兴奋时,对冠状血管的直接效应是收缩,但交感神经兴奋又同时激活心肌的 β_2 受体,使心率加快,心肌收缩加强,耗氧量增加,从而使冠脉舒张。因此,在整体情况下,冠脉循环的血流量,主要由心肌细胞本身的代谢水平来调节。

除上述因素外,冠脉血流量还受一些激素的调节,如肾上腺素、去甲肾上腺素和血管升压素等。

二、肺循环

肺循环的功能是使血液在流经肺泡时和肺泡之间进行气体交换。肺的血液供应包括体循环的支气管循环和肺循环。这两种循环在末梢部分有吻合支沟通。因此,有一部分支气管静脉血液可经过这些吻合支进入肺静脉和左心房,使主动脉血液中掺入1%～2%的静脉血。

(一) 肺循环的生理特点

1. 血流阻力小、血压低

虽然右心输出量与左心输出量相同,但由于肺动脉分支短而管径较大,管壁较薄而扩张性较大,故肺循环的血流阻力小,血压低。肺循环血压明显低于体循环系统。由于肺毛细血管血压远低于血浆胶体渗透压,故肺无组织液生成。但在某些病理情况下,如左心衰竭时,因左心室射血量减少,室内压力增大,造成肺静脉回流受阻,肺静脉压升高,肺毛细血管血压也随之升高,导致肺泡、肺组织间隙中液体积聚,形成肺水肿。

2. 肺的血容量较大,而且变动范围大

正常肺约容纳450 mL血液,约占全身血量的9%,其中绝大部分血液集中在静脉系统内,故肺循环血管起贮血库作用。当机体失血时,肺血管收缩,血管容积减小,将部分血液送入体循环,以补充循环血量。由于肺组织和肺血管的可扩张性大,故肺血容量的变动范围也大。用力呼气时,肺血容量可减少至200 mL,用力吸气时可增加到1000 mL;人体卧位时的肺血容量比立位和坐位要多400 mL。

(二) 肺循环血流量的调节

1. 神经调节

肺循环血管受交感神经和迷走神经支配。交感神经兴奋时,肺血管收缩,肺血流量降低;迷走神经兴奋时,肺血管一定程度地扩张,肺血流量增加。

2. 肺泡气氧分压

肺泡气氧分压高低,对肺部血管的舒缩活动有明显的影响。低氧能使肺部血管收缩,血流阻力增大。在肺泡气中的 CO_2 分压升高时，低氧引起的肺部微动脉的收缩更加显著。肺部血管在低氧时能发生收缩具有重要的生理意义。当肺部有一部分肺泡缺氧时，这些肺泡上的血管收缩，可使大量的血液向肺泡通气多的肺泡转移，不至于发生功能性动静脉短路。

3. 体液调节

肾上腺素、去甲肾上腺素、血管紧张素Ⅱ等体液因素，能使肺循环的微动脉收缩。组胺、5-羟色胺能使肺循环静脉收缩，但在流经肺循环后即分解失活。

三、脑循环

脑的血液供应来自颈内动脉和椎动脉，在脑的底部连成脑底动脉环，并由此分出各支脑动脉，供应脑的各部。它可以根据局部的需要来调节血流量大小，以保证脑细胞活动所需的营养物质的供应，并排除代谢产物。

（一）脑循环的生理特点

1. 血流量大、耗氧量多

脑组织代谢水平高，血流量多。在安静情况下，每百克脑的血流量为 50～60 mL/min，整个脑的血流量约为 750 mL/min，血流量占心输出量的 15%左右。脑组织的耗氧量也较大，在安静情况下，整个脑的耗氧量约占全身耗氧量的 20%。脑组织对缺氧的耐受性极差，如脑血流中断 10 s 左右，通常出现意识丧失，中断超过 3 min，脑细胞将发生不可逆性损伤。

2. 脑血流量变动幅度小

由于颅腔内被脑组织、脑血管和脑脊液所充满，而且三者的容积也是相对固定的，即脑组织在一定程度上是不可压缩的，因此，脑血管的舒缩程度也受到了一定程度的限制。

（二）脑血流量的调节

1. 自身调节

脑血流量取决于脑的动、静脉的压力差和脑血管的血流阻力。在正常情况下，颈内静脉压接近于右心房压，且变化不大，故影响血流量的主要因素是颈动脉压。研究发现，当平均动脉压在 8.0～18.6 kPa（60～140 mmHg）范围内波动时，脑血管可通过改变阻力血管口径的大小，使脑血流量保持相对稳定。平均动脉压降低到 8.0 kPa（60 mmHg）以下时，脑血流量就会显著减少，引起脑的功能障碍。反之，当超过此范围时，脑血流量增加，可诱发脑水肿。

2. 体液调节

脑血管舒缩活动主要受血液中化学因素，如 CO_2、O_2、H^+ 的影响，其中 CO_2 起主导作用。动脉血中 CO_2 分压升高，可以扩张脑血管，增加脑血流量。过度通气时，CO_2 呼出过多，动脉血 CO_2 分压过低，脑血流量减少，可引起头晕等症状。血液 O_2 分压降低时，也能使脑血管舒张。临床上常让患者吸入含有 5%的 CO_2 和 40%的 O_2 的混合气体，来治疗脑血管疾病。

3. 神经调节

脑血管接受交感和副交感神经的支配，交感神经兴奋时，可以引起血管收缩；副交感神经兴奋时，可以引起血管舒张。但神经因素在脑血流量调节中所起的作用不大。

4. 脑的代谢对脑血流的影响

脑血流量与脑组织的代谢活动程度有关，当脑的某一部分活动加强时，该部分的血流量就增多。代谢活动加强引起的局部脑血流量增加的机制可能是通过代谢产物如 H^+ 离子、K^+ 离子、腺苷，以及氧分压降低，引起脑血管舒张的。

（三）血-脑屏障和血-脑脊液屏障

毛细血管与神经元间不直接接触，被神经胶质细胞所隔开，血液与脑细胞之间有一道屏障，可限制物质在血液和脑组织之间的自由交换，这种屏障称为血-脑屏障。其结构基础是血管内皮细胞、神经胶质细胞的血管周足部分和基膜层。血浆和脑脊液之间的成分也有差别，脑脊液中蛋白质含量低，葡萄糖也较血浆低；但 Na^+、Mg^{2+} 较血浆中的高，K^+、HCO_3^- 和 Ca^{2+} 则较血浆中的低。一些大分子物质很难从血浆中进入脑脊液中，二者之间存在着特殊的屏障，这种屏障称为血-脑脊液屏障。它的结构基础是无孔的毛细血管壁和脉络丛细胞中运输物质的特殊载体系统。

血-脑脊液屏障和血-脑屏障的存在，对于保护脑组织周围稳定的化学环境和防止血液中有害物质侵入脑内具有重要的生理意义。

在脑室系统，脑脊液和脑组织之间为室管膜所分隔；在脑的表面，脑脊液和脑组织之间为软脑膜所分隔。室管膜和软脑膜的通透性很高，脑脊液中的物质很容易通过室管膜或软脑膜进入脑组织。因此，在临床上可将不易通过血-脑屏障的药物直接注入脑脊液，使之能较快地进入脑组织。

小结

心脏是血液流动的动力器官，其主要功能是泵血。心脏每分钟跳动的次数称为心率；心脏每收缩和舒张一次称为一个心动周期，心动周期和心率呈反变关系。一个心动周期中，心脏的活动(以左心室为主)分为四期：等容收缩期、射血期、等容舒张期和充盈期。在这四个时期内，通过心脏周期性的收缩和舒张、瓣膜的开放和关闭，造成心室内压力和容积的变化，从而使血液按一定的方向循环流动。心室收缩时，一侧心室射入动脉的血量称为搏出量，每分钟一侧心室射入动脉的血量称为心输出量。心输出量受心室舒张末期充盈量、动脉血压、心肌收缩能力和心率的影响。在一个心动周期中，随着心脏的收缩和舒张，可听到两个心音即第一心音和第二心音，第一心音标志着心脏收缩期的开始，第二心音标志着心脏舒张期的开始。

普通心肌细胞也具有生物电现象，与神经细胞不同的是，心肌细胞的动作电位持续时间长，分为去极化期(0期)、快速复极化期(1期)、平台期(2期)、快速复极化末期(3期)和静息期(4期)。其最显著的特点是2期平台期，产生原因是 K^+ 快速外流和 Ca^{2+} 缓慢持久内流相互抵消而形成的。

心肌细胞具有四个生理特性。①自律性：窦房结自律性最高，是心脏的正常起搏点。②传导性：兴奋在心脏内沿着特殊的传导系统传导，房室交界的传导速度最慢，出现房室延搁，使心房和心室不能同时收缩，保持收缩和舒张的交替出现。③兴奋性：心肌细胞的兴奋性发生周期性变化，经历有效不应期、相对不应期和超常期。其中有效不应期长，相当于心脏收缩期和舒张早期，它使心肌不会发生强直收缩。④收缩性：心肌收缩对细胞外液 Ca^{2+} 的依赖性强，具有“全”或“无”式收缩，不会发生强直收缩。

血管是血液流通的管道。血液对单位面积血管壁造成的侧压力称为血压，包括动脉血压、静脉血压和毛细血管血压。动脉血压的形成必须具备三个条件。①前提：心血管内有足够的血液充盈。②决定性因素：心脏射血和外周阻力。③缓冲条件：大动脉管壁的弹性，可缓冲收缩压、维持舒张压、保证血液的连续流动。影响动脉血压的因素有搏出量、心率、外周阻力、大动脉管壁的弹性、循环血量和血管容积。血液流经动脉、毛细血管、静脉，血压逐渐下降，经过毛细血管时，血浆中的水分和小分子物质在有效滤过压的作用下，通过血管壁进入组织间隙形成组织液。

心血管活动受神经、体液因素的调节，支配心脏、血管的神经主要有心交感神经、心迷走神经、交感缩血管神经。神经调节的基本中枢在延髓，主要通过减压反射来维持动脉血压的相对稳定。体液因素有肾上腺素、去甲肾上腺素和血管紧张素等。

能力检测

1. 名词解释：心率、心动周期、搏出量、心输出量、正常起搏点、动脉血压
2. 试述心脏射血过程中，心腔压力、心室容积、瓣膜开闭和血流方向的变化。
3. 影响心输血量的因素有哪些？
4. 试述心肌细胞兴奋性周期性变化的特点。
5. 影响动脉血压的因素有哪些？
6. 试述动脉血压形成的原理。
7. 试述组织液生成和回流的动力和影响因素。
8. 简述心脏的神经支配及作用。
9. 试述减压反射的过程及生理学意义。
10. 比较肾上腺素和去甲肾上腺素对心血管作用的异同。

（郑　恒　刘其礼）

第七章
呼　　吸

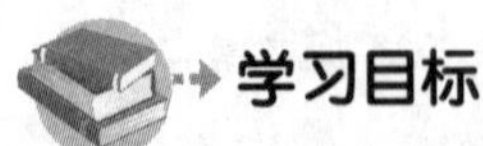

掌握：呼吸的概念及其基本过程。肺通气的原动力与直接动力。胸膜腔负压及其生理意义。肺泡表面活性物质的主要生理作用，肺活量与时间肺活量及肺通气量与肺泡通气量的概念。影响肺换气的因素。O_2和CO_2在血液中运输的主要形式。二氧化碳、氧及氢离子浓度的变化对呼吸运动的影响。

熟悉：呼吸运动的分类，肺通气阻力的形成。肺泡表面活性物质的成分。气体交换及其运输的过程。

了解：呼吸中枢的定义，呼吸节律的形成。

机体在生命活动中不断地进行物质代谢和能量代谢，而人体在这个复杂的代谢过程中需要不断地从外界环境中摄取氧气并不断地向体外的环境中释放二氧化碳，以保持生命代谢活动的正常进行。这种机体与外界环境之间的气体交换过程，称为呼吸(respiration)。

呼吸的全过程由相互配合、紧密联系、密不可分的四个基本环节组成(图7-1)。①肺通气(pulmonary ventilation)：肺与外界环境之间的气体交换。②肺换气(gas exchange in lungs)：肺泡与肺泡上毛细血管血液之间的气体交换过程。③气体运输(transportation of gas)：进入血液中的氧气从肺运输到组织以及二氧化碳从组织运输到肺的过程。④组织换气(tissue exchange)：组织毛细血管与组织之间的气体交换。也有人把肺通气与肺换气合称为外呼吸，把组织细胞间的气体交换和细胞内的氧化代谢合称为内呼吸。也就是说呼吸可以分为三个环节：外呼吸、气体在液体中的运输和内呼吸。

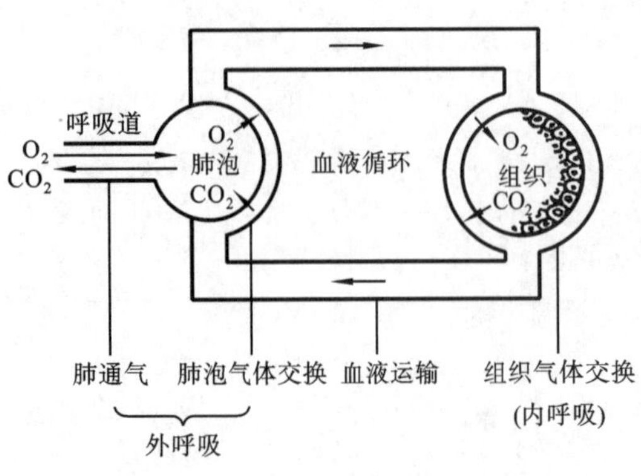

图7-1　呼吸的全过程示意图

我们研究呼吸的意义是要先知道呼吸为机体的生命活动提供充足的氧和排出机体代谢所产生的二氧化碳，维持体内的酸碱平衡，保证组织细胞正常代谢,从而维持机体生命活动的正常进行。呼吸的任何一个环节发生障碍,均可导致机体缺氧、二氧化碳潴留,使机体新陈代谢出现障碍,机体生命活动无法正常进行,严重时危及生命。

第一节 肺 通 气

肺通气(pulmonary ventilation)是指气体通过呼吸道进出肺的过程。气体进出肺取决于两个方面因素的相互作用:一是推动气体流动的动力;二是阻止气体流动的阻力。只有当气体流动的动力克服气体流动的阻力时,才能实现肺通气。

一、肺通气的动力

肺通气的直接动力是肺泡气与大气之间的压力差。这种压力差是源于呼吸运动导致胸廓容积的改变而产生的。因此,把呼吸运动称为肺通气的原动力。

(一) 呼吸运动

呼吸运动(respiratory movement)是指胸廓有节律性的扩大和缩小的活动。主要的呼吸肌有肋间内肌、肋间外肌和膈肌。此外,还有一些辅助呼吸肌。呼吸运动包括吸气运动(inspiratory movement)和呼气运动(expiratory movement)。主要的吸气肌有肋间外肌和膈肌;主要的呼气肌有肋间内肌和腹壁肌群。

1. 呼吸运动的过程

平静吸气时,肋间外肌与膈肌收缩,导致肋骨上提、膈肌下降,致使胸廓的前后径、左右径和上下径增大,引起胸腔和肺容积增大,根据气体定律可以得知,肺内容积增大时,肺内压降低,从而导致肺内压逐渐低于大气压,外界气体经呼吸道逐渐进入肺内,完成吸气运动。平静呼气则相反,是因膈肌和肋间外肌舒张,胸廓依靠重力的作用而回位导致胸廓内的容积缩小,肺容积随之而缩小再加上肺依靠本身的回缩力量而回位,并牵引胸廓缩小,引起胸腔和肺的容积缩小。肺内压逐渐高于大气压,气体经呼吸道向外逐渐呼出,完成呼气运动(expiration movement)。

2. 呼吸运动的形式

(1) 呼吸运动依呼吸深度的不同可以分为平静呼吸(eupnea)和用力呼吸(forced breathing)。安静状态下的呼吸运动称为平静呼吸。呼吸运动平稳均匀,每次吸气和呼气的量变化不大。呼吸频率为 12~18 次/分。特点是吸气为主动过程、呼气为被动过程。主要是由于呼吸肌的收缩和舒张实现的。当人体在劳动或运动时,用力而加深的呼吸,称为用力呼吸(forced breathing)或深呼吸(deep breathing)。用力呼吸时的吸气动作,主要是肋间外肌和膈肌提供动力,还有胸锁乳突肌等辅助肌也参与收缩;而呼气动作,除了肋间外肌和膈肌舒张外,还有肋间内肌和腹肌等收缩。因此,用力呼吸的特点是,吸气和呼气都是主动过程。吸气与呼气活动都有呼吸肌的收缩活动。

(2) 依参与活动的呼吸肌主次分为胸式呼吸和腹式呼吸。以肋间肌的舒缩活动为主的呼吸运动,主要表现为胸壁的起伏,称为胸式呼吸(thoracic breathing)。年轻的女性以这种呼吸运动形式为主。以膈肌的舒缩活动为主的呼吸运动，主要表现为腹壁的起伏，称为腹式呼吸(abdominal breathing)。婴幼儿因胸廓尚不发达，常以这种呼吸运动为主。而正常成人为混合型呼吸运动形式，也就是胸式呼吸和腹式呼吸并存的呼吸形式。当我们在胸部或腹部活动受限制时，才可能单独出现某种形式的呼吸。如：胸廓的病变、胸膜炎症或者肋骨骨折的患者表现为以腹式呼吸为主；胸腔内大量积液的患者，表现为以腹式呼吸为主。而腹腔巨大肿瘤或者大量积液的患者则表现为以胸式呼吸为主。正常的生理情况下还有妊娠晚期的妇女也表现为以胸式呼吸为主。

（二）肺内压及其周期性变化

肺内压(intrapulmonary pressure)是指肺泡内气体的压力。肺内压可以随呼吸运动发生周期性的变化。其变化程度常常受呼吸深度和呼吸道阻力的影响。平静吸气时，肺容积增大，肺内压下降，比大气压低 1～2 mmHg；空气在此压力差推动下经过呼吸道进入肺泡，肺内压因为外界气体的流入而逐渐升高；到吸气末，肺内压与大气压相等，肺内、外的气体压力差消失，气流停止。在平静呼气初期肺容积缩小，肺内压比大气压高 1～2 mmHg；肺内气体在此压力差推动下排出体外，肺内压下降；到呼气末，肺内压又与大气压相等，气压差消失，气流外流停止，然后又进入下一次吸气运动与呼气运动的呼吸周期性变化过程(图7-2)。

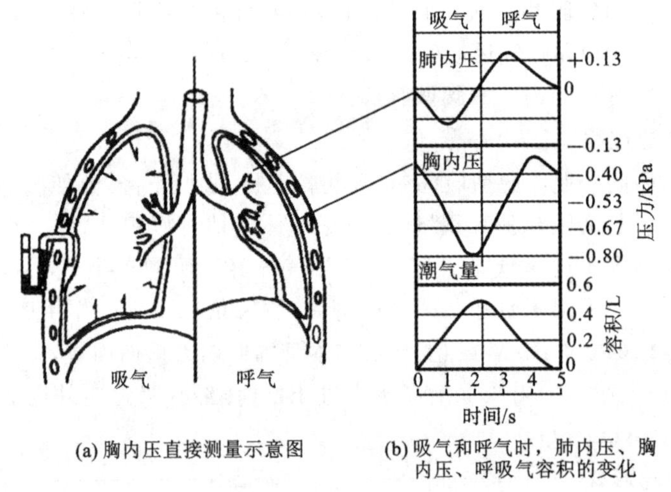

(a) 胸内压直接测量示意图　(b) 吸气和呼气时，肺内压、胸内压、呼吸气容积的变化

图 7-2　胸膜腔负压及其在呼吸时的变化

（三）胸膜腔负压

1. 胸膜腔负压概念

胸膜腔是指胸膜的两层内部组织结构之间的间隙。即它是由脏胸膜与壁胸膜组织组成的，在肺根处左右相互移行，共同形成密闭、潜在、呈负压而含有少量浆液的腔隙。左右胸膜腔是不相通的，由于胸膜腔内的压力低于大气压，故称为胸膜腔负压(intrapleural pressure)。胸膜腔内浆液的存在不仅起润滑作用，而且由于液体分子的内聚力，使胸膜腔的脏层与壁层紧紧相贴，不易分开，从而保证肺可随胸廓的运动而扩张、缩小。

2. 胸膜腔负压的形成

正常成人的胸膜腔负压在吸气时负压增大而呼气时负压减小。可以测定成年人胸膜腔内压力的变化：平静吸气末为（－10～－5 mmHg）；平静呼气末为（－5～－3 mmHg）。胸膜腔负压的形成与作用于胸膜腔内的两种力有关：一是肺内压，它使肺泡扩张；二是肺的弹性回缩力，它使肺泡缩小。胸膜腔内的压力是这两种方向相反的力的代数和，即

胸膜腔内压＝肺内压－肺回缩力

在吸气末和呼气末，肺内压都等于大气压，故

胸膜腔内压＝大气压－肺回缩力

若以大气压的值为零计算，即为

胸膜腔内压＝－肺回缩力

由此可见，胸膜腔负压实际上是由肺回缩力形成的。当吸气时肺扩张，肺弹性回缩力增大，胸膜腔负压也增大。呼气时，肺萎陷，肺弹性回缩力减小，胸膜腔负压也减小。呼吸愈强，胸膜腔负压的变化也愈大，但为何平静呼气末胸膜腔内压仍为负值呢？这是因为在生长发育过程中，胸廓的生长速度比肺快，胸廓的自然容积大于肺的自然容积，所以从胎儿一出生的第一次呼吸开始，肺便被充气而始终处于扩张状态，不能回复到原来的最小状态，胸膜腔负压即告形成并逐渐加大。正常情况下，肺总是表现为回缩倾向，即使是最强呼气，肺泡也不可能完全被压缩。

3. 胸膜腔负压的生理意义

（1）有利于维持肺的扩张状态，使其不至于因肺回缩力而萎缩。

（2）胸膜腔负压作用于腔静脉和胸导管，降低中心静脉压，有利于静脉血液及淋巴液的回流和心房的充盈。

（3）胸膜腔负压状态在肺与胸廓的运动中起到了耦联的作用，使肺随着胸廓的容积扩张而扩张，肺随着胸廓的容积缩小而缩小。如果胸膜腔的密闭性破损，空气进入胸膜腔内，临床上称为气胸（pneumothorax）。气胸时，胸膜腔负压减小甚至消失，肺将因其本身的回缩力而塌陷，造成肺不张（atelectasis），这时尽管呼吸运动仍在进行，肺却不能随胸廓的运动而舒缩，从而影响肺通气功能。使机体肺的呼吸功能减弱，造成机体缺氧或二氧化碳潴留。而且也可能使心功能活动受到影响，导致血液循环系统功能障碍而危及生命。尤其是气体随着呼吸运动而逐渐进入胸膜腔内形成气体增多的张力性气胸，如不及时阻止气体将继续进入胸膜腔而危及生命。

二、肺通气的阻力

肺通气的阻力是指肺通气过程中遇到的阻力。肺通气的阻力可以分为弹性阻力和非弹性阻力。前者约占70%，是平静呼吸时的主要阻力；后者约占30%，以气道阻力为主。

（一）弹性阻力

弹性阻力（elastic resistance）是指物体对抗外力作用所引起的变形的力，弹性阻力越大越不易变形，越小越容易变形。如铅球很不容易发生变形，因其弹性阻力很大，而气球很容易发生变形，因其弹性阻力很小。肺通气的弹性阻力包括胸廓的弹性阻力和肺的弹性阻力。弹性阻力的大小通常用顺应性（compliance）来衡量。顺应性是指在外力作用下弹性组

织的可扩张程度。它与弹性阻力成反变关系:若顺应性大,容易扩张,则弹性阻力小;若顺应性小,不容易扩张,则弹性阻力大。若肺的顺应性增大,容易扩张,则弹性阻力小;反之,若肺的顺应性变小,就不容易扩张,则弹性阻力增大。

1. 肺的弹性阻力和顺应性

肺的弹性阻力来自于肺组织自身的弹性回缩力和肺泡液体的表面张力。其中前者占肺弹性阻力的1/3,后者占肺弹性阻力的2/3。

在吸气时,肺扩张而引起弹力纤维被动伸长,其弹性回缩力增大,其弹性阻力就大。这种弹性回缩力就是阻止肺扩张的弹性阻力。随着肺的不断扩张,其弹性阻力增大,顺应性也逐渐变小。

肺顺应性(C_L)用单位跨肺压(ΔP)所导致的肺容积变化(ΔV)来衡量,即

$$\text{肺顺应性}(C_L)=\text{肺容积变化}(\Delta V)/\text{跨肺压变化}(\Delta P)(\mathrm{L/cmH_2O})$$

式中:跨肺压是指肺内压与胸膜腔内压之差。

1)肺的弹性成分

肺的弹性成分主要是指由肺的弹性纤维和胶原纤维。这部分阻力随肺容积的增大而增加。在一定范围内,肺被扩张得愈大,肺弹性回缩力也愈大,即弹性阻力愈大。当肺气肿时,弹性纤维被破坏,弹性阻力减小,致使吸入的气不能被排出,肺泡内存留的气量增大,导致肺通气效率降低,严重时可出现呼吸困难。另外,网状纤维、组织细胞、上皮细胞、血管和小气道等也影响肺的弹性阻力,但所占比例甚小。当肺部发生充血和水肿时,这些组织产生的弹性阻力所占的比例明显增加。

2)肺泡表面张力

液-气界面存在表面张力(surface tension)。它使液体表面如同紧张的弹性薄膜而有使液体表面收缩至表面积最小的趋势。表面张力的产生来源于分子间的吸引力。分子引力的大小取决于分子间距,在一定范围内距离越近,引力越大。由于气体密度小,分子间的间距大,分子引力几乎不存在。位于液体内部水分子受到其周围水分子各方向的引力均等,合力为零。而处于液-气界面上的水分子,所受到的周围水分子引力则不均等。水分子仅受到四周及下方的引力,合力指向液体的深面。这样液体表面分子因受到垂直于液面并指向液体内部的力,有挤进液体内部的倾向,使处于表面的分子数减少,表面积缩小,表现为表面张力。在很薄的液层,水分子周边的引力大,而上、下两面的引力小。若液层形成泡状而有曲度时,分子间引力形成的表面张力,沿曲面的切线方向拉紧液面,其合力指向液泡中心,使液泡缩小,泡内压增加。在某一张力下,合力的大小取决于液面的曲度。右侧液泡大,曲度小,指向中心的合力亦小。肺泡内压(P,$\mathrm{dyn/cm^2}$)、表面张力(T,dyn/cm)及液泡半径(r,cm)的关系可按Laplace公式计算,即

$$P=2T/r$$

由于肺泡的内表面覆盖着一薄层液体,与肺泡内气体形成液-气界面,所以有表面张力存在,它是使肺泡趋向于缩小的力,构成肺通气的阻力之一。在肺泡容积较小时,表面张力作用占肺弹性阻力的比例较大。肺泡容积大,则表面张力作用占肺弹性阻力的比重小。在离体的动物肺脏,如果向肺泡内注入生理盐水以取消肺泡表面张力,则肺的弹性阻力明显减小。如将肺扩张到某一容量,用空气扩张比用盐水扩张所需的跨肺压要大得多,前者约为后者的3

倍。这是因为用空气扩张肺，肺泡表面的液体具有表面张力，使弹性阻力增大；而用生理盐水扩张肺，消除了肺泡内的液-气界面，此时肺回缩力完全来自于肺本身的弹性组织，仅为空气扩张时的1/3。由此可见，肺泡表面张力所形成的回缩力占总回缩力的2/3。

3）肺泡表面活性物质

前面已叙述，肺泡的表面张力是构成肺弹性阻力的重要成分。肺泡液中含有能降低肺泡表面张力的物质，称为肺泡表面活性物质(pulmonary surfactant，PS)。

肺泡表面活性物质主要由肺泡Ⅱ型细胞(分泌细胞)合成、储存和分泌。它是一种复杂的脂蛋白混合物，由脂质、蛋白质和糖基组成。其中80%以上为磷脂，其有效成分是二棕榈酰卵磷脂(dipalmitoylphosphatidylcholine，DPPC)，属饱和卵磷脂。蛋白质成分约占PS的10%，已经分离到四种特异性的表面活性蛋白质(surfactant protein，SP)，分别称为SP-A、SP-B、SP-C和SP-D。其中SP-A、SP-D为亲水性蛋白，SP-B、SP-C为疏水性蛋白。表面活性蛋白质可加强肺表面活性物质的功能并使其不易失活，在表面活性物质的分泌、清除、再利用等过程中起着重要作用。

Ⅱ型细胞以出胞方式分泌PS。刚分泌出来的PS呈板层体样结构，然后迅速转变为嗜锇性网格状的管髓体(tubular myelin)。管髓体的磷脂可吸附到液-气界面而形成磷脂单分子表面膜。DPPC为一分子磷酸甘油二酯上接一个胆碱，甘油上的两条脂肪酸为16碳饱和脂肪酸。分子上的脂链部为非极性，因而疏水。胆碱与磷酸分别带有正、负电荷，具有极性，为亲水基团。在肺泡液-气界面上，DPPC以单分子层的形式垂直排列在肺泡液-气界面，极性端插入液体层，非极性端朝向肺泡，从而减少液体分子之间的相互吸引，使肺泡液-气界面的表面张力大大降低。

肺泡表面活性物质的这种降低肺泡表面张力的作用具有重要生理意义。①降低吸气阻力，增加肺顺应性，减少吸气做功：死于呼吸窘迫综合征的婴儿因缺少肺表面活性物质，其肺泡洗出液的表面张力是正常肺泡洗出液的10倍。②稳定肺泡：肺内有亿万个大小不等的肺泡，根据Laplace定律，在表面张力不变的条件下，肺泡内压随着肺泡半径的增大而降低，小肺泡内气体将进入大肺泡，出现小肺泡陷闭而大肺泡过度膨胀，使肺泡失去稳定性。而表面活性物质的分子密度可随肺泡表面积的变化而变化。在大肺泡或吸气时，表面积也扩大，表面活性物质就散开，分子密度减小，其降低表面张力的作用减弱，表面张力增加，回缩力增加，从而防止肺泡过度扩张而破裂；而在小肺泡或呼气时，表面活性物质的密度增大，其降低表面张力的作用增强，表面张力减小，从而防止了肺泡塌陷，也防止了气体从小肺泡流向大肺泡，维持了大小肺泡容积及肺内压的相对稳定。③减少肺组织液生成，防止肺水肿的发生：肺泡表面张力合力指向肺泡中央，对肺泡间质起"抽吸"作用，使肺间质内静水压降低，肺毛细血管有效滤过压增加，组织液生成增加，导致肺间质和肺泡腔内水分潴留(肺水肿)，妨碍气体交换；肺泡表面活性物质降低肺泡表面张力，减小肺回缩力，从而减弱对肺间质的抽吸作用，减少肺组织液的生成，防止了肺泡液的积聚。

知识链接

新生儿呼吸窘迫症

在妊娠22周时肺泡Ⅱ型细胞已能合成肺泡表面活性物质(PS)，但量不多，也极少分泌至肺泡表面。随着胎龄的增长，PS合成分泌逐渐增多。在胚胎发育过程中PS提前在肺组织内积聚备用，其意义是为出生时适应自动呼吸做好准备。由于直到妊娠晚期才大量合成和分泌，故有些早产儿，因缺乏肺泡表面活性物质而发生新生儿呼吸窘迫综合征(neonatal respiratory distress syndrome，NRDS)。NRDS是一种以进行性呼吸困难为临床特征的新生儿窒息性病变，病理以肺泡及细支气管壁上附有嗜伊红性透明膜及肺不张为特征。PS缺乏是本病的主要原因。现在可应用抽取羊水并检查其PS含量的办法来协助判断发生这种疾病的可能性，以便采取措施，加以预防。如果PS含量缺乏，则可延长妊娠时间或用药(糖皮质类固醇)促进其合成。据报道，出生后早期应用PS预防NRDS，可使发病率降低40%～50%。采用外源性PS治疗NRDS，可显著减轻临床症状，氧合、血气指标在用药后数分钟即显著改善，病死率下降40%～50%。

2. 胸廓弹性阻力和顺应性

胸廓的弹性阻力来自于胸廓的弹性组织。它与肺不同，是一个双向弹性体，其弹性回位力的方向可随着胸廓所处的位置而改变。即当胸廓处于自然位置(平静吸气末，肺容量约为肺总量的67%)时，此时胸廓无变形，胸廓弹性回缩力等于零；当胸廓小于自然位置(平静呼气末，肺容量小于肺总量的67%)时，胸廓被牵引向内而缩小，胸廓弹性回缩力向外，是吸气的动力，呼气的阻力；当胸廓大于自然位置(深吸气状态，肺容量约大于肺总量的67%)时，胸廓被牵引向外而扩大，其弹性回缩力向内，构成吸气的阻力，呼气的动力。可见肺的弹性阻力永远是吸气的阻力，是呼气动力的来源之一，而胸廓的弹性阻力只有当肺容量大于肺总量的67%时，才构成吸气的阻力。胸廓的弹性阻力可用胸廓的顺应性表示：

$$胸廓的顺应性(C_{chw})=胸廓容积变化(\Delta V)/跨壁压变化(\Delta P)(L/cmH_2O)$$

式中：跨壁压=胸膜腔内压－大气压

肺和胸廓是两个串联的弹性体，在吸气时遇到的总弹性阻力为两者的弹性阻力之和，即

$$总弹性阻力=肺弹性阻力+胸廓弹性阻力$$

因为弹性阻力为顺应性的倒数，因此上式可写成

$$1/总顺应性=1/肺顺应性+1/胸廓顺应性$$

正常成人的肺顺应性和胸廓顺应性均为0.2 L/cmH_2O，因此，肺和胸廓的总顺应性约为0.1 L/cmH_2O。胸廓顺应性可因肥胖、胸廓畸形、胸膜增厚和腹内占位病变等而降低，但因此而引起肺通气障碍的情况较少，临床意义相对较小。

(二) 非弹性阻力

非弹性阻力包括呼吸道阻力、惯性阻力和组织的黏滞阻力，其中最重要的是呼吸道阻力，也称为气道阻力(airway resistance)，占非弹性阻力的80%～90%。它是指气体通过呼吸道时，气体分子之间及气体分子与呼吸道管壁之间的摩擦力。惯性阻力是指气流在发动、变速、换向时，因气流和组织的惯性所遇到的阻力。平静呼吸时，呼吸频率低、气流速度慢、惯性阻力小，可忽略不计。黏滞阻力是指呼吸时，胸廓、肺等组织移位发生摩擦形成的阻力，亦较小。非弹性阻力是在气体流动时产生的，并随流速加快而增加，故为动态阻力。

1. 影响气道阻力的因素

气道阻力受气流形式、气流速度和气道口径的影响。气道管径是影响气道阻力的重要因素。

(1) 气流形式 气体流经管道时呈流线形,分子作平行运动。轴心的线速度最快,越往周边越慢,管壁处流速几乎为零。这种以流速分层的气流称为层流(laminar flow)。气流在分叉处易呈漩涡状。这种不规则、与前进方向不一致的气流称湍流(turbulent)。呼吸时气道中两种气流并存,湍流常发生在大气道中,而层流则于小气道内。

(2) 气流速度 气道阻力与气体流速呈正变关系,故气流速度愈快,阻力愈大。气流太快和管道不规则容易发生湍流。如气管内有黏液、渗出物或肿瘤、异物等,可用排痰、清除异物、减轻黏膜肿胀等方法减小湍流,降低阻力。

(3) 气道口径 气道口径大小是影响气道阻力的另一重要因素。当气道口径减小时,气道阻力显著增大,因为流体的阻力与管道半径的 4 次方成反比。

大气道(气道口径大于 2 mm)特别是主支气管以上的气道(鼻、咽、喉、气管),由于总横截面积小,气流速度快,且管道弯曲,容易形成湍流,是产生气道阻力的主要部位,占总气道阻力的 80%～90%。故对于某些严重通气不良患者作气管切开术时,可大大减小气道阻力,从而可有效地改善肺通气。小气道(气道口径小于 2 mm)总横截面积约为大气道的 30 倍,因此,气流速度慢,且以层流为主,故形成的阻力小,占总气道阻力的 10%左右。

知识链接

支气管哮喘

支气管哮喘(bronchial asthma,简称哮喘)是一种以嗜酸粒细胞、肥大细胞反应为主的气道变应性炎症和气道高反应性为特征的疾病。全球约有 1 亿 6 千万患者,我国患病率接近 1%。临床上表现为反复发作性伴有哮鸣音的呼气性呼吸困难、胸闷或咳嗽,可自行或治疗后缓解。若长期反复发作可使气道(包括胶原纤维、平滑肌)重建,导致气道增厚与狭窄,成为阻塞性肺气肿。

哮喘的防治原则是消除病因,控制急性发作,巩固治疗,防止发作。控制急性发作常用拟肾上腺素类药物,多选用对 β_2 受体起主要作用的药物(如舒喘灵)。茶碱类药物(如氨茶碱)可抑制细胞内磷酸二酯酶,减慢 cAMP 环磷酸腺苷的分解速度,从而增加 cAMP 在细胞内的含量,从而使支气管平滑肌舒张,缓解哮喘。肾上腺皮质激素具有提高 β 受体对拟肾上腺素炎类药物的效应,抑制 α 受体作用,稳定细胞溶酶体膜,对抗释放生物活性物质,且有抗炎、抗过敏等作用,因而有明显疗效。

2. 影响呼吸道平滑肌舒缩的神经体液因素

由于小气道富含平滑肌,愈到终末端,平滑肌相对愈多,当平滑肌收缩时,小气道阻力则成为气道阻力的重要成分。这些平滑肌受迷走神经和交感神经支配。迷走神经兴奋,平滑肌收缩,气道口径缩小,气道阻力增大;交感神经兴奋则引起平滑肌舒张,气道口径扩大,气道阻力减小。除神经因素外,一些体液因子也影响气道平滑肌的舒缩。如:儿茶酚胺使平滑肌舒张，气道阻力减小；组胺、5-羟色胺(5-HT)、缓激肽等，则可引起呼吸道平滑肌强烈收缩，使气道阻力增加。

三、肺通气功能评价

肺通气功能评价的重要指标有肺容积和肺容量及肺通气量等(图7-3)。

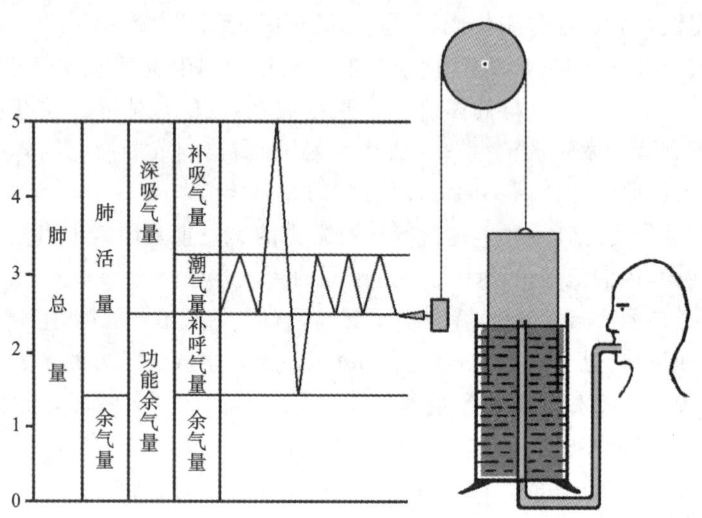

图7-3 肺容积和肺容量示意图

(一) 肺容量和肺容积

肺容量(pulmonary capacity)是指肺能够容纳气体的量。肺能够容纳气体的最大量称为肺总容量(total lung capacity，TLC)。肺容量的多少与胸廓扩张的程度有关，胸廓扩张越大，肺容量也越大，反之则越小。肺容量的变化可以用肺量计记录进出肺的气体量来测量，以反映肺的通气功能。

1. 肺容积

肺容积(pulmonary volume)是指肺脏能容纳气体的最大体积。

(1) 潮气量(tidal volume，TV) 平静呼吸时，每次吸入或呼出的气量称为潮气量。平静呼吸时正常成人潮气量为400～600 mL。

(2) 补吸气量(inspiratory reserve volume，IRV) 平静吸气末，再尽力吸气所能吸入气体的量称为补吸气量。正常成年人补吸气量为1500～2000 mL。

(3) 补呼气量(expiratory reserve volume，ERV) 平静呼气末，再尽力呼气所能呼出气体的量称为补呼气量。正常成年人补呼气量为900～1200 mL。

(4) 余气量(residual volume，RV) 作最大呼气后，仍残留在肺内的气体量，称为余气量。正常成年人余气量为1000～1500 mL。余气量过大，提示肺通气功能不佳。

2. 肺容量

肺容量是肺容积中两项或两项以上的联合气量。

(1) 深吸气量(inspiratory capacity，IC) 平静呼气末做最大吸气所能吸入气体的量，称为深吸气量。它是潮气量与补吸气量之和。是衡量最大通气潜力的一个重要指标。胸壁或肺实质病变、腹部占位病变均可使深吸气量明显降低。

(2) 功能余气量(functional residual capacity,FRC) 平静呼气末,肺中残留的气量等于余气量与补呼气量之和。功能余气量的存在有重要的生理意义,它能缓冲呼吸过程中肺泡内氧和二氧化碳分压的急剧变化,从而保证肺泡内和血液中氧和二氧化碳分压不会随呼吸运动而出现大幅度波动。正常成年人约为 2500 mL。严重肺气肿患者的功能余气量比正常人大。

(3) 肺活量(vital capacity,VC) 最大吸气后再尽力呼气所能呼出的气体量,称为肺活量。它等于潮气量、补吸气量和补呼气量之和。它的大小与人体身材大小、性别、年龄、体位及呼吸肌功能强弱有关。正常成年男性平均 3500 mL,女性 2500 mL。肺活量反映机体一次呼吸的最大通气能力,常作为测试肺通气功能的指标。肺活量个体差异较大,一般变动的范围较大。测定肺活量时不受时间限制,只能反映通气量的大小而不能反映通气的效率,因此还不能完全代表肺通气功能的好坏。有些疾病如严重肺气肿或支气管哮喘,肺弹性降低或通气功能明显障碍,但肺活量仍可接近或基本正常。为此提出了用力呼气量(forced expiratory volume,FEV),过去也称"时间肺活量(timed vital capacity,TVC)",即深吸气后再用力以最快的速度作最大呼气,记录第 1 秒、2 秒、3 秒末所呼出的气体量占肺活量的容积百分数,正常成人应分别达到 83%、96%、99%。1 秒钟内呼出的气量称为 1 秒用力呼气量(FEV_1)。正常时 FEV_1/FVC 约为 83%,FEV_2/FVC 约为 96%,FEV_3/FVC 约为 99%。在临床上 FEV_1/FVC 最为常用,在肺纤维化等限制性肺疾病患者,FEV_1 和 FVC 均下降,但 FEV_1/FVC 可正常甚至超过 80%;而在哮喘等阻塞性肺疾病患者,FEV_1 降低比 FVC 更明显,因而 FEV_1/FVC 变小,往往需要较长时间才能呼出相当于肺活量的气体。其中以第 1 秒的用力呼气量最有意义,低于 60%为不正常。用力呼气量是评定肺通气功能的可靠指标之一。

(二) 肺通气量

1. 每分通气量

每分通气量(minute ventilation volume)是指每分钟吸入或呼出的气体总量。它在数值上等于潮气量与呼吸频率的乘积。正常成人在安静状态下的每分通气量为 6～8 L/min。以最快的速度和最大深度呼吸时的每分肺通气量,称为最大通气量,正常值可达 150 L/min。

2. 每分肺泡通气量

每分钟吸入肺泡的新鲜空气量称为每分肺泡通气量,简称肺泡通气量(alveolar ventilation volume),是指能够实现有效的肺换气的气量。从鼻腔到肺的终末细支气管只是气体进出肺的通道,而无气体交换功能,因此对气体交换而言称为解剖无效腔(anatomical dead space)或死腔,其容积为 150 mL。每次吸入的新鲜空气,只有进入肺泡才能进行气体交换,故平静呼吸时:

每分肺泡通气量=(潮气量－无效腔气量)×呼吸频率

每分肺泡通气量的多少取决于呼吸的深度和频率。相等的肺通气量,深慢呼吸时的肺泡通气量可能比浅快呼吸时大。所以在一定范围内,深慢呼吸比浅快呼吸更有利于肺泡中的气体交换,效率更高,而呼吸运动所消耗的能量还少些(表 7-1)。临床上某些呼吸浅而快的患者,往往出现肺泡通气量不足和缺氧的表现,其原因在此。

表 7-1 每分肺泡通气量与呼吸深度和频率的关系

呼吸形式	每分通气量/(mL/min)	肺泡通气量/(mL/min)
平静呼吸	500×12=6000	(500−150)×12=4200
浅快呼吸	250×24=6000	(250−150)×24=2400
深慢呼吸	1000×6=6000	(1000−150)×6=5100

第二节 气体交换

气体交换,包括肺换气和组织换气。氧气和二氧化碳气体都是以单纯扩散的方式通过细胞膜,它们的扩散方向主要取决膜两侧该气体的分压差。

一、气体的交换原理

根据气体分子运动论,各种气体无论是处于气体状态,还是溶解于液体之中,气体分子总是由分压高处向分压低处移动,直至气体分子分布均匀为止,这一过程称为扩散(diffusion)。肺换气和组织换气就是以扩散方式进行的。单位时间内气体分子扩散的量为气体扩散速率(diffusion rate),它受下列因素的影响。

(一)气体的分压差

大气是由 O_2、CO_2、N_2 等多种成分组成的混合气体,其总压力在海平面约为 101.3 kPa(760 mmHg)。在混合气体的总压力中,某种气体所占有的压力称为该气体的分压(partial pressure),其值与该气体在混合气体中所占体积分数成正比。混合气体中各组成气体分子扩散只与该气体的分压差有关,即从分压高处向分压低处扩散,而与总压力和其他气体的分压差无关。分压差愈大,扩散速率也愈大。气体的分压可按以下方式计算。气体的分压=气体的总压力×该气体的容积百分比。

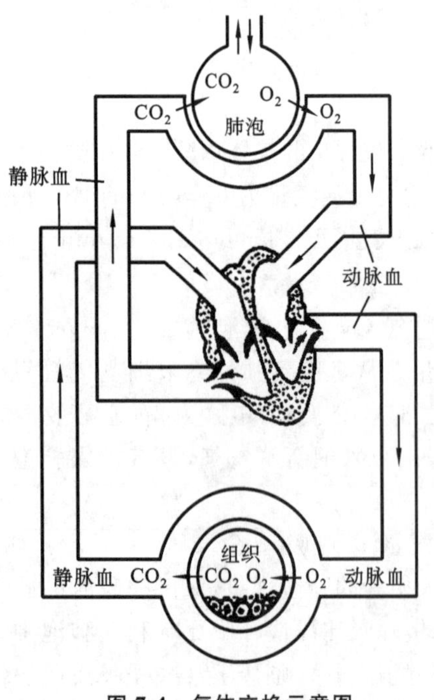

图 7-4 气体交换示意图

气体分压差是气体交换的动力,气体分子在分压差的作用下总是从分压高的一侧向分压低的一侧扩散。即气体分压差决定扩散方向和扩散速度(图7-4)。

在液体中,溶解的气体分子也按它们各自的分压在液体中互相弥散交换,达成动态平衡。气体分子可扩散而溶解于液体中,溶解在液体中的气体分子也可从液体中逸出。溶解的气体分子从液体中逸出的力称为张力(tension),亦即液体中气体的分压,它在数值上与分压相同。肺泡、血液、组织各处的氧和二氧化碳的分压见表 7-2。

表 7-2 肺泡气、血液和组织内氧和二氧化碳分压 单位:kPa(mmHg)

气体	肺泡气	动脉血	组织	静脉血
O_2	13.9(104)	13.3(100)	4.0(30)	5.3(40)
CO_2	5.3(40)	5.3(40)	6.7(50)	6.1(46)

(二)气体的相对分子质量和溶解度

气体扩散速率不仅取决于分压差大小,也与气体的相对分子质量和溶解度有关。气体扩散率与该气体相对分子质量的平方根成反比。相对分子质量越小,扩散速率就越快。如果扩散发生于气相和液相之间,气体的扩散速率还与气体的溶解度有关。溶解度指的是某种气体在单位分压下,能溶解于单位容积液体中的体积。溶解度大,扩散速率也快。溶解度与相对分子质量的平方根之比称为扩散系数(diffusion coefficient),它取决于气体分子本身的特性。O_2和CO_2在血浆中的溶解度分别为21.4 mL/L和515.0 mL/L。CO_2的溶解度比O_2的溶解度大24倍,CO_2的相对分子质量(44000)大于O_2的相对分子质量(32000),所以CO_2的扩散系数是O_2的20倍。由于在肺泡与静脉血之间,O_2的分压差约比CO_2分压差大10倍,故上述两种因素综合结果是CO_2扩散速率比O_2的扩散速率快2倍。由于CO_2比O_2容易扩散,故临床上缺O_2比CO_2潴留更为常见,呼吸困难的患者常常先出现缺O_2。

此外,气体扩散速率还与其温度、扩散面积和扩散距离有关。扩散速率与温度成正比,温度越高,扩散越快,但人体体温恒定,所以一般不影响体内气体交换。气体的扩散速率与扩散距离成反比,与扩散面积成正比。

二、肺换气

(一)肺换气过程

肺泡的p_{O_2}大于静脉血的p_{O_2},而肺泡的p_{CO_2}则小于静脉血的p_{CO_2},故来自肺动脉的静脉血流经肺毛细血管时,在分压差的推动下,O_2由肺泡扩散入血液,CO_2则由静脉血扩散入肺泡,完成肺换气过程,结果使静脉血变成含O_2较多、CO_2较少的动脉血。肺泡处O_2和CO_2的气体扩散仅需0.3 s即可平衡,而通常血液流经肺毛细血管的时间约0.7 s,所以,当静脉血流经肺毛细血管时,有足够的时间进行气体交换(图7-4)。

(二)影响肺换气的因素

前已述及,影响气体扩散速率的因素都可以影响气体交换的进行,这里主要介绍扩散距离、扩散面积,以及通气与血流比值对肺换气的影响。

1. 呼吸膜的厚度和面积

呼吸膜(respiratory membrane)是指肺泡腔与肺毛细血管腔之间的膜,它由六层结构组成(图7-5),即含有表面活性物质的液体层、肺泡上皮细胞层、肺泡上皮基膜层、肺泡与毛细血管之间的间质、毛细血管基膜层、毛细血管内皮细胞层。正常呼吸膜非常薄,平均厚度约0.6 μm,有的部位仅厚约0.2 μm,因此通透性极大,气体很容易扩散通过。在肺水肿、肺

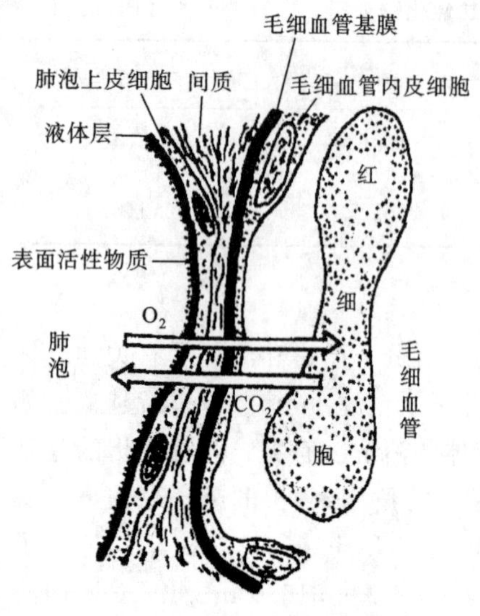

图 7-5 呼吸膜结构示意图

纤维化等病理情况下，呼吸膜的厚度增加，气体扩散率降低。

正常成人肺的总扩散面积很大，约 70 m^2。平静呼吸时，可供气体交换的呼吸膜面积约为 40 m^2；用力呼吸时，肺毛细血管开放增多，呼吸膜面积可增大到约 70 m^2。呼吸膜广大的面积及良好的通透性，保证了肺泡与血液间能迅速地进行气体交换。但肺不张、肺气肿或肺毛细血管阻塞均使呼吸膜的面积减小，影响肺换气。

2. 通气与血流的比值

通气与血流的比值(ventilation/perfusion ratio, V_A/Q)是指每分钟肺泡通气量与肺血流量之间的比值。正常成人在安静状态下，每分钟肺泡通气量约为 4.2 L，肺血流量即心输出量约为 5.0 L/min，$V_A/Q=4.2/5.0=0.84$。在此情况下，肺泡通气量与肺血流量配合适当，气体交换的效率高，静脉血流经肺毛细血管时，将全部变为动脉血。但当 V_A/Q 增大时，可能是肺通气过度或肺血流量不足，多见于部分肺泡血流量减少。例如肺血管栓塞，使相对过多的肺泡气不能与足够的血液充分交换，意味着肺泡无效腔增大，降低了肺换气的效率。当 V_A/Q 减小时，可能是肺通气不足或肺血流量过多，多见于部分肺泡通气不良。例如支气管痉挛时，使相对过多的血流量流经通气不良的肺泡，不能充分进行气体交换，形成了功能性动-静脉短路，换气效率也降低。由此可见，从换气效率来看，V_A/Q 维持在 0.84 左右是适宜的。V_A/Q 比值大于或小于 0.84，都将使换气效率降低。肺气肿是临床上常见的换气功能障碍的疾病，患者可因细支气管的阻塞或肺泡壁的破损，上述两种 V_A/Q 异常都可以存在，肺换气功能降低而出现缺 O_2。

此外，由于肺的各部分肺泡通气量和肺毛细血管血流量是不均匀的，所以，在肺的各部分的 V_A/Q 并不一样。如人在直立时，肺上区的肺泡血流量较肺下区少，V_A/Q 偏大。

三、组织换气

组织换气是指当动脉血流经组织细胞时，在气体分压差的作用下，氧由动脉血向组织内扩散，二氧化碳由组织扩散进入血液，结果使血液中的氧分压降低，二氧化碳的分压升高，动脉血变成了含氧少、含二氧化碳多的静脉血的过程。

影响组织换气的因素，主要是组织细胞代谢及血液供应情况。当组织细胞代谢活动增强时，耗氧量、CO_2产生量增多，使动脉血与组织间的氧分压及 CO_2 分压差增大，气体交换增多。同时组织代谢产生的酸性产物，使毛细血管大量开放，血流量增多，也有利于气体交换。例如组织水肿时，细胞与毛细血管间的距离增大，换气将减少。如果水肿组织间隙压力过高，压迫毛细血管，将使气体交换进一步减少。

第三节 气体在血液中的运输

气体在血液中的运输形式有两种:物理溶解和化学结合。物理溶解的量很少,但很重要。气体必须先溶解在血液中才能发生化学结合。气体释放时也必须从化学结合状态解离成溶解状态,才能离开血液。物理溶解与化学结合两者之间处于动态平衡(表 7-3)。

表 7-3 血液中 O_2 和 CO_2 的含量 单位:mL/100 mL 血液

	动脉血			静脉血		
	物理溶解	化学结合	合计	物理溶解	化学结合	合计
O_2	0.31	20.0	20.31	0.11	15.2	15.31
CO_2	2.53	46.4	48.93	2.91	50.0	52.91

一、氧的运输

(一) 物理溶解

氧的物理溶解量很少,每 100 mL 血液中仅溶解 0.3 mL,仅占血液运输氧总量的1.5%。

(二) 化学结合

化学结合是 O_2 的主要运输形式,绝大部分(98.5%)O_2 进入红细胞,通过与血红蛋白(hemoglobin,Hb)结合,以氧合血红蛋白(oxyhemoglobin,HbO_2)的形式运输。

$$O_2 + Hb \underset{\text{氧分压低(组织)}}{\overset{\text{氧分压高(肺)}}{\rightleftharpoons}} HbO_2$$

1. Hb 与 O_2 结合的特征

氧和 Hb 结合有以下几个特征:①Hb 与氧结合反应快、可逆、不需酶催化,反应方向和多少取决于 p_{O_2} 的高低。当血液流经肺部时,O_2 从肺泡扩散入血液,使血液中 p_{O_2} 升高,促使 O_2 与 Hb 氧合,形成 HbO_2;当血液流经组织时,组织处 p_{O_2} 低,O_2 从血液扩散入组织,使血液中 p_{O_2} 降低,从而导致 HbO_2 解离,释放出 O_2 而成为去氧血红蛋白。②Hb 与氧的结合不改变亚铁离子价,所以是氧合,不是氧化。如果 Fe^{2+} 被氧化成 Fe^{3+},形成的高铁血红素,则更丧失结合氧的能力。③不同的 Hb 具有不同的吸收光谱。HbO_2 吸收短波光谱(如蓝光)区域光线的能力强,而去氧 Hb 吸收长波光谱(如红光)区域光线的能力强,故含 HbO_2 较多的动脉血呈鲜红色,而含去氧 Hb 较多的静脉血呈紫蓝色。

当每升血液中去氧 Hb 含量达到 50 g 以上时,在毛细血管丰富的表浅部位,如口唇、甲床等处可出现青紫色,称为发绀(cyanosis)。发绀一般表示人体缺氧,但也有例外,如某些严重贫血患者,因其血液中 Hb 大幅度减少,人体虽有缺氧,但由于血液中去氧血红蛋白达不到 50 g/L,所以不出现发绀。反之,某些红细胞增多的人(如高原性红细胞增多症),血液中 Hb 含量大幅度增多,人体即使不缺氧,由于血液中去氧 Hb 可超过 50 g/L,也可出现发绀。

血液含氧的多少通常用血氧饱和度表示：在 p_{O_2} 足够高，百分之百的 Hb 都结合氧变成 HbO_2(4个亚基的 Fe^{2+} 都与氧结合)时，1 mol/Hb(重 64500 g)可结合 4 mol 氧，每摩尔气体容积为 22400 mL，由此算得 1 g/Hb 可结合 1.39 mL 氧(4×22400 mL/64500)。在体内，由于循环血中存在少量的一氧化碳血红蛋白(HbCO)和无活性的 Hb(如高铁 Hb)，实际上每克 Hb 只能携氧 1.34 mL。由于血中 O_2 绝大部分与 Hb 结合，因此，通常将每升血液中 Hb 所能结合的最大 O_2 量，称为血氧容量或氧容量(oxygen capacity)。氧容量受 Hb 浓度的影响。每升血液中实际结合的 O_2 量，称为氧含量(oxygen content)。生理情况下，血浆中溶解的氧极少，因此通常把与 Hb 结合的氧量看作血氧含量。氧含量主要受 p_{O_2} 的影响，在吸纯氧(特别是高压氧)时，因氧分压高，故物理溶解的氧明显增多。Hb 的氧含量占氧容量的百分比，称为血氧饱和度，简称为氧饱和度(oxygen saturation)。占血液运输氧总量 98.5%的氧与红细胞内的血红蛋白上的亚铁离子结合，生成氧合血红蛋白。

知识链接

脉搏血氧测量法(pulse oximetry)

在临床救护中，对危重患者的血氧浓度监测是不可缺少的。传统的血氧饱和度测量方法是对人体采血，再利用血气分析仪进行电化学分析，测出氧分压，计算血氧饱和度。这种方法不但麻烦，且不能进行连续的监测。脉搏血氧饱和度测量技术，是基于 HbO_2 和去氧 Hb 对光波反射不同，将探头指套固定在患者指端甲床，利用手指作为盛装血红蛋白的透明容器，使用一定波长的近红外光作为射入光源，测定通过组织床的光传导强度来计算血红蛋白浓度及血氧饱和度。用这种测定方法可进行持续无创监测(如对住院患者的肺通气和灌流进行监测，亦可间断测定(如对肺病患者或有呼吸困难的患者进行快速的测定)。

2. 氧离曲线

以 p_{O_2} 为横坐标，以 Hb 氧饱和度为纵坐标，绘成的反映 p_{O_2} 与 Hb 氧饱和度关系的曲线称为 Hb 的氧解离曲线(oxygen dissociation curve)，简称氧离曲线。在一定范围内，血氧饱和度与 p_{O_2} 呈正相关，但并非完全的线性关系，而是呈近似"S"形的曲线。

1) 氧离曲线特征

氧离曲线呈"S"形，可人为地把它分为上、下两段。当 p_{O_2} 高于 60 mmHg 时(曲线上段)，曲线较平坦，与摄取氧有关，称结合段；当 p_{O_2} 在 10～60 mmHg 时(曲线下段)，曲线陡直，与释放氧有关，称为解离段。

(1) 结合段　该段曲线平坦的特点保证了肺部的血液能够充分氧合。它表明 p_{O_2} 在 60 mmHg 水平以上变化时，对 Hb 氧饱和度和血氧含量影响不大。如 p_{O_2} 在 100 mmHg 时，血氧饱和度约为 97.4%，氧含量为 8.8 mmol/L(19.8 mL/dL)；当 p_{O_2} 降至 80 mmHg 时，血氧饱和度下降至 95.9%，氧含量为 8.65 mmol/L(19.4 mL/dL)，氧含量仅减少了 0.18 mmol/L(0.4 mL/dL)，故摄氧能得到保证。氧离曲线的这一特性使生活在高原地区的人，或当呼吸系统疾病造成 V_A/Q 减小时，只要 p_{O_2} 不低于 60 mmHg，血氧饱和度就可维持在 90%以上，血液仍可携带足够的氧而不至于发生明显的组织缺氧。但是，这一特点也不利于及早发现呼吸系统和心血管系统疾病引起的早期缺氧。氧离曲线的这一特性还说明，若吸入气中 p_{O_2} 大于 13.3 kPa(100 mmHg)，血氧饱和度变化却很小，这提示，此时仅靠提高吸入气中 p_{O_2} 并无助于 O_2 的摄取。

(2) 解离段　该段曲线陡直的特点有助于血液在组织中释放氧。这个特点意味着血中 p_{O_2} 的较小变化将引起 Hb 氧饱和度和血氧含量的明显改变，这有利于动脉血流经 p_{O_2} 较低组织时，按不同组织的耗氧量(p_{O_2} 下降程度)释放足够的氧供其代谢所需。p_{O_2} 在毛细血管血液中平均为 40 mmHg 时，在运动的肌肉中可降至 20 mmHg。Hb 氧饱和度分别为 74.7%和 32.4%，此时 p_{O_2} 下降了 20 mmHg，但氧含量却从 6.73 mmol/L(15.1 mL/dL)降至 2.9 mmol/L(6.5 mL/dL)，即每 100 mL 血液释放出 8.6 mL 氧，因此保证了氧供。

氧离曲线的下段曲线还提示，当动脉血 p_{O_2} 较低时，只要吸入少量的 O_2，就可以明显提高血氧饱和度和血氧含量。这就为慢性阻塞性呼吸系统疾病的低氧血症，进行低流量持续吸氧治疗提供了理论依据。

2) 氧离曲线的影响因素

Hb 对氧的亲和力发生变化时可使氧离曲线的位置发生偏移。通常用 p_{50} 表示 Hb 对氧的亲和力。p_{50} 是指 Hb 氧饱和度 50%时的 p_{O_2}，在 37 ℃ 和 pH 7.4 时，p_{50} 为 26.6 mmHg。氧离曲线左移时，p_{50} 降低，与氧亲和力增高，有利于在肺部摄取氧；反之，曲线右移，p_{50} 升高，与氧亲和力降低，有利于血液在组织中释放氧。增加 p_{CO_2}、H^+ 浓度、温度和 2,3-二磷酸甘油酸等，均能增高 p_{50}，即降低 Hb 对氧的亲和力。

(1) CO_2 和 H^+ 浓度　酸度增加时，H^+ 与 Hb 多肽链某些氨基酸残基结合，促进盐键形成，可促使 Hb 分子构型变为 T 型，从而降低了 Hb 对氧的亲和力，称为 Bohr 效应；酸度降低时，则使盐键断裂释放出 H^+，Hb 变为 R 型，使氧亲和力增加。p_{CO_2} 改变时，可通过 pH 值的改变产生间接效应，另一方面，可通过 CO_2 与 Hb 结合而直接影响 Hb 与氧的亲和力，但后一效应对氧离曲线影响较小。

Bohr 效应的生理意义在于加强氧的运输效率，它既可促进肺毛细血管血液的氧合，又有利于在组织中毛细血管血液释放氧。当血液流经肺时，CO_2 从血液向肺泡扩散，血液 p_{CO_2} 下降，H^+ 浓度也降低，均使 Hb 对 O_2 亲和力增大，血液运 O_2 量增加；当血液流经组织时，CO_2 从组织扩散进入血液，血液 p_{CO_2} 和 H^+ 浓度升高，Hb 对 O_2 的亲和力降低，曲线右移，促进 HbO_2 解离向组织释放 O_2。

(2) 温度　温度升高可降低 Hb 对氧的亲和力，氧离曲线右移，促进氧的释放；温度降低时，曲线左移，不利于氧的释放。温度对氧离曲线的这种影响，可能与温度影响了 H^+ 活度有关。温度升高，H^+ 活度增加，降低了 Hb 对 O_2 的亲和力。组织代谢活动增强，产热量、CO_2 生成量及酸性代谢产物增多，均可使氧离曲线右移，促使更多的 HbO_2 解离，满足组织对氧的需求。

(3) 2,3-二磷酸甘油酸　2,3-二磷酸甘油酸(2,3-diphosphoglycerate，2,3-DPG)是糖在红细胞内糖酵解的产物，带有负电荷，容易与 Hb 两条 β 链之间正电荷结合，改变 Hb 构型从而降低 Hb 对氧的亲和力。2,3-DPG 难以透过细胞膜，在细胞内积聚时，可增加 H^+，通过 Bohr 效应也使 Hb 对氧的亲和力降低，氧离曲线右移。2,3-DPG 可降低 Hb 亲和力

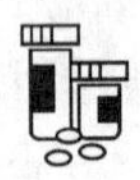

达26倍之多。在某些生理性和病理性缺氧时,通过改变红细胞中2,3-DPG浓度可调节组织的供氧量。如在高原缺氧、心肺功能不全或贫血时,糖酵解增加,2,3-DPG生成增多,使氧离曲线右移,在相同p_{O_2}下,组织毛细血管中HbO_2可释放更多的氧,改善缺氧状况。

用酸性柠檬酸葡萄糖液储存血液时,由于糖酵解停止,细胞内2,3-DPG浓度在10天内将下降至正常的1/10,Hb对氧的亲和力增加。患者输入这种血液往往不能满足危重患者对氧的急需。在储存的血液中加入肌苷,进入胞内经一系列反应可以转变为2,3-DPG,阻止2,3-DPG下降。

二、二氧化碳的运输

(一)物理溶解

正常人每100 mL静脉血中含二氧化碳53 mL,其中以物理溶解形式而被运输的二氧化碳量很少,约占总量的5%。

(二)化学结合

血液中以化学结合形式而被运输的二氧化碳的量很多,约占总量的95%,是二氧化碳运输的主要形式。结合的方式有两种:一是形成碳酸氢盐,约占总量的88%。二是与血红蛋白结合形成氨基甲酰血红蛋白,约占总量的7%。

1. 碳酸氢盐

二氧化碳从组织中扩散入血浆后,只有很少一部分直接溶解于血浆中,绝大部分则扩散进入红细胞内,与红细胞内的水结合生成碳酸,因为红细胞内有碳酸酐酶,所以这一化学结合可以迅速完成。碳酸形成后能迅速解离成氢离子和碳酸氢根。其中,碳酸氢根的一部分与红细胞内的钾离子结合形成碳酸氢钾,碳酸氢根的大部分透出红细胞膜进入血浆,与血浆中的钠离子结合形成碳酸氢钠。在碳酸氢根透出红细胞膜进入血浆的同时,血浆中的氯离子则向红细胞内转移,以恢复红细胞两侧的电平衡,这种现象称为氯转移。它有利于上述反应的进行,使二氧化碳得以不断从组织进入血浆。当血液流经肺部时,由于肺泡内的二氧化碳分压低,上述各反应即按相反的方向进行(图7-6)。

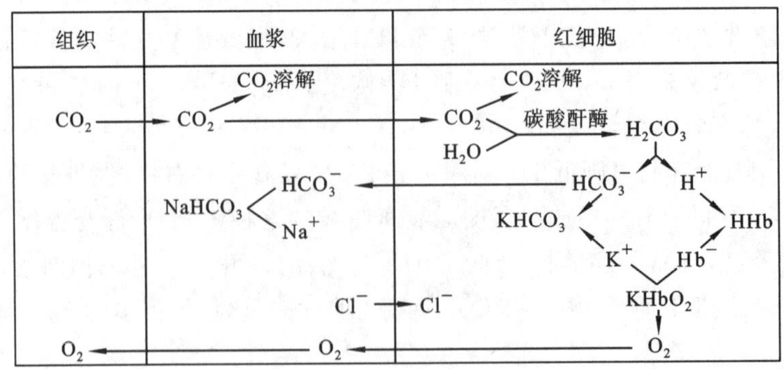

图7-6 血液中碳酸氢盐的形式

2. 氨基甲酰血红蛋白

一部分二氧化碳与血红蛋白的氨基结合生成氨基甲酰血红蛋白,并能迅速解离,其反应式如下：

$$CO_2 + HbNH_2 \underset{p_{CO_2}\text{低(肺)}}{\overset{p_{CO_2}\text{高(组织)}}{\rightleftharpoons}} HbNHCOOH$$

第四节 呼吸运动的调节

呼吸运动是一种节律性的活动，呼吸频率和深度随机体所处的机能状态不同或环境的变化而发生改变，以调整肺通气量，从而使血液中氧和二氧化碳含量得以保持相对恒定，并适应机体代谢的需要。这些都是通过神经和体液调节而实现的。

一、呼吸中枢

在中枢神经系统内，控制与调节呼吸运动的神经元群，称为呼吸中枢(respiratory center)。它们主要分布在大脑皮层、间脑、脑桥、延髓、脊髓等部位。各级呼吸中枢在调控呼吸运动中的作用不同，正常的呼吸活动有赖于它们彼此之间的相互协调、相互制约，以及各种传入信息的整合。

（一）脊髓

脊髓中的呼吸运动神经元是呼吸运动的低级中枢，它通过脊神经支配呼吸肌的活动，同时也受到高位中枢的控制。在脊髓与延髓之间进行了横切的动物，其呼吸运动立即停止并且不能再恢复。

（二）延髓

延髓存在着调节呼吸运动的基本中枢。目前认为，延髓内的呼吸神经元存在于孤束核、疑核和后疑核中，主要分为吸气神经元和呼气神经元，它们发出的轴突支配着脊髓内的呼吸运动神经元。

（三）脑桥

脑桥存在着呼吸运动的调整中枢，正常的呼吸节律有赖于脑桥和延髓呼吸中枢共同活动形成。如果在脑桥与中脑之间横切，呼吸无明显变化，呼吸节律保持正常。脑桥具有调整呼吸节律性活动的作用。呼吸节律的形成目前比较倾向于“吸气切断机制”，该学说认为，延髓内存在有吸气发生器，它能引起吸气活动的进行，而呼吸调整中枢能够促进吸气切断机制，使吸气向呼气转化。如果在脑桥上、中部之间横断，呼吸将变慢变深，再切断双侧迷走神经，吸气大大延长，称为长吸式呼吸。因此，正常呼吸节律的形成，有赖于高位呼吸中枢的作用。

（四）高级呼吸中枢

下丘脑及大脑皮质是呼吸运动的高级中枢，它可随意控制呼吸。人可以在一定限度内有意识地控制呼吸频率和深度，如短暂的深呼吸或屏气。同时大脑皮层还可以通过条件反射调节呼吸运动的变化。

呼吸节律虽然产生于脑，但其活动在内、外环境的各种因素影响下发生相应的改变以适应机体需要,则依赖于神经反射的调节。

二、呼吸运动的反射性调节

(一) 肺牵张反射

由肺的扩大或缩小而引起的反射性呼吸运动变化,称为肺牵张反射(pulmonary stretch reflex),也称黑-伯反射(Hering-Breuer reflex)。它包括肺扩张反射和肺缩小反射。牵张感受器主要分布在细支气管的平滑肌中,吸气使肺扩张到一定程度时,即可刺激牵张感受器,传入冲动沿迷走神经传入延髓,在延髓内通过一定的神经联系,促使吸气转化为呼气。肺缩小反射是肺缩小时引起吸气的反射。感受器同样位于气道平滑肌内,但其性质尚不十分清楚。肺缩小反射在较强的缩肺时才出现,它在平静呼吸调节中意义不大,但对阻止呼气过深和肺不张等可能起一定作用。若切断两侧迷走神经,则吸气延长,呼吸变慢变深。成人在平静呼吸时该反射不参与呼吸调节。但在肺淤血、肺水肿、肺炎的患者,肺不容易扩张,顺应性下降,肺扩张时细支气管扩张较大,加强了牵张感受器的兴奋,可出现肺牵张反射,使呼吸变浅变快。

肺牵张反射的意义:使吸气不致过长、过深,促使吸气及时向呼气转化。

(二) 化学感受性反射

化学感受性反射(chemoreceptor respiratory reflex)是血液和脑脊液中的某些化学物质如 O_2 与 CO_2 的含量以及 H^+ 刺激相关化学感受器(中枢化学感受器及外周化学感受器),反射性地引起呼吸运动的变化。

1. CO_2 对呼吸运动的影响

CO_2 是调节呼吸运动最重要的化学因素。实验证明:适当地增加吸入气中 CO_2 浓度,可使呼吸加深加快,肺通气量增加。但是吸入 CO_2 的含量超过某个浓度时,人可以出现头痛、眩晕,甚至肌肉强直发生抽搐。含量更高时,对呼吸中枢的直接麻醉作用会导致呼吸停止。CO_2 对呼吸的调节作用,是通过刺激中枢化学感受器(主要)和外周化学感受器两条途径实现的(图 7-7):一是刺激中枢化学感受器(central chemoreceptor)导致呼吸中枢兴奋,呼吸活动增强;二是刺激颈动脉体和主动脉体外周化学感受器(preipheral chemoreceptor),冲动传入延髓呼吸中枢,反射性地使呼吸运动加强,肺通气量增加。实验证明 CO_2 对外周化学感受器的刺激作用,只有当血中 CO_2 分压突然升高,并且变化幅度较

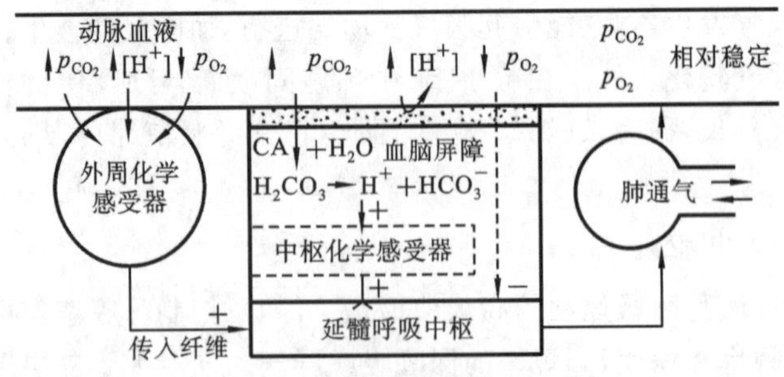

图 7-7 化学感受性呼吸反射示意图

注:箭头上的“+”表示增强;“−”表示抑制。

大时，或当中枢化学敏感区对 CO_2 反应下降时，才能明显显示出来。而动脉血中 CO_2 分压只需升高较少就能通过刺激中枢化学感受器引起肺通气发生变化。中枢化学感受器与外周化学感受器不同，它不感受缺 O_2 的刺激，但对 CO_2 的敏感性比外周的高。因此两条途径比较，中枢化学感受器是主要的。

2. H^+ 对呼吸运动的影响

血中 H^+ 增高使呼吸加深加快。酸中毒的患者，出现深而快的呼吸。可见血液中 H^+ 的浓度变化有刺激呼吸加强的作用。H^+ 对呼吸的影响也是通过刺激中枢化学感受器和外周化学感受器两条途径来实现的。虽然中枢化学感受器对 H^+ 的浓度变化的敏感性比外周化学感受器的敏感性高出 20 多倍，但是，血液中的 H^+ 通过血-脑屏障的速度很慢，故血液中 H^+ 的浓度变化对呼吸的调节主要是通过刺激外周化学感受器来实现的。

3. 缺 O_2 对呼吸运动的影响

动脉血中 O_2 分压下降到 80 mmHg 以下，可出现呼吸加深加快，肺通气量增加。切断动物外周化学感受器的传入神经或摘除其颈动脉体和主动脉体，低 O_2 不再引起呼吸增强。动物实验表明：低 O_2 对呼吸的兴奋作用完全是通过刺激外周化学感受器，反射性地使呼吸加深加快实现的。但是缺 O_2 又可直接产生抑制呼吸中枢的作用，这种抑制作用随着低 O_2 的程度加重而加强。所以缺 O_2 的程度不同，其呼吸有不同的表现。轻度缺 O_2 时，低 O_2 刺激外周化学感受器所引起的呼吸中枢兴奋效应，比其对呼吸中枢的直接抑制作用更强一些，所以一般都表现出呼吸加强。在严重缺 O_2 时，低 O_2 对呼吸中枢的抑制作用占优势，来自外周化学感受器的传入冲动将不能抗衡低 O_2 对呼吸中枢的抑制作用。

综上所述可以说明，当血液 p_{CO_2} 升高、p_{O_2} 降低、H^+ 浓度升高时，都有兴奋呼吸作用，尤以 p_{CO_2} 的作用最显著。但在整体情况下，往往是以上一种因素的改变会引起其余因素相继改变或几种因素同时改变。三者相互影响、相互作用，既可发生总和而加大，也可相互抵消而减弱。如 p_{CO_2} 升高时，H^+ 浓度也随之升高，两者的作用合起来可使肺通气反应更强。H^+ 浓度增加时，因肺通气量增大使 CO_2 排出增加，所以 p_{CO_2} 下降，H^+ 浓度也有所降低，两者可部分抵消 H^+ 兴奋呼吸的作用。p_{O_2} 下降时，也因肺通气量增加，呼出较多的 CO_2，使 p_{CO_2} 和 H^+ 浓度下降，同时减弱低 O_2 的刺激作用。即当动脉血中 CO_2 分压和 O_2 分压以及 H^+ 浓度发生变化时，通过化学感受器呼吸反射来调节呼吸，而呼吸的改变又恢复了机体血液中 CO_2、O_2、H^+ 的水平，从而维持了内环境中这些因素的相对稳定。

知识链接

慢性高碳酸血症和化学感受器的适应

虽然 p_{CO_2} 可快速、强有力地刺激呼吸运动，但缓慢的 p_{CO_2} 上升将由于肾脏的代偿作用使血中碳酸氢盐浓度发生代偿性改变，最终使脑内 pH 值恢复正常。因此中枢化学感受器对动脉 p_{CO_2} 进一步变化不敏感。一些慢性阻塞性肺疾病晚期的患者主要依靠 p_{O_2} 来刺激呼吸。如果这些患者的病情恶化(例如呼吸系统感染)并有气促，医生可能会给患者吸入高浓度的氧以缓解症状。但事实上给这些患者吸入高浓度的氧后反而可能导致呼吸停止、嗜睡、昏迷、呼吸衰竭甚至死亡。正确的做法是给予低浓度的补充氧,以逐渐纠正低氧血症而不是突然完全纠正,以免突然解除低氧刺激作用,导致呼吸暂停。

小结

机体与外界环境之间的氧和二氧化碳气体交换过程称为呼吸。呼吸的全过程包括:肺通气、肺换气、气体在血液中的运输、组织换气等四个基本环节。肺通气的原动力是呼吸运动,直接动力是大气与肺泡气之间的压力差。肺通气的阻力包括肺与胸廓的弹性阻力和非弹性阻力。肺泡表面活性物质的主要作用是降低肺泡表面张力,其生理意义:维持肺泡的稳定性;防止液体渗入肺间质和肺泡;降低吸气阻力。胸腔负压主要是由肺回缩力形成的,其生理意义在于维持肺的扩张状态,促进静脉血和淋巴液的回流。肺活量反映一次呼吸的最大通气能力,是肺静态通气功能的一项重要指标。用力呼气量是一种动态指标,既反映肺活量的大小,又反映呼气时所遇阻力的变化,是评价肺通气功能的较好指标。

呼吸气体的交换包括肺换气和组织换气。影响肺换气的主要因素:气体分压差;呼吸膜的厚度和面积;肺通气与血流的比值。影响组织换气的因素主要是组织细胞代谢及血液供应情况。O_2和CO_2在血液中以物理溶解和化学结合的形式运输,以化学结合的形式为主。O_2通过与血红蛋白可逆结合的形式运输。影响氧离曲线的因素主要有血液中p_{CO_2}、H^+浓度、温度、红细胞中的2,3-二磷酸甘油酸。CO_2的化学结合运输形式有碳酸氢盐形式和形成氨基甲酸血红蛋白。

呼吸的基本中枢位于延髓,它与脑桥的呼吸调整中枢共同形成基本正常的呼吸节律。肺牵张反射与脑桥呼吸调整中枢共同调节着呼吸频率与深度。CO_2是调节呼吸最重要的生理性化学因素,其兴奋呼吸的作用是通过刺激中枢化学感受器(主要)和外周化学感受器两条途径实现的。血液H^+浓度对呼吸的影响主要是通过外周化学感受器实现的。低O_2对呼吸的兴奋作用完全是通过外周化学感受器途径实现的,低O_2对呼吸中枢的直接作用是抑制性的。

能力检测

1. 名词解释:肺通气、用力肺活量、肺泡通气量、通气与血流的比值、肺牵张反射
2. 试述肺泡表面活性物质的生理作用及其意义。
3. 试述胸内负压的形成原因及其生理意义。
4. 试述氧离曲线的特点和生理意义。
5. 试述动脉血中CO_2分压升高、pH值降低、O_2分压降低对呼吸运动的影响及其机制。

(杨宏静)

第八章
消化与吸收

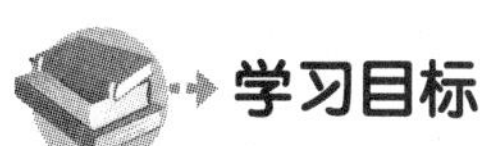

学习目标

掌握：消化、吸收的概念；胃、小肠的运动形式；胃液、胰液、胆汁的主要成分及其作用；主要营养物质吸收的部位和方式。

熟悉：消化器官的神经支配及其作用；胃肠激素及其生理作用；三大营养物质的消化、吸收的过程及其机理；大便潴留和大便失禁的概念。

了解：胃液、胰液、胆汁、小肠液分泌的调节。

第一节 概 述

人体在新陈代谢过程中，不仅要从外界环境中摄取氧气，还必须摄取足够的营养物质，包括蛋白质、脂肪、糖类、无机盐、维生素和水等。其中无机盐、水和大多数维生素可以直接被吸收利用，而蛋白质、脂肪、糖类属于结构复杂的大分子物质，必须在消化管内加工成结构简单的小分子物质才能透过消化管黏膜进入血液循环和淋巴循环。食物在消化管内被分解成可吸收的小分子物质的过程称为消化（digestion）；食物经过消化后，小分子物质由消化道上皮细胞转运进入血液和淋巴液的过程，称为吸收（absorption）。

食物的消化方式有两种：一种是机械性消化（mechanic digestion），即通过口腔或消化管平滑肌的运动将食物磨碎，使其与消化液充分混合，并将食物不断向消化管远端推进的过程；另一种是化学性消化（chemical digestion），即通过消化液中的各种消化酶的化学作用，将食物中的大分子物质分解为结构简单、可被吸收的小分子物质的过程。在整个消化过程中，两种方式同时进行、相互配合，共同协调完成对食物的消化作用。

一、消化管平滑肌的生理特性

在整个消化管中，除口腔、咽、食管上段和肛门外括约肌为骨骼肌外，其余部分由平滑肌组成。消化管平滑肌具有肌肉组织的共同特性，如兴奋性、传导性和收缩性，但又有其自身的特点。

（一）消化管平滑肌的一般特性

1. 兴奋性低,舒缩缓慢

消化管平滑肌的兴奋性比骨骼肌低;收缩的潜伏期、收缩期和舒张期时间比骨骼肌长得多,而且变异很大。

2. 富有伸展性

消化管平滑肌能适应实际需要而进行很大的伸展。作为空腔脏器,这一特性具有重要的生理意义,它可使消化管特别是胃能容纳几倍于自己原体积的食物,且压力不发生明显变化。

3. 紧张性收缩

消化道平滑肌经常保持一种微弱的持续收缩状态,即紧张性收缩。平滑肌的紧张性收缩使消化道管腔内经常保持一定的基础压力,使胃、肠等维持在一定的形状和位置;紧张性收缩还是平滑肌产生其他收缩活动的基础。

4. 自动节律性

在适宜的环境中,离体的消化管平滑肌在无外来刺激情况下能够自动产生节律性收缩,但收缩频率较低,节律性远不如心肌规则。

5. 对不同性质刺激的敏感性不同

消化管平滑肌对电刺激不敏感,而对机械牵张、温度和化学刺激敏感,轻微的刺激可以引起强烈的收缩。消化道平滑肌的这一特性是与它所处的生理环境分不开的,消化道内容物对平滑肌的化学、温度和机械牵张刺激是引起内容物向前推进或排空的自然刺激因素。

（二）消化管平滑肌的电生理特性

消化管平滑肌细胞电活动的形式要比骨骼肌复杂得多,归纳起来主要有三种电生理变化,即静息电位、慢波电位和动作电位。

1. 静息电位

消化管平滑肌的静息电位很不稳定,幅值为−60～−50 mV,其形成的原因主要为K^+向膜外扩散,生电性钠泵的活动及Na^+和Cl^-的扩散与平滑肌静息电位的形成也有一定关系。

2. 慢波电位

消化管平滑肌细胞可在静息电位基础上产生一种缓慢、有节律性的低振幅除极波,称为慢波(slow wave)电位或基本电节律(basic electrical rhythm,BER)。波幅为5～15 mV,持续时间由数秒至十几秒,频率随不同的部位而异。慢波电位是肌源性的,起源于纵行肌,以电紧张形式扩布到环行肌,它本身不能引起平滑肌收缩,其产生的除极可使膜电位达到阈电位水平,从而触发动作电位。

3. 动作电位

当慢波去极化达阈电位水平(约−40 mV)时,便在慢波电位的基础上产生了动作电位,动作电位持续时间为10～20 ms。动作电位的去极化相主要是由慢钙通道开放,Ca^{2+}以及少量Na^+内流引起的,复极化相是由K^+通道开放,K^+外流引起的。Ca^{2+}内流可加强平滑肌的收缩，因此，动作电位的频率越高，平滑肌收缩幅度越大（图 8-1）。

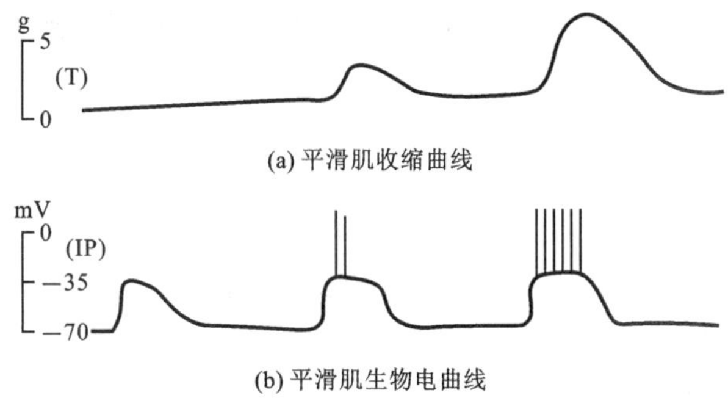

(a) 平滑肌收缩曲线

(b) 平滑肌生物电曲线

图 8-1　消化管平滑肌的电活动与收缩之间的关系

慢波、动作电位和平滑肌收缩的关系可归纳为，平滑肌在慢波的基础上产生动作电位，动作电位引发平滑肌的收缩，收缩的张力与动作电位的数目有关。慢波是平滑肌收缩的起步电位，是收缩节律的控制波，它决定肌肉收缩的频率、传播速度和方向。

二、消化道血液循环特点

消化道内贮存的血量很大，进入消化系统的血量约占心输出量的 1/3，这不仅可适应胃肠道功能的需求，还可使胃肠道的血管系统起到贮血库作用。在急性大量失血及其他严重应激情况下，这部分贮存的血液可被释放进入循环，以保证心、脑等重要器官的供血。

（一）调节消化道血流的主要因素

1. 消化道的局部运动状况和局部代谢产物

机体大量地吸收了营养物质时，绒毛和黏膜下紧密连接处的血液是平时的 8 倍。消化道局部活动引起血流增加的可能机制包括：①消化过程中肠道释放多种舒血管物质，通常为肽类激素，如缩胆囊素、促胃液素、促胰液素、血管活性肠肽、胰高血糖素等；②胃肠腺体释放的激肽和缓激肽也是非常强的血管舒张剂；③肠壁组织中的氧分压降低时可使局部血流量增加，同时腺苷的生成增加。腺苷也是一种强的血管舒张剂。由此可见，消化道的局部运动状况和局部代谢产物是调节血流的主要因素。

2. 神经调节

胃肠道血流也受神经调节。交感神经释放去甲肾上腺素，通过作用于胃肠道血管 α 肾上腺素能受体引起血管收缩，作用于血管平滑肌的 β_2 肾上腺素能受体使血管平滑肌舒张。由于胃肠道血管平滑肌的 α 和 β_2 受体分布密度不同，所以当交感神经兴奋时，胃肠道血流出现重新分布现象，即黏膜层与黏膜下层的血管收缩，血流减少，而肌层的血管则舒张，血流增加，因此胃肠道总的血流量改变并不大。副交感神经兴奋具有增加胃肠道血流的作用。首先，乙酰胆碱有直接的扩血管作用；其次，副交感神经兴奋时胃肠道的运动、分泌、吸收功能增强，组织代谢加强，耗氧量增加，CO_2 和其他组织代谢产物增多，从而引起血管舒张，血流量增多。但由于副交感胆碱能纤维释放的乙酰胆碱也同时刺激胃肠道平滑肌的收缩，可挤压管壁内的小血管，使血管阻力增加，血流量减少。因此副交感神经对胃肠道血液供应的调节是比较复杂的。

(二)消化道血流分布特点

餐后胃肠道血流量明显增加。这种供血增加现象与餐后需要加强消化和吸收的功能相适应,并且血流量的增加只局限于直接参与消化、吸收以及与食糜直接接触的胃和小肠的黏膜部位。餐后胃黏膜血流增加的机制可能主要是继发于胃液分泌增加所致的能量代谢增加。因为胃黏膜血流量增加主要出现在泌酸腺区域,并与胃液分泌的增加呈正相关。餐后小肠黏膜的血流增加则可能主要与营养物质的吸收有关。消化的终产物,尤其是葡萄糖、脂肪酸及某些氨基酸,是刺激小肠黏膜血流增加的主要因素,其机制可能与餐后小肠黏膜吸收营养物质引起能量代谢增加、局部代谢产物增多、渗透压改变、组织氧分压降低以及一些肽类激素和组胺的释放等有关。

三、消化器官的神经支配

消化器官除口腔、咽、食管上段以及肛门外括约肌受躯体运动神经支配外,其余部分均受外来的自主神经和位于消化管壁内的壁内神经丛支配。自主神经包括交感神经和副交感神经,其中,副交感神经对消化功能的影响更大。

(一)自主神经系统

支配胃肠道的外来神经是自主神经,包括交感神经和副交感神经,其中以副交感神经的影响较大。交感神经从胸5至腰2的灰质侧角发出节前纤维,在腹腔神经节、肠系膜上神经节、肠系膜下神经节或腹下神经节中更换神经元后发出节后纤维分布到胃肠各部,其节后纤维末梢释放去甲肾上腺素。一般来说,交感神经兴奋主要引起胃肠道运动减弱,腺体分泌减少。但对胆总管括约肌、回盲括约肌与肛门内括约肌则引起它们的收缩,对某些唾液腺(如颌下腺)也起到刺激分泌的作用。支配消化器官的副交感神经有迷走神经、盆神经和第Ⅶ、Ⅸ对脑神经中的副交感神经纤维。迷走神经起自延髓的背核,支配食管下段、胃、小肠、结肠右三分之二,还有肝、胆囊和胰腺。盆神经起自脊髓骶段,支配远端结肠和直肠。第Ⅶ、Ⅸ对脑神经中的副交感神经纤维支配唾液腺。支配消化器官的副交感神经的节前纤维与器官旁神经节或壁内神经丛的神经节细胞发生联系,节后纤维分布至消化管壁的平滑肌和腺体。副交感神经兴奋时,除少数纤维外,大多数节后纤维释放乙酰胆碱,使消化管运动增强,消化液的分泌增多,胆囊收缩,括约肌松弛,胆汁排放。一般来说,交感神经和副交感神经对同一器官的调节作用表现为既相互拮抗又相互协调,但以副交感神经的作用占优势。此外,神经对消化器官的作用效果还受消化管平滑肌原有紧张性的影响,如原有的紧张性较高时,刺激两种神经均引起抑制效应,相反,原有紧张性低时,刺激两种神经均可引起兴奋效应(图8-2)。

(二)内在神经系统

胃肠壁的内在神经系统又称壁内神经丛,分布于食管中段至肛门的绝大部分消化管壁内,一种是位于黏膜下的黏膜下神经丛;另一种是位于环行肌与纵行肌之间的肌间神经丛。壁内神经丛中含有感觉神经元、中间神经元和运动神经元,还有进入消化道管壁内的交感神经和副交感神经纤维。它们与胃肠壁的各种感受器及效应器联系在一起,形成了一个相对独立的局部反射系统,在胃肠活动调节中具有重要的作用。当食物刺激消化道管壁时,

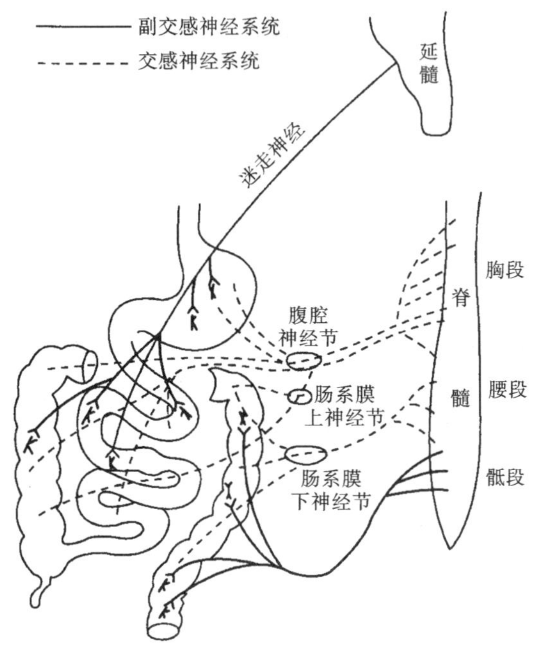

图 8-2 胃肠的神经支配系统

不需要中枢参与就可通过壁内神经丛完成局部反射。当切断外来神经后，局部反射仍可进行，但正常情况下，壁内神经丛的活动受外来神经的调节。

壁内神经丛中多数副交感神经纤维是兴奋性的胆碱能纤维，对消化管的运动和消化腺的分泌起兴奋作用。但也有少数是抑制性纤维，其中有些末梢释放的递质可能是肽类物质，如血管活性肠肽（VIP、P 物质、脑啡肽和生长抑制素等）。因此，有人将这类神经称为肽能神经。目前认为，胃的容受性舒张、机械刺激引起的小肠充血，是神经兴奋释放血管活性肠肽所致。

四、消化腺的外分泌功能

整个消化道内存在许多能够分泌消化液的消化腺，包括唾液腺、胃腺、胰腺、肝脏、小肠腺和大肠腺，这些腺体每日分泌的消化液总量可达 6～8 L（表 8-1），其中绝大部分被胃肠道重吸收回血液。消化液的主要成分是水、无机盐和多种有机物，其中最重要的是多种消化酶。消化液的主要功能：①使结构复杂的食物水解为结构简单的物质，有利于吸收；②改变消化管内 pH 值，为各种消化酶提供适宜的酸碱环境；③稀释食物，使消化管内容物的渗透压与血浆渗透压接近，有利于营养物质的吸收；④消化液中的黏液、抗体和大量的液体还能保护消化管黏膜，防止因物理和化学因素受到损伤。

表 8-1 各种消化液的分泌量、pH 值和主要的消化酶

消 化 液	分泌量/(L/d)	pH 值	主要消化酶
唾液	1.0～1.5	6.6～7.1	唾液淀粉酶
胃液	1.5～2.5	0.9～1.5	胃蛋白酶原

续表

消 化 液	分泌量/(L/d)	pH值	主要消化酶
胰液	1.0～2.0	7.8～8.4	胰淀粉酶、胰脂肪酶 胰蛋白酶原、糜蛋白酶原
胆汁	0.8～1.0	6.8～7.4	无消化酶
小肠液	1.0～3.0	7.8～8.0	肠激酶
大肠液	0.6～0.8	8.3～8.4	少量二肽酶、淀粉酶

分泌是腺细胞主动活动的过程，它包括由血液内摄取原料、在细胞内合成分泌物以及将分泌物由细胞释放等一系列的复杂过程。对消化腺分泌细胞的刺激-分泌耦联的研究表明，腺细胞膜上往往存在着多种受体，不同的刺激物与相应的受体结合，可引起细胞内一系列的生化合成反应，最终导致分泌物的释放。

五、消化腺的内分泌功能

在胃肠内分泌领域，我国生理学家王志均教授在促胰液素和缩胆囊素的研究中，首次阐明了胃肠激素释放的自然刺激，被公认是消化生理方面的经典性成果。消化道从胃到大肠的黏膜层内存在40多种内分泌细胞，可合成和释放多种具有生物活性的化学物质，主要在胃肠道内发挥作用，这些肽类激素统称为胃肠激素(gastrointestinal hormone)(详见本章第七节)。

第二节　口腔内消化

消化过程是从口腔开始的。食物在口腔内停留的时间很短，一般是15～20 s。在这里食物经过咀嚼而被磨碎，并经舌的搅拌使食物与唾液充分混合而形成食团，以便于吞咽。口腔中的唾液对食物有较弱的化学性消化作用。

一、唾液及其作用

唾液(saliva)是腮腺、颌下腺和舌下腺三对大唾液腺及许多散在的小唾液腺分泌的混合液体。

(一) 性质和成分

唾液是无色无味的近中性(pH 6.6～7.1)的低渗液体，正常人唾液分泌量为每日1.0～1.5 L。唾液中水分占99%，还有少量的有机物、无机物和一些气体分子。有机物主要为唾液淀粉酶、溶菌酶、黏蛋白、球蛋白、激肽释放酶等；无机物有 Na^+、K^+、HCO_3^-、Cl^- 和 SCN^- 等，这些离子的浓度可随分泌速度而变化。

(二) 生理作用

唾液具有以下多种生理作用：①湿润口腔和溶解食物，以利于咀嚼、吞咽和引起味觉；②消化淀粉，唾液淀粉酶(salivary amylase)可把食物中的淀粉分解为麦芽糖，食物进入胃后，唾液淀粉酶还可继续作用一段时间，直至胃内容物 pH 值变为 4.5 为止；③清洁和保护口腔，清除口腔中的残余食物，当有害物质进入口腔时，它可以冲淡、中和这些物质，唾液中的溶菌酶还有杀菌作用；④排泄功能，进入体内的某些物质如铅、汞等可部分随唾液排出，例如，汞中毒患者在牙龈上常出现棕色线，铅中毒患者常出现蓝色线，就是汞、铅随唾液排出而沉积的结果，有些毒性很强的微生物如狂犬病病毒也可从唾液排出，因此，经唾液可传播某些疾病；⑤唾液中的激肽释放酶参与激肽的合成，后者可使局部血管舒张。

二、咀嚼及吞咽

（一）咀嚼

咀嚼(mastication)是由咀嚼肌群顺序收缩而完成的复杂的反射性动作，是随意运动。其作用主要如下。①切割、磨碎和润滑食物，以利于吞咽，也可减少大块粗糙食物对食管、胃肠黏膜的机械损伤。②使食物与唾液淀粉酶接触，进行淀粉的化学性消化。③反射性地引起胃液、胰液、胆汁的分泌和胃肠的活动，为食物的下一步消化做好准备。

（二）吞咽

吞咽(swallowing)是指食物由口腔经咽、食管进入胃的过程，是一种复杂的神经反射性动作。根据食物通过的部位，吞咽动作可分为三期。第一期(口腔期)：由口腔到咽，主要靠舌的翻卷运动将食物推向咽部，是在大脑皮层控制下的随意动作。第二期(咽期)：由咽到食管上段，这是通过食团刺激软腭所引起的一系列快速反射动作，历时不到 1 s。第三期(食管期)：食团沿食管下段移入胃，是由食管肌肉的顺序收缩、食管的蠕动来完成的。食管肌肉的顺序收缩又称蠕动(peristalsis)，是一种向前推进的波形运动，食团的下端是一舒张波，上端是一收缩波，于是食团很自然地被推送而向前方运动。蠕动是消化道平滑肌的基本运动形式之一。吞咽反射的基本中枢位于延髓，当吞咽中枢受损时，可导致吞咽功能障碍。

三、食管的功能

食管的蠕动是一种反射动作。这是由于食团刺激了软腭、咽部和食管等处的感受器，引发传入冲动，抵达延髓中枢，再向食管发出传出冲动而引起的。

在食管与胃连接处(1～2 cm)有环行肌轻度增厚，在未进行吞咽的静息状态下，此处有一长度为 2～4 cm 的高压带，管腔内压约 4 kPa，高于胃内压。因此它是正常情况下阻止胃内容物逆流进入食管的屏障，起到了类似生理括约肌的作用，通常将这一段食管称为食管下括约肌。吞咽过程中，当食物经过食管时，刺激食管壁上的机械感受器，可反射性地引起食管下括约肌舒张，使食物进入胃内。食管下括约肌的紧张性收缩受神经体液因素的调节，其功能紊乱时，括约肌屏障作用减弱，胃内容物反流，胃酸刺激食管下段而诱发食管炎。

第三节 胃内消化

胃是消化道中最膨大的部分，通常可以分为胃底、胃体和胃窦三部分。成人胃容量一般为1～2 L,因而具有暂时贮存食物的功能。食物入胃后即受到胃液的化学性消化和胃壁肌肉的机械性消化。

一、胃液及其作用

胃黏膜是一个复杂的分泌器官,含有两类分泌细胞:一类是外分泌细胞,它们组成的消化腺包括贲门腺、泌酸腺和幽门腺;另一类是内分泌细胞,它们分散于胃黏膜中,如分泌促胃液素的"G"细胞、分泌生长抑素的"D"细胞等。

(一) 性质和成分

胃液是由胃黏膜的外分泌细胞分泌的混合液,无色、透明,pH 0.9～1.5,正常成年人每日分泌量1.5～2.5 L。主要成分有盐酸、胃蛋白酶原、黏液和内因子等。与唾液相似,胃液的成分也随分泌的速率而变化,当分泌速率增加时,H^+浓度升高,Na^+浓度下降,但Cl^-和K^+的浓度几乎保持恒定。

(二) 生理作用

1. 盐酸

(1) 分泌量　盐酸是由泌酸腺区的壁细胞分泌的(有时也称胃酸)。胃液中的盐酸有两种存在形式:一种是与蛋白质结合的盐酸蛋白盐,称为结合酸;另一种处于游离状态,称为游离酸。两者酸度的总和称为总酸度。在纯净胃液中绝大部分为游离酸。正常成人空腹时盐酸排出量(基础胃酸排出量)为0～5 mmol/h。在食物或某些药物刺激下,盐酸排出量可高达20～25 mmol/h。男性略高于女性,50岁后分泌率有所下降。盐酸排出量可反映胃的分泌能力,与壁细胞的数量成正比关系,与壁细胞的功能状态也有一定关系。

(2) 分泌机制　胃液中的H^+浓度最高可达150 mmol/L,比血浆中的H^+浓度高300万～400万倍。由此可知,壁细胞分泌H^+是逆着巨大浓度差主动进行的,需要消耗能量。壁细胞分泌的H^+来源于细胞内氧化还原过程中H_2O的分解。H_2O经过解离产生H^+和OH^-,H^+被壁细胞内分泌小管膜上的H^+-K^+依赖式ATP酶(氢泵)主动转运到小管内。当H^+被分泌后,细胞内OH^-必须被中和,否则OH^-积聚过多,将使细胞内偏碱,产生毒性反应。壁细胞细胞质中含有丰富的碳酸酐酶,在它的催化下细胞代谢产生的CO_2以及由血液扩散入细胞的CO_2,迅速与H_2O结合成H_2CO_3,H_2CO_3解离成H^+和HCO_3^-,H^+与OH^-结合生成水;HCO_3^-则进入血液与Na^+结合而生成$NaHCO_3$,从而提高了血液和尿的pH值。HCl中的Cl^-来源于血浆。血浆中的Cl^-顺浓度差转入壁细胞,再通过分泌小管膜上的特异性Cl^-通道进入小管腔内。Cl^-与H^+的分泌一般是耦联的,于是H^+和Cl^-在小管内形成HCl,随即进入胃腺腔(图8-3)。

(3) 主要作用　①能杀灭随食物进入胃内的细菌;②分解食物中的结缔组织和肌纤维,使食物中的蛋白质变性而易于分解;③激活胃蛋白酶原,使之转变为有活性的胃蛋白酶,并为胃蛋白酶提供适宜的酸性环境;④盐酸进入小肠后,可促进胰液、胆汁和小肠液的分泌;⑤盐酸在小肠内所造成的酸性环境有利于小肠对钙和铁的吸收。

盐酸对人体消化功能非常重要,临床上对于胃液分泌障碍所引起的消化不良患者,给予胃蛋白酶治疗,同时给予稀盐酸,就是这个道理;但盐酸分泌过多对胃和十二指肠黏膜有侵蚀作用,是溃疡病发病的原因之一。

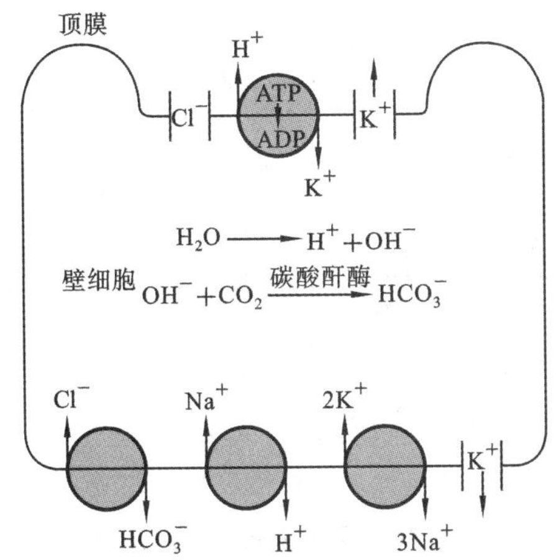

图 8-3 壁细胞分泌盐酸的大致过程

2. 胃蛋白酶原

胃蛋白酶原(pepsinogen)由泌酸腺的主细胞合成并分泌，本身无生物学活性，在 pH＜5.0 的酸性环境中可转变为有活性的胃蛋白酶(最适 pH 值为 2.0～3.0)。已激活的胃蛋白酶也可以促进上述转变(自身催化)。胃蛋白酶可水解食物中的蛋白质，它主要作用于蛋白质及多肽分子中含苯丙氨酸或酪氨酸的肽键，其主要分解产物是脲、胨和少量多肽及氨基酸。此外，胃蛋白酶还有凝乳作用，有助于乳汁的消化。

3. 黏液和碳酸氢盐

黏液是胃液的主要成分之一，由泌酸腺中的黏液颈细胞、贲门腺、幽门腺和胃黏膜表面的上皮细胞共同分泌，黏液中含有蛋白质、糖蛋白和黏多糖等大分子物质，其中主要成分为糖蛋白。糖蛋白的结构特点决定了黏液具有较高的黏稠性和形成凝胶的特性。它覆盖在胃黏膜表面，形成一厚约 500 μm 凝胶状的黏液层，其作用如下：①润滑作用，在消化期间使食糜在胃内易于往返移动；②保护胃黏膜免受坚硬食物的机械损伤；③黏液呈中性或弱碱性，从而防止胃酸和胃蛋白酶对胃黏膜的侵蚀作用；④黏液与胃黏膜分泌的 HCO_3^- 一起构成胃黏膜屏障，保护胃黏膜细胞，抵御 H^+ 的侵蚀和胃蛋白酶消化。

胃黏液形成的凝胶层可有效限制胃液中 H^+ 向胃黏膜的扩散。胃黏膜上皮细胞分泌的 HCO_3^-，可以中和向黏膜下层逆向扩散的 H^+，当胃腔内的 H^+ 向胃壁扩散时，H^+ 与 HCO_3^- 在黏液层中相遇而发生表面中和作用。使胃黏液层形成一个 pH 值梯度，即靠胃腔侧面的 pH 值较低，而靠近胃壁上皮细胞侧仍然呈中性或弱碱性，从而有效地防止了胃酸和胃蛋白酶对胃黏膜的侵蚀。这种由黏液和碳酸氢盐共同形成的防御屏障，称为胃黏液屏障或黏液-碳酸氢盐屏障(图 8-4)。

有很多物质可以损害胃黏膜屏障，如高浓度盐酸、乙醇、乙酸、胆酸和阿司匹林等。饮食生冷无度、酗酒和反复应用阿司匹林等药物，可导致胃黏膜屏障损害，引发胃炎、胃溃疡等疾病。

4. 内因子

内因子(intrinsic factor)是由壁细胞分泌的一种相对分子质量约为 60000 的糖蛋白。

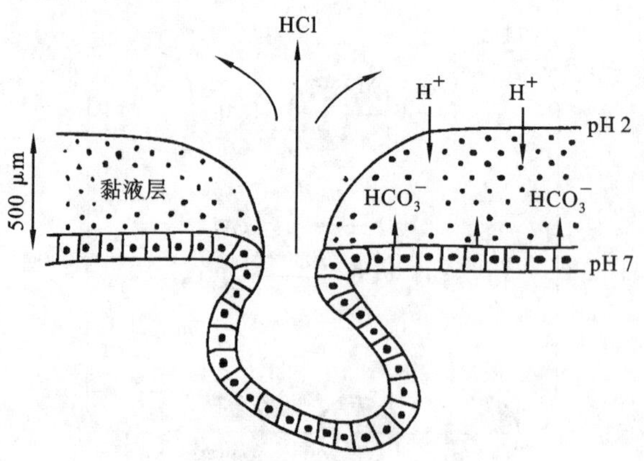

图 8-4 胃黏液屏障示意图

内因子有两个活性部位,一个部位可与维生素 B_{12} 结合成复合物,保护维生素 B_{12} 免遭肠内水解酶的破坏,当内因子与维生素 B_{12} 的复合物运行至回肠后,内因子的另一活性部位便与回肠黏膜细胞上的受体结合,促进维生素 B_{12} 的吸收。如果内因子分泌不足,将引起维生素 B_{12} 的吸收障碍,影响红细胞的生成而出现巨幼红细胞性贫血。

知识链接

幽门螺杆菌

1983 年,澳大利亚两位科学家,从慢性胃炎的胃黏膜中取样,在微需氧的条件下,培养出幽门螺杆菌(Hp),指出这种菌与慢性胃炎的直接关系以来,引起了全世界医学界人们的广泛研究和证实,并在活动性慢性胃炎及消化性溃疡病灶中,查出幽门螺杆菌,检出率为 98%和 100%。此菌被公认为慢性胃炎及消化性溃疡的致病菌。此后的研究表明,痢特灵和土霉素均有抗幽门螺杆菌的作用。

幽门螺杆菌的致病机理目前还不十分清楚。受幽门螺杆菌感染的人有的发病,有的不发病,发病也各不同;有的人发生慢性胃炎,而有的人发生消化性溃疡。一般认为幽门螺杆菌仅寄居于人类,人是唯一的传染源。幽门螺杆菌多系口口传染。

与幽门螺杆菌感染最为密切的疾病主要有慢性胃炎(检出率 95%)、胃溃疡(幽门螺杆菌检出率约为 70%),十二指肠溃疡(幽门螺杆菌检出率约为 90%),而根除幽门螺杆菌之后经过长期随访观察,溃疡复发率明显下降至 10%以下。幽门螺杆菌与胃癌的发生有十分密切的关系,可引起原癌基因激活,抑癌基因失活,癌基因过度表达及基因突变等,因此认为幽门螺杆菌是胃癌的一个启动因子。

二、胃的运动

胃既有贮存食物的功能,又具有泵的功能。胃底和胃体的上端(也称头区)运动较弱,其主要功能是贮存食物;胃体的下端和胃窦(也称尾区)则具有较明显的运动,其主要功能是磨碎食物、使食物与胃液充分混合,以形成食糜,并逐渐将食糜排至十二指肠。

（一）胃的运动形式

1. 容受性舒张

进食时，食物刺激口腔、咽、食管等处的感受器后，可通过迷走神经反射性地引起胃底和胃体的平滑肌舒张，称为胃的容受性舒张(receptive relaxation)。这一运动形式使胃的容积明显增大。正常成人空腹时胃的容量约 50 mL，进餐后可达 1.0～2.0 L。胃能够容纳大量食物，而胃内压则无显著升高。这有利于食物在胃内的贮存、消化和防止食物过早、过快地排入十二指肠，有利于食物在胃内充分消化。

2. 紧张性收缩

胃壁平滑肌经常处于某种程度的收缩状态，称为紧张性收缩(tonic contraction)，在消化过程中，这种收缩逐渐增强。其生理意义在于：使胃保持一定的形状和位置；维持一定的胃内压，促使胃液渗入胃内容物中，有利于化学性消化；另外，由于胃内压的增加，可使胃与十二指肠之间的压力差增大，可协助食糜向十二指肠方向推送。紧张性收缩也是胃的其他运动形式有效进行的基础，如果胃的紧张性收缩过低，则易导致胃下垂或胃扩张。

3. 蠕动

胃的蠕动(peristalsis)是一种起始于胃的中部并向幽门方向推进的波形运动(图8-5)。空腹时基本见不到胃蠕动，食物进入胃后约 5 min，便引起明显的蠕动。在人，胃蠕动波的频率为每分钟约 3 次，一个蠕动波约需 1 min 到达幽门，通常是"一波未平，一波又起"。蠕动波开始时较弱，在传播过程中逐步加强，速度也明显加快，一直传播到幽门，并将 1～2 mL 食糜排入十二指肠。并不是每一个蠕动波都能到达幽门，有些蠕动波到胃窦后即消失。当收缩波超越胃内容物到达胃窦终末时，由于胃窦终末部的有力收缩，部分食糜将被反向推回到近侧胃窦和胃体。食糜的这种后退，有利于食物和消化液的混合，可机械地磨碎块状固体食物。

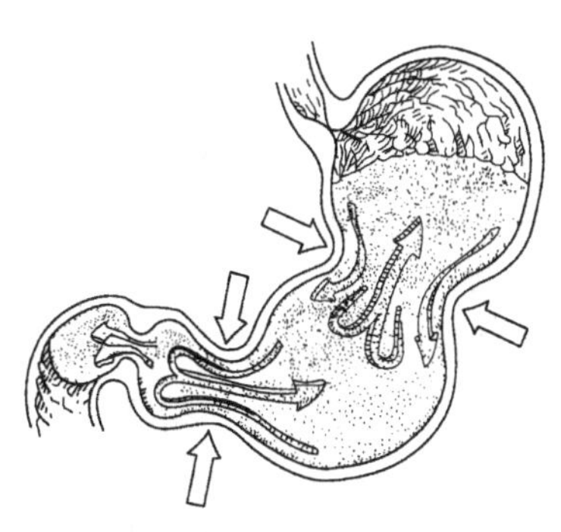

图 8-5 胃的蠕动

胃蠕动的意义主要在于：①磨碎进入胃内的食团，使其与胃液充分混合，形成食糜，有利于化学性消化；②将食糜逐步地推进到幽门部，并以一定速度送入十二指肠。

（二）胃的排空及其控制

1. 胃的排空

食糜由胃排入十二指肠的过程称为胃的排空(gastric emptying)。食物进入胃后 5 min 就有少量食糜排入十二指肠。胃的运动所引起的胃内压升高是胃排空的动力，而幽门和十二指肠的收缩则是胃排空的阻力。其排空速度与食物的物理性状、化学组成和胃的运动情况有关。如食物的总量、组成以及颗粒大小等均影响胃排空的速度。一般来说，稀的流体食物比稠的固体食物排空快，碎的、颗粒小的食物比大块的食物排空快，等渗液体比非等渗液体排空快。在三种主要营养物质中，糖类的排空最快，蛋白质次之，脂肪类食物最慢。对于混合食物，由胃完全排空通常需要 4～6 h。

2. 胃排空的控制

胃排空速率主要受胃和十二指肠两方面因素的控制。

1）促进胃排空的机制

胃排空速度与胃内容物的量有关，胃内容物作为扩张胃的机械性刺激，刺激胃壁的牵张感受器，可通过迷走-迷走反射和内在神经丛反射，引起胃运动的加强。迷走-迷走反射是由迷走神经中的传入纤维将冲动传至中枢，再通过迷走神经中的传出纤维兴奋，引起胃的紧张性收缩和蠕动增强。内在神经丛反射是指当胃黏膜感受器受刺激时，通过内在神经丛内的感觉神经元将信号直接或间接传递给运动神经元，最终引起胃运动加强。另外，食物的化学和扩张刺激还可直接或间接地刺激胃窦黏膜中的“G”细胞释放促胃液素，它可加强胃的运动，促进排空。

2）抑制胃排空的机制

食糜中的酸、脂肪、高渗及扩张刺激，可兴奋十二指肠壁上的相应感受器，反射性地抑制胃的运动，使胃排空减慢。此反射称为肠-胃反射，其传出冲动可通过迷走神经、内在神经丛和交感神经等几条途径传到胃。肠-胃反射对酸的刺激特别敏感，当十二指肠内pH值降到3.5～4.0时，反射性地抑制幽门泵的活动，从而阻止酸性食糜进入十二指肠。此外，食糜中的酸和脂肪还可刺激十二指肠黏膜释放促胰液素、抑胃肽、缩胆囊素等，它们经血液循环到达胃后，也可以抑制胃的运动，这些激素统称为肠抑胃素。

胃内容物排入十二指肠，胃内压低于十二指肠内压，抑制因素使胃排空暂停。随着盐酸在小肠内被中和，食物消化产物的消化和吸收，它们对胃的抑制性影响解除，胃的运动又逐渐加强，胃内压又高于十二指肠内压，又有少量食糜推送到十二指肠(再排空)。如此循环往复，直至食糜从胃全部排入十二指肠为止。因此，胃排空是间断、少量进行的，以保证十二指肠内的消化和吸收充分进行。

胃的排空受促进和抑制胃运动两种因素的控制，胃内因素促进排空，十二指肠内因素则抑制排空(图8-6)。其中，十二指肠内的抑制因素具有自动控制胃排空的作用，使胃排空的速度与小肠内食物的消化和吸收速度相适应。如果控制胃排空的机制发生障碍，可导致胃排空过快或过慢，长期下去前者易引起十二指肠溃疡，后者易导致胃溃疡。胃切除或胃空肠吻合术后的患者，进食原则是少量多餐，如果一次进食过多，由于缺少胃排空控制机制，过量胃内容物快速进入小肠，超过小肠吸收速度，高渗透压的小肠内容物吸引肠壁内的水分进入肠腔可导致腹泻，严重时可导致血容量减少和低血压。

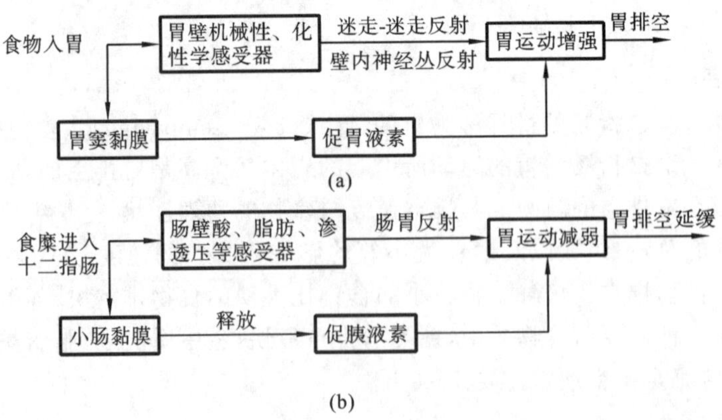

图8-6 胃排空发生与延缓的机制

3. 呕吐

呕吐是机体将胃及上段小肠的内容物从口腔强力驱出的动作，是一个复杂的反射过程。呕吐时，先发生一次深吸气，舌骨和喉上提、声门关闭、软腭上举，关闭后鼻孔、食管下括约肌舒张，接着腹肌和膈肌收缩，腹内压升高，将胃内容物经食管压入口腔，并排出体外。有时呕吐之前发生小肠上段强烈逆蠕动，十二指肠内容物倒流入胃，呕吐物中可混有胆汁和小肠液。

呕吐中枢位于延髓，与呼吸中枢、心血管中枢有着密切的联系，故呕吐前除了有消化道症状（如恶心）外，还常伴有呼吸急促、心跳加快等症状。引起呕吐的原因很多，机械或化学性刺激作用于舌根、咽部、胃肠、胆道、腹膜、泌尿生殖器官等处的感受器均可引起呕吐。视觉或前庭器官受到某种刺激也可引起呕吐，如晕船、晕车和航空病。颅内压增高，可直接刺激呕吐中枢引起喷射性呕吐，如脑水肿、颅内占位性病变等。

在延髓呕吐中枢附近第四脑室底存在一个特殊的化学感受区，体内代谢的改变如糖尿病、酸中毒、肾衰竭、肝衰竭，摄入某些中枢性催吐药如阿扑吗啡，摄入乙醇、麻醉药、洋地黄等，可刺激此化学感受区，通过它再兴奋呕吐中枢引起呕吐。

呕吐是一种保护性反射动作，它可将胃内的有害物质排出。因此，临床上对食物中毒的患者，可借助催吐的方法将胃内的毒物排除。但剧烈而频繁的呕吐会影响进食和正常的消化活动，导致大量的消化液丢失，引起机体水、电解质和酸碱平衡紊乱。

第四节　小肠内消化

食物由胃进入十二指肠后，即开始了小肠内的消化。食物在小肠内的消化是整个消化过程中最重要的阶段。食糜在小肠内通过胰液、胆汁和小肠液的化学消化及小肠运动的机械性消化，将食物最终转变为可被吸收的小分子物质。经过消化的营养物质也主要在小肠被吸收。因此，小肠是消化与吸收的最主要部位。食物在小肠内停留的时间，随食物的性质的不同而有差异，一般为 3～8 h。

一、胰液

胰腺兼有外分泌和内分泌功能。胰腺的内分泌功能将在内分泌章中详细讨论。胰液由胰腺外分泌部的腺泡细胞和小导管管壁细胞所分泌，经胰腺导管排入十二指肠。胰液具有很强的消化力，在食物消化中具有重要的作用。

（一）性质和成分

胰液是无色、无味的碱性液体，pH 7.8～8.4，渗透压约与血浆相等，成人每日分泌量为 1.0～2.0 L。胰液的主要成分为水、无机物和有机物。无机物成分中，碳酸氢盐的含量很高，它是由胰腺内的小导管细胞分泌的。有机物主要是蛋白质，随分泌的速度不同而有差异，含量为 0.1%～10%。胰液中的蛋白质是由腺泡细胞分泌的，主要由多种消化酶组成。此外，胰液中也含有少量胰蛋白酶抑制物。在非消化期间，胰液分泌很少，但每隔 60～120 min 有短暂的周期性分泌，可对两次进食间残留在肠腔的脱落上皮和细菌进行消化和清除。

(二)生理作用

1. 碳酸氢盐

胰液中碳酸氢盐的主要作用:中和进入十二指肠的胃酸,保护肠黏膜免受酸性食糜的侵蚀,为小肠内的多种消化酶活动提供最适的酸碱环境(pH 7.0~8.0)。

2. 糖类水解酶

糖类水解酶主要是胰淀粉酶(pancreatic amylase),胰淀粉酶发生作用的最适 pH 值为6.7~7.0,此酶是一种 α-淀粉酶,它对各种淀粉的水解效率都很高,消化产物是麦芽糖、糊精。

3. 脂类水解酶

脂类水解酶主要是胰脂肪酶(pancreatic lipase),可分解甘油三酯为单酰甘油、甘油和脂肪酸,它发生作用的最适 pH 值为7.5~8.5。目前认为,胰脂肪酶只有在胰腺分泌的另一种小分子蛋白质-辅脂酶存在的条件下才能发挥作用。胰脂肪酶与辅脂酶在甘油三酯的表面形成一种高亲和度的复合物,牢固地附着在脂肪颗粒表面,防止胆盐把脂肪酶从脂肪表面置换下来。因此,辅脂酶的作用可比喻为附着在甘油三酯表面的"锚"。另外,胰液中还含有一定量的胆固醇酯酶和磷脂酶 A_2,它们分别水解胆固醇酯和磷脂。

4. 蛋白水解酶

蛋白水解酶主要有胰蛋白酶原(trypsinogen)和糜蛋白酶原(chymotrypsinogen)两种,以不具有活性的酶原形式存在于胰液中。随胰液进入十二指肠后,小肠液中的肠致活酶(enterokinase)迅速激活胰蛋白酶原,使其水解失去一个小分子的肽,变为有活性的胰蛋白酶(trypsin)。此外,胃酸、胰蛋白酶本身以及组织液也能使胰蛋白酶原激活。胰蛋白酶进一步激活糜蛋白酶原,使之转变为糜蛋白酶(chymotrypsin)。

胰蛋白酶和糜蛋白酶作用相似,都能将蛋白质水解为脲和胨,两者同时作用于蛋白质时,可将蛋白质水解为小分子的多肽和氨基酸。糜蛋白酶还有较强的凝乳作用。

胰腺细胞还分泌一种胰蛋白酶抑制物,贮存于腺细胞内酶原颗粒周围的细胞质中,它有防止胰蛋白酶原在腺细胞、腺腔以及导管内被激活的作用,因而能防止胰腺组织的自身消化。

5. 其他消化酶

胰液中还有核糖核酸酶、脱氧核糖核酸酶、羧基肽酶等,前两者可分解核糖核酸、脱氧核糖核酸为单核苷酸,羧基肽酶可作用于多肽末端的肽键,释放出具有自由羧基的氨基酸。

胰液中含有水解三大营养物质的消化酶,是所有消化液中消化力最强和最重要的。临床上和实验均证明,如果胰液分泌障碍,即使其他消化液的分泌都正常,食物中的蛋白质和脂肪仍不能彻底消化,从而影响吸收。此时由于大量的蛋白质和脂肪随粪便排出,可产生胰性腹泻。脂肪吸收障碍还可影响脂溶性维生素 A、D、E、K 的吸收。但胰液缺乏时,淀粉的消化一般不受影响。

正常情况下,虽然胰腺内存在少量活化的胰蛋白酶,但其并不消化胰腺本身。胰液中含有胰蛋白酶抑制因子,可使少量活化的胰蛋白酶失活,抵抗胰蛋白酶对胰腺本身的消化。当暴饮、暴食引起大量胰液分泌时,可使胰腺管内压力升高,引起小导管和腺泡破裂,胰蛋白酶原大量溢入胰腺间质,并被组织液激活。此时,胰蛋白酶抑制因子的作用已不能抵抗大量胰蛋白酶对胰腺本身的消化，往往导致急性胰腺炎。

二、胆汁

胆汁(bile)由肝细胞不断分泌，经肝管、胆总管排入十二指肠，或由肝管转入胆囊管贮存于胆囊。在非消化期，肝胆汁大部分流入胆囊贮存，在消化期，胆汁可直接由肝脏以及胆囊排入十二指肠。

(一) 性质和成分

胆汁是一种苦味的液体，肝胆汁为金黄色，pH 7.4，胆囊胆汁为深棕色，pH 6.8。成人每日分泌胆汁 0.8～1.0 L，胆汁的成分很复杂，除水分和钠、钾、钙、碳酸氢盐等无机成分外，有机物成分有胆汁酸盐(简称为胆盐)、胆固醇、胆色素、磷脂酰胆碱和黏蛋白等。胆汁中不含消化酶，但却是一种促进脂肪消化和吸收的消化液。

正常情况下，胆汁中的胆盐(或胆汁酸)、胆固醇和卵磷脂的适当比例是维持胆固醇呈溶解状态的必要条件。当胆固醇分泌过多，或胆盐、卵磷脂合成减少时，胆固醇就容易沉积下来，这是形成胆石的原因之一。

(二) 生理作用

胆汁中虽然不含消化酶，但它对脂肪的消化与吸收具有重要意义。

1. 促进脂肪的消化

胆汁中的胆盐、胆固醇和卵磷脂等都可作为乳化剂，它可降低脂肪的表面张力。它使脂肪乳化成微滴，分散在肠腔内，从而增加了胰脂肪酶与脂肪的接触面积，促进脂肪的消化。

2. 促进脂肪的吸收

胆盐因其结构特点，当达到一定浓度后，可聚合形成微胶粒。脂肪酸、单酰甘油等均可掺入到微胶粒中，形成水溶性复合物(混合微胶粒)，将不溶于水的单酰甘油、长链脂肪酸等脂肪分解产物运送到肠黏膜表面，从而促进吸收。

3. 促进脂溶性维生素的吸收

胆汁通过促进脂肪分解产物的吸收，对脂溶性维生素 A、D、E、K 的吸收有促进作用。

4. 利胆作用

胆盐由肝细胞分泌，经过胆总管排入十二指肠后，其中大部分由回肠吸收入血，由门静脉运送到肝，称为胆盐的肠-肝循环(图 8-7)。胆盐通过肠-肝循环到达肝细胞后，刺激肝细胞合成和分泌胆汁，这种作用称为胆盐的利胆作用。胆结石阻塞或肿瘤压迫胆管，可引起胆汁排放困难，从而影响脂肪的消化吸收及脂溶性维生素的吸收，同时由于胆管内压力升高，一部分胆汁进入血液可发生黄疸。

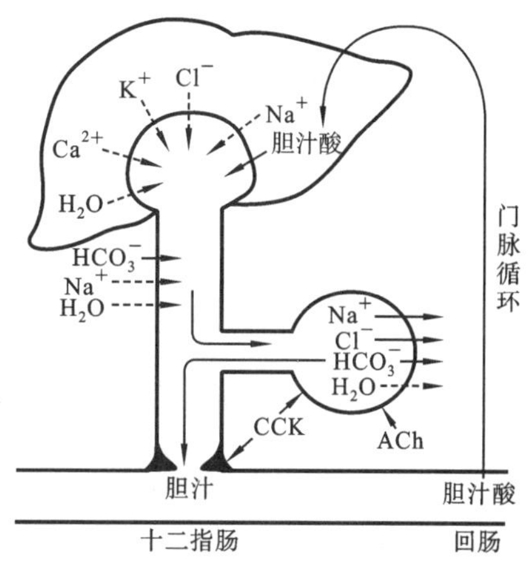

图 8-7 胆盐的肠-肝循环

三、小肠液

小肠液由十二指肠腺和肠腺分泌。前者分布于十二指肠上段,主要分泌碱性液体,内含黏蛋白,因而黏稠度很高;后者分布于整个小肠,其分泌液是小肠液的主要组成部分。

(一) 性质和成分

小肠液是一种弱碱性液体,pH 7.6,渗透压接近于血浆。成人每日分泌量为1.5～3.0 L,其中除水分外,还含有无机盐、黏蛋白、溶菌酶和肠致活酶等。小肠液中还常混有脱落的肠上皮细胞、白细胞以及由肠上皮细胞分泌的免疫球蛋白。

(二) 生理作用

(1) 保护作用　十二指肠黏膜分泌碱性黏液,保护十二指肠黏膜免受胃酸的侵蚀。

(2) 稀释作用　大量小肠液可稀释消化产物,使其渗透压降低,有利于吸收。

(3) 消化作用　肠致活酶可激活胰蛋白酶原,使之变为有活性的胰蛋白酶,有利于蛋白质的消化;另外,在肠上皮细胞内还含有多种消化酶,如肽酶(多肽酶、二肽酶、三肽酶)、麦芽糖酶和蔗糖酶,但现在认为,这些酶对小肠内的消化并不起作用,而是当营养物质被吸收入小肠上皮细胞后,它们才对消化不完全的产物继续进行消化。例如,多肽被肽酶分解成氨基酸,麦芽糖和蔗糖则在相应的酶作用下水解成单糖(表8-2)。

表8-2　各种营养物质的化学消化

营养物质	消化部位	消化酶	消化分解产物
蛋白质	胃、小肠	胃蛋白酶、胰蛋白酶和糜蛋白酶	脲、胨、多肽和氨基酸
多肽	小肠黏膜纹状缘	多肽酶	二肽和三肽
二肽和三肽	小肠上皮细胞内	二肽酶和三肽酶	氨基酸
淀粉	口腔、胃和小肠	唾液淀粉酶和胰淀粉酶	麦芽糖
双糖	小肠黏膜纹状缘	蔗糖酶、乳糖酶和麦芽糖酶	葡萄糖、半乳糖和果糖
三酰甘油	小肠	胰脂肪酶	甘油、脂肪酸、单酰甘油

四、小肠的运动

(一) 小肠的运动形式

小肠的运动形式主要包括紧张性收缩、分节运动和蠕动三种。

1. 紧张性收缩

小肠平滑肌的紧张性收缩是其他运动形式得以顺利进行的基础,能使小肠保持一定的形状和位置,维持肠腔内一定的压力,也是小肠进行其他各种运动的基础。当小肠紧张性升高时,食糜在肠腔内的混合和推进加速;当紧张性降低时,肠内容物的混合和推进则减慢。

2. 分节运动

分节运动(segmentation contraction)是以小肠壁环行肌的收缩和舒张为主的节律性运动。表现为食糜所在的一段肠管,环行肌隔一定间距多点同时收缩,把食糜分割成许多节段；数秒后，原收缩处舒张，原舒张处收缩，使食糜原来的节段分成两半，邻近的两半又彼此合并，形成新的节段(图 8-8)，如此反复进行。分节运动的主要作用：①使食糜与消化液充分混合，有利于化学性消化；②增加小肠黏膜与食糜的接触，为吸收创造良好条件；③挤压肠壁以促进血液与淋巴液的回流，有助于吸收；④由于分节运动存在着由上至下的活动梯度，因此对食糜也有较弱的推进作用。

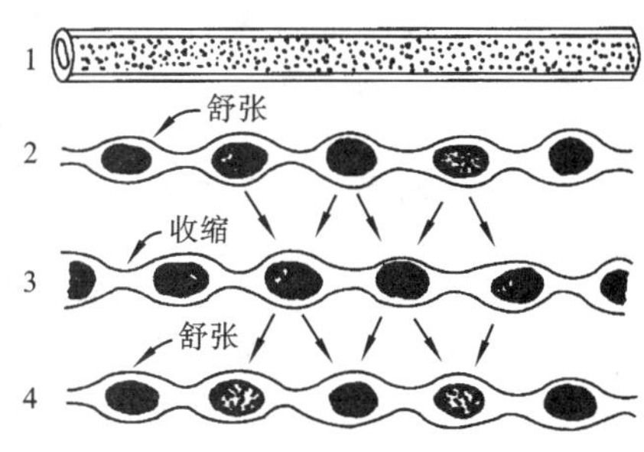

图 8-8　小肠的分节运动模式图

注：1—肠管表面观；2～4—肠管纵切面观。

空腹时小肠分节运动几乎不存在，进食后才逐渐加强。由上至下，小肠的分节运动存在频率梯度，即小肠上部较快，如在十二指肠每分钟约 12 次，到小肠远端频率逐渐减慢，至回肠末端仅有每分钟 6～8 次。

3. 蠕动

在小肠的任何部位可发生小肠的蠕动，近端小肠的蠕动速度大于远端。小肠的蠕动波很弱，通常只进行几厘米的一段短距离后即自行消失。每个蠕动波把食糜推进一段距离，蠕动的意义在于使经过分节运动的食糜向前推进一步，到达一个新肠段，再开始分节运动，如此重复进行。

食糜在小肠内通过蠕动被推进的速度为 1～2 cm/min，从幽门部到回盲瓣需要 3～5 h。此外，小肠还有一种推进速度很快、传播较远的蠕动，称为蠕动冲，它可将食糜从小肠的始端一直推送至回肠末端及结肠。蠕动冲可由吞咽动作或食糜对十二指肠的刺激而引起，有些药物(如泻药)的刺激，也可以引起蠕动冲。

小肠蠕动推送肠内容物(包括水和气体)时产生的声音称肠鸣音，肠蠕动增强时，肠鸣音亢进；肠麻痹时，肠鸣音减弱或消失。故临床上可根据肠鸣音的强弱来判断肠管活动情况。

(二) 回盲括约肌的功能

回肠末端与盲肠交界处的环行肌明显加厚，具有括约肌的作用，称为回盲括约肌。回盲括约肌经常保持轻度的收缩状态，食物进入胃后，可通过反射引起回肠蠕动，当蠕动波传播到近回盲括约肌几厘米时，括约肌舒张。此外，促胃液素也可使回盲括约肌舒张。随着蠕动波进一步向括约肌传播，3～4 mL 食糜被送入大肠。食糜对盲肠的机械扩张刺激，可通过内在神经丛的局部反射，使回盲括约肌收缩，从而限制回肠内容物向盲肠排放。回盲括约肌的主要功能：①防止小肠内容物过快地排入大肠，延长食糜在小肠内停留的时间，有利于小肠内容物的完全消化与吸收；②阻止大肠内容物向回肠倒流。

第五节　大肠的功能

食糜在小肠内被充分消化吸收后，食物残渣便通过回盲瓣进入大肠。在人类，大肠没有重要消化功能，其主要功能是吸收水和电解质，参与机体对水、电解质平衡的调节；吸收结肠内微生物产生的维生素 B 和维生素 K;完成对食物残渣的加工,形成并暂时贮存粪便并将其排出体外。

一、大肠液

大肠液是由大肠黏膜表面的柱状上皮细胞和杯状细胞分泌的,pH 8.3～8.4。大肠的分泌物富含黏液和碳酸氢盐。大肠液的主要作用:①黏液具有保护黏膜和润滑大便的作用;②排泄作用,一些重金属可随大便排出;③消化作用,这并非指大肠液中的二肽酶及淀粉酶,而是指大肠液中所含细菌的作用。

二、大肠的运动

大肠的运动比小肠少、弱和慢,对刺激的反应也较迟缓,这些特点都与大肠暂时贮存粪便的功能相适应。

(一) 大肠的运动形式

1. 袋状往返运动

袋状往返运动是大肠在空腹时最常见的一种运动形式,由环行肌不规律地收缩所引起。这种运动使结肠袋中的内容物向两个方向作短距离的位移,但并不向前推进。它有利于对内容物的研磨与混合,还通过与肠黏膜的充分接触,促进水和无机盐的吸收。

2. 分节推进运动或多袋推进运动

这是一个结肠袋或一段结肠收缩,把内容物缓慢推到下一肠段的运动。进食或服用拟副交感药物可使这种运动增强。

3. 蠕动

大肠的蠕动由一些稳定向前的收缩波组成。收缩波前方的平滑肌舒张,往往充有气体;收缩波的后方则保持在收缩状态,使这段肠管闭合并排空。大肠还有一种收缩力强、行进很快且传播很远的蠕动,称为集团蠕动。它开始于横结肠,可将一部分大肠内容物推送至降结肠或乙状结肠。集团蠕动常见于进食后,最早发生在进食 1 h 之内,可能是由于胃内容物进入十二指肠,由胃-结肠反射或十二指肠-结肠反射所引起。这一反射主要是通过内在神经丛的传递实现。现将主要消化道的运动形式及意义归纳为表 8-3。

表 8-3 主要消化道的运动形式及意义

运动方式		生理意义
口腔	咀嚼	切割、磨碎食物;使其与唾液充分混合;促进唾液、胃液等消化液分泌
	吞咽	将食物由口腔推入胃
胃	紧张性收缩	使消化器官保持一定的位置和形态,有助于食物推进和化学消化
	容受性舒张	接纳和贮存食物
	蠕动	推进食物;使食物充分与消化液混合,有利于化学消化和吸收
小肠	紧张性收缩	是小肠其他运动形式的基础
	分节运动	促进食糜与消化液混合,有利于化学消化;促进血液和淋巴液回流,有助于吸收
	蠕动	缓慢推进肠内容物

续表

运动方式		生理意义
	蠕动冲	快速推进肠内容物
大肠	袋状往返运动	使结肠内容物双向短距离位移
	多袋推进运动	推进肠内容物
	蠕动	推进肠内容物
	集团蠕动	快速推进肠内容物

（二）大肠内细菌的活动

大肠内有许多细菌，占粪便固体重量的20%～30%，它们主要来自食物和空气，由口腔入胃，最后到达大肠。大肠内的pH值和温度对一般细菌的繁殖极为适宜，因此细菌大量繁殖。细菌分解糖和脂肪，其产物有乳酸、醋酸、二氧化碳、沼气、脂肪酸、甘油、胆碱等，这一过程称为大肠细菌的发酵作用。细菌也分解蛋白质，称为腐败，其产物有胨、氨基酸、硫化氢、氨、组胺、吲哚等。消化不良及便秘时，其中一些有毒物质的产生和吸收增多，严重时可危害人体。在正常情况下，由于吸收甚少，经肝解毒后，对人体无明显不良影响。大肠内的细菌还利用较为简单的物质合成B族维生素和维生素K，它们可被大肠吸收并为人体所利用，若长期使用肠道抗菌药物，肠道内细菌被抑制，可引起B族维生素和维生素K缺乏。

三、排便反射

排入大肠的肠内容物在大肠内停留时，其中一部分水和无机盐等被大肠黏膜吸收，食物残渣和部分未被吸收的营养物质经过大肠内细菌的发酵和腐败作用，形成粪便。粪便中除食物残渣外，还包括脱落的肠上皮细胞和大量的细菌。此外，机体的一些代谢产物，例如由肝排出的胆色素衍生物，由血液通过肠壁排至肠腔中的某些重金属，如铅、汞等的盐类，也可包含在粪便中。

排便是一种反射动作，正常人的直肠中平时没有粪便。一旦结肠的蠕动将粪便推入直肠，就会引起排便反射。直肠壁内的感受器受到粪便刺激时，冲动沿盆神经和腹下神经传入脊髓腰骶段，兴奋初级排便中枢，同时上传到大脑皮质引起便意。如果条件允许，大脑皮质对脊髓初级排便中枢的抑制解除，盆神经的传出冲动增加，引起降结肠、乙状结肠和直肠收缩，肛门内括约肌舒张，同时，阴部神经的传出冲动减少，肛门外括约肌舒张，粪便被排出体外。此外，由于支配腹肌和膈肌的神经兴奋，腹肌和膈肌也发生收缩，腹内压增加，以促进排便过程。如果条件不允许，大脑皮质则发出冲动，抑制脊髓初级排便中枢的活动，使排便受到抑制。

正常人对直肠感受粪便的充胀刺激有一定阈值，一般当直肠内压达3.4～6.7 kPa时，即可引起便意。排便反射受大脑皮质的控制，若经常有意识地抑制排便，会逐渐使直肠壁压力感受器的敏感性降低，粪便在大肠中停留时间过久，水分被吸收而变得干硬，不易排出，可导致便秘。经常便秘又可引起痔疮、肛裂等疾病。因此，应该养成定时排便的良好习惯。婴幼儿大脑皮质未发育完全，不能有意识地控制排便反射。临床上，由于炎症使直肠壁内压力感受器敏感性增高时,直肠内只要有少量粪便或黏液即可引起便意和排便反射,便后总有未尽的感觉,称为里急后重。如排便反射的反射弧受损,大便不能排出,称为大便潴留。如初级排便中枢和高级中枢的联系发生障碍,使大脑皮质失去对排便反射的控制,称为大便失禁。

近年来,食物中纤维素对于肠功能和肠疾病发生的影响,引起了医学界的极大关注。事实证明,适当地增加纤维素的摄取有增进健康,预防便秘、痔疮、结肠癌等疾病的作用。食物中纤维素对胃肠功能的影响主要有以下几个方面:①大部分多糖纤维能与水结合形成凝胶,从而限制水的吸收,并使肠内容物容积膨胀加大;②纤维素多能刺激肠运动,缩短粪便在肠内的停留时间和增加粪便体积;③纤维素可以降低食物中热量的比例,减少含能食物的摄取,从而有助于纠正不正常的肥胖。

第六节　吸　　收

吸收是指食物的消化产物、无机盐、水和维生素等透过消化管黏膜上皮细胞进入血液和淋巴液的过程。消化过程是吸收的重要前提,人体所需要的营养物质都是经消化管吸收进入体内的,因此吸收功能对于维持正常人体生命活动极为重要。

一、消化管吸收及其机制

(一) 吸收的部位

消化管不同部位的吸收能力相差很大,这主要与消化管各部位的组织结构、食物被消化的程度和食物停留的时间等因素有关。口腔和食管基本上没有吸收功能。胃黏膜因为没有绒毛,吸收能力也很小,仅能吸收少量的水、乙醇及某些药物。小肠则是吸收的主要部位,一般认为,绝大部分糖类、脂肪、蛋白质的消化产物在十二指肠和空肠吸收(图 8-9)。回肠有其独特的功能,主动吸收维生素 B_{12} 和胆盐。当食糜到达回肠时,通常已吸收完毕,因此回肠又是吸收机能的贮备。大肠主要吸收食物残渣中剩余的水和盐类。

小肠之所以成为吸收的主要部位,是其具有以下有利条件。①成年人的小肠长 4～5 m;它的黏膜有许多环形皱褶伸向肠腔;皱褶上拥有大量的绒毛,绒毛的表面是一层柱状上皮细胞,这些细胞的顶端又有许多微绒毛,使小肠的表面积比同样长度的简单圆筒的面积增加约 600 倍,达到 200 m^2 以上,为食物的吸收提供了巨大的面积(图 8-10)。②在绒毛的内部有丰富的毛细血管、毛细淋巴管,还有平滑肌和神经纤维。其中平滑肌的舒缩,可使绒毛发生节律性伸缩和摆动,促进毛细血管内血液和毛细淋巴管内淋巴液的回流,也有利于吸收。③食物在小肠内已被消化成适合于吸收的小分子。④食物在小肠内停留的时间较长,一般 3～8 h,使营养物质有足够时间被吸收。

(二) 吸收的途径与机制

吸收的途径有两条:一条是跨细胞途径:肠腔内的物质通过小肠绒毛上皮细胞的腔膜面进入细胞后,再穿过细胞的基底侧膜进入细胞外间隙,最后进入血液和淋巴液。另一条为旁细胞途径:肠腔内的物质通过小肠上皮细胞间的紧密连接进入细胞间隙,随即进入血

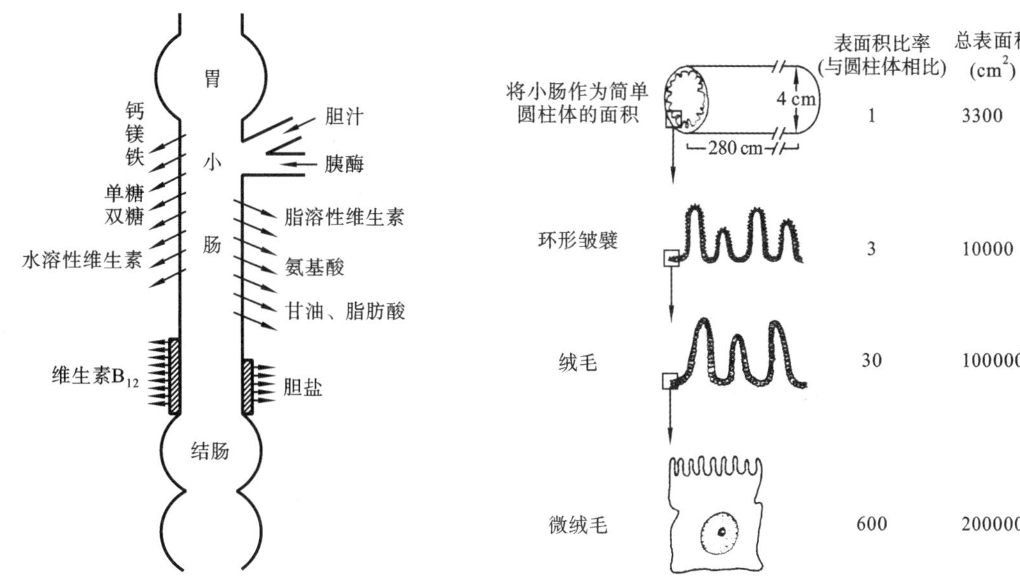

图 8-9 各种营养物质在小肠的吸收部位

图 8-10 小肠黏膜表面积增大示意图

液或淋巴液。

各种营养物质的吸收机制有下列几种。①被动转运:包括单纯扩散、易化扩散和渗透。②主动转运:包括原发性主动转运和继发性主动转运。③入胞和出胞作用。

二、小肠内主要营养物质的吸收

(一) 糖的吸收

食物中的糖类包括多糖(淀粉、糖原)、双糖(蔗糖、麦芽糖)和单糖(葡萄糖、果糖、半乳糖)。糖类分解成单糖才能被小肠上部黏膜主动吸收。肠道中被吸收的单糖主要是葡萄糖,另外还有少量半乳糖和果糖。单糖的吸收速度各不相同。在各种单糖中,己糖的吸收很快,戊糖(如木糖)吸收很慢。在己糖中,以半乳糖和葡萄糖的吸收最快,果糖次之,甘露糖最慢。

葡萄糖的吸收(图 8-11)是逆浓度差进行的主动转运过程,其能量来自钠泵,属于继发性主动转运。小肠黏膜上皮细胞的侧膜上存在钠泵,而小肠上皮刷状缘上有转运葡萄糖的转运体。由于钠泵的运转,造成细胞膜外即肠腔内 Na^+ 的高势能,当 Na^+ 通过与转运体结合顺浓度差进入细胞内时,由此释放的能量可用于葡萄糖分子逆浓度差进入细胞。随着细胞内葡萄糖浓度的升高,葡萄糖通过上皮细胞基膜上的载体,顺着浓度差被动地扩散入细胞间液后被吸收入血。与此同时,进入细胞内的 Na^+,被细胞侧膜上的 Na^+ 泵转运到细胞外。可见,葡萄糖的吸收有赖于 Na^+ 的主动转运,两者同时进行,相互耦联,需要消耗能量。

(二) 蛋白质的吸收

食物中的蛋白质经消化分解成氨基酸才能被吸收。此外,部分消化的和完全未被消化的蛋白质,可能有少量被吸收。经煮过的蛋白质因变性而易于消化,在十二指肠和近端空肠就被迅速吸收;未经煮过的蛋白质和内源性蛋白质较难消化,需到回肠后才能被吸收。

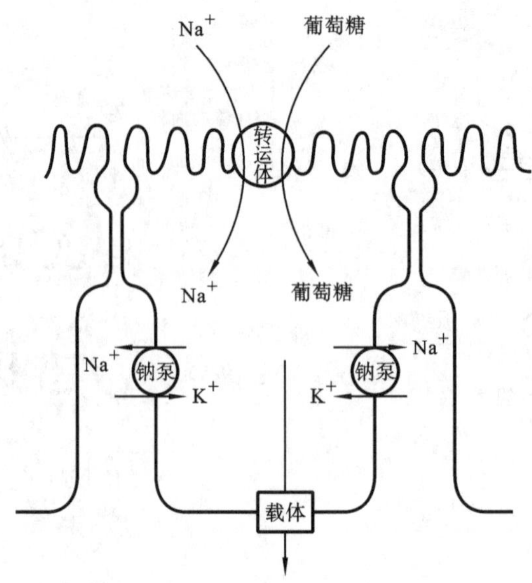

图 8-11　葡萄糖的吸收示意图

氨基酸的吸收机制与葡萄糖的吸收相似，属于继发性主动转运，也是与 Na^+ 的主动吸收相耦联的过程。吸收部位主要在小肠上段，当食糜到达小肠末端时已基本吸收完毕。氨基酸吸收的路径几乎完全是经血液吸收。

曾经认为，蛋白质只有水解成氨基酸后才能被吸收。但近年来的实验指出，小肠的纹状缘上还存在有二肽和三肽的转运系统。因此，许多二肽和三肽也可完整地被小肠上皮细胞吸收，而且肽的转运系统吸收效率可能比氨基酸更高。进入细胞内的二肽和三肽，可被细胞内的二肽酶和三肽酶进一步分解为氨基酸，再进入血液循环。

（三）脂肪和胆固醇的吸收

1. 脂肪的吸收

一般在正常机体内摄入的脂肪至少有 95%被吸收。在肠腔内，食物中的脂肪被胰脂肪酶水解成甘油、脂肪酸和单酰甘油。脂肪酸、单酰甘油等不溶于水，须与胆盐形成水溶性混合微胶粒，方可通过肠黏膜上皮表面的非流动水层而到达细胞的微绒毛。在这里，脂肪酸、单酰甘油又被逐渐地从混合微胶粒中释放出来，主要在十二指肠和空肠通过单纯扩散被吸收，胆盐则被留在肠腔内。

脂肪酸、单酰甘油进入细胞后，短链脂肪酸（10～12 碳原子的脂肪酸）和含短链脂肪酸的单酰甘油，可直接从细胞内扩散到组织间液中，再扩散入血液。长链脂肪酸及单酰甘油在肠上皮细胞的内质网中大部分重新合成为三酰甘油，并与细胞中生成的载脂蛋白结合形成乳糜微粒。乳糜微粒以出胞的方式进入细胞间隙，再扩散入淋巴管（图 8-12）。脂肪吸收有血液和淋巴液两种途径，因膳食中的动、植物油中含有 15 个以上碳原子的长链脂肪酸较多，所以脂肪的吸收途径以淋巴液为主。

2. 胆固醇的吸收

进入肠道的胆固醇主要有两个来源：一是源于食物；二是源于肝细胞分泌的胆汁。来源于胆汁的胆固醇是游离的，而源于食物的胆固醇部分是酯化的。酯化的胆固醇必须在肠

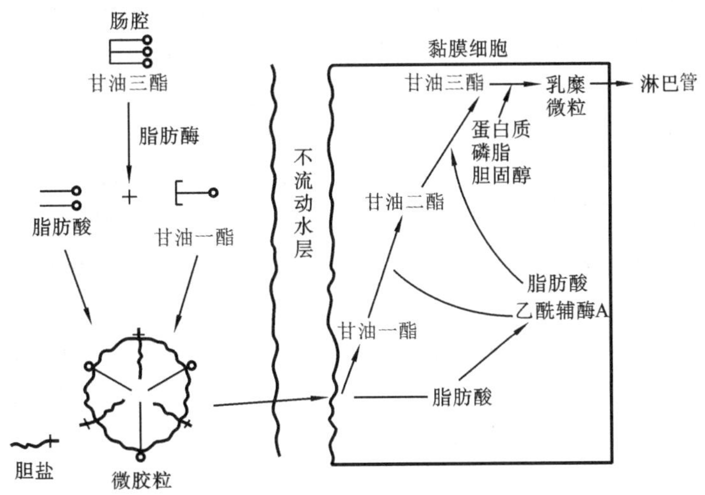

图 8-12　脂肪在小肠内消化和吸收示意图

腔中经消化液中的胆固醇酯酶的作用，水解为游离胆固醇后才能被吸收。游离的胆固醇通过形成混合微胶粒，在小肠上部被吸收。被吸收的胆固醇大部分在小肠黏膜中又重新酯化，生成胆固醇酯，最后与载脂蛋白一起组成乳糜微粒经由淋巴系统进入血液循环。

胆固醇的吸收受到很多因素的影响。食物中胆固醇含量越高，其吸收也越多，但两者并不是简单的线性关系。食物中的脂肪和脂肪酸有提高胆固醇吸收的作用，而各种植物固醇（如豆固醇）则抑制其吸收。胆盐可与胆固醇形成混合微胶粒而有助于胆固醇的吸收。食物中不能被利用的纤维素、果胶、琼脂等容易和胆盐结合形成复合物，妨碍微胶粒的形成，从而能降低胆固醇的吸收。

（四）无机盐的吸收

盐类只有在溶解状态下才能被吸收。一般来说，单价碱性盐类如钠、钾、铵盐的吸收很快，多价碱性盐类吸收较慢。凡能与钙结合而形成沉淀的盐，如硫酸钙、磷酸钙、草酸钙等，不能被吸收。

1. 钠的吸收

正常成年人每日摄入钠 250～300 mmol，消化腺大致分泌相同数量的钠，但是从粪便中排出的 Na^+ 不到 4 mmol，说明肠腔内 95%～99% 的 Na^+ 都被吸收了。因此，一旦消化腺分泌的 Na^+ 大量丢失，例如严重腹泻时，体内储存的钠在几个小时内可降至危及生命的水平。Na^+ 是通过 Na^+ 泵转运主动吸收的。一部分 Na^+ 伴随着糖及氨基酸通过继发性同向转运进入细胞，Na^+ 进入细胞后，通过基侧膜上的 Na^+ 泵泵出细胞，经细胞间隙进入血液。由于肠腔内的葡萄糖、氨基酸可增加 Na^+ 的吸收，所以分泌性腹泻患者常用的口服液含有葡萄糖、NaCl 等溶质，可加快葡萄糖、NaCl 和水的吸收，以补偿丢失的盐和水。另一部分 Na^+ 伴随着 H^+ 和 K^+ 的逆向转运而被吸收。

2. 铁的吸收

人每日吸收的铁约为 1 mg，仅为每日膳食中含铁量的 10%。铁的吸收与人体对铁的需要有关。急性失血患者、孕妇、儿童对铁的需要量增加，铁的吸收也增加。食物中的铁绝大部分是三价的高铁形式，不易被吸收，须还原为亚铁后，方被吸收。亚铁的吸收速度比相同量的高铁要快2～5倍。维生素C能将高铁还原为亚铁而促进铁的吸收。铁在酸性环境中易溶解而便于被吸收，故胃液中的盐酸有促进铁吸收的作用。胃大部分切除的患者，常常会伴有缺铁性贫血。

铁主要在十二指肠和空肠被吸收。这些部位肠上皮细胞释放转铁蛋白，与铁离子结合成复合物，通过入胞作用进入细胞内。进入细胞内的铁，一部分从细胞膜以主动转运形式进入血液，其余则与细胞内的铁蛋白结合，留在细胞内调节铁的吸收量，以防止铁的过量吸收。

3. 钙的吸收

食物中的钙只有小部分被吸收，大部分随粪便排出体外。正常人每日钙的净吸收量为100 mg。钙只有呈离子状态才能被吸收。影响钙吸收的因素很多，主要有如下几种。①肠内容物的酸度对钙的吸收有重要影响。在pH 3时，钙呈离子化状态，最容易被吸收。②维生素D有促进小肠对钙吸收的作用，又能协助钙从细胞进入血液，因此，它对钙的吸收非常重要。③钙盐只有在溶解状态(如氯化钙、葡萄糖酸钙)，而且在不被肠腔中任何其他物质沉淀的情况下才能被吸收。肠内容物中磷酸盐过多，会形成不溶性的磷酸钙，使钙不能被吸收。④脂肪分解形成的脂肪酸，可与钙结合形成钙皂，后者可与胆汁酸结合，形成水溶性复合物而被吸收。此外，儿童、孕妇和乳母因对钙的需要量增加而使其吸收量增加。

钙的吸收部位在小肠上段，特别是十二指肠吸收钙的能力最强。钙的吸收是主动转运过程。进入肠黏膜细胞的钙通过位于细胞底膜和侧膜上的钙泵活动主动转运入血。

(五) 水的吸收

正常成年人，机体每日从外界摄取1.5～2 L的液体，消化腺每日分泌6～8 L的消化液，两者之和达8～10 L，随粪便排出的水仅为0.1～0.2 L，其余经过消化管时几乎全部被吸收。在消化管各段，水的吸收都是被动的，各种溶质，特别是NaCl的主动吸收所产生的渗透压梯度是水吸收的主要动力。Na^+泵在水的吸收中具有重要意义，由于Na^+泵对Na^+的主动转运，使肠上皮细胞内的渗透压增高，因而促进水的吸收。急性呕吐、腹泻时，可大量丢失水分，并可能引起不同程度的脱水。

(六) 维生素的吸收

维生素分为脂溶性和水溶性两大类。水溶性维生素主要以扩散的形式在小肠上段被吸收，但维生素B_{12}必须与胃黏膜分泌的内因子结合形成水溶性复合物才能在回肠被吸收。脂溶性维生素A、D、E、K的吸收机制与脂肪吸收相似，它们先与胆盐结合形成水溶性复合物，通过小肠黏膜表面的静水层进入细胞，然后与胆盐分离，再透过细胞膜进入血液或淋巴液。主要营养物质的吸收方式与转运途径见表8-4。

表8-4 主要营养物质的吸收方式与转运途径

营养物质	吸收方式	转运途径
葡萄糖	继发性主动转运；Na^+泵提供能量	血液
氨基酸	继发性主动转运；Na^+泵提供能量	血液
单酰甘油和长链脂肪酸	被动转运(需胆盐帮助)	淋巴液
甘油和中、短链脂肪酸	被动转运	血液

续表

营养物质	吸收方式	转运途径
水	被动转运(依靠渗透压)	血液
无机盐	大多数主动转运	血液
水溶性维生素	扩散方式吸收	血液
脂溶性维生素	被动转运(需胆盐帮助)	淋巴液或血液

第七节 消化器官活动的调节

在正常人体内，消化系统各器官之间的活动相互密切配合，从而达到消化食物、吸收营养物质的目的。同时其功能还可根据人体不同的情况发生适应性变化，也和其他系统的功能活动协调，这些都是在神经和体液因素的共同调节下进行的。

一、神经调节

消化器官除口腔、咽、食管上段以及肛门外括约肌受躯体运动神经支配外，其余部分均受外来的自主神经和位于消化管壁内的壁内神经丛支配。关于自主神经和壁内神经丛的支配及作用已在本章第一节概述中详述，它对消化器官的作用是通过反射性调节实现的。调节消化活动的反射包括非条件反射和条件反射两种。反射中枢在延脑、下丘脑、边缘叶和大脑皮质等处。

(一) 非条件反射

非条件反射是由食物的机械刺激、化学刺激直接作用于消化管黏膜相应的感受器引起的。当食物进入口腔内，则引起口腔黏膜和舌的感受器发生兴奋，冲动沿第Ⅴ、Ⅶ、Ⅸ、Ⅹ对脑神经中的传入纤维传至中枢，然后由副交感神经(在Ⅶ、Ⅸ对脑神经中)和交感神经传出至唾液腺，二者均使唾液分泌增加，但以前者为主。由于副交感神经是通过释放乙酰胆碱起作用的，因此，用乙酰胆碱可促进唾液分泌，抗乙酰胆碱的阿托品则抑制唾液分泌，引起口干。此外，副交感神经中的迷走神经还引起胃的容受性舒张和消化液的分泌，为食物即将进入胃和小肠继续进行消化创造条件。

当食物进入胃内和小肠内时，则刺激胃壁和小肠壁感受器，冲动一方面由迷走神经的传入纤维传入中枢，然后由迷走神经的传出纤维传出冲动继续引起进入胃肠的各种消化液分泌和促进胃肠运动，此称迷走-迷走长反射。另一方面，通过壁内神经丛的局部反射，促进胃液和小肠液分泌和胃肠运动。此外，酸性食糜进入小肠还可通过肠-胃反射抑制胃运动。

(二) 条件反射

在上述非条件反射基础上，与食物有关的形象、颜色、气味、声音、语言、文字以及进食的环境等刺激分别作用于视、嗅、听觉感受器，兴奋经视、嗅、听神经传入中枢形成条件反射，引起消化腺分泌和消化管运动。“望梅止渴”即是一例。

二、体液调节

(一) 胃肠激素的作用

胃肠道中的内分泌细胞的总数远远超过体内其他内分泌细胞的总和,因此消化道不仅是消化器官,也是体内最大最复杂的内分泌器官。胃肠激素的共同作用表现在以下三个方面。①调节消化管运动和消化腺分泌:促胃液素促进胃、小肠运动和胃酸分泌;促胰液素促进胰液和胆汁分泌并抑制胃和小肠运动;缩胆囊素促进胆囊收缩和胆汁、胰液分泌。②调节其他激素的释放:抑胃肽有很强地刺激胰岛素分泌的作用;此外,生长抑素、胰多肽、血管活性肠肽等对生长素、胰岛素、胰高血糖素和促胃液素等的释放均有调节作用。③营养作用:某些胃肠激素具有刺激消化管组织的代谢和促进生长的作用,称为营养作用。如促胃液素能促进胃泌酸部黏膜的生长,促进十二指肠黏膜蛋白质、RNA 和 DNA 的合成。其中,对消化器官功能影响较大的胃肠激素主要有促胃液素(gastrin)、促胰液素(secretin)、缩胆囊素(cholecystokinin,CCK)等(表 8-5)。

表 8-5 几种主要胃肠激素及其作用

激素名称	分布部位	主要生理作用	引起释放的因素
促胃液素	胃窦、十二指肠的 G 细胞	促进胃液分泌和胃的运动;促进胰液和胆汁的分泌,胆囊收缩;促进消化道黏膜生长	迷走神经兴奋;蛋白质消化产物
促胰液素	十二指肠、空肠的 S 细胞	促进胰液和胆汁的分泌,使胆囊收缩;抑制胃液分泌和胃的运动	盐酸、脂肪酸
缩胆囊素	十二指肠、空肠的 I 细胞	促进胰酶和胆汁的分泌,使胆囊收缩;促进胃液分泌和胃的运动;加强促胰液素的作用	蛋白质和脂肪的消化产物、盐酸
抑胃肽	十二指肠、空肠的 K 细胞	抑制胃液分泌和胃的运动;促进胰岛素的分泌	葡萄糖、氨基酸、脂肪酸

(二) 脑-肠肽

近年来研究还发现,原来认为一些只存在于胃肠的某些激素或肽类,实际上既存在于消化管内,又存在于脑。这些双重分布的肽类被称为脑-肠肽(brain-gut peptide)。迄今已被确认的脑-肠肽至少有 20 种,如促胃液素、生长抑制素等。

脑-肠肽概念的提出,揭示了神经系统和消化系统之间存在着密切的内在联系。脑-肠肽具有广泛的生物学特性,如:调节消化管活动和消化腺分泌;调节代谢、调节摄食活动;调节免疫功能;细胞保护作用;调节行为活动等。

(三) 其他体液因素

1. 组胺

胃的泌酸腺区黏膜内含有大量的组胺。组胺是由肥大细胞产生的。正常情况下,胃黏膜恒定地释放少量的组胺,与壁细胞上组胺 H 型受体(H_2受体)结合,从而促进胃酸的分泌。组胺不仅对胃酸分泌具有很强的刺激作用,还能提高壁细胞对乙酰胆碱和促胃液素的敏感性。H_2受体阻断剂甲氰咪胍可阻断组胺与壁细胞的结合,减少胃酸分泌。因此临床上可用于消化系统溃疡病的治疗。

2. 盐酸

盐酸既是胃腺分泌的产物,又是它的调节物。当胃窦或十二指肠内盐酸增多时,可抑制G细胞分泌促胃液素,从而使胃液分泌减少。盐酸对胃液分泌的这种负反馈作用在胃液分泌调节中具有重要意义。

3. 胆盐

胆盐进入十二指肠后,其中绝大部分重吸收入血,通过肠-肝循环到达肝细胞,刺激胆汁分泌。

(四) 消化液分泌的调节

综上所述,人体对消化器官的调节主要包括神经调节和体液调节两种机制。在消化道的各个节段,两种调节机制所起的作用是不同的,但它们相互配合与协调,共同调节消化吸收过程。下面以消化期胃液分泌为例,说明消化液分泌的调节。

消化期胃液分泌可按接受食物刺激的部位不同,人为地分为头期、胃期和肠期。实际在进食过程中,这三期可部分重叠,其中头期和胃期的分泌更为重要。

1. 头期胃液分泌

头期胃液分泌是指食物入胃前,刺激头面部的感受器,如眼、鼻、耳、口腔、咽、食管等所引起的胃液分泌。引起头期胃液分泌的机制包括非条件反射和条件反射。非条件刺激是食物对口腔、咽等处的机械和化学性刺激,通过第Ⅴ、Ⅶ、Ⅸ、Ⅹ对脑神经传入;条件刺激是与食物有关的气味、形象、声音等对嗅觉、视觉、听觉器官的刺激,通过第Ⅰ、Ⅱ、Ⅷ对脑神经传入。反射中枢包括延髓、下丘脑、边缘叶及大脑皮质等。传出神经为迷走神经,通过释放乙酰胆碱直接刺激壁细胞分泌盐酸。迷走神经还可作用于胃窦部黏膜的G细胞,使其释放促胃液素,间接促进胃液分泌。食糜刺激引起迷走神经兴奋时,一方面直接刺激胃腺分泌胃液,另一方面又刺激G细胞释放促胃液素,后者经血液循环到达胃腺,刺激胃液分泌。此期迷走神经的直接作用更为重要。

头期胃液分泌的特点:分泌量较大,占进食后分泌量的30%;酸度较高,胃蛋白酶原含量丰富;消化力强;分泌量的多少与食欲、情绪有很大关系;而且头期刺激停止后,胃液分泌仍持续一段时间。

2. 胃期胃液分泌

食物进入胃后,继续刺激胃液分泌称为胃期。刺激胃期胃液分泌的主要途径:①胃内容物机械刺激胃底和胃体部的感受器,通过迷走-迷走神经反射,促进胃腺分泌;②扩张刺激胃底、胃体部感受器,通过内在神经丛的局部反射,促进胃腺分泌;③食糜扩张刺激幽门部,通过内在神经丛作用于幽门部黏膜的G细胞,导致促胃液素释放,促进胃腺分泌;④G细胞的顶端有微绒毛样突起伸入胃腔,可以直接感受胃内食糜的化学刺激,主要是蛋白质分解产物的刺激,引起促胃液素释放,促进胃腺分泌。因此,进食后血浆促胃液素水平会明显升高。

胃期胃液分泌的特点是,分泌量大,占进食后总分泌量的60%,酸度高,但胃蛋白酶原的含量较头期少，消化力比头期弱。

3. 肠期胃液分泌

食糜进入小肠后，对肠壁的扩张和肠黏膜的化学刺激直接作用于十二指肠和空肠上部，引起胃液分泌，称为胃液分泌的肠期。实验证明，切断支配胃的迷走神经后，食糜刺激小肠仍能引起胃液分泌，故引起分泌的机制主要是体液因素。已知十二指肠黏膜也存在较多的G细胞，因此促胃液素可能是肠期胃液分泌的重要调节物之一。

肠期胃液分泌特点是，分泌量较少，约占进餐后胃液分泌总量的10%，胃蛋白酶原的含量也较少。

消化期胃液分泌不仅受到上述兴奋性因素的作用，还受到许多抑制性因素调节，抑制性因素在头期和胃期主要有盐酸和胃黏膜释放的前列腺素，在肠期主要有盐酸、脂肪和高张溶液。盐酸是胃腺分泌的产物，但它反过来抑制胃腺分泌，这是胃液分泌的一种负反馈调节机制。进入十二指肠的脂肪及高张溶液主要刺激肠黏膜产生某些抑制性激素，进而抑制胃液的分泌，因此，正常胃液分泌是兴奋性和抑制性因素共同作用的结果。

三、社会、心理因素对消化功能的影响

消化、吸收功能不仅受神经、体液因素的调节，也受社会和心理因素的影响。社会、心理因素不仅影响胃肠的运动，还影响消化腺的分泌。和谐的社会环境、良好的精神状态和稳定的情绪，可使消化器官活动旺盛，增进食欲，有益健康；动荡的社会环境、情绪过度紧张或精神抑郁则可引起食欲减退，消化不良。例如：人在愤怒时会出现唾液分泌减少而致口干，影响吞咽；人在极度悲伤、失望和恐惧时，可出现厌食、恶心、甚至呕吐。此外，忧虑、沮丧的情绪可使十二指肠-结肠反射受到抑制、蠕动减弱而引起便秘。临床上一些消化系统疾病的发生和发展，社会、心理因素起了相当重要的作用，其机制主要是通过影响神经系统、内分泌系统和免疫系统功能而导致的。

小结

消化系统的功能主要是通过消化和吸收为机体新陈代谢提供所需的各种物质和能量需求。消化的方式有两种：机械性消化和化学性消化。消化道平滑肌的一般生理特性有兴奋性低，收缩缓慢，紧张性收缩，富有伸展性，有自动节律性，对化学、温度、机械牵张刺激敏感等。口腔和食物通过咀嚼、吞咽和蠕动完成食物入胃的基本功能，并对食物进行初步加工。胃是储存食物并定期排空食物的器官，主要通过胃的容受性舒张、紧张性收缩和蠕动等运动来完成其功能。同时，胃还分泌胃酸、胃蛋白酶原、内因子和黏液而发挥消化和保护作用。食物由胃排入十二指肠的过程称为胃的排空。在肠内通过食糜的酸度、渗透压、脂肪含量等经肠-胃反射，保持胃排空的进行。小肠是消化吸收的主要场所：小肠的分节运动、紧张性收缩和蠕动，以及小肠中胰液、胆汁和小肠液同时发挥作用，可完成对食物成分的最后加工；小肠黏膜表面积大，血管和淋巴管丰富，食物在小肠内停留时间又长。大肠的主要功能是腐化和贮存消化后的残余物质并参与排便。排便是一种反射动作，其基本中枢在脊髓腰骶部。消化器官除口腔、咽、食管上段和肛门外括约肌受躯体运动神经支配外，其余部位均受外来的自主神经

和位于消化道壁内的壁内神经丛支配。非条件反射和条件反射可使各段消化道和腺体在食物到达之前即预先做好充分准备，在食物到达时能协调一致地工作。此外，胃肠黏膜的内分泌细胞还分泌促胃液素、缩胆囊素、促胰液素、生长抑素、抑胃肽等胃肠激素，以对胃肠活动进行精细而持久的调节。

能力检测

1. 名词解释：消化、吸收、机械性消化、化学性消化、内在神经丛、胃肠激素、黏液-碳酸氢盐屏障、容受性舒张、胃排空、胆盐的肠肝循环
2. 交感神经和副交感神经对消化器官生理活动的调节有何区别？
3. 胃液的主要成分有哪些，有何生理作用？
4. 胃有哪些基本运动形式，各有何生理意义？
5. 胰液、胆汁的主要成分有哪些，各有何生理作用？
6. 为什么说小肠是食物吸收的主要场所？
7. 小肠有哪些基本运动形式，各有何生理意义？
8. 主要胃肠激素的生理作用有哪些？

（吕淑红）

第九章 新陈代谢

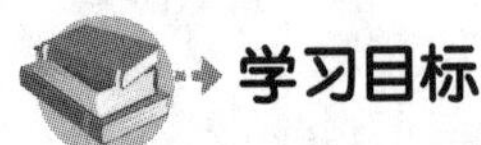

学习目标

掌握:糖、脂肪、氨基酸的主要代谢,重要的酶促反应、关键酶、能量转换及其重要调控和生理意义;生物氧化的概念和特点,ATP 生成的方式,呼吸链的概念及功能;人体正常体温及体温调节方式。

熟悉:血糖浓度的调节方式;血浆脂蛋白和胆固醇的代谢概况;核苷酸合成代谢的要点;呼吸链的抑制剂;基础代谢及基础代谢率的临床意义。

了解:物质代谢紊乱常见疾病;糖酵解、糖有氧氧化和脂肪酸氧化的产能情况;甘油磷脂的代谢;CO_2 生成方式。

生命基本特征是新陈代谢。构成生物体的全部物质都处在动态变化之中,它们不断地分解,同时也不断地重新合成,从而使其组成物质处于更新状态。物质代谢过程中伴随着能量代谢,生物体在物质分解过程中释放能量,重新合成过程中消耗能量。糖、脂肪和蛋白质是人体中主要的能源物质,合称为"三大供能营养素",它们氧化的能量用于人体各种生理活动。核苷酸是核酸(DNA 和 RNA)的基本单位,它的合成和分解是核酸新陈代谢的中心。本章介绍糖、脂肪、蛋白质和核苷酸的物质代谢过程及相关的能量代谢。

第一节 糖 代 谢

一、糖的化学和生理功能

(一) 糖的化学

糖又称碳水化合物(carbohydrate),是自然界分布最广的一类有机化合物。从结构上看,糖是多羟基醛或多羟基酮以及它们脱水缩合的产物。单糖是多羟基醛或多羟基酮,最简单的单糖是甘油醛和二羟基丙酮,常见的单糖有葡萄糖、果糖、半乳糖、核糖等。双糖是两分子单糖脱水缩合的产物。食物中重要的双糖有蔗糖、麦芽糖、乳糖等。多糖是由几百乃至数千个单糖脱水缩合而成的大分子化合物，相对分子质量一般在几万以上，重要的多糖有植物中的淀粉、纤维素和动物组织中的糖原。

（二）糖的消化和吸收

食物中的糖主要有植物淀粉、动物糖原以及少量的蔗糖、麦芽糖、乳糖、葡萄糖、果糖等。食物中的糖以淀粉为主。唾液和胰液中含有 α-淀粉酶，淀粉在口腔中进行初步消化，进入小肠后进一步消化。植物中的纤维素不能被人体消化，但它可以促进肠蠕动，有利于大便的排出。糖被消化为单糖后，在小肠吸收，经门静脉进入肝脏。小肠黏膜细胞对葡萄糖的吸收是一个主动耗能过程，依赖特定载体的转运，在吸收葡萄糖的同时伴有 Na^+ 转运进入肠黏膜细胞，因此称这类载体为 Na^+ 依赖型葡萄糖转运体。

知识链接

糖与甜味剂

日常经验告诉我们糖是甜的。常见糖中最甜的是果糖，其次是蔗糖。如果把蔗糖的甜度规定为 100，那么果糖的甜度为 173，葡萄糖的甜度为 64。但并非所有的糖都有甜味，例如淀粉等多糖就没有甜味。咀嚼馒头会感到越来越甜，这是因为无甜味的淀粉被口腔中的唾液淀粉酶分解为具有甜味的麦芽糖的缘故。有甜味的物质也不一定是糖，例如糖精、木糖醇、甜叶菊苷等甜味剂不属于糖类。糖精化学成分是邻苯甲酰磺酰亚胺，甜度为蔗糖的 300 倍到 500 倍，它的钠盐常作为食品甜味剂。实验证明，摄入大量的糖精钠可导致雄性大鼠膀胱癌，虽未发现糖精对人有类似作用，但一般认为大量摄入可能对人体健康有危害。过多摄入糖可引起肥胖，进一步导致许多疾病。食品工业中科学使用安全、低热量、高甜度的非糖甜味剂代替食品中的糖类甜味剂，有利于消费者的健康。

（三）糖的生理功能

糖是人体主要能源物质之一，氧化供能是糖最主要的生理功能。此外，糖也是组成人体组织结构的重要成分。例如，蛋白聚糖和糖蛋白构成结缔组织、软骨和骨的基质，糖蛋白和糖脂是细胞膜的组成成分，细胞膜上的部分糖蛋白还参与细胞间的信息传递作用，与细胞的免疫、识别作用有关。糖还是机体重要的碳源，糖代谢的中间产物可转变成其他含碳化合物，如氨基酸、脂肪酸、核苷酸等。糖还参与构成体内某些重要的生物活性物质，如激素、酶、免疫球蛋白、血型物质和血浆蛋白、NAD^+、FAD、ATP 等。

二、糖的分解代谢

糖的分解代谢有三种方式：无氧或缺氧条件下，进行糖酵解；有氧条件下，进行糖的有氧氧化；无论有氧无氧，均可进行糖的磷酸戊糖途径。前两种氧化方式可产生能量，生成 ATP，是供能方式；磷酸戊糖途径的意义不在于供能，而是生成某些重要物质。

（一）糖酵解

1. 糖酵解的概念

在缺氧条件下，葡萄糖或糖原分解为乳酸的过程称为无氧分解。该过程与酵母菌生醇发酵过程相似，因此又称为糖酵解(glycolysis)。

2. 糖酵解过程

糖酵解是个连续的过程，为了便于理解，可以把它分为以下两个阶段。

(1) 活化裂解阶段　从葡萄糖或糖原开始到磷酸丙糖的生成。若从葡萄糖开始包括五步反应(从糖原开始如何反应，见糖原代谢部分)。反应在细胞液中进行。

①葡萄糖磷酸化为 6-磷酸葡萄糖：葡萄糖(glucose)在体内是一种稳定物质，它进入分解代谢需要先进行活化，使它变得活泼。在己糖激酶(hexokinase)的催化下，ATP(三磷酸腺苷)的磷酸基团转移到葡萄糖生成 6-磷酸葡萄糖，而 ATP 转变为 ADP(二磷酸腺苷)。激酶属于转移酶类，将 ATP 的磷酸基团转移给接受体的反应都由激酶催化，并需要 Mg^{2+}。己糖激酶是同工酶，在哺乳动物体内已经发现四种，分别称为Ⅰ到Ⅳ型。其中Ⅳ型存在于肝脏，只能催化葡萄糖磷酸化，称为葡萄糖激酶(glucokinase)。

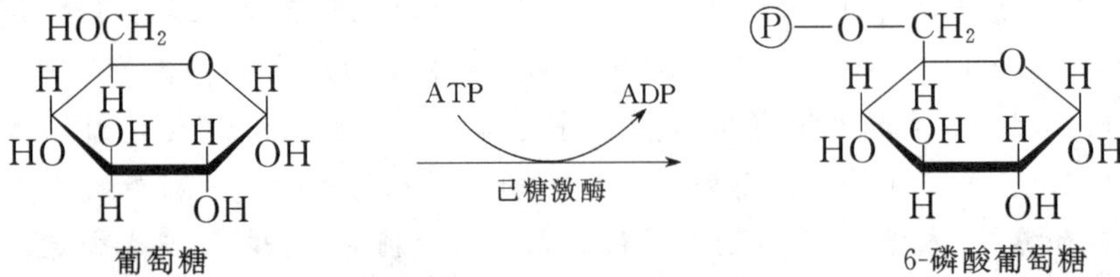

葡萄糖　　6-磷酸葡萄糖

②6-磷酸葡萄糖异构为 6-磷酸果糖：葡萄糖活化为 6-磷酸葡萄糖后，仍需要进一步活化。在第二次磷酸化之前，6-磷酸葡萄糖在磷酸己糖异构酶催化下异构为 6-磷酸果糖。

磷酸己糖异构酶

6-磷酸葡萄糖　　6-磷酸果糖

③6-磷酸果糖磷酸化为 1,6-二磷酸果糖：6-磷酸果糖在磷酸果糖激酶-1(phosphofructokinase-1,PFK1)的催化下，由 ATP 提供磷酸基团，磷酸化生成 1,6-二磷酸果糖。1,6-二磷酸果糖是葡萄糖的高度活化形式。体内同时存在磷酸果糖激酶-2，它催化 6-磷酸果糖磷酸化的产物为 2,6-二磷酸果糖。2,6-二磷酸果糖是磷酸果糖激酶-1 的强烈的激活剂。

ATP　ADP
磷酸果糖激酶-1

6-磷酸果糖　　1,6-二磷酸果糖

④1,6-二磷酸果糖裂解为2分子磷酸丙糖：1,6-二磷酸果糖已经高度活泼，在醛缩酶催化下，一分为二，裂解为3-磷酸甘油醛和磷酸二羟丙酮。

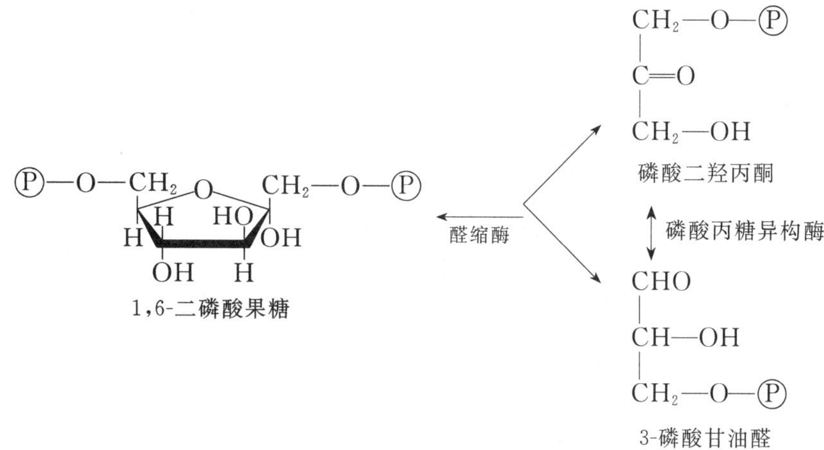

⑤3-磷酸甘油醛和磷酸二羟丙酮的同分异构化：3-磷酸甘油醛和磷酸二羟丙酮是同分异构体，在磷酸丙糖异构酶催化下，可以相互转变。糖酵解过程中生成的3-磷酸甘油醛不断进入下一步反应，磷酸二羟丙酮则很容易通过异构化为3-磷酸甘油醛也进入下一步反应。

（2）氧化产能阶段　3-磷酸甘油醛在脱氢酶的催化下脱氢，这是糖酵解过程中唯一的氧化反应。本阶段有ATP的生成，共有六步反应，所有的反应在细胞液中完成。

①3-磷酸甘油醛氧化为1,3-二磷酸甘油酸：3-磷酸甘油醛在3-磷酸甘油醛脱氢酶催化下，醛基脱氢氧化为羧基，同时加入一分子磷酸（Pi）生成1,3-二磷酸甘油酸。脱下的2H由NAD^+（尼克酰胺腺嘌呤二核苷酸）接受，还原为$NADH+H^+$。由于脱氢反应，引起1,3-二磷酸甘油酸分子内部能量重新分布，生成高能磷酸键（高能键用“～”表示）。

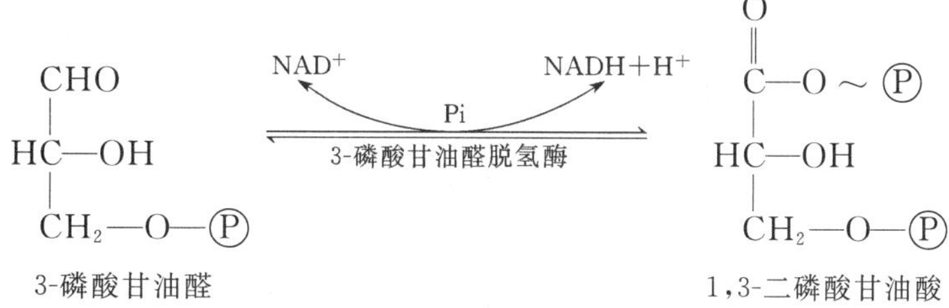

②1,3-二磷酸甘油酸转变为3-磷酸甘油酸：在磷酸甘油酸激酶的催化下，1,3-二磷酸甘油酸的高能磷酸键转移给ADP生成ATP和3-磷酸甘油酸。这是糖酵解第一个产生ATP的反应，这种产生ATP的方式属于底物水平磷酸化（详见本章第五节生物氧化部分）。

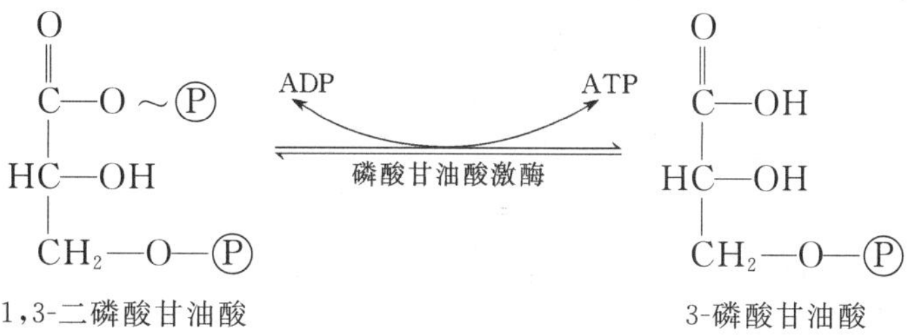

③3-磷酸甘油酸转变为2-磷酸甘油酸：磷酸甘油酸变位酶催化3-磷酸甘油酸C_3位的磷酸基团转移到C_2位生成2-磷酸甘油酸。

$$\begin{array}{l}COOH\\ |\\ HC—OH\\ |\\ CH_2—O—Ⓟ\end{array} \underset{\text{磷酸甘油酸变位酶}}{\rightleftharpoons} \begin{array}{l}COOH\\ |\\ HC—O—Ⓟ\\ |\\ CH_2—OH\end{array}$$

3-磷酸甘油酸　　2-磷酸甘油酸

④2-磷酸甘油酸脱水生成磷酸烯醇式丙酮酸：烯醇化酶催化2-磷酸甘油酸脱水，生成磷酸烯醇式丙酮酸。此反应引起分子内部能量重新分布，形成一个高能磷酸键。

$$\begin{array}{l}COOH\\ |\\ HC—O—Ⓟ\\ |\\ CH_2—OH\end{array} \underset{\text{烯醇化酶}}{\overset{H_2O}{\rightleftharpoons}} \begin{array}{l}COOH\\ |\\ C—O\sim Ⓟ\\ \|\\ CH_2\end{array}$$

2-磷酸甘油酸　　磷酸烯醇式丙酮酸

⑤磷酸烯醇式丙酮酸转变成丙酮酸：在K^+和Mg^{2+}存在下，丙酮酸激酶(pyruvate kinase,PK)将磷酸烯醇式丙酮酸的高能磷酸基团转移给ADP生成ATP，这是糖酵解过程中的第二次底物水平磷酸化。磷酸烯醇式丙酮酸转变为不稳定的烯醇式丙酮酸，进而生成丙酮酸。

$$\begin{array}{l}COOH\\ |\\ C—O\sim Ⓟ\\ \|\\ CH_2\end{array} \xrightarrow[\text{丙酮酸激酶}]{ADP \quad ATP} \begin{array}{l}COOH\\ |\\ C—OH\\ \|\\ CH_2\end{array} \rightleftharpoons \begin{array}{l}COOH\\ |\\ C=O\\ |\\ CH_3\end{array}$$

磷酸烯醇式丙酮酸　　烯醇式丙酮酸　　丙酮酸

⑥丙酮酸还原为乳酸：乳酸脱氢酶催化丙酮酸还原为乳酸，本反应所需要的氢由$NADH+H^+$提供。$NADH+H^+$是由前面的3-磷酸甘油醛脱氢生成的。

$$\begin{array}{l}COOH\\ |\\ C=O\\ |\\ CH_3\end{array} \underset{\text{乳酸脱氢酶}}{\overset{NADH+H^+ \quad NAD^+}{\rightleftharpoons}} \begin{array}{l}COOH\\ |\\ HC—OH\\ |\\ CH_3\end{array}$$

丙酮酸　　乳酸

3. 糖酵解的特点

(1) 糖酵解的产能情况　葡萄糖活化阶段需要消耗能量，1分子葡萄糖经两次磷酸化形成1,6-二磷酸果糖，消耗2分子ATP。1,6-二磷酸果糖裂解为2分子磷酸丙糖。1分子磷酸丙糖生成乳酸过程中有两次底物水平磷酸化，生成2分子ATP。2分子磷酸丙糖总生成2×2ATP=4ATP。减去消耗的2分子ATP。1分子葡萄糖通过糖酵解生成2分子乳酸，净产生2分子ATP。

(2) 氧化反应与还原反应　糖酵解中的氧化反应是无氧氧化，即脱氢。3-磷酸甘油醛脱氢形成1,3-二磷酸甘油酸，脱下的氢由NAD^+接受还原为$NADH+H^+$。$NADH+H^+$的堆积会使NAD^+减少，抑制糖酵解。机体通过一个还原反应，即丙酮酸还原为乳酸，消耗

NADH＋H^+的氢，使 NADH＋H^+氧化为 NAD^+，维持糖酵解的持续进行。

(3) 糖酵解过程中的关键酶(限速酶) 关键酶是代谢途径中决定反应的速度和方向的酶。它催化的反应速度最慢，其活性决定代谢的总速度，所以又称限速酶。关键酶通常催化单向反应，其活性决定代谢的方向。关键酶常常受到多种效应剂的调节。糖酵解过程中有三个关键酶(限速酶)：己糖激酶、磷酸果糖激酶-1 和丙酮酸激酶。机体通过调节三者的活性，特别是磷酸果糖激酶-1 的活性，来调节糖酵解过程(图 9-1)。

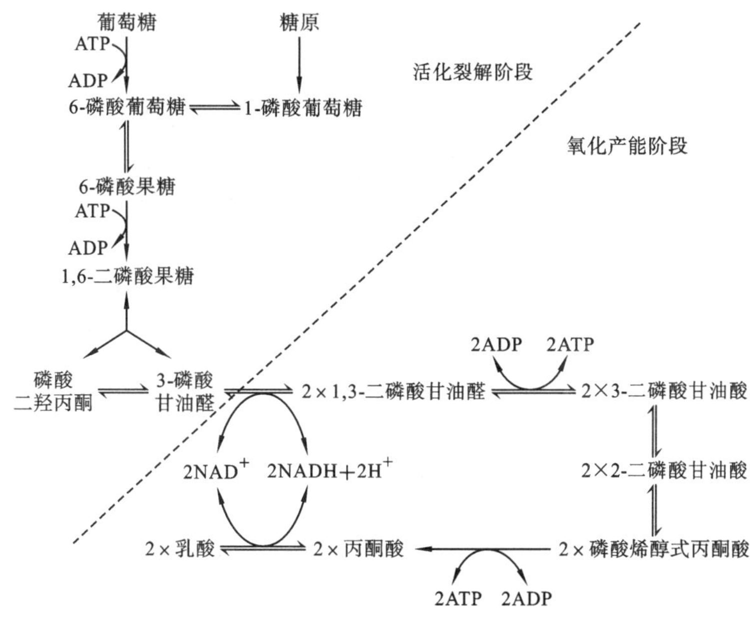

图 9-1 糖酵解反应过程

4. 糖酵解的生理意义

糖酵解是机体在缺氧条件下迅速获得能量以供急需的有效方式。正常生理条件下，机体主要靠有氧氧化提供能量；在氧供应不足条件下，需要靠糖酵解提供一部分急需的能量，如剧烈运动、呼吸或循环功能不全、从平原初到高原环境等。某些组织，如成熟红细胞、皮肤、睾丸、视网膜等，在有氧条件下，仍需进行糖酵解以获得能量。

成熟红细胞因没有线粒体只能靠糖酵解提供能量。红细胞的糖酵解过程中产生 2,3-二磷酸甘油酸(2,3-diphosphoglycerate，2,3-DPG)，称为2,3-DPG支路(图 9-2)。2,3-DPG 能特异地与脱氧血红蛋白结合，降低血红蛋白对氧的亲和力，促进血红蛋白释放氧，在缺氧条件下适应组织对氧的需求。

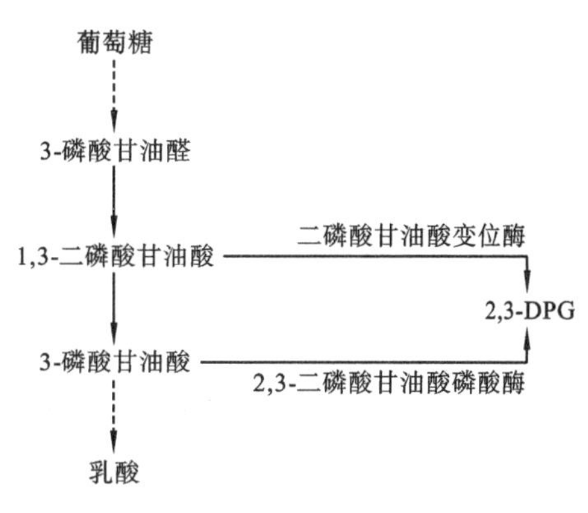

图 9-2 2,3-DPG 支路

糖酵解的终产物是乳酸，过长时间的剧烈运动时会造成乳酸在骨骼肌中大量堆积，引起酸痛，严重时会对肌肉造成损害。肌肉乳酸进入血液引起血乳酸浓度的升高。某些病理条件下引起酸中毒，例如严重贫血、大量失血、呼吸障碍、循环障碍等。

（二）糖的有氧氧化

1. 糖有氧氧化的概念

葡萄糖或糖原在有氧条件下彻底氧化成水和二氧化碳的过程称为糖的有氧氧化。水和二氧化碳是有机物在体内氧化的最彻底形式。

2. 糖有氧氧化的过程

糖有氧氧化习惯上分为三个阶段。第一阶段是葡萄糖或糖原分解为丙酮酸，此阶段的反应和糖酵解相同，不再重述。需要注意的是有氧氧化和糖酵解有一点不同，3-磷酸甘油醛脱下的氢，不再交给丙酮酸使其还原为乳酸，而是经线粒体内膜上的呼吸链氧化生成水并释放能量(详见本章第五节)。第二阶段是丙酮酸氧化脱羧生成乙酰 CoA。第三阶段为乙酰 CoA 进入三羧酸循环彻底氧化为水和二氧化碳并释放能量。

1）丙酮酸氧化脱羧生成乙酰 CoA

细胞液中的丙酮酸通过线粒体内膜上的载体协助进入线粒体，在丙酮酸脱氢酶复合体催化下脱氢和脱羧基生成乙酰 CoA。乙酰 CoA 具有高能硫酯键，是高能化合物。此过程需要辅酶 A(CoA—SH)的参与，脱下的氢的最终受体为 NAD^+，还原为 $NADH+H^+$，脱羧生成 CO_2。

$$\underset{\text{丙酮酸}}{CH_3-\overset{\overset{\displaystyle O}{\|}}{C}-COOH} \xrightarrow[\text{丙酮酸脱氢酶复合体}]{NAD^+\ \ CoA-SH \quad NADH+H^+ \quad CO_2} \underset{\text{乙酰CoA}}{CH_3-\overset{\overset{\displaystyle O}{\|}}{C}\sim SCoA}$$

丙酮酸脱氢酶复合体由丙酮酸脱氢酶、二氢硫辛酸转乙酰基酶和二氢硫辛酸脱氢酶三种酶按一定比例组成。丙酮酸依次由上述三种酶催化，经五步反应生成乙酰 CoA。反应过程中有五种辅酶或辅基参与(表 9-1)。

表 9-1 丙酮酸脱氢酶复合体组成

酶	辅酶或辅基	组成辅酶或辅基的维生素
丙酮酸脱氢酶	TPP	B_1
二氢硫辛酸转乙酰基酶	硫辛酸、CoA—SH	硫辛酸、泛酸
二氢硫辛酸脱氢酶	FAD、NAD^+	B_2、PP

2）三羧酸循环

(1) 概念　三羧酸循环(tricarboxylic acid cycle，TAC)是乙酰 CoA 彻底氧化的途径，从乙酰 CoA 和草酰乙酸缩合成含有三个羧基的柠檬酸开始，经过一系列脱氢和脱羧基反应后，又以草酰乙酸的再生成结束。因循环的第一个产物是柠檬酸，又称柠檬酸循环，又由于最早由 Krebs 提出，故也称为 Krebs 循环(图 9-3)。

(2) 过程：

①柠檬酸的生成：乙酰 CoA 和草酰乙酸在柠檬酸合成酶催化下缩合生成柠檬酸，释放 CoA—SH。

$$\text{乙酰 CoA}+\text{草酰乙酸}+H_2O \xrightarrow{\text{柠檬酸合成酶}} \text{柠檬酸}+CoA-SH$$

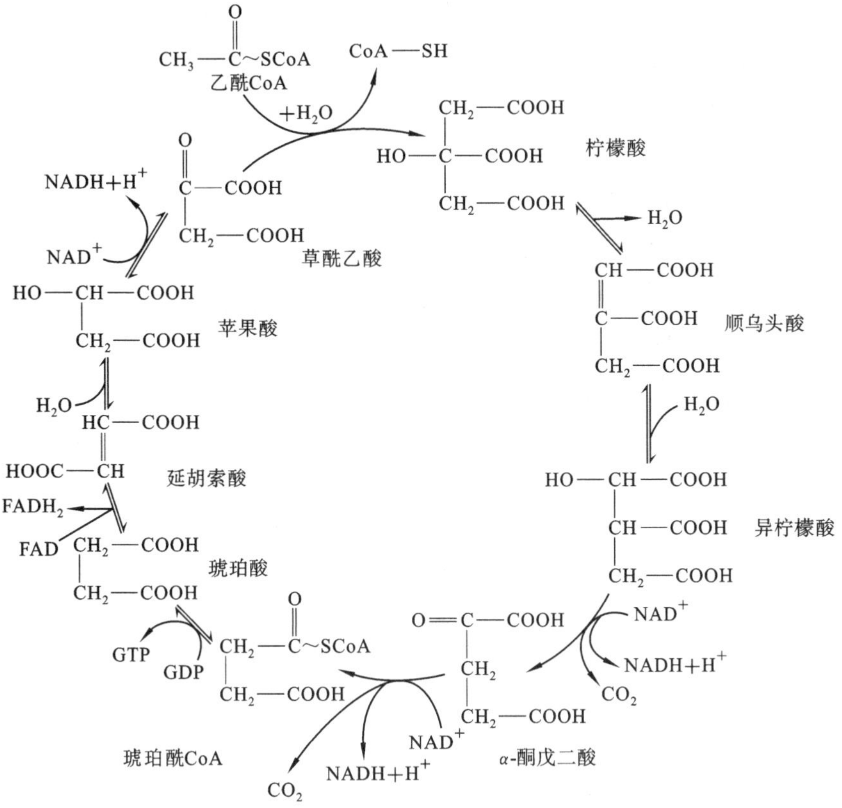

图 9-3　三羧酸循环

②异柠檬酸的生成：在顺乌头酸酶催化下，柠檬酸脱水生成顺乌头酸，然后水化为异柠檬酸。

$$\text{柠檬酸} \xrightleftharpoons[\text{顺乌头酸酶}]{\nearrow H_2O} \text{顺乌头酸} \xrightleftharpoons[\text{顺乌头酸酶}]{H_2O \searrow} \text{异柠檬酸}$$

③异柠檬酸氧化脱羧：异柠檬酸在异柠檬酸脱氢酶催化下脱氢、脱羧生成 α-酮戊二酸，脱下的氢由 NAD^+ 接受，生成 $NADH+H^+$，脱羧生成 CO_2。

$$\text{异柠檬酸} + NAD^+ \xrightarrow{\text{异柠檬酸脱氢酶}} \alpha\text{-酮戊二酸} + NADH + H^+$$

④α-酮戊二酸在 α-酮戊二酸脱氢酶复合体催化下生成琥珀酰 CoA：其反应过程和机制与第二阶段的丙酮酸氧化脱羧反应类同。α-酮戊二酸脱氢酶复合体也由三种酶（α-酮戊二酸脱氢酶、二氢硫辛酸转乙酰基酶、二氢硫辛酸脱氢酶）组成，所需的辅助因子也相同。

$$\alpha\text{-酮戊二酸} + CoA—SH + NAD^+ \xrightarrow{\alpha\text{-酮戊二酸脱氢酶复合体}} \text{琥珀酰 } CoA + NADH + H^+ + CO_2$$

⑤琥珀酸的生成：琥珀酰 CoA 是高能化合物，分子内含有高能硫酯键，在琥珀酸硫激酶（又称琥珀酰 CoA 合成酶）催化下，将其能量转移给 GDP 生成 GTP。这是三羧酸循环过程中唯一经底物水平磷酸化生成高能化合物的反应。生成的 GTP 再将其高能磷酸键转移给 ADP，生成 ATP。

$$琥珀酰\ CoA+GDP+Pi \xrightleftharpoons{琥珀酸硫激酶} 琥珀酸+GTP+CoA—SH$$

⑥琥珀酸脱氢生成延胡索酸:琥珀酸在琥珀酸脱氢酶催化下脱氢生成延胡索酸,脱下的氢由 FAD 接受,形成 $FADH_2$。

$$琥珀酸+FAD \xrightleftharpoons{琥珀酸脱氢酶} 延胡索酸+FADH_2$$

⑦延胡索酸加水生成苹果酸:

$$延胡索酸+H_2O \xrightleftharpoons{延胡索酸酶} 苹果酸$$

⑧草酰乙酸的再生成:在苹果酸脱氢酶催化下,苹果酸脱氢生成草酰乙酸,脱下的氢由 NAD^+ 接受,生成 $NADH+H^+$。

$$苹果酸+NAD^+ \xrightleftharpoons{苹果酸脱氢酶} 草酰乙酸+NADH+H^+$$

(3) 特点　每进行一次三羧酸循环:①相当于消耗 1 分子乙酰 CoA;②脱下 4 对氢,其中 3 对氢的受体是 NAD^+,1 对氢的受体是 FAD^+;③产生 1 分子 GTP,相当于产生 1 分子 ATP;④产生 2 分子 CO_2;⑤净生成 12 分子 ATP。三羧酸循环在线粒体基质中进行,反应过程中脱下的氢可通过呼吸链传递给氧生成水并产生 ATP。$NADH+H^+$ 携带的一对氢经呼吸链传递生成 3 分子 ATP,而 $FADH_2$ 携带的一对氢经呼吸链传递生成 2 分子 ATP,这种产生 ATP 的方式属于氧化磷酸化(详见本章第五节)。1 分子乙酰 CoA 经三羧酸循环氧化磷酸化产能:$3\times3ATP+1\times2ATP=11ATP$,再加上底物水平磷酸化产生的 1 分子 GTP,共 12 分子 ATP。

$$NADH+H^+ \xrightarrow[氧化为\ H_2O]{呼吸链} 3ATP$$

$$FADH_2 \xrightarrow[氧化为\ H_2O]{呼吸链} 2ATP$$

(4) 生理意义　三羧酸循环的生理意义:①三羧酸循环是糖、脂肪和蛋白质彻底氧化的共同途径。三者在代谢过程中,可产生乙酰 CoA 或三羧酸循环过程的中间产物如 α-酮戊二酸、草酰乙酸等,通过三羧酸循环彻底氧化为水和二氧化碳。②三羧酸循环是糖、脂肪和蛋白质三大物质代谢联系的枢纽。三羧酸循环是三者的共有氧化阶段,通过三羧酸循环的中间产物,将三大代谢联系起来。③三羧酸循环提供合成某些物质的原料。如琥珀酰 CoA 是合成血红素的原料,α-酮戊二酸可转变为谷氨酸,草酰乙酸可转变为天冬氨酸等。三羧酸循环中的物质可以循环利用,如果脱离循环会引起三羧酸循环减弱。机体主要通过糖代谢中间产物丙酮酸羧化为草酰乙酸,来补充三羧酸循环的中间产物。

3. 糖有氧氧化的产能情况

葡萄糖经有氧氧化过程,分子中的碳原子被氧化为羧基,通过脱羧作用生成 CO_2,分子中的氢原子通过脱氢作用,脱下的氢原子经呼吸链传递形成 H_2O。1 分子葡萄糖彻底氧化为 H_2O 和 CO_2,净产生 38 或 36 分子 ATP(表 9-2)。产能的变化是由第一阶段细胞液中产生的 2 对氢(受体为 NAD^+),在不同组织中进入线粒体的穿梭方式不同造成的。

4. 糖有氧氧化的生理意义

糖的有氧氧化是机体产能最主要的途径。它把糖彻底氧化为水和二氧化碳,产能效率高。

表 9-2　葡萄糖有氧氧化生成的 ATP

	反　应	受氢体	ATP
第一阶段	葡萄糖→6-磷酸葡萄糖		－1
	6-磷酸果糖→1,6-二磷酸果糖		－1
	2×3-磷酸甘油醛→2×1,3-二磷酸甘油酸	NAD^+	2×3 或 2×2*
	2×1,3-二磷酸甘油酸→2×3-磷酸甘油酸		2×1
	2×磷酸烯醇式丙酮酸→2×丙酮酸		2×1
第二阶段	2×丙酮酸→2×乙酰 CoA	NAD^+	2×3
第三阶段	2×异柠檬酸→2×α-酮戊二酸	NAD^+	2×3
	2×α-酮戊二酸→2×琥珀酰 CoA	NAD^+	2×3
	2×琥珀酰 CoA→2×琥珀酸		2×1
	2×琥珀酸→2×延胡索酸	FAD	2×2
	2×苹果酸→2×草酰乙酸	NAD^+	2×3
净生成			38(或 36)

注：* 经苹果酸穿梭机制，1 分子 $NADH+H^+$ 产生 3 分子 ATP；经 α-磷酸甘油穿梭 1 分子 $NADH+H^+$ 产生 2 分子 ATP。

知识链接

巴斯德效应

1861 年法国科学家巴斯德(L. Pasteur)在研究酵母发酵的乙醇产量和氧分压之间的关系时发现，有氧条件可抑制酵母菌的生醇发酵，这种现象称为巴斯德效应(Pasteur effect)。人体肌肉也有这种现象，正常生理条件下氧供应充足，肌肉糖酵解受到抑制，糖有氧氧化受到促进。剧烈运动时肌肉处于暂时缺氧状态，肌肉中糖酵解增强。有氧条件下糖分解生成的 $NADH+H^+$ 进入线粒体呼吸链氧化，重新生成 NAD^+，分解代谢中间产物丙酮酸可进入线粒体进行有氧氧化彻底分解为 H_2O 和 CO_2；缺氧时 $NADH+H^+$ 无法进入线粒体呼吸链氧化，而将氢转移给丙酮酸，使丙酮酸还原为乳酸，从而使 $NADH+H^+$ 恢复为 NAD^+，维持无氧条件下糖分解代谢的持续进行。

(三) 磷酸戊糖途径

磷酸戊糖途径(pentose phosphate pathway)不是糖的供能途径，它的主要意义是产生磷酸核糖和 NADPH。肝脏、脂肪组织、红细胞、泌乳期乳腺、肾上腺皮质、性腺等组织器官能进行磷酸戊糖途径，整个反应过程在细胞液中完成。

1. 反应过程

磷酸戊糖途径分两个阶段，第一阶段是氧化反应，生成磷酸戊糖、NADPH 和 CO_2；第二阶段是非氧化反应,包括一系列基团转移(图9-4)。

(1) 磷酸戊糖的生成　6-磷酸葡萄糖在6-磷酸葡萄糖脱氢酶催化下生成6-磷酸葡萄糖酸,同时生成NADPH。6-磷酸葡萄糖酸在6-磷酸葡萄糖酸脱氢酶催化下氧化脱羧生成5-磷酸核酮糖、NADPH和CO_2。5-磷酸核酮糖可以异构为5-磷酸核糖和5-磷酸木酮糖。

(2) 基团转移反应　磷酸戊糖经一系列的转酮基和转醛基反应,最终生成6-磷酸果糖和3-磷酸甘油醛,可进入糖酵解或有氧氧化途径继续分解。

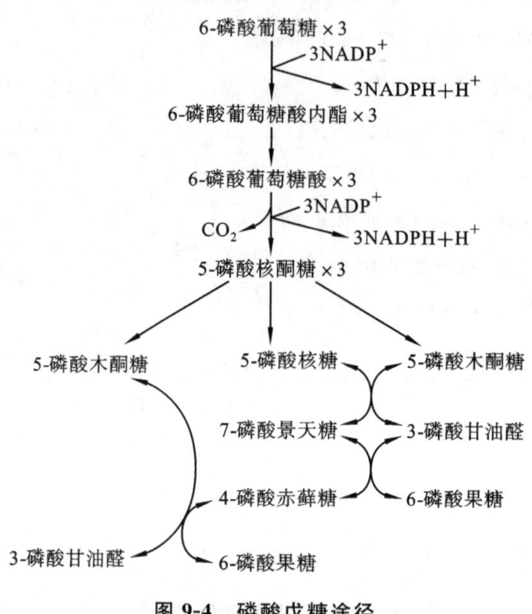

图9-4　磷酸戊糖途径

2. 生理意义

(1) 为核酸的合成提供核糖　5-磷酸核糖是体内合成核苷酸和核酸的原料。体内的核糖不依赖从食物摄入,可以通过磷酸戊糖途径合成。

(2) 提供NADPH作为供氢体参与多种代谢反应　①参与脂肪酸、胆固醇等物质的生物合成。因而在脂类和胆固醇合成旺盛的组织中磷酸戊糖途径活跃。②维持谷胱甘肽的还原状态。NADPH是谷胱甘肽还原酶(glutathione reductase)的辅酶,对维持细胞内还原型谷胱甘肽(G—SH)的含量有重要作用。

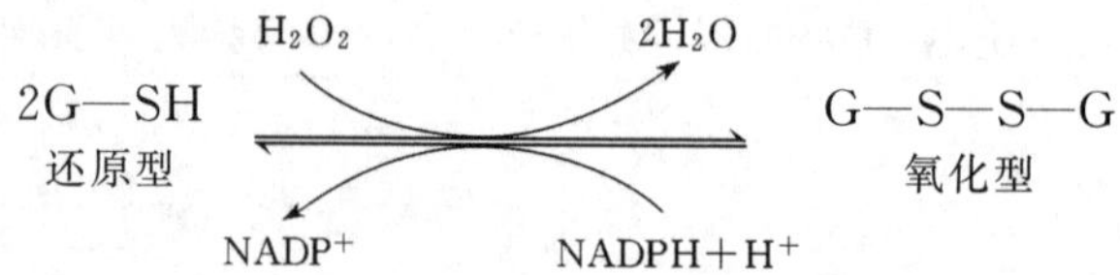

谷胱甘肽能与氧化剂如H_2O_2等反应,从而保护巯基蛋白或巯基酶免受氧化剂损害。还原型谷胱甘肽对红细胞膜的完整性有重要意义。有些人,体内缺乏6-磷酸葡萄糖脱氢酶,NADPH产生减少,细胞G—SH含量减少,在某些因素诱发下(例如食用蚕豆),红细胞很易破裂发生溶血(蚕豆病)。③参与体内羟化反应。与药物、毒物和某些激素的生物转化有关。

三、糖原的合成与分解

糖原(glycogen)是葡萄糖在动物体内的储存形式。它是以葡萄糖为单位聚合而成的大分子多糖，分子中的葡萄糖通过 α-1,4 糖苷键相连构成直链，在链的分支处以 α-1,6 糖苷键构成分支。糖原的结构类似植物淀粉，故称为“动物淀粉”。体内肝和肌肉是储存糖原的主要器官，肝糖原占肝重的 5%，总量约 100 g；肌糖原占肌肉重量的 1%～2%，总量约 300 g。肝糖原和肌糖原化学组成和结构相同，但生理意义不同。肝糖原是血糖的重要来源，而肌糖原主要生理功能是为肌肉收缩的急需提供能量来源。

(一) 糖原的合成

由单糖(主要为葡萄糖)合成糖原的过程，称为糖原合成(glycogenesis)。糖原合成在细胞液中进行，包括以下步骤。

(1) 葡萄糖磷酸化生成 6-磷酸葡萄糖：

$$\text{葡萄糖} + \text{ATP} \xrightarrow[\text{葡萄糖激酶(肝)}]{\text{己糖激酶(肌肉)}} \text{6-磷酸葡萄糖} + \text{ADP}$$

(2) 6-磷酸葡萄糖转变为 1-磷酸葡萄糖：

$$\text{6-磷酸葡萄糖} \xrightleftharpoons{\text{磷酸葡萄糖变位酶}} \text{1-磷酸葡萄糖}$$

(3) 1-磷酸葡萄糖生成尿苷二磷酸葡萄糖(uridine diphosphate glucose，UDPG) 在 UDPG 焦磷酸化酶催化下，1-磷酸葡萄糖与 UTP 反应生成 UDPG 和焦磷酸(PPi)，PPi 随即被焦磷酸酶水解为 2 分子磷酸。UDPG 是葡萄糖形成糖原的活性形式。

$$\text{1-磷酸葡萄糖} + \text{UTP} \xrightarrow{\text{UDPG 焦磷酸化酶}} \text{UDPG} + \text{PPi(焦磷酸)}$$

(4) 从 UDPG 合成糖原 在糖原合酶的催化下 UDPG 中的葡萄糖基转移到糖原引物上，以 α-1,4 糖苷键相连。糖原引物就是细胞内原有的较小的糖原分子，在糖原合成过程中必须有糖原引物存在，因为游离葡萄糖不能作为 UDPG 的葡萄糖基的接受体。

$$\text{糖原}(G_n) + \text{UDPG} \xrightarrow{\text{糖原合酶}} \text{糖原}(G_{n+1}) + \text{UDP}$$

上述反应反复进行，糖链逐渐延长，但不能形成新的分支，因为糖原合酶只能形成 α-1,4 糖苷键，不能形成 α-1,6 糖苷键，而分支点葡萄糖残基之间的连接方式为 α-1,6 糖苷键。

当糖链延长超过 11 个残基时，分支酶将其中长约 7 个葡萄糖残基的糖链转移至另一段糖链上，以 α-1,6 糖苷键相连，从而形成新分支。因此在糖原合酶和分支酶的共同作用下，糖原分子不断增大，分支数不断增多(图 9-5)。

(二) 糖原的分解

糖原分解(glycogenolysis)习惯上是指肝糖原分解为葡萄糖的过程。

1. 糖原分解为 1-磷酸葡萄糖

从糖原的非还原段(糖链的末端)开始，磷酸化酶逐个分解葡萄糖残基生成 1-磷酸葡萄糖：

$$\text{糖原}(G_n) + \text{Pi(磷酸)} \xrightarrow{\text{磷酸化酶}} \text{糖原}(G_{n-1}) + \text{1-磷酸葡萄糖}$$

磷酸化酶只能分解 α-1,4 糖苷键，而对 α-1,6 糖苷键无作用。当磷酸化酶分解糖链至距分支点 4 个葡萄糖残基时，脱支酶把其中 3 个葡萄糖残基转移到邻近糖链的末端以 α-1,

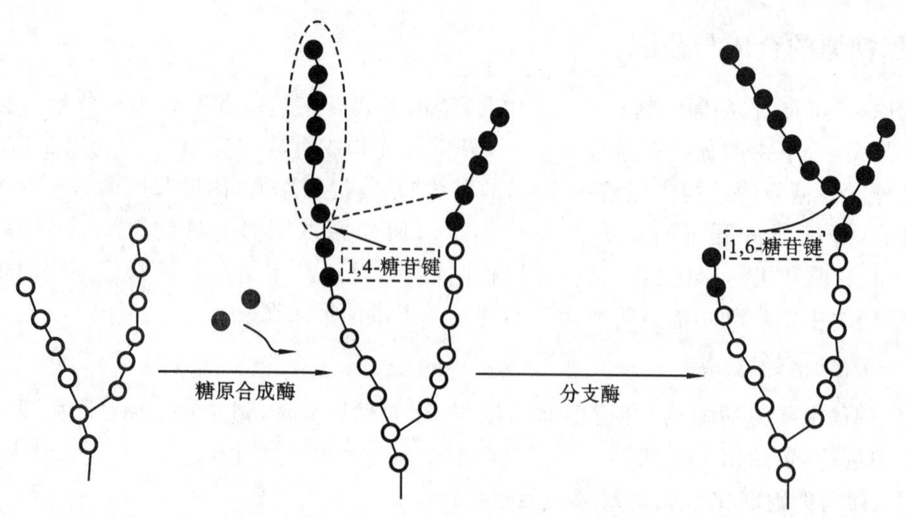

图 9-5　分支酶的作用

4 糖苷键相连,剩余的 1 个葡萄糖残基被脱支酶水解成游离葡萄糖(图 9-6)。在磷酸化酶和脱支酶的共同作用下糖原分子逐渐变小,生成大量 1-磷酸葡萄糖和少量游离葡萄糖。

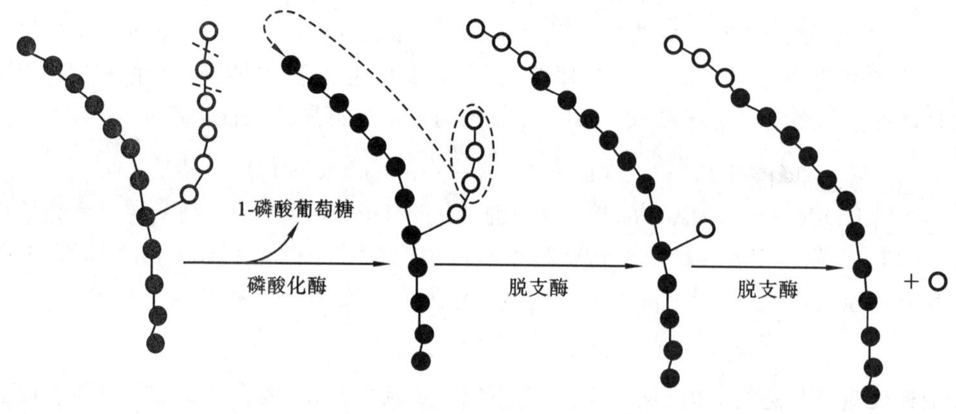

图 9-6　脱支酶的作用

2. 1-磷酸葡萄糖转变为 6-磷酸葡萄糖

$$1\text{-磷酸葡萄糖} \xrightleftharpoons{\text{磷酸葡萄糖变位酶}} 6\text{-磷酸葡萄糖}$$

3. 6-磷酸葡萄糖水解为葡萄糖

$$6\text{-磷酸葡萄糖} + ATP + H_2O \xrightarrow{\text{葡萄糖-6-磷酸酶}} \text{葡萄糖} + ADP$$

葡萄糖-6-磷酸酶只存在于肝、肾中,而肌肉中无此酶。因此肝糖原可以分解为葡萄糖,进入血液,补充血糖;肌糖原在肌肉中不能分解为葡萄糖,肌糖原不能直接补充血糖。肌糖原分解生成 6-磷酸葡萄糖后可进入糖酵解生成乳酸,乳酸经过血液到肝,再经糖异生作用合成葡萄糖或糖原,所以肌糖原可以间接补充血糖,但意义不大。肌糖原的主要生理意义是为肌肉收缩提供能量。

糖原可进行糖酵解或有氧氧化。从糖原开始,1 个葡萄糖残基活化过程中只需消耗 1

分子 ATP(分支点的葡萄糖残基例外);而从游离葡萄糖开始,1 分子葡萄糖在活化过程中需消耗 2 分子 ATP。所以,从糖原开始 1 个葡萄糖残基进行糖酵解或有氧氧化与 1 分子游离葡萄糖进行相同代谢相比,净产能多出 1 分子 ATP。例如糖原进行糖酵解,1 个葡萄糖残基净产生 3 分子 ATP;1 分子游离葡萄糖进行糖酵解,净产生 2 分子 ATP。

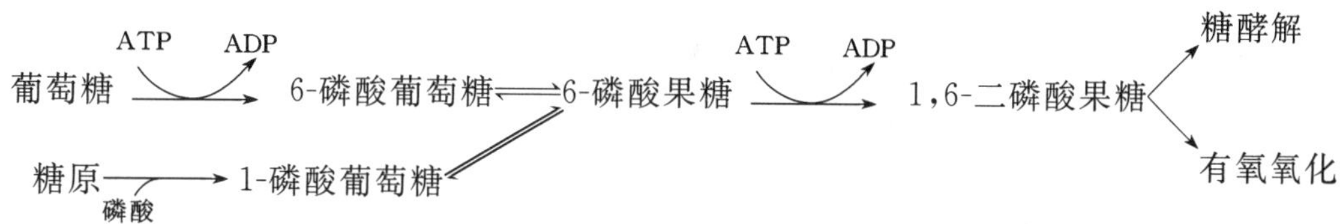

知识链接

糖原累积症

糖原累积症(Glycogen storage disease)是一类遗传性疾病,患者存在与糖原代谢有关的酶缺陷,造成糖原在某些器官组织中的大量堆积。根据所缺陷的酶的种类不同,可分为 12 种类型。每种类型的受累器官和糖原结构的变化不同,对健康和生命的影响也不同。例如Ⅰ型患者,缺乏葡萄糖-6-磷酸酶,机体不能动用糖原维持血糖,会出现低血糖;Ⅲ型患者缺乏脱支酶,堆积多分支糖原;Ⅳ型患者缺乏分支酶,积累少分支糖原,患儿往往一周岁内死于心力衰竭或肝衰竭。

四、糖异生

由非糖物质转变成葡萄糖或糖原的过程称为糖异生(gluconeogenesis)。糖异生只能在肝、肾进行,生理条件下肝糖异生约占糖异生总量的 9/10,肾约占 1/10。饥饿条件下,肾糖异生明显增强。糖异生的主要原料有乳酸、甘油、丙酮酸和生糖氨基酸等。

(一)糖异生途径

从丙酮酸生成葡萄糖的反应过程称为糖异生途径。糖异生途径基本上是糖酵解的逆过程,但不完全相同。糖酵解中的三个限速酶催化的反应是不可逆的,必须有另外的酶催化,才能逆行生成葡萄糖或糖原。这些酶是糖异生过程中的关键酶。

1. 丙酮酸羧化支路

丙酮酸在丙酮酸羧化酶催化下生成草酰乙酸,然后在磷酸烯醇式丙酮酸羧激酶催化下,草酰乙酸脱羧基并从 GTP 获得磷酸生成磷酸烯醇式丙酮酸的过程称为丙酮酸羧化支路(图 9-7)。

丙酮酸羧化酶只存在于线粒体内,所有细胞液中的丙酮酸必须进入线粒体才能羧化成草酰乙酸。磷酸烯醇式丙酮酸羧激酶在线粒体和细胞液中均存在,因此草酰乙酸转化为磷酸烯醇式丙酮酸可以在线粒体直接进行,也可在细胞液进行。草酰乙酸不能直接透过线粒体膜,需转变为苹果酸或天冬氨酸后通过载体转运出线粒体,进入细胞液后再转变为草酰乙酸。

2. 1,6-二磷酸果糖转变为 6-磷酸果糖

在果糖二磷酸酶催化下,1,6-二磷酸果糖转变为 6-磷酸果糖:

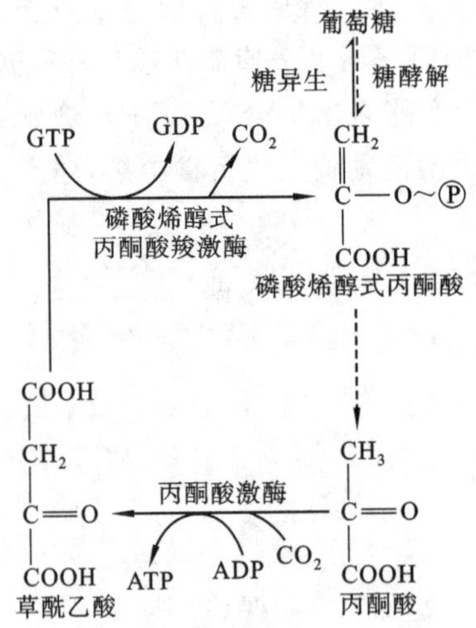

图 9-7　丙酮酸羧化支路

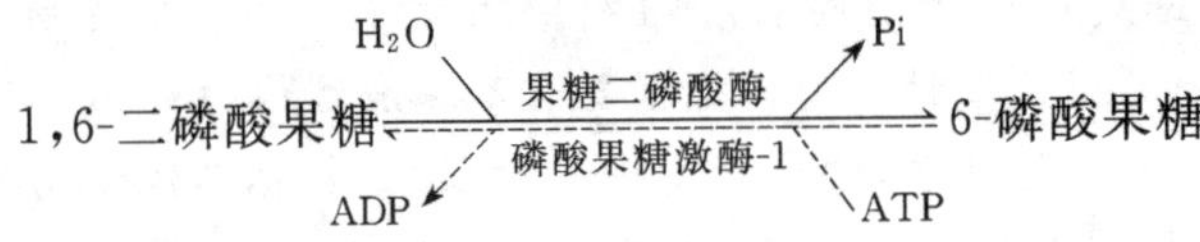

3. 6-磷酸葡萄糖转变为葡萄糖

6-磷酸葡萄糖转变为葡萄糖必须在葡萄糖-6-磷酸酶催化下进行：

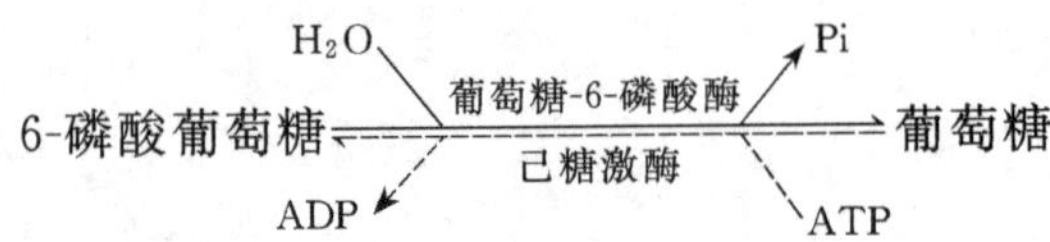

乳酸脱氢转变为丙酮酸进行糖异生(图 9-8),甘油和生糖氨基酸糖异生过程分别在脂肪代谢和蛋白质代谢中叙述。

(二) 糖异生的生理意义

1. 维持血糖浓度的相对恒定

空腹或饥饿状态下,肝糖原不超过 12 h 就被耗竭。此后机体完全靠糖异生维持血糖浓度的相对恒定。正常生理条件下肝是主要糖异生器官,长期饥饿时肾的糖异生大大增强,也成为糖异生的主要器官。

2. 补充肝糖原

糖异生是肝脏补充和恢复糖原储备的重要途径。

3. 有利于乳酸的利用

乳酸是糖异生的重要原料。剧烈运动时肌糖原酵解产生大量乳酸,经血液运到肝,在肝内经糖异生转变为葡萄糖或糖原,葡萄糖释放入血,再被肌组织摄取利用,这就构成了一个循环,称为乳酸循环,也称 Cori 循环。

4. 调节酸碱平衡

长期饥饿时机体产生酮体等酸性物质增多,体液 pH 值降低,促进肾小管细胞合成磷酸烯醇式丙酮酸羧激酶,糖异生作用增强。α-酮戊二酸因异生为糖而减少,则促进了谷氨

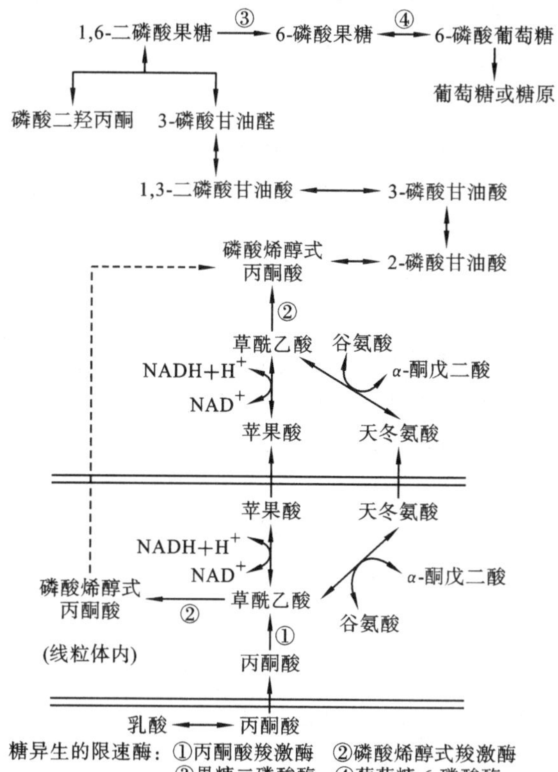

图 9-8 乳酸的糖异生过程

酰胺和谷氨酸的脱氨，使肾小管的泌氨作用增强。进入原尿的 NH_3 与 H^+ 结合形成 NH_4^+，降低原尿 H^+ 浓度，促进肾小管泌 H^+ 保 Na^+，对防止酸中毒有重要意义。

知识链接

剧烈运动后乳酸的消除

剧烈运动后产生大量乳酸。机体消除乳酸有三条途径：第一，在心肌、骨骼肌中氧化为水和二氧化碳；第二，在肝、肾经糖异生转变为葡萄糖和糖原；第三，直接经汗、尿排出体外。人体运动后乳酸的主要去路是在心肌、骨骼肌中为有氧氧化，糖异生作用是次要的。人体运动肌糖原被耗竭后，经过数日才能恢复其储备量，而肌乳酸在人体运动后 0.5～1 h 就可降至运动前水平，故运动后机体利用乳酸合成糖原对肌糖原的恢复并不重要。

五、血糖

血糖(blood sugar)是指血液中的葡萄糖。正常人空腹血糖浓度为 3.89～6.11 mmol/L，饭后血糖浓度稍有升高，但一般在 2 h 内恢复正常。短时间不进食，由于肝糖原的分解和糖异生作用,血糖仍维持在正常范围。血糖浓度的相对恒定依赖其来源和去路的动态平衡。

(一) 血糖的来源和去路

1. 血糖的来源

血糖的来源主要有如下三种方式。①食物中的糖消化吸收:食物中的糖经消化吸收进入血液,这是血糖的主要来源。②肝糖原的分解:这是空腹时血糖的主要来源(肝糖原的分解维持血糖浓度恒定的时间一般不超过 12 h)。③糖异生作用:较长时间空腹或饥饿状态下只能依靠糖异生维持血糖浓度的相对恒定。

2. 血糖的去路

血糖的去路主要有如下四种方式:①氧化分解:葡萄糖在细胞内氧化分解供能,这是血糖最主要的去路。②合成糖原:在肝、肌肉等组织合成糖原。③转变为其他糖类物质:如核酸、氨基多糖等。④转变为非糖物质:如脂肪、氨基酸等。

当血糖浓度正常时,肾小管细胞能将原尿中几乎所有的葡萄糖重吸收入血,所以用一般检查尿糖的方法测不出糖。当血糖的浓度超过 8.89～10.00 mmol/L 时,就超过了肾小管重吸收能力,则出现糖尿。尿液中开始出现葡萄糖的最低血糖浓度 8.89～10.00 mmol/L,称为肾糖阈(图 9-9)。

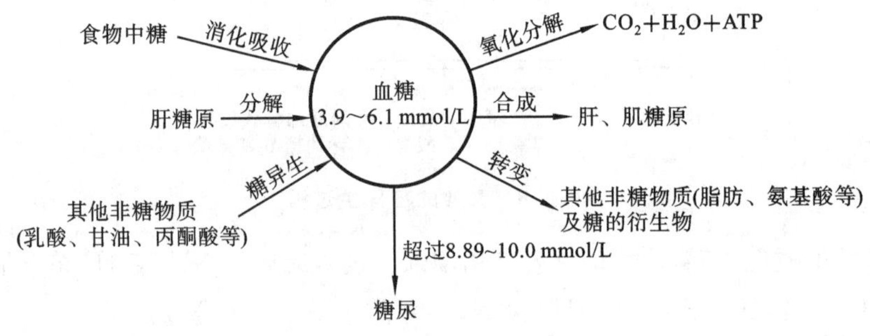

图 9-9 血糖的来源和去路

(二) 血糖浓度的调节

正常情况下,在神经、激素和组织器官的共同调节下,血糖的来源和去路保持动态平衡,血糖浓度保持相对恒定。

1. 器官的调节

肝是调节血糖的最重要器官。进食后血糖浓度升高,肝、肌肉等组织摄取血糖合成糖原并储存,使饭后血糖浓度不至于过高。当血糖浓度降低时,肝糖原分解为葡萄糖,补充血糖。空腹和饥饿状态下肝、肾通过加强糖异生来维持血糖浓度的相对恒定。

2. 激素的调节

调节血糖的激素分为降血糖激素和升血糖激素两大类,降血糖激素只有胰岛素一种,升血糖激素包括胰高血糖素、肾上腺素、糖皮质激素和生长激素等。这两类激素相互拮抗、相互制约,通过调节糖原的合成和分解、糖的氧化分解、糖异生等途径的限速酶活性或含量来调节血糖浓度(表 9-3)。

表 9-3 激素对血糖浓度的调节作用

激素		作用机制
降血糖激素	胰岛素	①促进肌肉、脂肪细胞摄取葡萄糖 ②促进糖的氧化 ③促进糖原合成,抑制糖原分解 ④抑制糖异生 ⑤促进糖转变为脂肪,抑制脂肪的分解
升血糖激素	胰高血糖素	①抑制糖原合成,促进糖原分解 ②促进糖异生 ③促进脂肪的动员,减少糖的利用
	肾上腺素	①促进肝糖原和肌糖原分解 ②促进糖异生
	糖皮质激素	①促进肌肉蛋白质分解,加速糖异生 ②抑制肝外组织摄取利用葡萄糖
	生长激素	①促进糖异生 ②抑制肌肉和脂肪组织利用葡萄糖

3. 神经调节

神经系统通过控制激素的分泌来调节血糖。交感神经兴奋时,肾上腺素分泌增加,血糖浓度升高;迷走神经兴奋时,胰岛素分泌增加,血糖浓度降低。

(三) 高血糖和低血糖

1. 高血糖

空腹血糖浓度高于 7.22 mmol/L 称为高血糖。血糖浓度过高超过“肾糖阈”时会出现糖尿。引起高血糖和糖尿的原因可分为生理性和病理性两类。

(1) 生理性高血糖 一次进食大量糖,血糖浓度大幅度上升可出现糖尿,称为饮食性糖尿;情绪激动时,由于交感神经兴奋,肾上腺素分泌增加,后者引起肝糖原分解,出现高血糖和糖尿,称为情绪性糖尿。临床上短时间内静脉注射大量葡萄糖,也可使血糖迅速升高并出现糖尿。

(2) 病理性高血糖 病理性高血糖和糖尿最多见于糖尿病。糖尿病是由于胰岛 β 细胞功能障碍,分泌胰岛素减少(胰岛素绝对缺乏),或者是组织对胰岛素敏感性降低(胰岛素抵抗)引起的。由于胰岛素绝对或相对不足,血糖不能正常地被组织摄取和利用,导致血糖升高和糖尿。此外,慢性肾炎、肾病综合征等导致肾小管对糖的重吸收能力下降,即肾糖阈下降,也可出现糖尿,但此时血糖浓度正常。

2. 低血糖

血糖浓度低于 3.33 mmol/L 称为低血糖。脑组织主要以葡萄糖为能源物质且几乎没有糖原储备,所以脑组织首先对低血糖出现反应,表现为头昏、心悸、出冷汗及饥饿感等症状。严重时会出现昏迷,甚至死亡。

引起低血糖的原因有胰岛β细胞增生或肿瘤、腺垂体或肾上腺皮质功能减退、肝功能障碍,长期饥饿等。

知识链接

口服糖耐量试验(oral glucose tolerance test,OGTT)

临床上可通过口服糖耐量试验来诊断患者有无糖代谢异常。该试验的方法:被试者清晨空腹静脉采血测定血糖浓度,然后一次服用100 g葡萄糖,服糖后的1/2 h、1 h、2 h(必要时可在3 h)各测血糖一次。以测定血糖的时间为横坐标(空腹时为0 h),血糖浓度为纵坐标,绘制糖耐量曲线。正常人在服糖后1/2～1 h血糖浓度达到高峰,然后逐渐降低,一般2 h左右恢复正常值。糖尿病患者的空腹血糖高于正常值,服糖后血糖浓度急剧升高,2 h后仍可高于正常。有的人空腹血糖正常,服糖后各时间点血糖异常,提示糖代谢出现异常,如胰岛素抵抗。

第二节　脂类代谢

一、脂类的化学和生理功能

脂类(lipid)包括脂肪(fat)和类脂(lipoid)。类脂包括磷脂(phospholipid,PL)、糖脂(glycolipid,GL)、胆固醇(cholesterol,Ch)和胆固醇酯(cholesterol ester,CE)等。脂类物质都难溶于水而易溶于有机溶剂,是生物体的重要组成成分。

(一) 脂类的结构

1. 脂肪

脂肪又称甘油三酯或甘油三酯(triglyceride,TG)。脂肪是由1分子甘油和3分子脂肪酸脱水缩合通过酯键相连的化合物。

R_1、R_2、R_3代表脂肪酸的烃基,它们可以相同,也可以不同。通常R_1和R_3为饱和脂肪酸的烃基,R_2为不饱和脂肪酸的烃基。

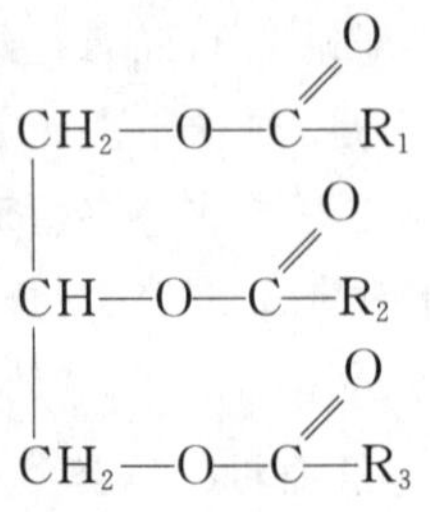

$$
\begin{array}{l}
CH_2-O-\overset{\overset{\large O}{\|}}{C}-R_1 \\
| \\
CH-O-\overset{\overset{\large O}{\|}}{C}-R_2 \\
| \\
CH_2-O-\overset{\overset{\large O}{\|}}{C}-R_3
\end{array}
$$

2. 磷脂

磷脂分为甘油磷脂和鞘磷脂。

（1）甘油磷脂　甘油磷脂含甘油成分。甘油的两个羟基与脂肪酸结合成酯，第三个羟基被磷酸酯化后的产物称磷脂酸。磷脂酸再与其他的醇羟基化合物连接，即形成不同的磷脂。

主要的磷脂有磷脂酰胆碱（卵磷脂）、磷脂酰乙醇胺（脑磷脂）、磷脂酰丝氨酸（丝氨酸磷脂）、磷脂酰肌醇（肌醇磷脂）等。

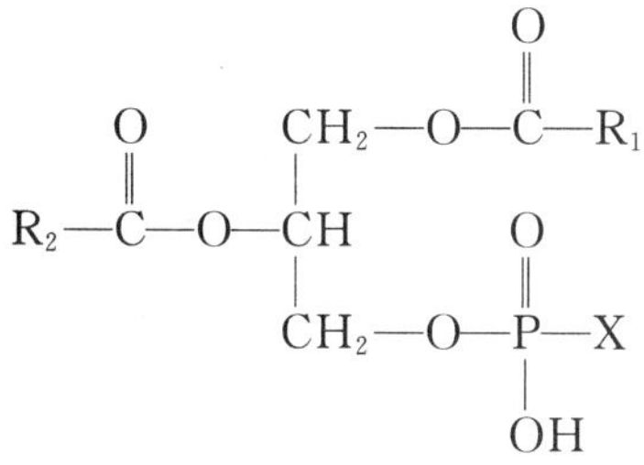

$$CH_2-O-CO-R_1;\quad R_2-CO-O-CH;\quad CH_2-O-PO(OH)-X$$

磷脂酸　$X=-H$

磷脂酰胆碱　$X=-OCH_2CH_2\overset{+}{N}(CH_3)_3$

磷脂酰乙醇胺　$X=-OCH_2CH_2NH_2$

磷脂酰丝氨酸　$X=-OCH_2CH(NH_2)COOH$

磷脂酰肌醇　$X=-O-$肌醇（环上 OH、OH、HO、OH、OH）

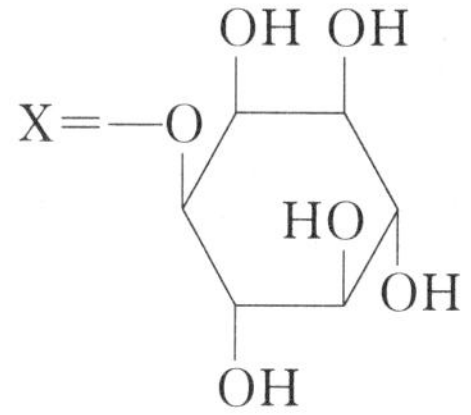

（2）鞘磷脂　鞘磷脂含鞘氨醇（神经氨基醇）成分。鞘氨醇的氨基与脂肪酸的羧基脱水以酰胺键相连，一个羟基与磷酸胆碱脱水以酯键相连。

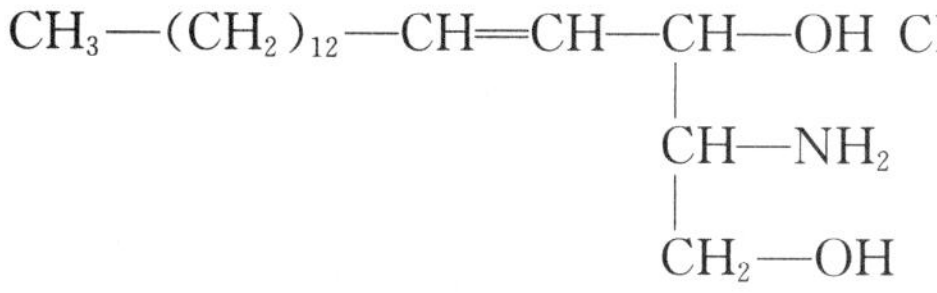

$$CH_3-(CH_2)_{12}-CH=CH-CH(OH)-CH(NH_2)-CH_2-OH$$

鞘氨醇

$$CH_3-(CH_2)_{12}-CH=CH-CH(OH)-CH(NH-CO-R)-CH_2-O-X$$

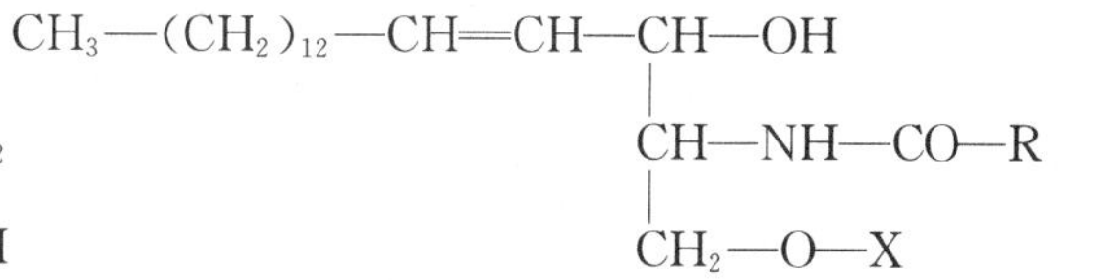

鞘磷脂　X＝磷酸胆碱、磷酸乙醇胺

鞘糖脂　X＝糖（葡萄糖、半乳糖等）

3. 糖脂

糖脂是一类在脑组织、细胞质膜和内质网膜中含有糖成分的脂类，包括鞘糖脂和甘油糖脂。人体内的糖脂主要是鞘糖脂。鞘糖脂相当于鞘磷脂中的磷酸胆碱被糖置换的产物。糖脂中的糖可以是单糖、低聚糖或其衍生物。

4. 胆固醇及其酯

胆固醇是重要的甾醇类化合物，以环戊烷多氢菲为基本结构。胆固醇的 3 位碳上有一醇羟基，该羟基可与脂肪酸形成酯键，生成胆固醇酯。

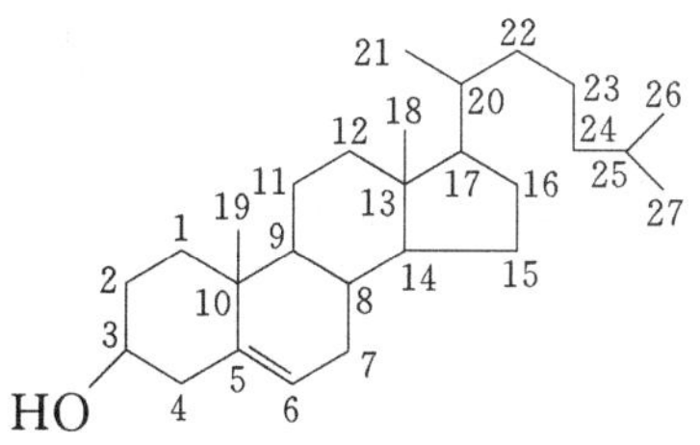

胆固醇

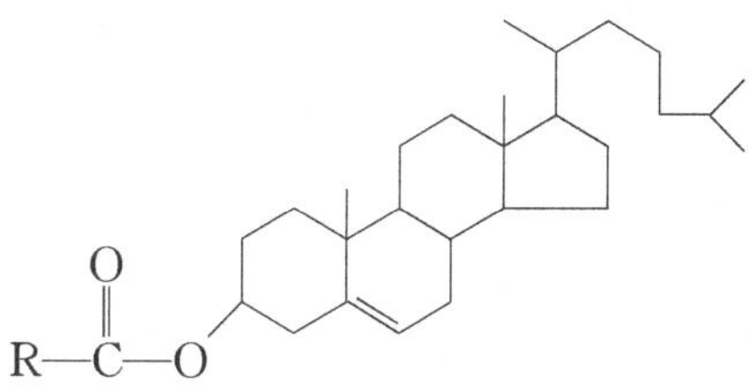

胆固醇酯

5. 脂肪酸

脂肪酸多为无分支的具有偶数碳原子的脂肪族羧酸。按碳原子数的不同可分为短链(2～4个碳原子)、中链(6～10个碳原子)、长链(12～26个碳原子)脂肪酸。按是否含有双键分为饱和脂肪酸与不饱和脂肪酸。食物和人体中都以中长链脂肪酸为主,特别是十六个碳和十八个碳的脂肪酸(表9-4)。

知识链接

蛇毒与磷脂酶

蛇毒中含有磷脂酶 A_2(phospholipase A_2,PLA_2),它能水解磷脂分子中甘油第2位碳上的酯键,生成溶血磷脂。溶血磷脂是极强的去垢剂,能使红细胞膜破裂,引起溶血。蛇毒所致的肺出血、心室纤维颤动、强直收缩和呼吸抑制等均与磷脂酶的作用有关。

磷脂酶按其水解卵磷脂时酯键断裂部位不同可分为 A_1、A_2、B、C和D五类。它们的作用如下图。

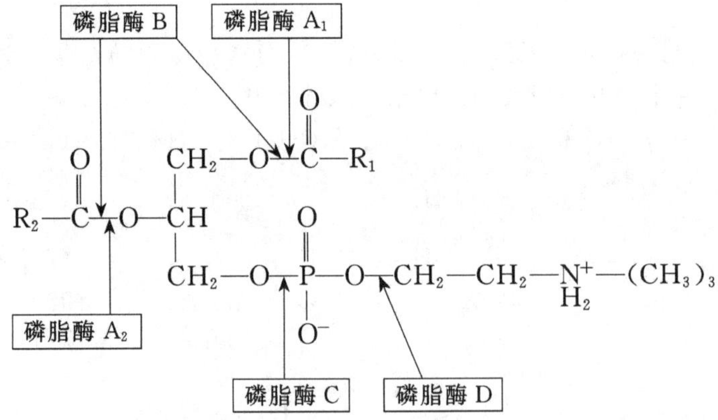

磷脂酶B不直接水解卵磷脂。磷脂酶 A_1 或磷脂酶 A_2 水解卵磷脂,生成溶血卵磷脂。磷脂酶 B_1 作用于溶血卵磷脂第1位碳上的酯键,磷脂酶 B_2 作用于溶血卵磷脂第2位碳上的酯键。

表9-4 动植物体内重要的脂肪酸

类 别	习惯命名	系统命名	碳原子数:双键数	双键位置	族
饱和脂肪酸	豆蔻酸	十四烷酸	14:0	无	—
	软脂酸	十六烷酸	16:0	无	—
	硬脂酸	十八烷酸	18:0	无	—
	花生酸	二十烷酸	20:0	无	—

续表

类　别	习 惯 命 名	系 统 命 名	碳原子数：双键数	双 键 位 置	族
不饱和脂肪酸	软油酸	十六碳一烯酸	16：1	9	ω-7
	油酸	十八碳一烯酸	18：1	9	ω-9
	亚油酸	十八碳二烯酸	18：2	9,12	ω-6
	α-亚麻酸	十八碳三烯酸	18：3	9,12,15	ω-3
	γ-亚麻酸	十八碳三烯酸	18：3	6,9,12	ω-6
	花生四烯酸	廿碳四烯酸	20：4	5,8,1,14	ω-6
	eicosapentaenoic acid(EPA)	二十碳五烯酸	20：5	5,8,11,14,17	ω-3
	docosapentaenoic acid(DPA)	二十二碳五烯酸	22：5	7,10,13,16,19	ω-3
	docosahexaenoic acid(DHA)	二十二碳六烯酸	22：6	4,7,10,13,16,19	ω-3

（二）脂类的分布

1. 脂肪的分布

人体内的脂肪主要储存于脂肪组织，分布于皮下、大网膜、肠系膜、肾周围等。成年男子脂肪含量占体重的10％～20％，女子稍高。人体内脂肪常受营养状况和机体活动的影响而有较大的变化，故称为可变脂。

2. 类脂的分布

类脂是生物膜基本组成成分，分布于各组织中，尤其以神经系统中含量最多。类脂含量约占体重的5％。含量比较固定，不易受营养状况和人体活动的影响，故称为固定脂或基本脂。

（三）脂类的生理功能

1. 储能和供能

在体内脂肪最重要的生理功能是储能和供能。1 g脂肪在体内彻底氧化分解可释放38.94 kJ(9.3 kcal)的能量，比1 g糖或蛋白质所释放的能量(17.1 kJ或4.1 kcal)多1倍以上。

2. 构成生物膜

生物膜由类脂和蛋白质组成。组成生物膜的类脂有磷脂、糖脂、胆固醇等，它们的含量的改变会导致膜物理性质改变，进而影响膜上酶的活性和蛋白质功能。

3. 提供必需脂肪酸

人体不能合成，必须由食物供给的脂肪酸称为必需脂肪酸(essential fatty acid)，包括亚油酸、亚麻酸和花生四烯酸。油脂营养价值的高低取决于其必须脂肪酸的含量。植物油以油酸、亚油酸、亚麻酸等多不饱和脂肪酸为多，必需脂肪酸含量高，熔点低，在室温下呈液态；动物脂肪以饱和脂肪酸为主，必需脂肪酸含量低，熔点高，在室温下呈固态。所以植物油营养价值一般高于动物脂肪。

4. 转变为具有重要生理功能的物质

如胆固醇可转变为胆汁酸、类固醇激素、维生素 D_3；磷脂酰肌醇 4,5-二磷酸可在磷脂酶 C 催化下生成细胞内的两个第二信使 DAG 和 IP_3；花生四烯酸可转变为前列腺素、血栓素、白三烯。

5. 协助脂溶性维生素的吸收

脂溶性维生素溶于脂类物质，随脂类的吸收而吸收，因此食物中脂类物质缺乏或吸收障碍，往往发生脂溶性维生素吸收障碍。

6. 维持体温

皮下脂肪不易导热，可以延缓热量散失，维持体温。

7. 保护和固定内脏

皮下和内脏脂肪犹如软垫，可以对机械撞击有缓冲作用，保护内脏器官。另外，内脏周围脂肪可起到固定内脏作用。

（四）脂类物质的消化和吸收

脂类物质主要在小肠消化和吸收。胆汁中的胆汁酸盐可降低水、油两相的表面张力，是强有力的乳化剂，能使脂类物质乳化为细小的微粒，有利于消化酶的消化。胰液中有脂肪酶、磷脂酶和胆固醇酯酶等，可水解相应的底物。脂肪酶在辅脂酶的协助下将脂肪水解为甘油一酯和脂肪酸。胰辅脂酶是胰腺分泌的一种小分子蛋白质，具有与胰脂肪酶及脂肪底物相结合的特性，它使胰脂肪酶得以克服胆盐的阻隔作用，从而确保胰脂肪酶与脂肪底物相结合，因此胰辅脂酶是在生理情况下，肠腔中脂肪消化的一个必不可少的因子。磷脂被水解为溶血磷脂和脂肪酸，胆固醇酯被水解为胆固醇和脂肪酸。水解产物与胆汁酸盐形成混合微团，被肠黏膜细胞吸收。

中、短链脂肪酸构成的脂肪可以不经过消化酶的水解直接经胆汁酸乳化后被肠黏膜细胞吸收，在肠黏膜细胞内脂肪酶作用下水解为甘油和脂肪酸，通过门静脉入血。长链脂肪酸构成的脂肪需在肠道消化为甘油一酯和脂肪酸才能吸收，在肠黏膜细胞内再合成脂肪，与其他脂类物质和载脂蛋白一起形成乳糜微粒，进入淋巴循环，最终汇入静脉。

二、甘油三酯的代谢

（一）甘油三酯的分解代谢

1. 甘油三酯的水解

甘油三酯在组织脂肪酶的催化下逐步水解为甘油和脂肪酸。组织脂肪酶包括甘油三酯脂肪酶、甘油二酯脂肪酶和甘油一酯脂肪酶，其中甘油三酯脂肪酶是水解过程的限速酶，它的活性受多种激素的调节，故称激素敏感性脂肪酶(hormone-sensitive lipase，HSL)。

$$\text{甘油三酯}\xrightarrow[\text{甘油三酯脂肪酶}]{H_2O\ \curvearrowright\ \text{脂肪酸}}\text{甘油二酯}\xrightarrow[\text{甘油二酯脂肪酶}]{H_2O\ \curvearrowright\ \text{脂肪酸}}\text{甘油一酯}\xrightarrow[\text{甘油一酯脂肪酶}]{H_2O\ \curvearrowright\ \text{脂肪酸}}\text{甘油}$$

肾上腺素、去甲肾上腺素、胰高血糖素、糖皮质激素、促肾上腺皮质激素(ACTH)等能激活 HSL，而胰岛素、前列腺素 E_2 等抑制 HSL 的活性。甘油三酯大量储存于脂肪组织，脂肪组织中的甘油三酯在组织脂肪酶催化下水解为甘油和脂肪酸，释放入血，供其他组织利用的过程称为脂肪动员。

2. 甘油的代谢

甘油代谢首先是在甘油激酶的催化下形成 α-磷酸甘油，脂肪组织、肌肉组织中此酶的活性极低，所以脂肪组织和肌肉不能直接利用甘油。甘油通过血液运输到肝，磷酸化为 α-磷酸甘油，再氧化为磷酸二氢丙酮，可进入糖分解代谢途径或进行糖异生。

$$\underset{\text{甘油}}{\begin{array}{l}CH_2—OH\\|\\CH—OH\\|\\CH_2—OH\end{array}} \xrightarrow[\text{甘油激酶}]{ATP \quad ADP} \underset{\alpha\text{-磷酸甘油}}{\begin{array}{l}CH_2—OH\\|\\CH—OH\\|\\CH_2—O—Ⓟ\end{array}} \xrightarrow[\alpha\text{-磷酸甘油脱氢酶}]{NAD^+ \quad NADH+H^+} \underset{\text{磷酸二羟丙酮}}{\begin{array}{l}CH_2—OH\\|\\C=O\\|\\CH_2—O—Ⓟ\end{array}} \begin{array}{l}\nearrow \text{有氧氧化或糖酵解}\\ \searrow \text{糖异生}\end{array}$$

3. 脂肪酸的氧化

除成熟红细胞和脑组织外，其他组织均能氧化脂肪酸，但以肝和肌肉组织最为活跃。脂肪酸的氧化可分为四个阶段。

1）脂肪酸的活化

脂肪酸的活化在细胞液中进行，内质网和线粒体外膜上存在脂酰 CoA 合成酶（acyl CoA synthetase）。在 ATP、CoA、Mg^{2+} 存在下，催化脂肪酸生成脂酰 CoA。

$$\text{脂肪酸}+CoA—SH \xrightarrow[\text{脂酰 CoA 合成酶}]{ATP \quad Mg^{2+} \quad AMP} \text{脂酰}\sim SCoA+PPi$$

反应过程中生成的焦磷酸（PPi）立即被细胞内的焦磷酸酶水解为 2 分子磷酸，阻止了逆向反应的进行。1 分子脂肪酸活化实际上消耗了 2 个高能磷酸键，相当于消耗 2 分子 ATP。

2）脂酰 CoA 进入线粒体

脂酰 CoA 不能直接通过线粒体内膜，需要肉碱（肉毒碱）协助才能转运进线粒体（图 9-10）。

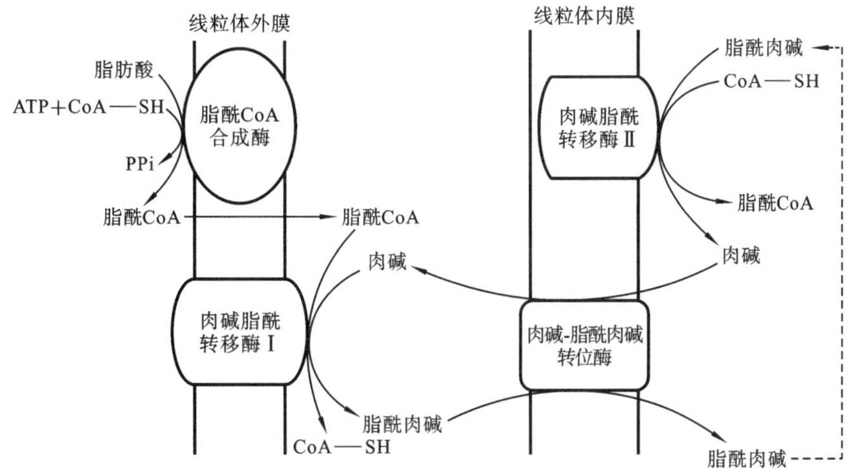

图 9-10 脂酰 CoA 进入线粒体的机制

线粒体外膜上存在肉碱脂酰转移酶Ⅰ(carnitine palmityl transferase Ⅰ,CPTⅠ),可催化线粒体内膜外侧的脂酰CoA与肉碱合成脂酰肉碱,脂酰肉碱在位于线粒体内膜的肉碱-脂酰肉碱转位酶(carntine-acylcarnitine translocase)作用下通过内膜进入线粒体基质。进入线粒体基质的脂酰肉碱在线粒体内膜基质侧的肉碱脂酰转移酶Ⅱ(carnitine acyl transferase Ⅱ,CPTⅡ)催化下与CoA—SH作用重新生成脂酰CoA并释放肉碱。肉碱在转位酶作用下通过线粒体内膜回到膜间隙。

脂酰CoA进入线粒体是脂肪酸氧化的主要限速步骤,CPTⅠ是脂肪酸氧化的限速酶。

3) 脂酰CoA的β-氧化

进入线粒体的脂酰CoA,在脂肪酸β-氧化多酶复合体催化下,从脂酰基的β碳原子开始,经过脱氢、加水、再脱氢、硫解四步反应,脂酰基从α、β碳原子之间断裂,生成1分子乙酰CoA和少2个碳原子的脂酰CoA(图9-11)。

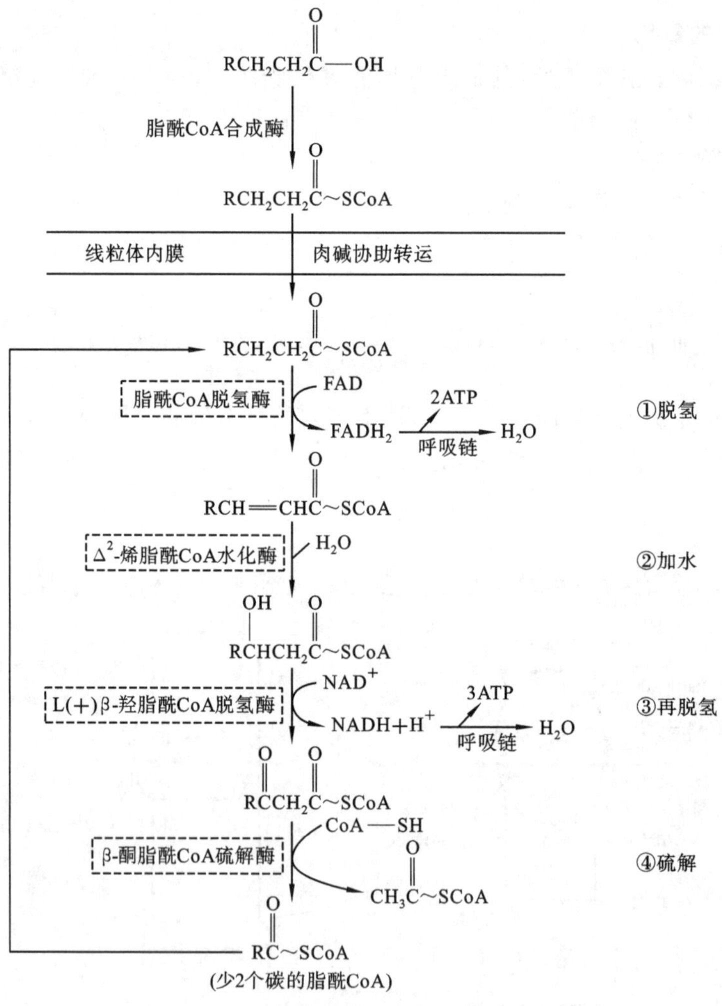

图9-11 脂肪酸的β-氧化

每进行一次β-氧化都有两次脱氢反应,第一次脱氢反应由脂酰CoA脱氢酶催化,生成1分子反式Δ^2烯酯酰CoA和1分子$FADH_2$。第二次脱氢反应由β-羟脂酰CoA脱氢酶催化，生成 1 分子 β-酮脂酰 CoA 和 1 分子 $NADH^{+}+H^{+}$。每次 β-氧化生成 1 分子乙酰 CoA 和少 2 个碳原子的脂酰 CoA。

4）乙酰 CoA 彻底氧化

β-氧化产生的乙酰 CoA 进入三羧酸循环彻底氧化分解为 H_2O 和 CO_2。

脂肪酸氧化过程中释放的能量，一部分以热能形式散失，一部分以 ATP 形式储存，供机体生理活动的需要。软脂酸是十六碳饱和脂肪酸，在氧化分解过程中需进行 7 次 β-氧化，产生 7 分子 $FADH_2$ 和 7 分子 $NADH^{+}+H^{+}$。每分子 $FADH_2$ 经呼吸链氧化为水产生 2 分子 ATP，而 1 分子 $NADH^{+}+H^{+}$ 经呼吸链氧化为水产生 3 分子 ATP。另外，软脂酸 β-氧化过程中产生 8 分子乙酰 CoA，1 分子乙酰 CoA 通过三羧酸循环产生 12 分子 ATP。因此 1 分子软脂酸彻底氧化为水和二氧化碳共生成 $(7\times2)+(7\times3)+(8\times12)=131$ 分子 ATP，减去脂肪酸活化消耗的 2 分子 ATP，净生成 129 分子 ATP。

4. 酮体的生成与利用

1）酮体的概念

酮体（ketone bodies）是脂肪酸在肝内氧化分解时产生的特有的中间产物，包括乙酰乙酸、β-羟丁酸和丙酮三种物质。β-羟丁酸含量最多，约占总量的 70%，乙酰乙酸约占 30%，丙酮含量极微。

2）酮体的生成

肝细胞含有酮体生成酶系，肝内脂肪酸 β-氧化产生的乙酰 CoA 大部分缩合生成酮体。酮体的生成过程如下。

(1) 2 分子乙酰 CoA 在乙酰乙酰 CoA 硫解酶的催化下缩合成乙酰乙酰 CoA，并释放 1 分子 CoA—SH。

(2) 乙酰乙酰 CoA 在 β-羟-β-甲基戊二酸单酰 CoA 合成酶催化下，再与 1 分子乙酰 CoA 缩合生成 β-羟-β-甲基戊二酸单酰 CoA（HMGCoA）。

(3) HMGCoA 在 HMGCoA 裂解酶催化下，裂解生成 1 分子乙酰乙酸和 1 分子乙酰 CoA。乙酰乙酸在 β-羟丁酸脱氢酶的催化下，由 $NADH+H^{+}$ 供氢还原为 β-羟丁酸，少量乙酰乙酸脱羧生成丙酮（图 9-12）。

3）酮体的利用

酮体代谢的特点是"肝内生酮，肝外用"。肝脏缺少利用酮体的酶，而许多肝外组织，如肌肉、脑等，具有活性很强的利用酮体的酶。在这些组织中乙酰乙酸可在乙酰乙酸硫激酶或琥珀酰 CoA 转硫酶催化下，转变为乙酰乙酰 CoA，然后在硫解酶催化下分解为 2 分子乙酰 CoA，进入三羧酸循环氧化；β-羟丁酸可在 β-羟丁酸脱氢酶催化下，生成乙酰乙酸，再经上述途径氧化（图 9-13）。正常情况下丙酮的量极微，可随尿液排出，也可经肺呼出。

4）酮体生成的生理意义

酮体是肝输出的脂肪酸类能源物质，可作为脑和肌肉的重要能源物质。正常情况下大脑主要利用葡萄糖氧化供能，葡萄糖供能不足时，也利用酮体氧化供能。酮体可以看作脂肪酸在肝内改造的产物，与脂肪酸相比，酮体具有许多优点。酮体碳链短、极性大、水溶性好，可在血浆中独立运输，而脂肪酸一般需与清蛋白结合成复合物才能在血浆中运输。酮

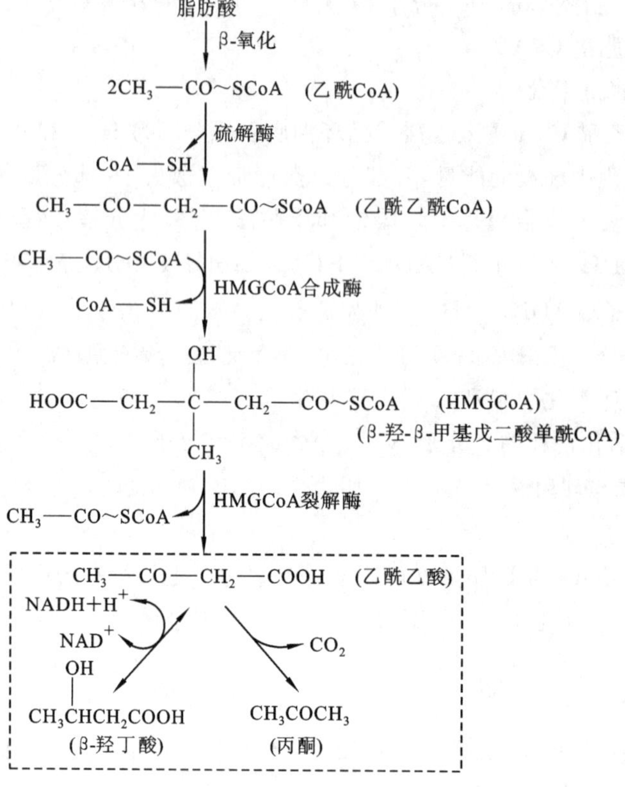

图 9-12 酮体的生成

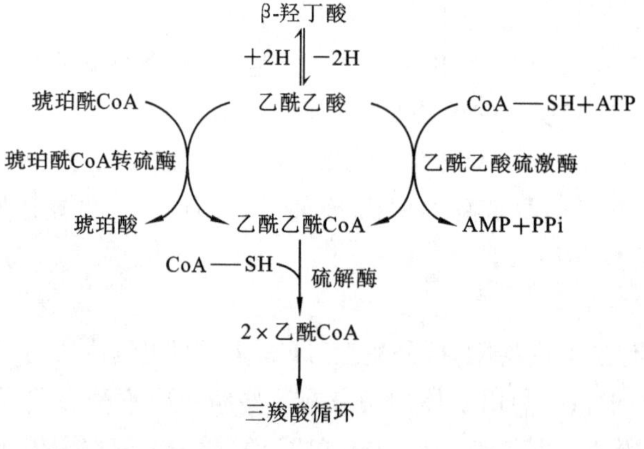

图 9-13 酮体的利用

体可以通过血脑屏障,作为脑组织能源物质,而脂肪酸不能。

正常人血中酮体含量很少,为 0.03～0.5 mmol/L。在饥饿、糖尿病、低糖高脂膳食等情况下,脂肪动员加强,酮体产生增多。当超过肝外组织氧化利用酮体能力时,就会出现血中酮体含量过多,称为酮血症。如果尿中出现酮体,称为酮尿症。血中酮体主要是乙酰乙酸和 β-羟丁酸,都是酸性物质。酮体在血中增多可导致血液 pH 值下降,引起酮症酸中毒。丙酮具有挥发性,可由肺呼出,体内含量过高时,呼吸中有丙酮味(烂苹果味)。

（二）甘油三酯的合成代谢

1. 甘油三酯合成的部位和原料

体内许多组织都能合成甘油三酯，但以肝和脂肪组织最为活跃。甘油三酯合成主要在细胞液中进行，需以 α-磷酸甘油和脂酰 CoA 为原料。

(1) α-磷酸甘油的来源　体内 α-磷酸甘油的来源有两个：①糖代谢中间产物磷酸二羟丙酮还原生成 α-磷酸甘油，脂肪组织中的 α-磷酸甘油只能由这种方式生成；②细胞内甘油的再利用，甘油在甘油激酶催化下活化形成 α-磷酸甘油。肝脏中的 α-磷酸甘油可以来自以上两种方式。

(2) 脂酰 CoA 的来源　脂酰 CoA 是脂肪酸活化的产物。脂肪酸可来自食物或脂肪动员，也可在体内以乙酰 CoA 为原料合成。

2. 脂肪酸的生物合成

(1) 合成部位　在肝、肾、脑、乳腺及脂肪组织等均含有脂肪酸合成酶系，能合成脂肪酸，其中以肝合成脂肪酸能力最强。

(2) 合成原料　乙酰 CoA 是合成脂肪酸的直接原料，主要来自糖的氧化分解；合成过程中需要的供氢体 $NADPH+H^+$，主要来自磷酸戊糖途径；此外还需要 ATP 提供能量。

(3) 合成途径　原料中大部分的乙酰 CoA 要在乙酰 CoA 羧化酶催化下转变为丙二酸单酰 CoA。乙酰 CoA 羧化酶是脂肪酸生物合成过程中的限速酶。

$$\underset{\text{乙酰CoA}}{CH_3CO\sim SCoA} + HCO_3^- + ATP \xrightarrow[\text{乙酰 CoA 羧化酶}]{\text{生物素、}Mg^{2+}} \underset{\text{丙二酸单酰CoA}}{HOOCCH_2CO\sim SCoA} + ADP + Pi$$

脂肪酸合成的直接产物是软脂酸。在大肠杆菌软脂酸合成酶系是一个多酶复合体，包括 7 种酶。在哺乳动物催化软脂酸合成的是一种多功能酶，它是由两条完全相同的多肽链构成的二聚体。每条多肽链都具有 7 个活性中心，其活性类似大肠杆菌的 7 种酶。另外，每条链上还有一个酰基载体蛋白(ACP)结构域。

7 分子丙二酸单酰 CoA 和 1 分子乙酰 CoA 在脂肪酸合成酶系催化下合成软脂酸。总反应式如下：

$$\underset{\text{(乙酰CoA)}}{CH_3CO\sim SCoA} + 7\underset{\text{(丙二酸单酰CoA)}}{HOOCCH_2CO\sim SCoA} + 14NADPH + 14H^+ \xrightarrow{\text{脂肪酸合成酶系}}$$

$$\underset{\text{(软脂酸)}}{CH_3(CH_2)_{14}COOH} + 6H_2O + 7CO_2 + 8CoA—SH + 14NADP^+$$

体内碳链长短不一的脂肪酸是在软脂酸基础上加工形成的。碳链的延长在内质网或线粒体通过特殊的酶系催化完成，糖链的缩短在线粒体内通过 β-氧化完成。

3. 甘油三酯的合成过程

在细胞内质网中的脂酰转移酶催化下，以 α-磷酸甘油和脂酰 CoA 为原料合成甘油三酯(图 9-14)。

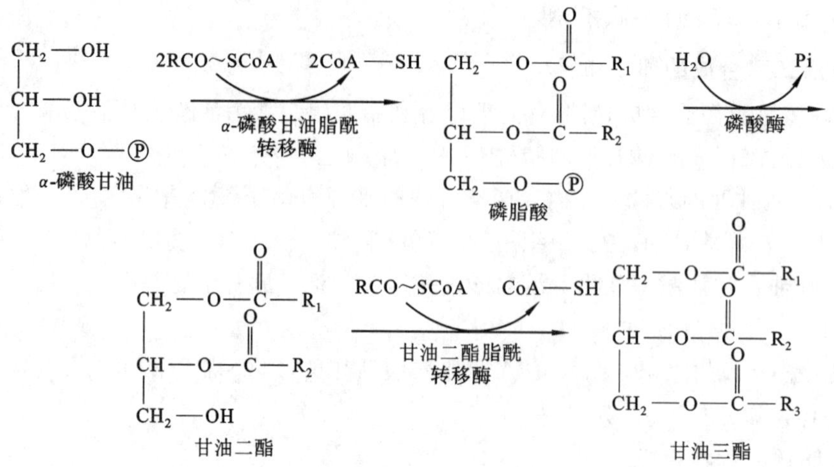

$$\underset{\alpha\text{-磷酸甘油}}{\begin{array}{l} CH_2-OH \\ | \\ CH-OH \\ | \\ CH_2-O-Ⓟ \end{array}} \xrightarrow[\alpha\text{-磷酸甘油脂酰转移酶}]{2RCO\sim SCoA \quad 2CoA-SH} \underset{\text{磷脂酸}}{\begin{array}{l} CH_2-O-\overset{O}{\overset{\|}{C}}-R_1 \\ | \\ CH-O-\overset{O}{\overset{\|}{C}}-R_2 \\ | \\ CH_2-O-Ⓟ \end{array}} \xrightarrow[\text{磷酸酶}]{H_2O \quad Pi}$$

$$\underset{\text{甘油二酯}}{\begin{array}{l} CH_2-O-\overset{O}{\overset{\|}{C}}-R_1 \\ | \\ CH-O-\overset{O}{\overset{\|}{C}}-R_2 \\ | \\ CH_2-OH \end{array}} \xrightarrow[\text{甘油二酯脂酰转移酶}]{RCO\sim SCoA \quad CoA-SH} \underset{\text{甘油三酯}}{\begin{array}{l} CH_2-O-\overset{O}{\overset{\|}{C}}-R_1 \\ | \\ CH-O-\overset{O}{\overset{\|}{C}}-R_2 \\ | \\ CH_2-O-\overset{O}{\overset{\|}{C}}-R_3 \end{array}}$$

图 9-14 甘油三酯的合成

知识链接

甘油三酯合成的两条途径

小肠黏膜细胞甘油三酯的合成与肝、脂肪组织等的甘油三酯合成方式不同。在小肠黏膜细胞利用从肠道吸收来的一酰甘油和脂肪酸，在脂酰转移酶催化下生成甘油三酯，这个途径称为“一酰甘油途径”。该途径生成的甘油三酯为“外源性甘油三酯”。肝、脂肪组织等，以α-磷酸甘油和脂酰 CoA 为原料，在脂酰转移酶催化下形成磷脂酸，磷脂酸水解产生二酯酰甘油，再进一步生成甘油三酯的途径称为“甘油二酯途径”或“磷脂酸途径”。该途径生成的甘油三酯为“内源性甘油三酯”。

三、胆固醇的代谢

(一) 胆固醇的含量与分布

胆固醇是最早由动物胆石中分离出的具有羟基的固体醇类化合物，故称胆固醇。它的基本结构是由3个已烷环和1个环戊烷环稠合而成的。胆固醇是生物膜的重要成分之一，在维持生物膜的流动性和正常功能中起重要作用。人体胆固醇总量约 140 g，在体内的分布极不均衡，肾上腺含量最高(约 10%)，其次为脑和神经组织(约 2%)，肌肉组织中含量较低，骨组织含量最低。

(二) 胆固醇的生物合成

1. 合成部位与原料

体内胆固醇可以来自食物，也可以自身合成。正常人 50%以上的胆固醇来自自身合成，每天合成量 1～1.5 g。成人除脑组织和成熟红细胞外，其他组织均能合成胆固醇，其中以肝脏合成能力最强，占总合成量的 70%～80%，其次是小肠，合成量约占总合成量的 10%。

胆固醇的合成的主要原料是乙酰 CoA，另外需要 NADPH 提供氢，ATP 提供能量。

2. 合成过程

胆固醇合成在细胞液和内质网进行，包括近 30 步反应，可分为三个阶段(图 9-15)。

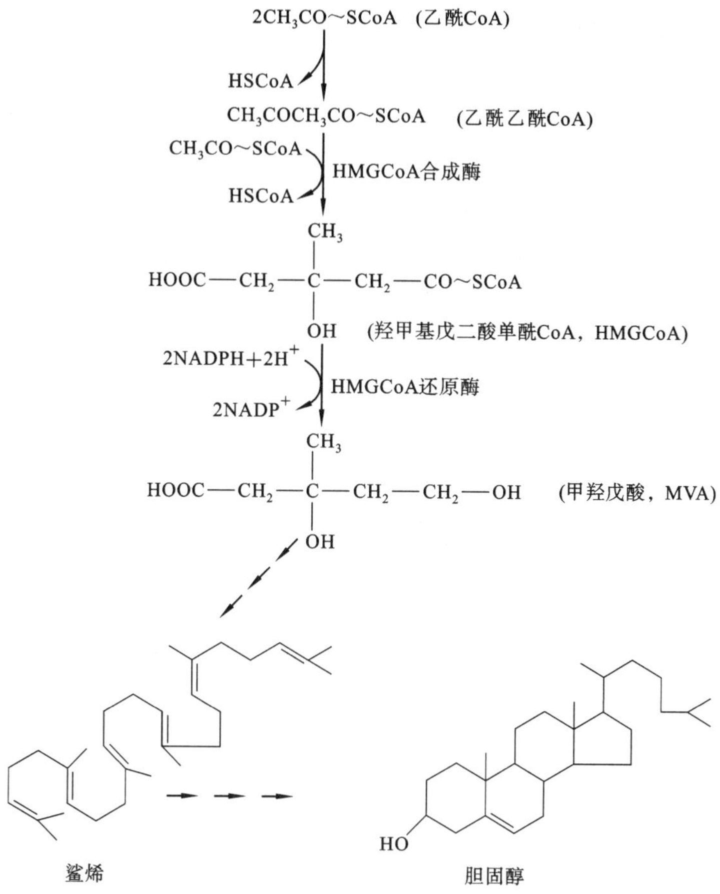

图 9-15 胆固醇的合成

(1) 甲羟戊酸的生成　与肝细胞线粒体中酮体生成类似，在细胞液中 3 分子乙酰 CoA 缩合为羟甲基戊二酸单酰 CoA(HMGCoA)。与酮体生成不同，HMGCoA 在内质网膜 HMGCoA 还原酶的催化下，由 NADPH 供氢还原为甲羟戊酸(mevalonic acid，MVA)。

(2) 鲨烯的生成　MVA 在细胞液中经一系列酶的催化，经磷酸化、脱羧、脱羟基后生成活泼的五碳焦磷酸化合物。3 分子五碳化合物缩合为十五碳的焦磷酸法呢酯。2 分子焦磷酸法呢酯缩合成为三十碳的鲨烯。

(3) 胆固醇的合成　鲨烯通过载体蛋白携带从细胞液进入内质网，在多种酶的催化下环化为羊毛脂固醇，经氧化、脱羧、还原等反应脱去 3 个甲基，生成 27 碳的胆固醇。

(三) 胆固醇的酯化

胆固醇可以在细胞内和血浆中酯化为胆固醇酯，但不同部位催化胆固醇酯化的酶和反应过程不同。

1. 细胞内胆固醇的酯化

胆固醇在细胞内的脂酰 CoA-胆固醇脂酰转移酶(acyl CoA-cholesterol acyltransferase,ACAT)催化下接受脂酰 CoA 的脂酰基形成胆固醇酯。

$$\text{脂酰 CoA}+\text{胆固醇}\xrightarrow{\text{ACAT}}\text{胆固醇酯}+\text{CoA—SH}$$

2. 血浆中胆固醇的酯化

血浆脂蛋白中的游离胆固醇,在卵磷脂-胆固醇脂酰转移酶(lecithin-cholesterol acyltransferase,LCAT)催化下,接受卵磷脂第 2 位碳原子上的脂酰基,生成胆固醇酯,而卵磷脂转变为溶血卵磷脂。

$$\text{卵磷脂}+\text{胆固醇}\xrightarrow{\text{LCAT}}\text{胆固醇酯}+\text{溶血卵磷脂}$$

LCAT 是肝细胞合成释放入血液并发挥作用的。肝功能受损时,血浆 LCAT 活性下降影响胆固醇酯化,引起血浆胆固醇酯含量下降。

(四) 胆固醇的转化与排泄

胆固醇在体内不能彻底氧化为 H_2O 和 CO_2,也不能作为能源物质提供能量。胆固醇在体内通过代谢可转变为类固醇物质。

1. 转变成胆汁酸

胆固醇在肝中转变为胆汁酸,这是胆固醇在体内代谢的最主要去路,是肝脏清除胆固醇的主要方式。

2. 转变成类固醇激素

胆固醇在肾上腺皮质可转变为肾上腺皮质激素,在性腺(睾丸、卵巢)可转变为性激素(睾酮、孕酮、雌激素等)。

3. 转变成维生素 D_3

胆固醇在肝、小肠黏膜、皮肤等处,可脱氢生成 7-脱氢胆固醇。储存于皮下的 7-脱氢胆固醇在紫外线(如日光)照射下可进一步转变为维生素 D_3。7-脱氢胆固醇被称为维生素 D_3 原。常晒太阳可补充维生素 D_3,预防佝偻病和软骨病。

4. 胆固醇的排泄

部分胆固醇可直接随胆汁排入肠道,在肠道细菌作用下转变为粪固醇,随粪便排出。

四、血脂及血浆脂蛋白

(一) 血脂

血脂是指血浆中的脂类物质,包括甘油三酯(TG)、磷脂(PL)、胆固醇(Ch)、胆固醇酯(CE)和游离脂肪酸(free fatty acid,FFA)等。血脂含量易受年龄、性别、膳食、运动、代谢等因素的影响,波动范围较大。正常人空腹 12～14 h 血脂的组成和正常参考值见表 9-5。

表 9-5 血脂的组成和正常参考值

脂类	正常参考值/(mmol/L)
甘油三酯	0.11～1.69
磷脂	1.94～3.23

续表

脂　　类	正常参考值/(mmol/L)
游离胆固醇	1.03～1.81
胆固醇酯	1.81～5.17
总胆固醇	2.59～6.47
游离脂肪酸	0.5～0.7
脂类总含量	6.7～12.2

血脂水平可以反映体内脂类物质代谢的状况，临床上作为高脂血症、动脉粥样硬化、冠心病等的诊断指标。

（二）血浆脂蛋白的结构、分类与组成

血脂成分都是疏水性物质，难以在血液中直接运输。血脂的运输形式有两种：血浆中的游离脂肪酸与清蛋白结合形成脂肪酸-清蛋白复合物；其他血脂成分与载脂蛋白形成血浆脂蛋白（plasma lipoprotein，PLP）。血浆脂蛋白是血脂的主要存在、运输和代谢形式。

1. 血浆脂蛋白的结构

脂类物质中的强疏水性成分甘油三酯和胆固醇酯位于颗粒内核，载脂蛋白位于颗粒的表面，磷脂、胆固醇的亲水基团位于颗粒表面，而它们的疏水部分位于颗粒内部。这样血浆脂蛋白表面有大量亲水基团，形成亲水颗粒，能够在血液中顺利运输和代谢（图 9-16）。

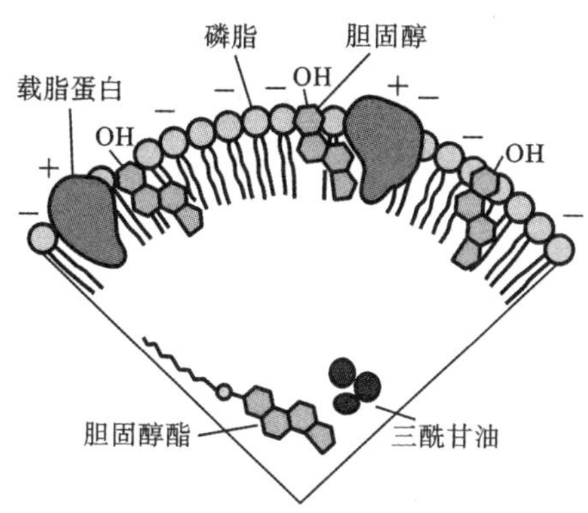

图 9-16　血浆脂蛋白的结构模式图

2. 血浆脂蛋白的分类

血浆脂蛋白可通过电泳法或超速离心法进行分类。

1）电游分类法

各种血浆脂蛋白所含载脂蛋白的种类和数量不同，故其表面电荷多少不同，颗粒大小也不同，在电场中电泳时其迁移速率不同。按其在电场中移动的快慢，可将血浆脂蛋白分为乳糜微粒（chylomicron，CM）、β-脂蛋白（β-lipoprotein，β-LP）、前β-脂蛋白（preβ-lipoprotein，preβ-LP）、α-脂蛋白（α-lipoprotein，α-LP）四类。α-脂蛋白移动最快，乳糜微粒停留在原点不动（图 9-17）。

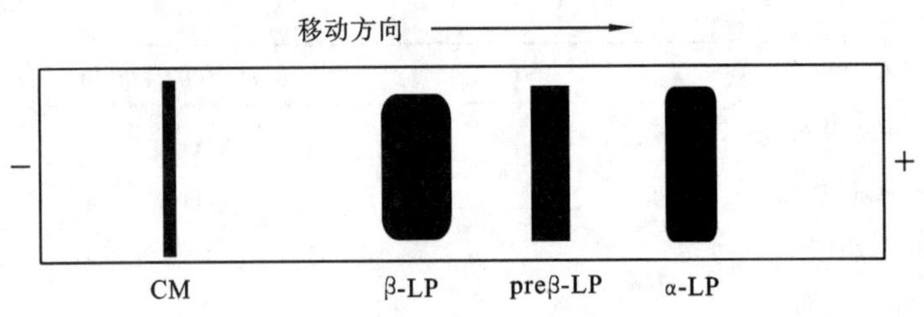

图 9-17 血浆脂蛋白电泳图谱

2）超速离心法

不同脂蛋白中各种脂类和蛋白质所占比例不同，故其密度不同，含甘油三酯多者密度低，少者密度高。血浆脂蛋白在一定密度的盐溶液中进行离心时，根据沉降速率不同可分为四类：乳糜微粒（chylomicron，CM）、极低密度脂蛋白（very low density lipoprotein，VLDL）、低密度脂蛋白（low density lipoprotein，LDL）和高密度脂蛋白（high density lipoprotein，HDL）。这种分类方法也称为密度分类法。

正常人空腹血中 LDL 含量最多，占总脂蛋白的 2/3 左右（48％～68％），HDL 占脂蛋白总量的 30％～47％，VLDL 含量很少，仅占总脂蛋白 4％～16％。正常人空腹血浆中不应检出 CM，CM 仅在进食后出现。

3）血浆脂蛋白的组成

各类血浆脂蛋白都含有载脂蛋白、磷脂、胆固醇和胆固醇酯，但组成比例有很大差异（表 9-6）。

表 9-6 血浆脂蛋白组成和功能

分　类	超速离心法	CM	VLDL	LDL	HDL
	电泳法	CM	preβ-LP	β-LP	α-LP
性质	密度/(g/mL)	＜0.95	0.95～1.006	1.006～1.063	1.063～1.210
	直径/nm	80～500	25～70	19～23	4～10
组成/(％)	蛋白质	0.5～2	5～10	20～25	50
	甘油三酯	80～95	50～70	10	5
	磷脂	5～7	15	20	25
	胆固醇及其酯	4～5	15～19	48～50	20～23
	脂类总量	98～99	90～95	75～80	50
合成部位		小肠黏膜细胞	肝细胞	血浆	肝、小肠
功能		转运外源性甘油三酯	转运内源性甘油三酯	从肝向肝外组织转运胆固醇	从肝外组织向肝转运胆固醇

脂蛋白中的蛋白质成分称为载脂蛋白（apolipoprotein，Apo），由肝细胞和小肠黏膜细胞合成，目前发现的载脂蛋白有 20 余种，可分为 A、B、C、D、E 五大类。Apo A 又可分为 AⅠ、AⅡ、AⅣ和 AⅤ；Apo B 又可分为 B_{100} 和 B_{48}；Apo C 又可分为 CⅠ、CⅡ、CⅢ和 CⅣ。

载脂蛋白的功能有:①稳定脂蛋白结构,增强脂蛋白颗粒的水溶性。②参与脂蛋白受体的识别。如 Apo AⅠ识别 HDL 受体,Apo B100、Apo E 识别 LDL 受体。③调节脂蛋白代谢关键酶的活性。如 CⅡ激活 LPL(脂蛋白脂肪酶),而 Apo CⅢ抑制 LPL;AⅠ激活 LCAT(卵磷脂-胆固醇脂酰转移酶)。

(三)血浆脂蛋白的代谢和功能

1. 乳糜微粒

乳糜微粒(CM)是由小肠黏膜细胞合成。小肠黏膜细胞将从肠道吸收的甘油一酯和脂肪酸重新合成甘油三酯,与吸收及合成的磷脂、胆固醇一起,与载脂蛋白(Apo B48、Apo AⅠ、Apo AⅡ、Apo AⅣ)形成 CM。CM 经淋巴系统进入血液,从 HDL 获得 Apo C 和 Apo E,并将部分 Apo A 转移给 HDL。Apo CⅡ可激活肌肉、脂肪组织等处毛细血管内皮细胞表面的脂蛋白脂肪酶(LPL),LPL 水解 CM 中的甘油三酯,水解产物甘油和脂肪酸被组织细胞摄取利用,CM 颗粒逐渐变小,最后转变为富含胆固醇酯、Apo E 的 CM 残粒,被肝细胞摄取代谢。CM 的主要生理功能是转运外源性甘油三酯,其次是转运外源性胆固醇至肝。

CM 代谢较快,半衰期仅 5~15min,所以食入大量脂肪后血浆混浊只是暂时现象,数小时后血浆便澄清,这种现象称为脂肪的廓清。

2. 极低密度脂蛋白

极低密度脂蛋白(VLDL)主要由肝细胞合成和分泌。VLDL 含有较多的甘油三酯,这些甘油三酯是肝细胞利用体内材料合成,故为内源性甘油三酯。VLDL 还含有 Apo B_{100}、磷脂、胆固醇等。进入血液后,VLDL 从 HDL 得到 Apo C 和 Apo E。同 CM 类似,在 LPL 作用下,VLDL 颗粒逐渐变小,水解产物甘油和脂肪酸被组织细胞摄取利用。VLDL 的生理功能是把肝合成的内源性甘油三酯转运至肝外组织。VLDL 的半衰期 6~12 h。

3. 低密度脂蛋白

低密度脂蛋白(LDL)是在血液中由 VLDL 代谢转变生成的。VLDL 的甘油三酯在 LPL 催化水解过程中,VLDL 颗粒表面的过剩的磷脂、胆固醇和 Apo C 转移给 HDL,同时从 HDL 得到部分胆固醇酯,密度逐渐增大,转变为中间密度脂蛋白(Intermediate-density lipoprotein,IDL)。部分 IDL 被肝细胞摄取,其余在肝脂肪酶(Hepatic lipase,HL)催化下进一步水解,转变为 LDL。LDL 与组织细胞膜上的 LDL 受体结合进入细胞代谢。LDL 的生理功能是把肝内胆固醇转运到肝外组织。血中 LDL 的浓度与动脉粥样硬化呈正相关。LDL 的半衰期为 2~4 天。

4. 高密度脂蛋白

高密度脂蛋白(HDL)主要在肝脏合成,其次在小肠黏膜合成。HDL 按其密度分为 HDL1、HDL2 和 HDL3,正常人血浆中主要含有 HDL2 和 HDL3,HDL1 又称 HDLc,仅在摄取高胆固醇膳食时才在血浆中出现。新生成的 HDL 为圆盘状,主要含有磷脂、胆固醇、Apo A 等。进入血液后在血浆卵磷脂-胆固醇脂酰转移酶(LCAT)催化下,胆固醇转变为胆固醇酯并进入 HDL 颗粒的内核。HDL 可从周围组织、CM、VLDL 等不断得到游离胆固醇酯化为胆固醇酯,进入 HDL 内核,最终形成球状的成熟 HDL。

HDL 的主要生理功能是参与胆固醇的逆向转运,即将肝外组织的胆固醇转运到肝。

在肝内,多余的胆固醇可以随胆汁排入肠道,转变为粪固醇排出体外。HDL能促进肝外组织胆固醇的清除,血中HDL的浓度与动脉粥样硬化呈负相关。HDL的半衰期为3～5天。

知识链接

高脂血症

高脂血症(hyperlipidemia)是指血脂水平高于正常范围的上限,主要是胆固醇(Ch)或甘油三酯(TG)的浓度异常升高。由于血脂在血浆中以血浆脂蛋白形式运输,所以高脂血症实际就是高脂蛋白血症(hyperlipoproteinemia,HLP)。一般以成人空腹12～14 h,血TG>2.26 mmol/L(200 mg/dL),Ch>6.21 mmol/L(240 mg/dL),儿童Ch>4.14 mmol/L(160 mg/dL)为标准。世界卫生组织建议将高脂蛋白血症分为Ⅰ～Ⅴ五型,其中Ⅱ型又分为Ⅱa和Ⅱb。

(王晓凌)

第三节　蛋白质与氨基酸代谢

蛋白质的基本单位是氨基酸,氨基酸的代谢是蛋白质代谢的中心内容。氨基酸代谢包括合成代谢与分解代谢两方面,本节重点讨论分解代谢。在体内,氨基酸的分解需要食物蛋白质来补充,组织的更新也需要食物蛋白质来维持。因此,在讨论氨基酸代谢之前,首先叙述蛋白质的营养作用。

一、蛋白质的营养作用

(一)体内蛋白质的重要功能

1. 维持细胞组织的生长、发育和修补作用

蛋白质是细胞组织的主要成分。因此,参与构成各种细胞组织是蛋白质最重要的功能,机体只有不断从膳食中摄取足够量的优质蛋白质,才能维持细胞组织生长、更新和修补的需要,对于处于生长发育时期的儿童及康复期患者尤为重要。

2. 蛋白质参与体内多种重要的生理活动

体内有许多具有特殊功能的蛋白质,如酶、某些激素、抗体等。此外有些氨基酸在体内可产生胺类、神经递质、嘌呤和嘧啶等具有重要生理功能的含氮化合物。

3. 氧化供能

每克蛋白质在体内氧化分解可产生17.19 kJ(4.1 kcal)能量,一般来说成人每日约有18%的能量从蛋白质获得。

(二)体内蛋白质的代谢状况

食物中的含氮物质主要是蛋白质。进入体内的蛋白质经分解可产生含氮废物再经排泄器官排出体外。氮平衡(nitrogen balance)是指机体摄入氮量与同期内排出氮量(排泄物)之间的关系。依据机体状况不同氮平衡可出现三种情况。

1. 氮的总平衡

氮的总平衡是指每天摄入氮量等于排出氮量,说明蛋白质的合成等于分解,即“收支”平衡(营养正常的成年人)。

2. 氮的正平衡

氮的正平衡是指每天摄入氮量多于排出氮量,说明蛋白质的合成多于分解(儿童、孕妇、恢复期患者)。

3. 氮的负平衡

氮的负平衡是指每天摄入氮量少于排出氮量,说明体内蛋白质合成少于分解(营养不良或消耗性疾病)。

氮平衡对评价食物蛋白质营养价值、补充儿童及孕妇和恢复期患者所需的蛋白质及指导临床上有关疾病的治疗都有实用价值。

(三)蛋白质的需要量

根据氮平衡实验,一个成人在不进食蛋白质时,每日要分解 20 g 蛋白质。由于食物蛋白质与人体蛋白质组成的差异,在供给食物蛋白质时,必须超过 20 g/d,由于食物蛋白质不能全部被人体消化吸收,故成人每天摄取 30～50 g/d 蛋白质才可维持机体的总氮平衡。为了保证机体处于最佳功能状态,我国营养学会推荐蛋白质的需要量为 80 g/d。

(四)蛋白质的营养价值

1. 必需氨基酸与非必需氨基酸

组成人体蛋白质的 20 种氨基酸中,其中有 8 种属人体需要,自身不能合成,必须由食物供给的营养必需氨基酸。它们是赖氨酸、色氨酸、苯丙氨酸、蛋氨酸、苏氨酸、亮氨酸、异亮氨酸、缬氨酸。其余 12 种体内能够合成,称非必需氨基酸。

组氨酸和精氨酸虽能在人体合成,但合成量少,不能满足机体的生理需要,尤其是小儿的生理需要,长期缺乏可引起氮的负平衡,有人将这两种氨基酸也归为营养必需氨基酸。酪氨酸和半胱氨酸,虽可在体内合成,但必须以苯丙氨酸和蛋氨酸作为原料,若食物中增加酪氨酸和半胱氨酸,可减少苯丙氨酸和蛋氨酸的需要量,故将酪氨酸和半胱氨酸称为半必需氨基酸。

2. 蛋白质的营养价值

蛋白质的营养价值是指食物蛋白质在体内的利用率。食物蛋白质营养价值的高低取决于其所含必需氨基酸的种类及比例与人体的需要是否接近。由于动物性蛋白质所含必需氨基酸的种类及比例与人体需要接近,故营养价值高于植物蛋白质。

3. 蛋白质的互补作用

将几种营养价值较低的蛋白质混合食用,从而提高蛋白质营养价值的作用,称蛋白质的互补作用。其实质是必需氨基酸之间的互补。同时食用几种不同来源的蛋白质,可互相取长补短提高其营养价值。如豆类蛋白质含色氨酸多、赖氨酸少,而谷类蛋白质则含色氨酸少、赖氨酸多,两者混合食用可提高其营养价值。

二、氨基酸的一般代谢

生物体内氨基酸的主要作用是合成蛋白质或其他含氮化合物。但多余的氨基酸需要被降解,这一点与葡萄糖和脂肪不同。天然氨基酸分子都含有 α-氨基和 α-羧基,因此大多数氨基酸有其共同的代谢途径。但个别氨基酸由于其特殊的侧链结构也有特殊的代谢途径。

食物蛋白质经消化而被吸收的氨基酸(外源性氨基酸)与体内组织蛋白质降解产生的氨基酸及体内合成的非必需氨基酸(内源性氨基酸)混在一起,分布于体内各处,参与代谢,称为氨基酸代谢库。

体内氨基酸代谢的概况见图 9-18。

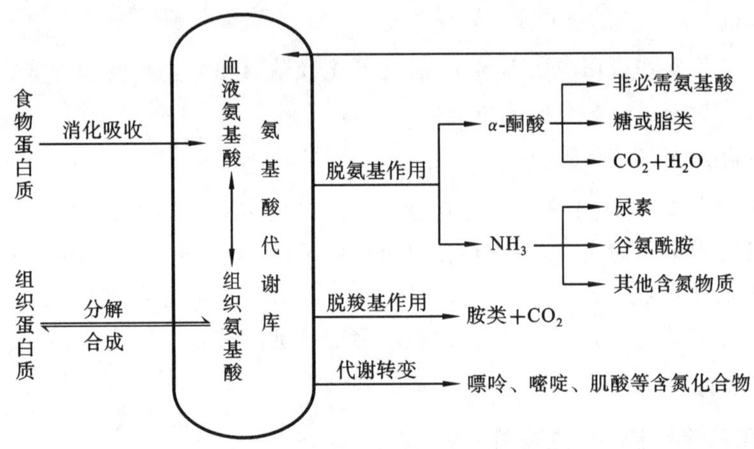

图 9-18 氨基酸代谢概况

(一) 氨基酸的脱氨基作用

α-氨基酸分子上的氨基被脱去生成 α-酮酸和氨的化学反应,称为氨基酸脱氨基作用。氨基酸的脱氨基作用主要包括氧化脱氨基、转氨基、联合脱氨基等,这是氨基酸分解的主要方式。

1. 氧化脱氨基作用

氧化脱氨基作用指氨基酸经氨基酸氧化酶催化脱掉氨基的过程。L-谷氨酸氧化脱氨基反应分两步进行,第一步为酶促反应,产物为亚谷氨酸。第二步自发进行加水反应。

L-谷氨酸是哺乳动物组织中唯一能以相当高的速率进行氧化脱氨反应的氨基酸,脱下的氨基进一步代谢后排出体外。L-谷氨酸的氧化脱氨反应以 L-谷氨酸脱氢酶催化,它是一种不需氧脱氢酶,辅酶是 NAD^+ 或 $NADP^+$,反应如下:

$$\underset{\text{L-谷氨酸}}{\begin{array}{l}NH_2\\|\\CH-COOH\\|\\(CH_2)_2-COOH\end{array}} \xrightarrow[NAD^+ \quad NADH+H^+]{\text{L-谷氨酸脱氢酶}} \underset{\text{亚谷氨酸}}{\begin{array}{l}NH\\\|\\C-COOH\\|\\(CH_2)_2-COOH\end{array}} \underset{-H_2O}{\overset{+H_2O}{\rightleftharpoons}} \underset{\alpha\text{-酮戊二酸}}{\begin{array}{l}O\\\|\\C-COOH\\|\\(CH_2)_2-COOH\end{array}} + NH_3$$

L-谷氨酸脱氢酶在肝、脑、肾等组织普遍存在，活性高，专一性强，催化的反应可逆，其平衡常数接近于1，既可以催化谷氨酸氧化脱氨生成α-酮戊二酸，又可使α-酮戊二酸氨基化生成谷氨酸，谷氨酸和α-酮戊二酸均可参与体内重要的代谢过程，故L-谷氨酸脱氢酶催化的反应在物质代谢的联系上有重要意义。

2. 转氨基作用

转氨基作用指氨基酸在转氨酶(aminotransferase)催化下将氨基转移到α-酮酸的酮基上的过程。通过转氨基作用，原来的氨基酸生成相应的α-酮酸，原来的α-酮酸生成相应的氨基酸。

$$\begin{array}{c}R_1\\|\\CH—NH_2\\|\\COOH\end{array} + \begin{array}{c}R_2\\|\\C=O\\|\\COOH\end{array} \xrightleftharpoons{\text{转氨酶}} \begin{array}{c}R_1\\|\\C=O\\|\\COOH\end{array} + \begin{array}{c}R_2\\|\\CH—NH_2\\|\\COOH\end{array}$$

转氨酶催化的反应可逆，平衡常数接近于1，反应方向取决于参与反应的底物与产物的相对浓度。此过程亦是体内合成非必需氨基酸的重要途径。

转氨酶种类多，分布广，其中以丙氨酸氨基转移酶(alanine aminotransferase，ALT，又称GPT)和天冬氨酸氨基转移酶(aspartate aminotransferase，AST，又称GOT)最重要，它们催化的反应如下。

$$\underset{\text{谷氨酸}}{\begin{array}{c}COOH\\|\\CH_2\\|\\CH_2\\|\\HC—NH_2\\|\\COOH\end{array}} + \underset{\text{丙酮酸}}{\begin{array}{c}COOH\\|\\C=O\\|\\CH_3\end{array}} \xrightleftharpoons{ALT} \underset{\alpha\text{-酮戊二酸}}{\begin{array}{c}COOH\\|\\CH_2\\|\\CH_2\\|\\C=O\\|\\COOH\end{array}} + \underset{\text{丙氨酸}}{\begin{array}{c}COOH\\|\\HC—NH_2\\|\\CH_3\end{array}}$$

$$\underset{\text{谷氨酸}}{\begin{array}{c}COOH\\|\\CH_2\\|\\CH_2\\|\\HC—NH_2\\|\\COOH\end{array}} + \underset{\text{草酰乙酸}}{\begin{array}{c}COOH\\|\\C=O\\|\\CH_2\\|\\COOH\end{array}} \xrightleftharpoons{AST} \underset{\alpha\text{-酮戊二酸}}{\begin{array}{c}COOH\\|\\CH_2\\|\\CH_2\\|\\C=O\\|\\COOH\end{array}} + \underset{\text{天冬氨酸}}{\begin{array}{c}COOH\\|\\HC—NH_2\\|\\CH_2\\|\\COOH\end{array}}$$

转氨酶为胞内酶，正常人血清中活性很低。它们在各组织器官中的活性很不均衡。ALT在肝细胞中活性最高，而AST在心肌细胞活性最高(表9-7)。当某种原因使细胞膜通透性增大或细胞破损时，转氨酶可大量释放入血，导致血清转氨酶活性显著升高。例如急性肝炎时，血清ALT显著升高。心肌梗死时，血清AST明显升高。临床上可以此作为疾病诊断和预后的指标之一。

表 9-7 正常人各组织 ALT 及 AST 活性 单位:单位/克(湿组织)

组织	AST	ALT	组织	AST	ALT
心	156000	7100	胰腺	28000	2000
肝	142000	44000	脾	14000	1200
骨骼肌	99000	4800	肺	10000	700
肾	91000	19000	血清	20	16

转氨酶的辅酶是维生素 B_6 的磷酸酯,即磷酸吡哆醛。在转氨基过程中,磷酸吡哆醛先从氨基酸接受氨基生成磷酸吡哆胺,再进一步将氨基转移给另一 α-酮酸,本身又恢复成磷酸吡哆醛。此两种磷酸酯的互变起着传递氨基的作用(图 9-19)。

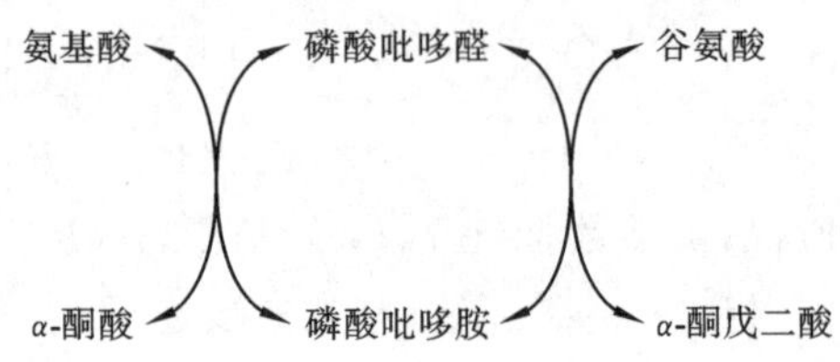

图 9-19 氨基传递过程

通过转氨基作用可以调节体内非必需氨基酸的种类和数量,以满足体内蛋白质合成时对非必需氨基酸的需求。转氨基作用虽在体内普遍存在,但此种方式只有氨基的转移,没有氨基的真正脱落,一般认为,氨基酸的脱氨基作用主要是通过联合脱氨基作用实现的。

3. 联合脱氨基作用

由两种或两种以上的酶联合脱去氨基并产生游离氨的过程称为联合脱氨基作用。常见的有两种方式。

1)转氨基与氧化脱氨基作用的联合

此种脱氨基作用是指氨基酸与 α-酮戊二酸之间的转氨基与 L-谷氨酸脱氢酶催化的氧化脱氨基作用联合进行的过程(图 9-20)。

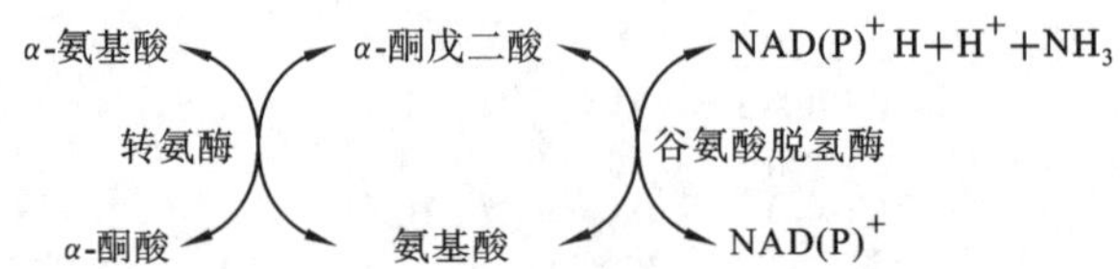

图 9-20 转氨基与氧化脱氨基作用的联合脱氨

图 9-20 可见,氨直接来源于谷氨酸,但从联合脱氨基作用的全过程看,氨的最终来源是开始参与转氨基作用的氨基酸。在肝、脑、肾等组织中 L-谷氨酸脱氢酶的活性较高,多种氨基酸可通过此种方式脱掉氨基。由于此种联合脱氨基作用的全过程是可逆的,其逆反应可合成非必需氨基酸。

2)嘌呤核苷酸循环

在骨骼肌和心肌中 L-谷氨酸脱氢酶的活性较低,不易通过上述联合脱氨基作用脱去氨基,研究表明,可通过另一种联合脱氨基方式,即嘌呤核苷酸循环(purinenucleotide cycle)脱去氨基。在此过程中,氨基酸首先通过连续的转氨基作用将氨基转移给草酰乙酸,生成天冬氨酸。天冬氨酸与次黄嘌呤核苷酸(IMP)反应生成腺苷酸代琥珀酸,再经裂解酶催化生成延胡索酸和腺嘌呤核苷酸(AMP),AMP 经腺苷酸脱氨酶(此酶肌组织活性较强)催化脱去氨基又生成 IMP,完成了氨基酸的脱氨基作用,IMP 再参加循环,延胡索酸可经三羧酸循环,转变成草酰乙酸,再参与转氨基过程(图 9-21)。

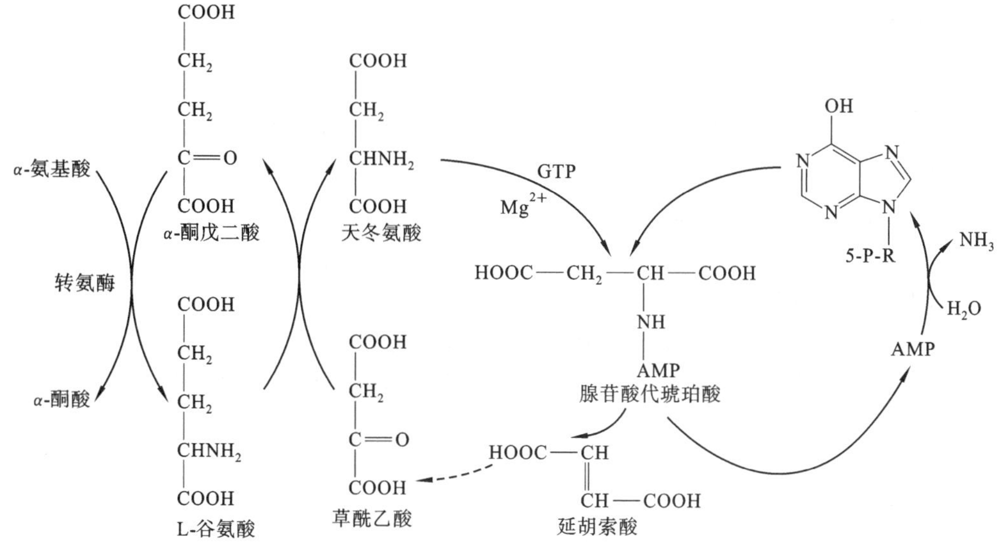

图 9-21　嘌呤核苷酸循环

这种形式的联合脱氨是不可逆的,因而不能通过其逆过程合成非必需氨基酸。这一代谢途径不仅把氨基酸代谢与糖代谢、脂代谢联系起来,而且也把氨基酸代谢与核苷酸代谢联系起来。

(二) α-酮酸代谢

氨基酸经脱氨基作用生成的 α-酮酸,在体内的代谢去路主要有以下三条。

1. 氨基化生成非必需氨基酸

多种 α-酮酸可经转氨酶与 L-谷氨酸脱氢酶联合脱氨基作用的逆过程还原氨基化生成新的非必需氨基酸,而 α-酮戊二酸可直接经谷氨酸脱氢酶催化还原氨基化生成谷氨酸。

2. 转变成糖及脂肪

实验发现,以各种氨基酸饲养人工糖尿病犬时,有些氨基酸可使尿中葡萄糖含量增加,有的氨基酸可使尿中酮体含量增高,也有的氨基酸使尿中葡萄糖和酮体均增高。由此可知,氨基酸脱氨基后生成的 α-酮酸可沿糖异生途径生成糖,称生糖氨基酸。能转变成酮体的称生酮氨基酸,既能生成糖又能生成酮体的称生糖兼生酮氨基酸(表 9-8)。

表 9-8　氨基酸生糖及生酮性质分类

类　别	氨　基　酸
生糖氨基酸	甘氨酸、丝氨酸、缬氨酸、组氨酸、精氨酸、半胱氨酸、脯氨酸、丙氨酸、谷氨酸、谷氨酰胺、天冬氨酸、天冬酰胺、甲硫氨酸
生酮氨基酸	亮氨酸、赖氨酸
生糖兼生酮氨基酸	异亮氨酸、苯丙氨酸、酪氨酸、苏氨酸、色氨酸

3. 氧化供能

α-酮酸在体内可经三羧酸循环彻底氧化成 CO_2 和 H_2O,并释放能量供机体需要。

知识链接

鸟氨酸循环的证实

20世纪40年代,利用同位素进一步证实尿素是通过鸟氨酸循环合成的。其中有两个重要的实验结果。

1. 以含 ^{15}N 的 NH_4^+ 盐饲养大鼠,食入的 ^{15}N 大部分以 ^{15}N 尿素随尿排出。用含 ^{15}N 的氨基酸饲养大鼠亦得相同结果。这说明氨基酸的最终代谢产物是尿素,氨是氨基酸转变成尿素的中间物质之一。

2. 用含 ^{15}N 的氨基酸饲养大鼠,自肝提取的精氨酸含 ^{15}N。再用提取的精氨酸与精氨酸酶一起保温,生成的尿素分子中,其两个氮原子都含 ^{15}N,但鸟氨酸不含 ^{15}N。

三、氨的代谢

机体各种来源的氨汇入血液形成血氨。氨是毒性物质,浓度过高会引起中毒。在正常情况下细胞中游离氨浓度非常低,这是因为机体通过各种途径使血氨的来源与去路处于相对平衡。

(一) 体内氨的来源

1. 脱氨基作用

氨基酸的脱氨基作用产生的氨是体内氨的主要来源。胺类分解也可以产生氨,其反应如下:

$$RCH_2NH_2 \xrightarrow{\text{胺氧化酶}} RCHO + NH_3$$

2. 肠道吸收

肠道产氨有两方面:一是肠道细菌的腐败作用;二是血中尿素渗入肠道经肠菌脲酶水解产生。肠道产氨的量较多,约4 g/d。氨的吸收部位主要在结肠,NH_3 比 NH_4^+ 易于透过细胞膜而被吸收入血。NH_3 与 NH_4^+ 的互变与肠液pH值有关,pH值下降,NH_3 与 H^+ 结合生成 NH_4^+ 不被吸收;pH值上升,NH_4^+ 可解离出 NH_3,NH_3 吸收增强。临床上对高血氨患者常采用弱酸性透析液作结肠透析,而禁止用碱性肥皂液灌肠,就是为了减少氨的吸收。

3. 肾脏产氨

肾远曲小管上皮细胞含有活性较高的谷氨酰胺酶,能催化谷氨酰胺水解产氨。酸性尿时,氨以铵盐形式随尿排出;碱性尿时,氨被肾小管上皮细胞吸收入血,升高血氨。故临床上对因肝硬化腹水的患者,不宜使用碱性利尿药。

(二) 氨的转运

氨是毒性物质,各组织中产生的氨或在肠道吸收的氨在血液中大多以丙氨酸或谷氨酰胺两种形式运输。

1. 通过丙氨酸-葡萄糖循环，氨从肌肉运往肝

丙氨酸的运氨是通过丙氨酸-葡萄糖循环而实现的。此循环主要发生在肌肉与肝脏之间，在肌肉组织尤其饥饿情况下，蛋白质分解代谢加强，糖分解代谢产物丙酮酸可接受氨基生成丙氨酸，经血液运输到肝脏，进入肝组织的丙氨酸再经联合脱氨基作用脱掉氨基又生成丙酮酸，后者经糖异生作用转变成葡萄糖，此即丙氨酸-葡萄糖循环（alanine-glucose cycle）。此循环既可使肌肉中的氨以无毒的丙氨酸形式运输到肝脏代谢，而肝又为肌肉组织提供了生成丙酮酸的葡萄糖（图 9-22）。

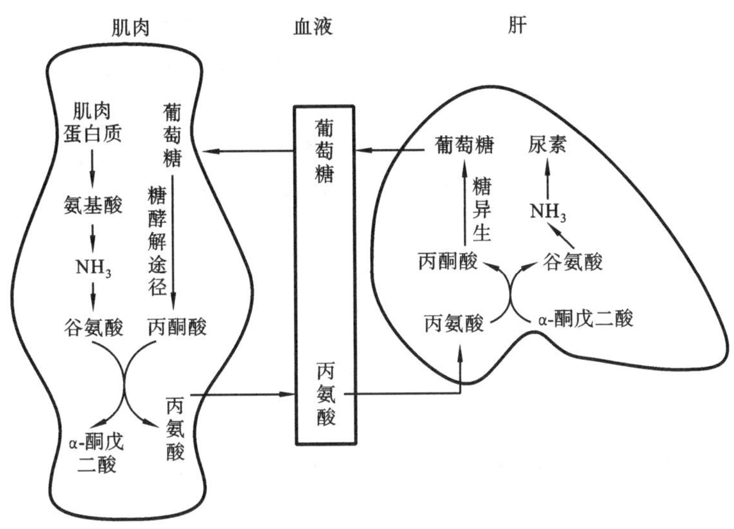

图 9-22 丙氨酸-葡萄糖循环

2. 谷氨酰胺的运氨作用

在脑、肌肉等组织氨与谷氨酸经谷氨酰胺合成酶催化，ATP 供能，可合成谷氨酰胺。谷氨酰胺经血液运输到肝脏或肾脏，再经谷氨酰胺酶水解为谷氨酸及氨，在肝脏可合成尿素，在肾脏以铵盐形式随尿排出。其反应如下：

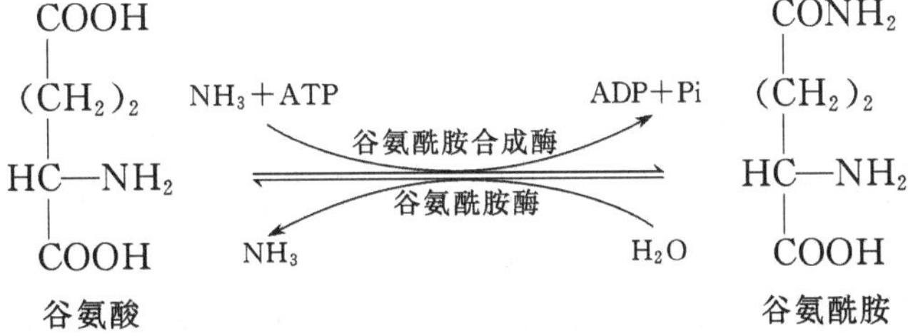

谷氨酰胺合成的意义在于谷氨酰胺既可参与蛋白质的生物合成，又是体内储氨、运氨及解除氨毒性的重要方式。临床上对高血氨引起肝性脑病的患者常服用或输入谷氨酸盐以降低血氨。

（三）氨的去路

氨在体内主要的去路是生成无毒的尿素，由肾排泄，这是机体对氨的一种解毒方式。

只有少部分氨在肾以铵盐形式由尿排出。

1. 肝是尿素合成的主要器官

正常人体内80%～90%的氨以尿素形式随尿排出,尿素主要在肝脏合成。实验证明,如将狗的肝脏切除,则血液及尿中尿素含量明显降低,而血氨浓度升高。急性重型肝炎(急性黄色肝萎缩)患者血、尿中几乎不含尿素,说明肝脏是合成尿素的最主要器官。NH_3与CO_2是合成尿素的原料,肝通过鸟氨酸循环的过程合成尿素。

2. 尿素合成的鸟氨酸循环学说

20世纪30年代,德国学者克雷布斯(Hans Krebs)提出尿素合成的鸟氨酸循环(Omithine cycle)学说,又称尿素循环或克雷布斯循环。反应过程包括鸟氨酸、瓜氨酸、精氨酸代琥珀酸、精氨酸等四种中间产物,鸟氨酸可重复反应,所以尿素循环也称为鸟氨酸循环。循环包括以下几步反应。

(1) 氨基甲酰磷酸的合成　在肝细胞的线粒体,NH_3与CO_2在Mg^{2+}、ATP、N-乙酰谷氨酸的存在下经氨基甲酰磷酸合成酶Ⅰ(CPS-Ⅰ)的催化合成氨基甲酰磷酸。

$$CO_2+NH_3+H_2O+2ATP\xrightarrow[\text{(N-乙酰谷氨酸,}Mg^{2+}\text{)}]{\text{氨基甲酰磷酸合成酶Ⅰ}}H_2N-\overset{\overset{\displaystyle O}{\|}}{C}-O\sim PO_3^{2-}+2ADP+Pi$$

此反应是消耗能量的不可逆反应。CPS-Ⅰ是一变构酶,N-乙酰谷氨酸是此酶的变构激活剂。氨基甲酰磷酸含有高能键,性质活泼,在酶的催化下易与鸟氨酸反应生成瓜氨酸。

(2) 瓜氨酸的生成　在鸟氨酸氨基甲酰转移酶催化下,氨基甲酰磷酸与鸟氨酸缩合成瓜氨酸。

$$\underset{\text{鸟氨酸}}{\begin{array}{c}NH_2\\|\\(CH_2)_3\\|\\CHNH_2\\|\\COOH\end{array}}+\underset{\text{氨基甲酰磷酸}}{\begin{array}{c}NH_2\\|\\C{=}O\\|\\O\sim PO_3H_2\end{array}}\xrightarrow{\text{鸟氨酸氨基甲酰转移酶}}\underset{\text{瓜氨酸}}{\begin{array}{c}NH_2\\|\\C{=}O\\|\\NH\\|\\(CH_2)_3\\|\\CHNH_2\\|\\COOH\end{array}}+H_3PO_4$$

第一、二步反应是在线粒体中完成的,这样有利于将NH_3严格限制在线粒体中,防止氨对机体的毒害作用。反应所需的鸟氨酸是由细胞液进入线粒体的,其穿过线粒体内膜时需要有内膜的载体携带。瓜氨酸合成后,需经载体将其转运至细胞液才能进行下列反应。

(3) 精氨酸的生成　在细胞液中,瓜氨酸与天冬氨酸作用经精氨酸代琥珀酸合成酶催化,由ATP供能合成精氨酸代琥珀酸,后者经裂解酶催化生成精氨酸和延胡索酸。

$$\underset{\text{天冬氨酸}}{COOH-CHNH_2-CH_2-COOH} + \underset{\text{瓜氨酸}}{NH_2-C(=O)-NH-(CH_2)_3-CH(NH_2)-COOH} \xrightarrow[\text{ATP} \rightarrow \text{H}_2\text{O AMP+PPi}]{\text{精氨酸代琥珀酸合成酶}} \underset{\text{精氨酸代琥珀酸}}{NH_2-C(=N-CH(COOH)-CH_2-COOH)-NH-(CH_2)_3-CH(NH_2)-COOH}$$

$$\xrightarrow{\text{精氨酸代琥珀酸裂解酶}} \underset{\text{精氨酸}}{NH_2-C(=NH)-NH-(CH_2)_3-CH(NH_2)-COOH} + \underset{\text{延胡索酸}}{COOH-CH=CH-COOH}$$

上述反应中，天冬氨酸起着供给氨基的作用。天冬氨酸供氨后生成延胡索酸，延胡索酸经三羧酸循环途径转变为草酰乙酸，后者经转氨基作用再生成天冬氨酸。体内多种氨基酸的氨基可通过天冬氨酸的形式参与尿素的合成。

(4) 尿素的生成 精氨酸在细胞液中经精氨酸酶的水解生成尿素和鸟氨酸，鸟氨酸再进入线粒体合成瓜氨酸，循环上述过程。如此循环往复，尿素不断合成。

$$\underset{\text{精氨酸}}{NH_2-C(=NH)-NH-(CH_2)_3-CHNH_2-COOH} \xrightarrow[\text{H}_2\text{O}]{\text{精氨酸酶}} \underset{\text{尿素}}{NH_2-C(=O)-NH_2} + \underset{\text{鸟氨酸}}{NH_2-(CH_2)_3-CHNH_2-COOH}$$

尿素作为代谢终产物排出体外。尿素合成的全过程见图 9-23。

综上所述，每经一次鸟氨酸循环，可促进 2 分子 NH_3、1 分子 CO_2 合成 1 分子尿素，其中 1 分子 NH_3 来自于游离 NH_3，2 分子 NH_3 来自于天冬氨酸分子中的 NH_3。尿素合成是一个耗能过程，每合成 1 分子尿素就要消耗 3 分子 ATP，相当于 4 个高能键。

3. 高氨血症和氨中毒

正常生理情况下，血氨处于较低水平。尿素循环是维持血氨低浓度的关键。当肝功能

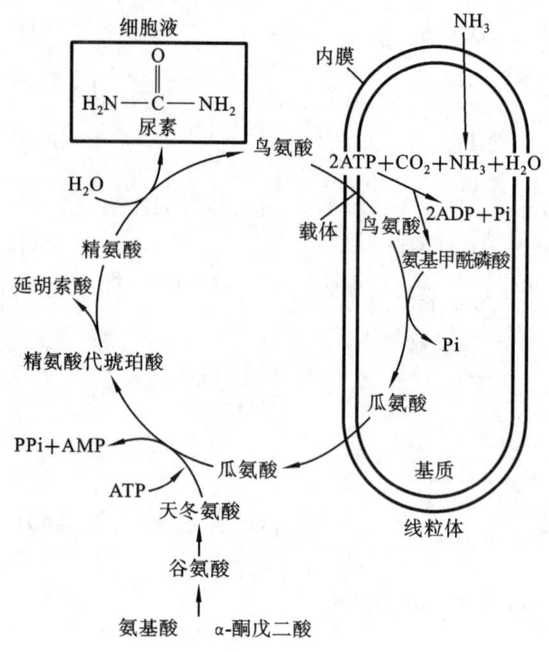

图 9-23 尿素合成的中间步骤

严重损伤时，尿素循环发生障碍，血氨浓度升高，称为高氨血症。氨中毒机制尚不清楚。一般认为，氨进入脑组织，可与α-酮戊二酸结合成谷氨酸，谷氨酸又与氨进一步结合生成谷氨酰胺，从而使α-酮戊二酸和谷氨酸减少，导致三羧酸循环减弱，从而使脑组织中 ATP 生成减少，引起大脑功能障碍，严重时可发生昏迷，这就是肝性脑病氨中毒学说的基础。

四、氨基酸的特殊代谢

(一) 氨基酸的脱羧基作用

部分氨基酸可在氨基酸脱羧酶(decarboxylase)催化下进行脱羧基作用(decarboxylation)，生成相应的胺，脱羧酶的辅酶为磷酸吡哆醛。

从量上讲，脱羧基作用不是体内氨基酸分解主要方式，但可生成有重要生理功能的胺。下面列举几种氨基酸脱羧产生的重要胺类物质。

1. γ-氨基丁酸

γ-氨基丁酸(γ-aminobutyric acid，GABA)是由谷氨酸脱羧基生成，催化此反应的酶是谷氨酸脱羧酶。此酶在脑、肾组织中活性很高，所以脑中 GABA 含量较高。

$$\begin{array}{c}COOH\\|\\(CH_2)_2\\|\\CHNH_2\\|\\COOH\\\text{谷氨酸}\end{array}\xrightarrow[\searrow CO_2]{\text{L-谷氨酸脱羧酶}}\begin{array}{c}COOH\\|\\(CH_2)_2\\|\\CH_2NH_2\\\gamma\text{-氨基丁酸}\end{array}$$

GABA 是一种抑制性神经递质，对中枢神经有抑制作用。睡眠时大脑皮层产生较多的

γ-氨基丁酸。临床上对于惊厥和妊娠呕吐的患者常使用维生素 B_6 治疗，其机理就在于提高脑组织内谷氨酸脱羧酶的活性，使 GABA 生成增多，增强中枢抑制作用。

2. 组胺

组胺(histamine)是由组氨酸脱羧生成。组胺主要由肥大细胞产生并贮存，在乳腺、肺、肝、肌肉及胃黏膜中含量较高。

$$\text{组氨酸（咪唑环}-CH_2CH(NH_2)COOH\text{）}\xrightarrow[\searrow CO_2]{\text{组氨酸脱羧酶}}\text{组胺（咪唑环}-CH_2CH_2NH_2\text{）}$$

组氨酸　　组胺

组胺是一种强烈的血管舒张剂，并能增加毛细血管的通透性，可引起血压下降和局部水肿。组胺的释放与过敏反应症状密切相关。组胺可刺激胃蛋白酶和胃酸的分泌，所以常用它做胃分泌功能的研究。

3. 5-羟色胺

色氨酸在脑中首先由色氨酸羟化酶催化生成 5-羟色氨酸(5-hydroxy-tryptophan)，再经脱羧酶作用生成 5-羟色胺(5-hydroxytryptamine，5-HT)。

$$\text{色氨酸（吲哚环}-CH_2CH(NH_2)COOH\text{）}\xrightarrow{\text{色氨酸羟化酶}}\text{5-羟色氨酸（HO-吲哚环}-CH_2CH(NH_2)COOH\text{）}$$

色氨酸　　5-羟色氨酸

$$\xrightarrow[\searrow CO_2]{\text{5-羟色氨酸脱羧酶}}\text{HO-吲哚环}-CH_2CH_2NH_2$$

5-羟色胺

5-羟色胺在神经组织中有重要的功能，目前已肯定中枢神经系统有 5-羟色胺能神经元。其他组织如小肠、血小板、乳腺细胞中也有 5-羟色胺，它具有强烈的血管收缩作用。

4. 多胺

鸟氨酸及蛋氨酸经脱羧基等作用可生成多胺(polyamine)，反应如下：

$$\text{L-鸟氨酸}\xrightarrow[\searrow CO_2]{\text{鸟氨酸脱羧酶}}H_2N-(CH_2)_4-NH_2\text{(腐胺)}$$

$$\text{S-腺苷蛋氨酸(SAM)}\xrightarrow[\searrow CO_2]{\text{SAM 脱羧酶}}\text{腺苷}-\underset{}{\overset{CH_3}{\overset{|}{S}}}-(CH_2)_3-NH_2\text{(脱羧基 SAM)}$$

$$\text{腐胺＋脱羧基 SAM}\xrightarrow[\searrow \text{腺苷}-S-CH_3]{\text{丙胺转移酶}}H_2N-(CH_2)_4-NH-(CH_2)_3-NH_2\text{(精脒)}$$

$$\text{精脒＋脱羧基 SAM}\xrightarrow[\searrow \text{腺苷}-S-CH_3]{\text{丙胺转移酶}}H_2N-(CH_2)_3-NH-(CH_2)_4-NH-(CH_2)_3-NH_2\text{(精胺)}$$

精脒和精胺均属多胺，它们是调节细胞生长的重要物质，可促进核酸、蛋白质的合成，有利于细胞增殖。因此，凡生长旺盛的组织如胚胎、再生肝、癌瘤等组织，鸟氨酸脱羧酶(多胺合成的限速酶)较高，多胺含量增加。目前，临床上常测定肿瘤患者血、尿中多胺含量作为观察病情和辅助诊断的指标之一。

（二）某些氨基酸在分解代谢中产生一碳单位

1. 一碳单位及其种类

某些氨基酸在分解代谢过程中产生的含有一个碳原子的有机基团，称一碳单位或一碳基团(one carbon unit)，包括甲基($—CH_3$)、亚甲基($—CH_2—$)、次甲基($=CH—$)、甲酰基($—CHO$)、亚氨甲基($—CH=NH$)等。

2. 一碳单位的载体

一碳单位不能游离存在，常与四氢叶酸(FH_4)结合而转运并参加代谢。FH_4是一碳单位的载体，也是一碳单位代谢的辅酶。哺乳动物体内的FH_4是由叶酸还原生成，其生成及结构如下：

$$\text{叶酸}\xrightarrow[\text{NADPH}+\text{H}^+\ \rightarrow\ \text{NADP}^+]{\text{二氢叶酸还原酶}}\text{二氢叶酸}\xrightarrow[\text{NADPH}+\text{H}^+\ \rightarrow\ \text{NADP}^+]{\text{二氢叶酸还原酶}}\text{四氢叶酸}$$

5,6,7,8-四氢叶酸(FH_4)

FH_4分子中的N^5，N^{10}是结合一碳单位的位置，形成N^5-甲基-FH_4、N^5，N^{10}-亚甲基-FH_4、N^5，N^{10}-次甲基-FH_4、N^{10}-甲酰-FH_4、N^5-亚氨甲基-FH_4。

如N^5，$N^{10}—CH_2—FH_4$及$N^5—CH_3—FH_4$的结构式如下：

N^5，$N^{10}—CH_2—FH_4$　　　　$N^5—CH_3—FH_4$

3. 一碳单位的来源及互变

一碳单位主要来源于丝氨酸、甘氨酸、组氨酸、色氨酸的分解代谢。

各种形式的一碳单位中碳原子的氧化状态不同，在适当条件下它们可以通过氧化还原反应相互转变。但是，N^5-甲基-四氢叶酸的生成基本是不可逆的，也就是说N^5-甲基-四氢叶酸不能转化为其他类型一碳单位，它的主要作用是提供甲基。一碳单位的来源、互变及利用见图 9-24。

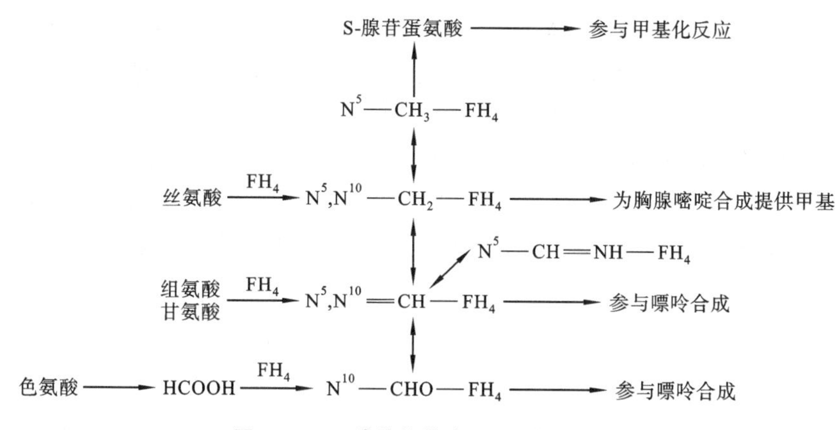

图 9-24 一碳单位的来源、互变及利用

4. 一碳单位的生理功能

一碳单位的主要生理功能是作为嘌呤、嘧啶的合成原料。例如：$N^5,N^{10}—CH_2—FH_4$ 可为胸腺嘧啶核苷酸的合成提供甲基，$N^{10}—CHO—FH_4$ 与 $N^5,N^{10}═CH—FH_4$ 分别为嘌呤环的合成提供 C_2 和 C_8，因此，一碳单位代谢与细胞的增殖、组织生长和机体发育等重要过程密切相关。一碳单位还参与 S-腺苷蛋氨酸的合成，后者参与体内重要的甲基化反应，为激素、磷脂、核酸等的合成提供甲基。一碳单位代谢可把氨基酸代谢与核酸代谢联系起来，因而对机体生命活动有重要意义。

知识链接

叶酸与疾病的关系

叶酸缺乏可能是最普遍的维生素缺乏症，其所有的症状几乎都是由于一碳单位代谢障碍所引起的。

(1) 叶酸与巨幼红细胞性贫血　由于叶酸缺乏使 DNA 的合成受到了抑制，核蛋白形成不足，骨髓中新形成的红细胞不能成熟，细胞分裂增殖速度下降。其红细胞长得格外大，且发育不全，数目也有所减少。贫血可发生于婴儿和孕妇，一般是由于单纯缺乏叶酸所致。补充叶酸后很快就能恢复。

(2) 叶酸与心血管疾病　有研究表明，膳食中缺乏叶酸会使血中高半胱氨酸水平升高，易引起动脉硬化，是冠心病发病的一个独立危险因素。

(3) 叶酸与肿瘤　叶酸具有防癌的作用。科学试验表明，人类患结肠癌、前列腺癌及宫颈癌与膳食中叶酸的摄入量不足有关。

(4) 叶酸与畸形儿　叶酸可预防神经管发育畸形。由于叶酸与 DNA 的合成密切相关，孕妇若摄入叶酸严重不足，就会使胎儿的 DNA 合成发生障碍，细胞分裂减弱，其脊柱的关键部位的发育受损，导致脊柱裂。妇女在怀孕的前 6 周内若摄入叶酸不足，其生出无脑儿和脑脊柱裂的畸形儿的可能性增加 4 倍。

(三) 蛋氨酸代谢

含硫氨基酸包括蛋氨酸(甲硫氨酸)、半胱氨酸和胱氨酸三种。半胱氨酸和胱氨酸可通过氧化还原反应互变,蛋氨酸在体内可转变为半胱氨酸,半胱氨酸供给充足可减少蛋氨酸的消耗。下面只重点介绍蛋氨酸的代谢。

1. 蛋氨酸与转甲基作用

蛋氨酸与 ATP 反应经腺苷转移酶催化生成 S-腺苷蛋氨酸(S-adenosyl methionine, SAM),此为甲基的供体,蛋氨酸的活性形式,可参与多种重要的甲基化反应。

$S-CH_3$ / CH_2 / CH_2 / $CHNH_2$ / $COOH$ + Ⓟ~Ⓟ~Ⓟ—H_2C—核糖(OH OH)—腺嘌呤 —腺苷转移酶(→PPi)→ $COOH$ / $CHNH_2$ / CH_2 / CH_2 / $^{+}S(CH_3)-CH_2$—核糖(OH OH)—腺嘌呤

2. 蛋氨酸循环

蛋氨酸经上述过程供出甲基后,生成 S-腺苷同型半胱氨酸,后者脱掉腺苷生成同型半胱氨酸,后者经 $N^5-CH_3-FH_4$ 转甲基酶(辅酶为维生素 B_{12})催化,从 $N^5-CH_3-FH_4$ 获得甲基重新生成蛋氨酸,形成循环过程,称蛋氨酸循环(methionine cycle)(图 9-25),此循环的生理意义在于将 $N^5-CH_3-FH_4$ 的甲基转变为活性甲基,进而参与体内广泛存在的甲基化反应。$N^5-CH_3-FH_4$ 则是体内甲基的间接供体。

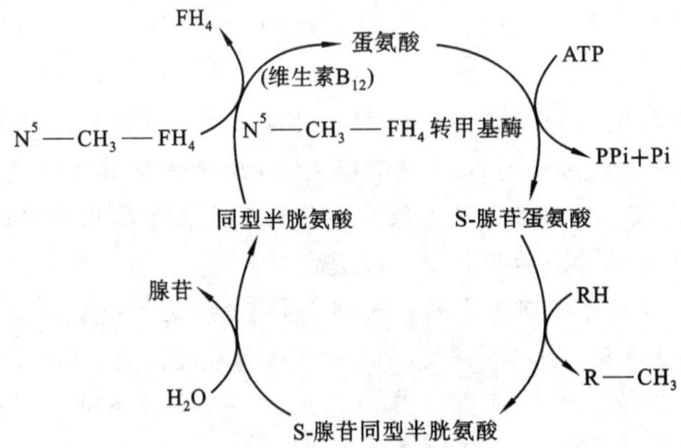

图 9-25 蛋氨酸循环

据统计,体内有 50 多种物质的合成需要 SAM 提供甲基,生成甲基化合物,如 DNA、RNA 及蛋白质的甲基化,还有肌酸、胆碱、肾上腺素等的合成。

肝是合成肌酸的主要器官,肌酸是以甘氨酸为骨架,精氨酸提供脒基,SAM 提供甲基而合成。肌酸从 ATP 接受高能磷酸基团而生成磷酸肌酸,主要存在于心肌、骨骼肌和大脑组织，参与能量的储存。磷酸肌酸脱去磷酸，肌酸脱水均可生成肌酐，随尿排出体外。肾脏发生严重病变时，肌酐排出受阻，血中肌酐浓度升高。其浓度不受进食食物蛋白质的影响，故血中肌酐含量测定可作为判断肾功能的重要生化指标。

（四）芳香族氨基酸的代谢

芳香族氨基酸包括苯丙氨酸、酪氨酸和色氨酸，苯丙氨酸与酪氨酸的结构相似。在体内苯丙氨酸羟化可生成酪氨酸。

1. 苯丙氨酸与酪氨酸的代谢

苯丙氨酸经苯丙氨酸羟化酶作用生成酪氨酸，此反应不可逆。酪氨酸在体内的代谢去路有多条。苯丙氨酸与酪氨酸的代谢见图 9-26。

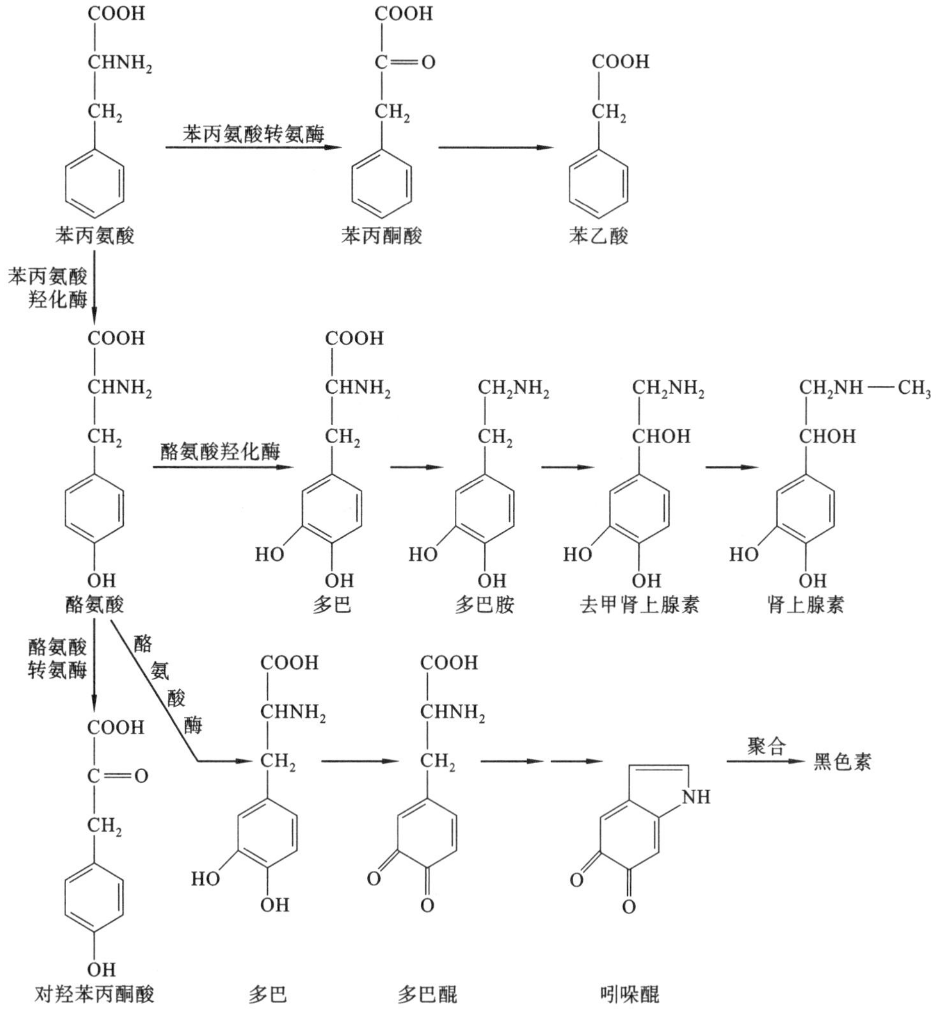

图 9-26 苯丙氨酸与酪氨酸的代谢

（1）儿茶酚胺的合成　在肾上腺髓质、神经组织中，酪氨酸经酪氨酸羟化酶催化生成多巴，再经多巴脱羧酶催化生成多巴胺，此为脑中的一种神经递质。在肾上腺髓质多巴胺侧链 β-碳原子可再羟化生成去甲肾上腺素，后者经甲基化生成肾上腺素。多巴胺、去甲肾上腺素和肾上腺素统称为儿茶酚胺。

(2) 黑色素的生成　在黑色素细胞中酪氨酸可经酪氨酸酶催化生成多巴，再经氧化、脱羧、聚合等反应生成黑色素。人体先天性缺乏酪氨酸酶，黑色素合成障碍，致使皮肤、毛发等发白，称为白化病。

(3) 酪氨酸的分解代谢　酪氨酸还可经酪氨酸转氨酶催化生成对羟苯丙酮酸，后者进一步分解，经中间产物尿黑酸转变成延胡索酸和乙酰乙酸。延胡索酸是糖代谢的中间产物，乙酰乙酸属酮体，故苯丙氨酸和酪氨酸是生糖兼生酮氨基酸。

(4) 苯丙酮酸尿症(PKU)　生理条件下，苯丙氨酸主要转变成酪氨酸而进入多条代谢途径。若先天性缺乏苯丙氨酸羟化酶，苯丙氨酸即经转氨酶催化生成苯丙酮酸，后者随尿排出，称苯丙酮酸尿症(phenyl ketonuria，PKU)。苯丙酮酸的堆积对中枢神经系统有毒性，患儿出现智力障碍。患儿应及早用低苯丙氨酸膳食治疗。PKU 现在已可进行产前基因诊断。

2. 色氨酸的代谢

色氨酸在体内分解代谢除生成 5-羟色胺外，色氨酸还是一碳单位的供体，也可分解生成丙酮酸和乙酰 CoA，所以，色氨酸是生糖兼生酮氨基酸。色氨酸在体内还可转变为尼克酸，这是体内合成维生素的特例，合成量甚少，不能满足机体需要。

知识链接

氨基酸代谢先天性缺陷病

氨基酸代谢先天性缺陷病有数十种之多，如精氨酸血症、高甘氨酸血症、分支链酮酸症、苯丙酮酸尿症、尿黑酸症和白化病等。这些病往往是由于体内缺乏某种酶，该酶的作用底物在血液中蓄积或者是大量从尿中排出。大多发生在婴儿时期，患儿的临床表现为智力迟钝、发育不良、呕吐、沉睡、搐搦、共济失调和昏迷等，很多在幼年就死亡。

(杜丽敏)

第四节　核苷酸代谢

食物中的核酸大多与蛋白质结合成为核蛋白，在胃内受胃酸作用分离为核酸与蛋白质，核酸在肠腔内经核酸酶和核苷酸酶的作用而水解，水解产生的核苷酸及核苷都可在肠道内吸收，进入肠黏膜细胞后主要进行分解代谢。单核苷酸可进一步降解为碱基、戊糖和磷酸。分解产生的戊糖被吸收而参加体内的戊糖代谢，嘌呤和嘧啶碱则主要被分解而排出体外。人体内的核苷酸主要由机体细胞通过其他化合物作为原料自身合成，无需从食物中供应，不属于营养必需物质。核苷酸不仅是核酸的基本成分，而且是一类生命活动不可缺少的重要的物质。

一、核苷酸的合成代谢

生物体内的核苷酸，可以直接利用细胞中自由存在的碱基和核苷合成，也可以利用氨基酸和某些小分子物质为原料，经一系列酶促反应从头合成核苷酸，分别称为补救合成和从头合成。在不同的组织中，两条途径的重要性不同。

（一）嘌呤核苷酸的合成

体内嘌呤核苷酸的合成有两条途径。第一，利用磷酸核糖、氨基酸、一碳单位及 CO_2 等简单物质为原料，经过一系列酶促反应，合成嘌呤核苷酸，称为从头合成途径（de novo synthesis）。从头合成是生物体合成嘌呤核苷酸的主要途径。第二，利用体内游离的嘌呤或嘌呤核苷，经过简单的反应过程，合成嘌呤核苷酸，称为补救合成途径（salvage pathway）。

1. 嘌呤核苷酸的从头合成途径（主要合成途径）

用同位素示踪法证明：甘氨酸、天冬氨酸、二氧化碳、谷氨酰胺及一碳单位是嘌呤核苷酸中嘌呤环的合成原料（图 9-27）。

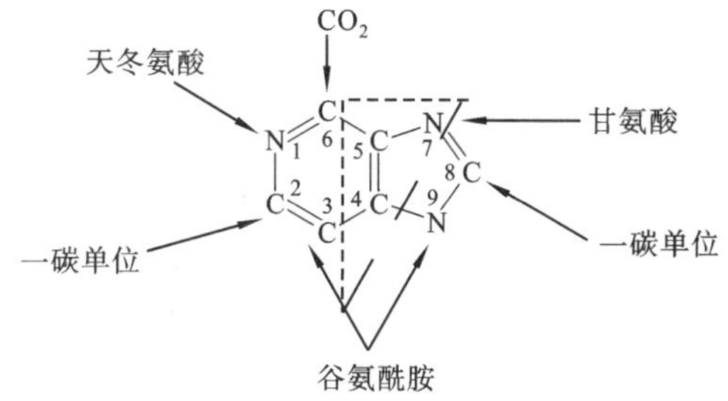

图 9-27 嘌呤环从头合成时各原子来源

合成过程是在细胞液中进行的一系列复杂的反应，其步骤可分为两个阶段：首先合成次黄嘌呤核苷酸（inosine monophosphate，IMP），然后 IMP 再转变成腺嘌呤核苷酸（adenosine monophosphate，AMP）与鸟嘌呤核苷酸（guanosine monophosphate，GMP）。

（1）IMP 的合成 ①由葡萄糖经磷酸戊糖途径产生的 5-磷酸核糖（R-5-P），先经磷酸核糖焦磷酸合成酶（亦称 PRPP 合成酶）催化，生成 5-磷酸核糖焦磷酸（phosphoribosyl pyrophosphate，PRPP），此反应需要 ATP 提供能量，是合成嘌呤核苷酸的关键性反应。②在磷酸核糖酰胺转移酶催化下，由谷氨酰胺提供氨基取代 PRPP 中 C1 上的焦磷酸基，形成 5-磷酸核糖胺（PRA）。③由 ATP 供能，甘氨酸与 PRA 加合，生成甘氨酰胺核苷酸（GAR）。④经 N^5，N^{10}-次甲基四氢叶酸的甲酰化生成甲酰甘氨酰胺核苷酸（FGAR）。⑤谷氨酰胺提供酰胺氮使 FGAR 变为甲酰甘氨咪核苷酸（FGAM），此反应消耗 1 分子 ATP。⑥FGAM 脱水、环化形成 5-氨基咪唑核苷酸（AIR），此反应也需要 ATP 参与，至此合成了嘌呤环中的咪唑环部分。AIR 继续依次进行羧化、加合天冬氨酸，脱去延胡索酸，再经 N^{10}-甲酰四氢叶酸的甲酰化脱水环化成次黄嘌呤核苷酸（IMP），整个合成过程经过 11 步反应完成（图 9-28）。

（2）AMP 和 GMP 的生成 IMP 是嘌呤核苷酸合成的重要中间产物，是腺苷酸和鸟苷酸的前体，IMP 进一步由天冬氨酸提供氨基合成 AMP 或氧化成黄嘌呤核苷酸（XMP），再

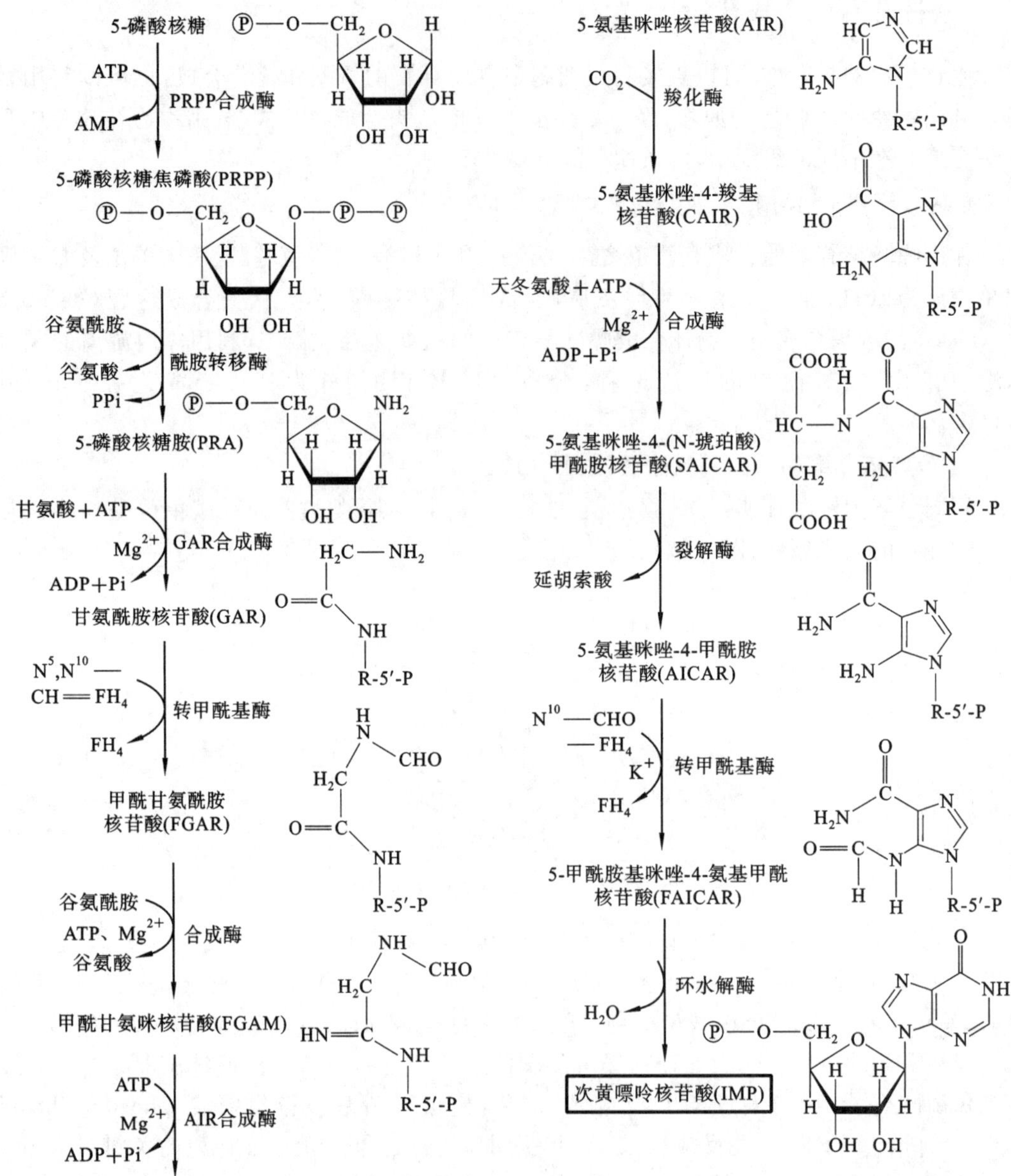

图 9-28 次黄嘌呤核苷酸的合成

由谷氨酰胺提供氨基合成GMP(图9-29)。AMP和GMP在激酶作用下，经过两步磷酸化反应，分别生成ATP和GTP。肝是体内从头合成嘌呤核苷酸的主要器官，其次是小肠黏膜及胸腺等，现已证明，并不是所有的细胞都具有从头合成嘌呤核苷酸的能力。

由上述反应可以看出嘌呤核苷酸是在磷酸核糖的分子上逐步合成，而非先合成嘌呤碱再与磷酸核糖结合。这与嘧啶核苷酸的合成过程不同。这是嘌呤核苷酸从头合成的一个重要特点。

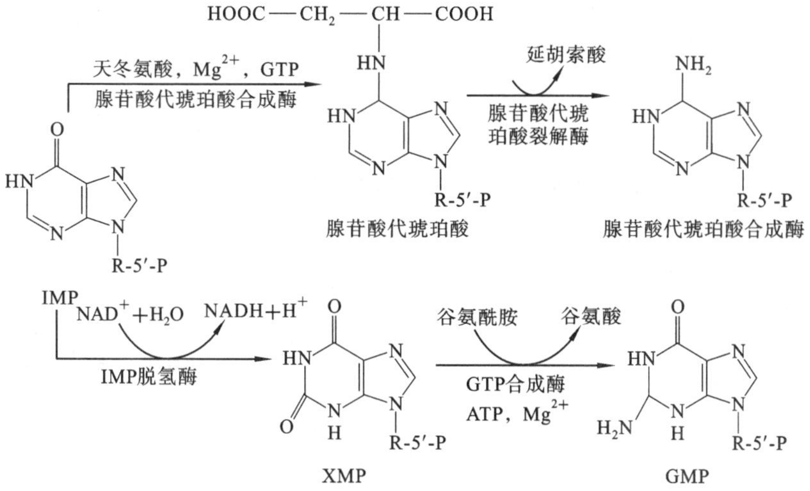

图 9-29　由 IMP 合成 AMP 和 GMP

2. 嘌呤核苷酸的补救合成途径

骨髓、脑等组织不能按上述从头合成途径合成嘌呤核苷酸，必须利用现成的嘌呤碱或嘌呤核苷以合成嘌呤核苷酸，补救途径的过程比较简单，消耗能量也少，在补救反应里 PRPP 的核糖磷酸部分转移给嘌呤形成相应的核苷酸。有两种酶参与嘌呤核苷酸的补救合成，即腺嘌呤磷酸核糖转移酶（adenine phosphoribosyl transferase，APRT）和次黄嘌呤-鸟嘌呤磷酸核糖转移酶（hypoxanthine-guanine phosphoribosyl transferase，HGPRT）。它们分别催化 AMP 和 IMP、GMP 的补救合成。

有一种遗传病，由于基因缺陷导致 HGPRT 完全缺失的患儿表现为自毁容貌综合征（或称 Lesch-Nyhan 综合征），患儿在两三岁时出现症状，很少能存活，目前人们希望利用基因工程进行治疗。

$$\text{腺嘌呤} + \text{PRPP} \xrightarrow{\text{APRT}} \text{AMP} + \text{PPi}$$

$$\text{次黄嘌呤} + \text{PRPP} \xrightarrow{\text{HGPRT}} \text{IMP} + \text{PPi}$$

$$\text{鸟嘌呤} + \text{PRPP} \xrightarrow{\text{HGPRT}} \text{GMP} + \text{PPi}$$

知识链接

Lesch-Nyhan 综合征

Lesch-Nyhan 综合征是由于 HGPRT 的严重遗传缺陷所致。此种疾病是一种 X 染色体隐形连锁遗传缺陷，见于男性。患者表现为尿酸增高及神经异常。如脑发育不全、智力低下、攻击和破坏性行为。1 岁后可出现手足徐动，继而发展为肌肉强迫性痉挛，四肢麻木，发生自残行为，常咬伤自己的嘴唇、手和足趾，故又称自毁容貌综合征。其尿酸增高较易解释，由于 HGPRT 缺乏，使得分解产生的 PRPP 不能被利用而堆积，PRPP 促进嘌呤的从头合成，从而使嘌呤分解产物尿酸增高。而神经系统症状的机制尚不清楚。

自毁容貌综合征患者大多死于儿童时代,现有的医疗技术对此无计可施,而只能寄希望于基因治疗。

谷氨酰胺的类似物如氮杂丝氨酸(重氮乙酰丝氨酸)和6-重氮-5-氧去甲亮氨酸,其结构与谷氨酰胺的结构相似,可抑制谷氨酰胺参与嘌呤核苷酸的合成(图9-30)。

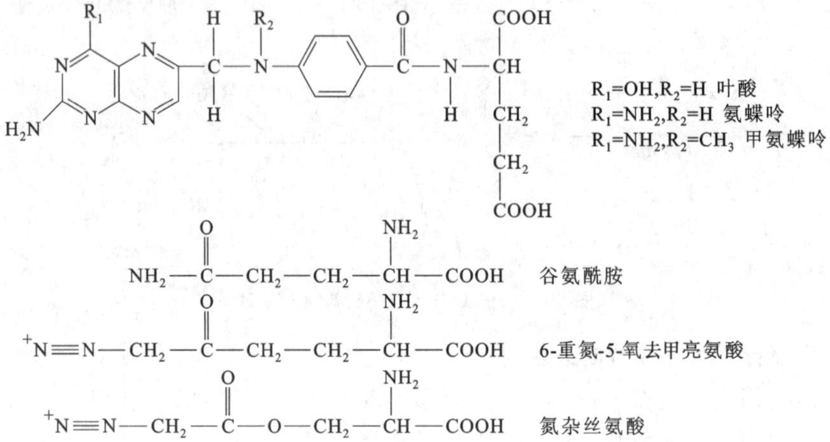

R_1=OH,R_2=H 叶酸
R_1=NH_2,R_2=H 氨蝶呤
R_1=NH_2,R_2=CH_3 甲氨蝶呤

$NH_2-CO-CH_2-CH_2-CH(NH_2)-COOH$ 谷氨酰胺

$^{+}N\equiv N-CH_2-CO-CH_2-CH_2-CH(NH_2)-COOH$ 6-重氮-5-氧去甲亮氨酸

$^{+}N\equiv N-CH_2-CO-O-CH_2-CH(NH_2)-COOH$ 氮杂丝氨酸

图9-30 嘌呤核苷酸的抗代谢物

(二)嘧啶核苷酸的合成

1. 嘧啶核苷酸的从头合成

同位素示踪实验证明:合成嘧啶的原料主要是CO_2、谷氨酰胺和天冬氨酸(图9-31)。

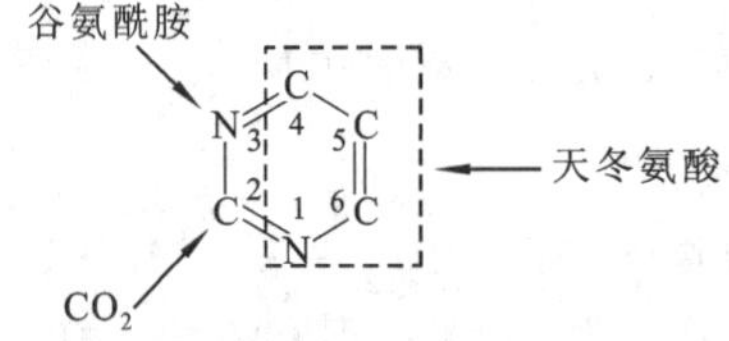

图9-31 嘧啶环从头合成时各原子的来源

嘧啶核苷酸的合成是先合成嘧啶环,然后再与磷酸核糖相连。嘧啶核苷酸的合成主要在肝脏中进行。在细胞液中ATP供能的条件下,谷氨酰胺和二氧化碳在氨基甲酰磷酸合酶Ⅱ(CPS-Ⅱ)催化下,生成氨基甲酰磷酸(氨基甲酰磷酸也是合成尿素的原料,它由肝线粒体中的氨基甲酰磷酸合酶Ⅰ所催化生成,其氮的来源为氨)。氨基甲酰磷酸与天冬氨酸结合生成氨甲酰天冬氨酸,后者经环化、脱氢生成乳清酸,乳清酸同PRPP作用生成乳清酸核苷酸,最后脱羧生成尿嘧啶核苷酸(UMP)(图9-32)。

CTP的合成:机体能将ATP的高能磷酸基团转给UMP而生成UDP与UTP,在CTP合酶催化下,由谷氨酰胺提供氨可使UTP转变成CTP。

2. 嘧啶核苷酸的补救合成

催化嘧啶核苷酸补救合成的酶有两种,即嘧啶磷酸核糖转移酶和尿苷激酶,催化的反应如下。

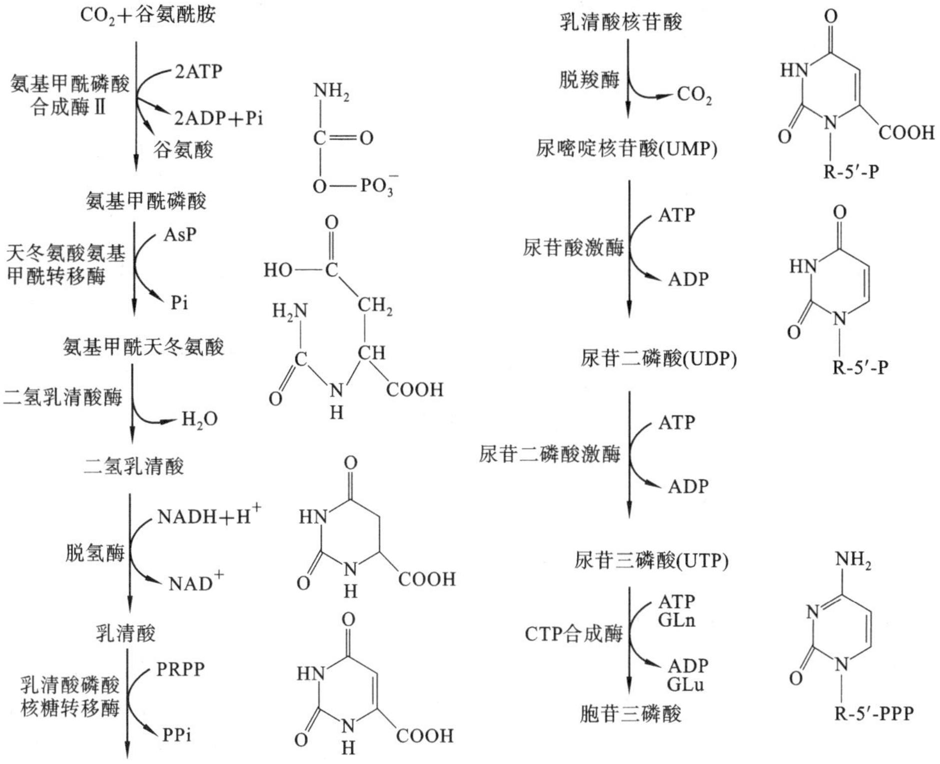

CO_2+谷氨酰胺
氨基甲酰磷酸合成酶Ⅱ 2ATP 2ADP+Pi 谷氨酸
氨基甲酰磷酸
天冬氨酸氨基甲酰转移酶 AsP Pi
氨基甲酰天冬氨酸
二氢乳清酸酶 H_2O
二氢乳清酸
脱氢酶 NADH+H^+ NAD^+
乳清酸
乳清酸磷酸核糖转移酶 PRPP PPi
乳清酸核苷酸
脱羧酶 CO_2
尿嘧啶核苷酸(UMP)
尿苷酸激酶 ATP ADP
尿苷二磷酸(UDP)
尿苷二磷酸激酶 ATP ADP
尿苷三磷酸(UTP)
CTP合成酶 ATP GLn ADP GLu
胞苷三磷酸

图 9-32 嘧啶核苷酸的合成

$$\text{嘧啶}+\text{PRPP}\xrightarrow{\text{嘧啶磷酸核糖转移酶}}\text{磷酸嘧啶核苷}+\text{PPi}$$

$$\text{尿嘧啶核苷}+\text{ATP}\xrightarrow{\text{尿苷激酶}}\text{UMP}+\text{ADP}$$

3. 嘧啶核苷酸抗代谢物

与嘌呤核苷酸的抗代谢物相似，嘧啶核苷酸的抗代谢物是一些嘧啶、氨基酸或叶酸的类似物。它们通过阻断嘧啶核苷酸的合成来达到抗肿瘤目的。如 5-氟尿嘧啶（5-fluorouracil，5-FU）是临床上常用的抗肿瘤药物，它在体内经转化生成氟尿嘧啶核苷三磷酸(FUTP)。FUTP 以 FUMP 的形式参入 RNA 分子中，从而破坏 RNA 的结构与功能。

如前所述，氮杂丝氨酸的结构与谷氨酰胺相似，抑制嘧啶核苷酸的从头合成与 CTP 的生成。

（三）脱氧（核糖）核苷酸的合成

DNA 是由各种脱氧核苷酸组成，细胞分裂旺盛时，脱氧核苷酸的含量明显增加，以适应合成 DNA 的需要。

脱氧核苷酸包括嘌呤脱氧核苷酸和嘧啶脱氧核苷酸，其所含的脱氧核糖并非先生成再结合成为脱氧核苷酸，而是在核糖核苷二磷酸水平上直接还原生成的，反应由核糖核苷酸还原酶催化。脱氧胸腺嘧啶核苷酸(dUMP)则由 dUMP 甲基化而生成。

1. 核糖核苷酸的还原

脱氧核糖核苷酸（包括嘌呤脱氧核苷酸和嘧啶脱氧核苷酸）是在核糖核苷二磷酸的水

平上还原生成的。后者再被磷酸化生成脱氧核苷三磷酸(dNTP)或脱去磷酸生成脱氧核苷一磷酸(dNMP)(图9-33)。

$$\left.\begin{array}{l}ADP\\GDP\\CDP\\UDP\end{array}\right\}+NADPH+H^+\xrightarrow{\text{核糖核苷酸还原酶}}\left.\begin{array}{l}dADP\\dGDP\\dCDP\\dUDP\end{array}\right\}+NADP^++H_2O$$

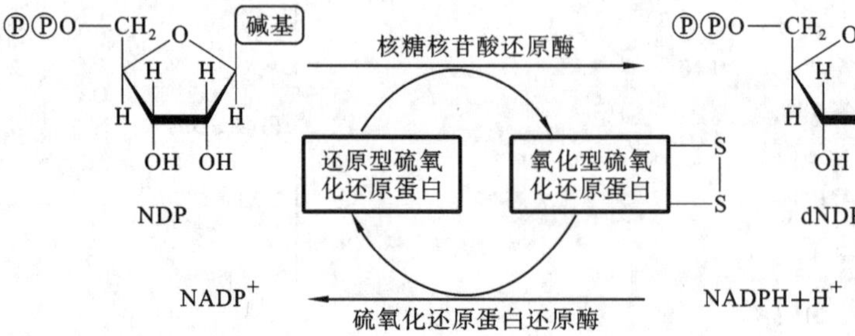

图9-33 脱氧核苷酸的生成

2. 脱氧胸腺嘧啶核苷酸的合成

脱氧胸腺嘧啶核苷酸(dTMP)可由dUMP甲基化而形成,反应由胸腺嘧啶核苷酸合酶催化,甲基由N^5,N^{10}-甲烯四氢叶酸提供。N^5,N^{10}-甲烯四氢叶酸提供甲基后生成的二氢叶酸可以再经二氢叶酸还原酶的作用,重新生成四氢叶酸。四氢叶酸可再携带"一碳单位"循环使用。dUMP可来自两个途径:一是dUDP的水解,另一个是dCMP的脱氨基,以后一种为主。

3. 脱氧核糖核苷酸的抗代谢物

肿瘤细胞生长迅速,为保障DNA的合成,需要丰富的TMP供应。阻断TMP合成的药物可用于治疗肿瘤。5-氟尿嘧啶除在体内可以转化成FUTP外,还可转化生成一磷酸脱氧核糖氟尿嘧啶核苷(FdUMP)。FdUMP与dUMP的结构相似,是胸苷酸合成酶的抑制剂,使TMP的合成受阻。四氢叶酸类似物MTX等通过抑制二氢叶酸还原酶阻断TMP的合成。另外,改变戊糖结构的核苷类似物(如阿糖胞苷和环胞苷)也是重要的抗癌药物。例如,阿糖胞苷可抑制胞苷二磷酸(CDP)还原成脱氧胞苷二磷酸(dCDP),从而直接抑制DNA的合成。脱氧核糖核苷酸的抗代谢物见图9-34。

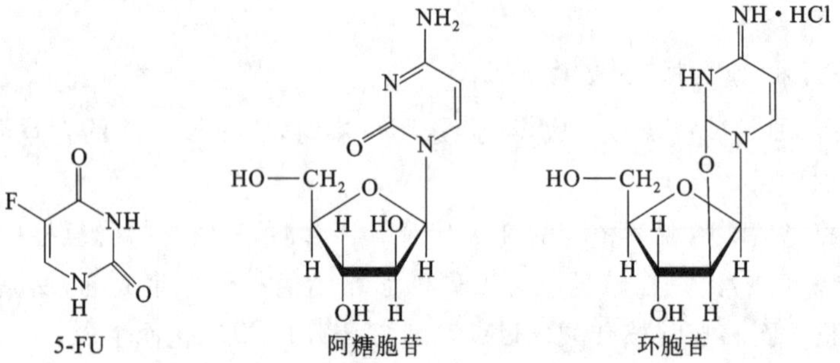

图9-34 脱氧核糖核苷酸的抗代谢物

二、核苷酸的分解代谢

（一）核苷酸的水解

生物体内广泛存在着核苷酸酶，可使核苷酸水解为核苷与磷酸。核苷再经核苷磷酸化酶作用，水解为自由的嘌呤碱或嘧啶碱及 1-磷酸核糖，后者在磷酸核糖变位酶的催化下变成 5-磷酸核糖，5-磷酸核糖既可以经磷酸戊糖途径代谢，也可参与 PRPP 的合成。嘌呤或嘧啶则可以参与核苷酸的补救合成，也可进一步代谢。

（二）嘌呤的分解代谢

在人体内腺嘌呤与鸟嘌呤分解的最终产物为尿酸（uric acid），尿酸仍具有嘌呤环，仅取代基发生氧化。

腺嘌呤核苷酸首先受腺嘌呤核苷脱氨酶催化，水解脱去氨基成为次黄嘌呤核苷，再受核苷磷酸化酶的催化分解出一磷酸核糖及次黄嘌呤。次黄嘌呤受黄嘌呤氧化酶的作用依次氧化成黄嘌呤、尿酸。

鸟嘌呤核苷酸先经核苷磷酸化酶的作用分解生成鸟嘌呤，后者受鸟嘌呤脱氨酶的催化脱去氨基，依次生成黄嘌呤、尿酸。体内的嘌呤核苷酸分解代谢主要在肝脏、小肠及肾中进行，因为黄嘌呤氧化酶在这些脏器中的活性较强（图 9-35）。

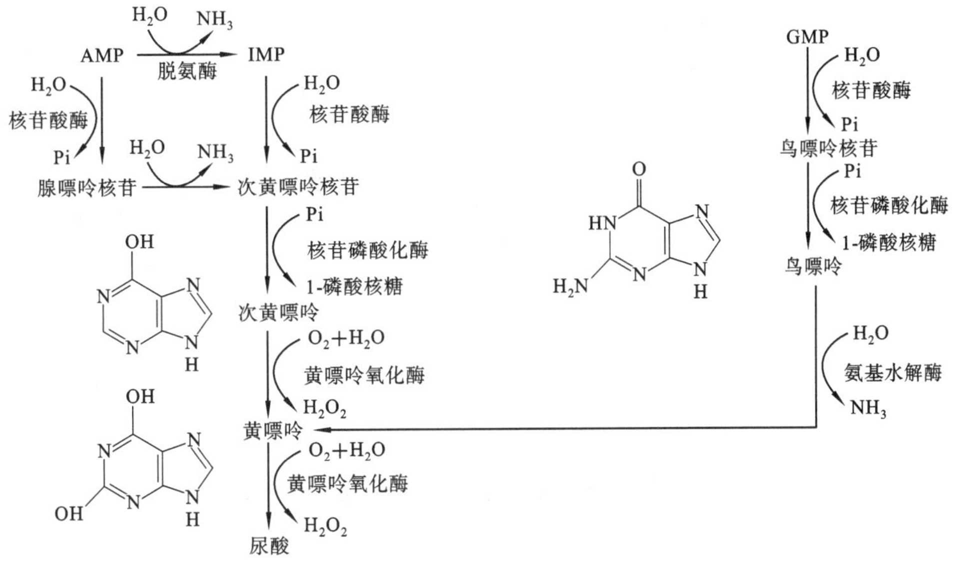

图 9-35　嘌呤核苷酸的分解代谢

尿酸为人类及其他灵长类动物嘌呤分解代谢的最终产物，随尿排出体外。正常人血浆中尿酸含量为 0.12～0.36 mmol/L。尿酸的水溶性较差，若嘌呤分解代谢增强，尿酸的生成过多或排泄受阻以致血液中的尿酸浓度升高，尿酸盐结晶在关节、软组织、软骨甚至肾等处沉积下来，而导致痛风症。临床上常用别嘌呤醇治疗痛风症，别嘌呤醇与次黄嘌呤的结构类似，故可以竞争性地抑制黄嘌呤氧化酶活性，从而抑制尿酸的生成，降低血浆中尿酸含量，达到治疗目的。

知识链接

嘌呤代谢与痛风

痛风症是指患者血中尿酸含量增高(一般高于470 μmol/L),导致尿酸盐沉积于关节、软组织、软骨及肾等处,首先引起炎症反应——急性痛风关节炎,最终导致慢性痛风关节炎、尿路结石等,即为原发性痛风症;若是肾功能障碍引起尿酸排出减少而产生的痛风属继发性痛风症,原发性痛风症系嘌呤代谢相关酶的缺乏所致,主要是HGPRT活性减少,限制了嘌呤核苷酸的补救合成,而有利于尿酸的生成。

(三)嘧啶的分解代谢

嘧啶分解与嘌呤分解产生尿酸不同,它的环可以打开,降解产物均易溶于水。各种嘧啶核苷酸分解后,产生的嘧啶碱在体内一般不再利用,主要在肝脏中进行分解(图9-36),胞嘧啶和尿嘧啶的分解产物为氨、二氧化碳、β-丙氨酸。胸腺嘧啶的分解产物为氨、二氧化碳及β-氨基异丁酸,后者可随尿排出或进一步分解,氨与二氧化碳可合成尿素随尿排出体外。

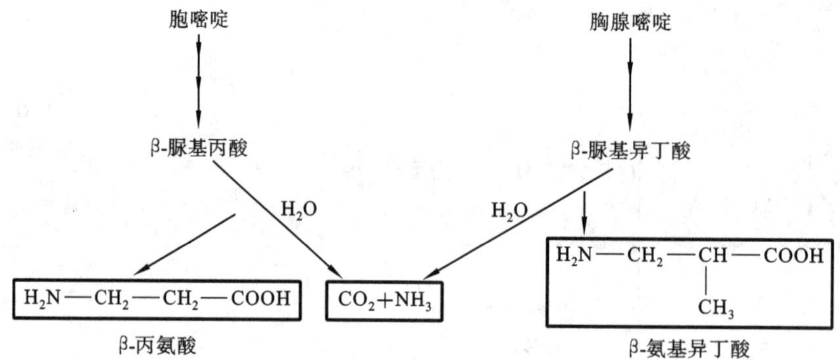

图9-36 嘧啶碱的分解代谢

(杜丽敏)

第五节 生物氧化与能量代谢

一、生物氧化

生物氧化(biological oxidation)是指糖、脂肪、蛋白质等营养物质在生物体内彻底氧化生成二氧化碳和水并释放出能量的过程。其中一部分能量使ADP磷酸化成ATP,供生命活动之需;其他能量以热能形式释放,维持机体的体温。生物氧化中物质的氧化方式遵循氧化还原反应的一般规律,有加氧、脱氢、失电子,氧化时所消耗的氧量、最终产物(CO_2和H_2O)和释放能量均与物质在体外氧化时相同。生物体氧化与体外氧化的主要区别在于:生物氧化是在细胞内温和环境(体温,pH值接近中性)中进行的一系列酶促反应;能量逐步释放有利于 ATP 的生成；生物氧化中水的生成是通过脱下的氢与氧结合产生的，CO_2的产生是通过有机酸脱羧产生的。

（一）生成 ATP 的氧化体系

代谢物脱下的成对氢原子(2H)通过线粒体内膜上按一定顺序排列的多种酶和辅酶所催化的连锁反应逐步传递，最终与氧结合生成水。由于此过程与细胞呼吸有关，所以此传递体系又称为呼吸链(respiratory chain)。其中传递氢的酶或辅酶称为递氢体，传递电子的酶或辅酶称为电子传递体。不论递氢体还是电子传递体都起传递电子的作用，所以呼吸链又称电子传递链(electron transfer chain)。

1. 呼吸链的组成

用超声法或去垢剂可以从线粒体内膜上分离得到四种仍具有传递电子功能的复合体。

(1) 复合体Ⅰ(NADH-泛醌还原酶)　将电子从还原型烟酰胺腺嘌呤二核苷酸(reduced nicotinamide adenine dinucleotide，NADH)传递给泛醌(ubiquinone)，泛醌又称辅酶 Q(coenzyme Q，CoQ)。辅酶 Q 是唯一不与蛋白质结合的电子载体。人复合体Ⅰ中含有以黄素单核苷酸(flavin mononucleotide，FMN)为辅基的黄素蛋白和以铁硫簇(iron-sulfur cluster，Fe-S)为辅基的铁硫蛋白(iron-sulfur protein)。

(2) 复合体Ⅱ(琥珀酸-泛醌还原酶)　将电子从琥珀酸传递给泛醌，人复合体Ⅱ含有以黄素腺嘌呤二核苷酸(flavin adenine dinucleotide，FAD)为辅基的黄素蛋白，铁硫蛋白和细胞色素(cytochrome，Cyt)b_{560}。

细胞色素是一类以铁卟啉为辅基的催化电子传递的酶类，均有特殊的吸收光谱而呈现颜色。根据它们吸收光谱不同，将细胞色素分为细胞色素 a、b、c(Cyta，Cytb，Cytc)三类，各种细胞色素的主要差别在于铁卟啉辅基的侧链以及铁卟啉与蛋白质部分的连接方式。

(3) 复合体Ⅲ(泛醌-细胞色素 C 还原酶)　将电子从泛醌传递给细胞色素 C。人复合体Ⅲ含有两种细胞色素 b($cytb_{562}$，b_{566})、细胞色素 C_1 和铁硫蛋白、细胞色素 C。

(4) 复合体Ⅳ(细胞色素 C 氧化酶)　将电子从细胞色素 C 传递给氧。人复合体Ⅳ包含十三条多肽链，含有 Cyta 和 $Cyta_3$，两者结合紧密，很难分开，故合成为 $Cytaa_3$。$Cytaa_3$ 含有两个铁卟啉辅基和两个铜原子，铜原子可进行 $Cu^{+} \longleftrightarrow Cu^{2+} + e$ 反应传递电子。

2. 呼吸链的排列顺序

电子传递链中各成分的排列顺序是通过实验确定的，其实验原理如下：①各组分的标准氧化还原电位由高到低的排列；②不同阻断剂作用下各组分的氧化还原状态不同；③各组分氧化还原前后的光谱特性差异。人体内存在两条氧化呼吸链(图 9-37)。

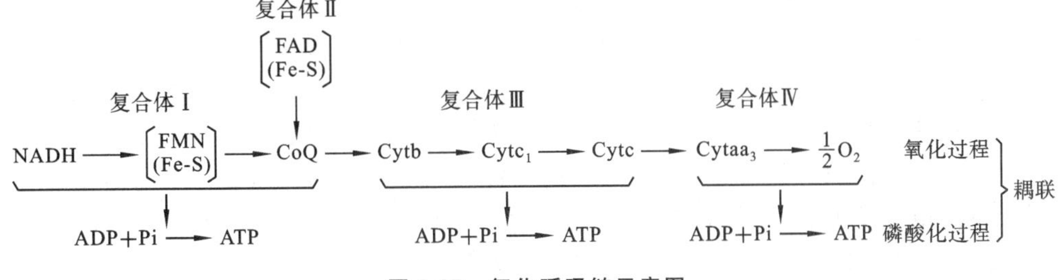

图 9-37　氧化呼吸链示意图

(1) NADH氧化呼吸链　生物氧化中大多数脱氢酶如乳酸脱氢酶,苹果酸脱氢酶都是以NAD^+为辅酶的。NAD^+接受氢生成$NADH+H^+$,然后通过NADH氧化呼吸链再被氧化成NAD^+。

$NADH+H^+$脱下的2H经复合体Ⅰ(FMN,Fe-S)传给CoQ,再经复合体Ⅲ(Cytb,Fe-S,$Cytc_1$)传至Cytc,然后传至复合体Ⅳ(Cyta,$Cyta_3$)最后将2e交给O_2。

(2) 琥珀酸氧化呼吸链($FADH_2$氧化呼吸链)　琥珀酸在琥珀酸脱氢酶催化下脱下的2H经复合体Ⅱ(FAD,Fe-S,b_{560})使CoQ形成$CoQH_2$,再往下的传递与NADH氧化呼吸链相同。α-磷酸甘油脱氢酶及脂酰CoA脱氢酶催化代谢物脱下的氢也由FAD接受,通过此呼吸链被氧化,故归属于琥珀酸氧化呼吸链。

(二) 氧化磷酸化

机体细胞在代谢的过程中生成ATP的方式有两种:一种是直接把代谢物分子中的能量转移至ADP(或GDP),生成ATP(或GTP)的过程,称为底物水平磷酸化(substrate level phosphorylation);另一种是在呼吸链电子传递过程中耦联ADP磷酸化,生成ATP,称为氧化磷酸化(oxidative phosphorylation),也称为耦联磷酸化。

1. 氧化磷酸化耦联部位

氧化磷酸化耦联部位的测定方法有两种。

(1) P/O值的测定　P/O值是指物质氧化时每消耗1摩尔氧原子所消耗的无机磷多少摩尔,即生成ATP多少摩尔。已知β-羟丁酸的氧化通过NADH呼吸链,测得P/O的值接近3,即该呼吸链传递2H可生成3分子ATP。琥珀酸氧化时,测得P/O的值接近2,即该呼吸链传递2H可生成2分子ATP。通过测定P/O的值推断NADH呼吸链存在三个耦联部位,琥珀酸呼吸链存在两个耦联部位。

(2) 自由能变化　在电子传递反应中伴有电位的降落。自由能变化($\Delta G^{0'}$)与电位变化($\Delta E^{0'}$)的关系:$\Delta G^0=-nF\Delta E^0$(式中n代表电子数,F法拉第常数,相当于96.5 kJ/mol)。通过测定呼吸链各组分间的电位差值,根据电位差计算其自由能的大小,当自由能大于生成每摩尔ATP需能时(30.5 kJ),即可判断为氧化磷酸化的耦联部位。

2. 氧化磷酸化耦联机制

目前被普遍接受的是化学渗透学说。该学说主要论点是呼吸链存在于线粒体内膜上,当进行氧化时,呼吸链中的复合体起质子泵作用,质子被泵出线粒体内膜的外侧,形成质子浓度的内低外高的浓度梯度,这样造成了膜内外两侧跨膜的化学电位差,其中蕴藏着电化学能量,此能量能使ADP磷酸化生成ATP。

3. 影响氧化磷酸化的因素

(1) 抑制剂　①呼吸链抑制剂:能阻断呼吸链中某些部位电子传递,如鱼藤酮、粉蝶霉素A等与复合体Ⅰ中的铁硫蛋白结合,CO、CN^-等抑制$Cyta_3$,均可抑制电子传递。②解耦联剂:使氧化与磷酸化耦联过程脱离,氧化过程产生的能量不能用于磷酸化过程,如二硝基苯酚能进入基质侧释出H^+,返回细胞液侧结合H^+,从而破坏电化学梯度。③氧化磷酸化抑制剂:对电子传递及ADP磷酸化均有抑制作用,如寡霉素可与ATP合酶F_1和F_0之间柄部的寡霉素敏感蛋白结合,抑制质子回流,抑制ATP生成。

(2) ATP、ADP的调节作用　当机体利用ATP增多,ADP浓度增高,转运入线粒体后使氧化磷酸化速度加快;反之 ADP 不足,使氧化磷酸化速度减慢。这种调节作用可使 ATP 的生成速度适应生理需要。

(3) 甲状腺激素 甲状腺激素诱导细胞膜上 Na^+,K^+-ATP 酶的生成,使 ATP 加速分解为 ADP 和 Pi,ADP 增多促进氧化磷酸化,甲状腺激素(T_3)还可使解耦联蛋白基因表达增加,因而引起耗氧和产热均增加。所以甲状腺功能亢进症患者基础代谢率增高。

(三) ATP

生物氧化过程中释放的能量大约有 40%以化学能的形式储存于一些特殊的有机磷酸化合物中,形成磷酸酯(磷酸酐)。磷酸酯键水解时释放能量较多(大于 21 kJ/mol),一般称为高能磷酸键,常用"~P"表示。含有高能磷酸键的化合物称为高能磷酸化合物。在体内所有高能磷酸化合物中,以 ATP 末端的磷酸键最为重要。

为糖原、磷脂、蛋白质合成时提供能量的 UTP、CTP、GTP 一般不能从物质氧化过程中直接生成,只能在核苷二磷酸激酶的催化下,从 ATP 中获得~P。

$$\text{ATP}+\text{UDP}\longrightarrow\text{ADP}+\text{UTP}$$

$$\text{ATP}+\text{CDP}\longrightarrow\text{ADP}+\text{CTP}$$

$$\text{ATP}+\text{GDP}\longrightarrow\text{ADP}+\text{GTP}$$

另外,当体内 ATP 消耗过多(例如肌肉剧烈收缩)时,ADP 累积,在腺苷酸激酶催化下由 ADP 转变成 ATP 而被利用。此反应是可逆的,当 ATP 需要量降低时,AMP 从 ATP 中获得~P 生成 ADP。

$$\text{ADP}+\text{ADP}\longrightarrow\text{ATP}+\text{AMP}$$

(四) 通过线粒体内膜的物质转运

线粒体内生成的 NADH 可直接参加氧化磷酸化过程,但在胞质中生成的 NADH 不能自由透过线粒体内膜,因此其所携带的氢必须通过 α-磷酸甘油穿梭(glycerophosphate shuttle)和苹果酸-天冬氨酸穿梭(malate-asperate shuttle)两种转运机制进入线粒体,然后再经呼吸链进行氧化磷酸化。

1. α-磷酸甘油穿梭作用

α-磷酸甘油穿梭主要存在于脑和骨骼肌中。线粒体外的 NADH 在胞质中磷酸甘油脱氢酶催化下,使磷酸二羟丙酮还原成 α-磷酸甘油,然后通过线粒体外膜,再经线粒体内膜近细胞质侧的磷酸甘油脱氢酶催化下氧化生成磷酸二羟丙酮和 $FADH_2$。磷酸二羟丙酮可穿出线粒体外膜至胞质,继续进行穿梭,而 $FADH_2$ 则进入琥珀酸氧化呼吸链,生成 2 分子 ATP(图 9-38)。因此在这些组织中糖酵解过程中产生的 $NADH+H^+$ 可通过 α-磷酸甘油穿梭进入线粒体,故 1 分子葡萄糖彻底氧化可生成 36 分子 ATP。

2. 苹果酸-天冬氨酸穿梭作用

苹果酸-天冬氨酸穿梭作用主要存在于肝和心肌中。胞质中的 NADH 在苹果酸脱氢酶的作用下,使草酰乙酸还原成苹果酸,后者通过线粒体内膜上的 α-酮戊二酸载体进入线粒体,在线粒体内苹果酸脱氢酶的作用下重新生成草酰乙酸和 NADH。NADH 进入 NADH 氧化呼吸链,生成 3 分子 ATP。线粒体内生成的草酰乙酸经天冬氨酸氨基转移酶的作用生成天冬氨酸,后者经酸性氨基酸载体转运出线粒体再转变成草酰乙酸,继续进行穿梭(图 9-39)。因此在这些组织中糖酵解过程中产生的 $NADH+H^+$ 可通过苹果酸-天冬

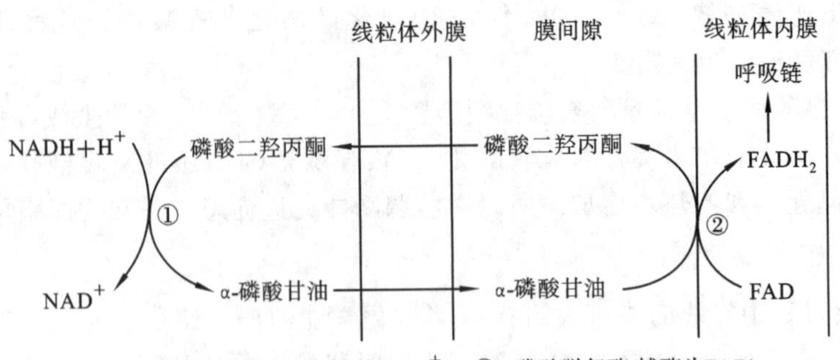

图 9-38　α-磷酸甘油穿梭示意图

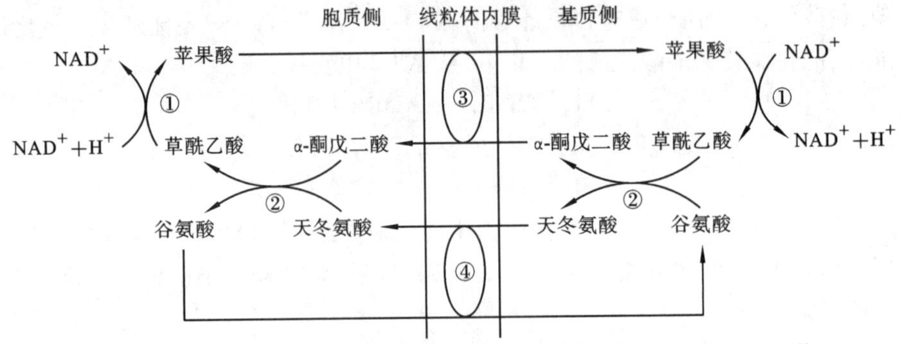

图 9-39　苹果酸-天冬氨酸穿梭示意图

氨酸穿梭进入线粒体中，故1分子葡萄糖彻底氧化可生成38分子ATP。

（五）其他氧化体系

生物体内除存在最重要的线粒体氧化体系外，还有微粒体氧化体系、过氧化物酶体氧化体系等，它们统称为非线粒体氧化体系。非线粒体氧化体系参与体内氧化剂的清除、药物毒物的生物转化等，不产生ATP。

二、能量代谢

新陈代谢是机体生命活动的基本特征，包括物质代谢和能量代谢两个方面。能量代谢(energy metabolism)是指物质代谢过程中所伴随着的能量的产生、储存、转移、释放和利用的过程。

（一）机体能量的来源和去路

1. 能量的来源

机体的能量主要来源于糖、脂肪和蛋白质三大营养物质中蕴藏的化学能。糖为主要的能源物质，人体所需的能量70%以上由糖类物质的氧化分解提供，其余能量由脂肪提供。蛋白质一般不作为供能物质，只有在长期饥饿或体力极度消耗等特殊情况下，机体才开始依靠分解蛋白质所产生的氨基酸供能，以维持基本的生理功能。

2. 能量的转移、贮存和利用

营养物质在氧化分解过程中，生成代谢终产物 CO_2 和 H_2O，同时释放蕴藏的化学能。其中约有 60%的能量迅速转化为热能，用于维持体温，其余部分则以化学能的形式贮存于三磷酸腺苷(ATP)的高能磷酸键中。当 ATP 分解时，其高能磷酸键断裂，成为二磷酸腺苷(ADP)，同时释放能量，供机体组织利用，完成各种生理活动。ATP 广泛存在于人体的一切细胞内，既是机体的重要贮能物质，又是直接的供能物质。除 ATP 外，机体还有另一种含高能磷酸键的贮能化合物磷酸肌酸(CP)。当能量产生过剩时，ATP 会将高能磷酸键转移给肌酸，生成 CP，将能量贮存起来；反之，当组织细胞耗能增加时，CP 又将贮存的能量转移给 ADP，生成新的 ATP，以补充 ATP 的消耗。因此，CP 不是机体直接的供能物质，而是 ATP 的贮存库(图 9-40)。

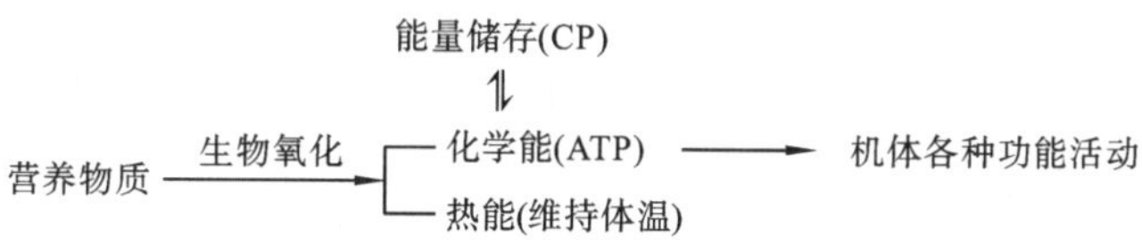

图 9-40 机体能量的来源与去路

3. 能量代谢的表示方法

根据能量守恒定律，体内食物氧化所释放的能量最终都将转化成热能，并散发于体外。因此，测定机体一定时间内所散发的总热量，就可以测出机体在一定时间内所消耗的能量。机体在单位时间内的产热量称为能量代谢率。通常以单位时间内每平方米体表面积的产热量为单位，用 $kJ/(m^2 \cdot h)$ 或 $kJ/(m^2 \cdot min)$ 表示。

(二) 影响能量代谢的主要因素

体内能够引起细胞化学反应增强的因素都可增加代谢率，如肌肉活动、精神活动、环境温度、食物的特殊动力效应等。

1. 肌肉活动

肌肉活动是影响能量代谢最显著的因素。机体活动的轻微增加就会提高代谢率。就整体而言，剧烈的肌肉活动可使机体的产热量在几秒钟内提高 50 倍，机体劳动或运动时的能量代谢率见表 9-9。

表 9-9 劳动或运动时能量代谢率

肌肉活动方式	平均产热量/($kJ/(m^2 \cdot min)$)
静卧休息	2.73
出席会议	3.40
擦窗	8.30
洗衣服	9.89
扫地	11.36
打排球	17.04
打篮球	24.22
踢足球	24.96

2. 精神活动

人在平静思考问题时,对能量代谢影响不大。但当精神处于紧张状态,如烦恼、恐惧或精神激动时,能量代谢率显著增加。其原因之一是骨骼肌紧张性增强,使产热量增加;另一方面是交感-肾上腺髓质系统兴奋,甲状腺激素、肾上腺髓质激素分泌增多,促进细胞代谢,增加机体产热量。

3. 环境温度

人安静时的能量代谢率,以在20～30 ℃的环境中最为稳定。环境温度过低或过高均可使机体的能量代谢率增加。当环境温度低于20 ℃时,由于寒冷刺激会反射性引起寒战、肌紧张增强,致使能量代谢率增加;当环境温度高于30 ℃时,体内生化反应加速,呼吸、循环功能增强,也可使能量代谢率增加。

4. 食物的特殊动力效应

人在进食后的一段时间内,即使处于安静状态,机体的产热量也要比进食前有所增加。这种由于食物引起机体额外增加产热量的现象,称为食物的特殊动力效应。这种效应从进食后1 h开始增加,2～3 h达高峰,持续7～8 h。各种营养物质的特殊动力效应不同,蛋白质食物最为显著,可达30%;糖和脂肪分别为6%和4%;混合性食物为10%。寒冷季节多食高蛋白质的食物,可增加额外产热量,有利于御寒。

(三) 基础代谢与基础代谢率

基础代谢是指基础状态下的能量代谢。单位时间内的基础代谢称为基础代谢率(basal metabolism rate,BMR)。基础状态是指室温20～25 ℃、清晨空腹(禁食12 h以上)、清醒静卧,无精神紧张活动的状态。体内能量消耗只用于维持基本的生命活动,能量代谢比较稳定。BMR一般每小时内每平方米体表面积的产热量来衡量,通常以kJ/(m^2·h)来表示。BMR与体表面积基本上成正比,而与体重不成比例。测量和计算体表面积时常采用下列公式:

$$体表面积(m^2)=0.0061\times身高(cm)+0.0128\times体重(kg)-0.1592$$

BMR随性别、年龄等不同而有生理变动。当其他情况相同时,男子的BMR平均比女子的高;年幼儿比成人高,年龄越大,代谢率越低。

我国人BMR的水平,男女各年龄组的平均值如表9-10所示。

表9-10 我国正常人基础代谢率平均值 单位:kJ/(m^2·min)

年龄/岁	11～15	16～17	18～19	20～30	31～40	41～50	51以上
男性	195.5	193.4	166.2	157.8	158.7	154.0	149.0
女性	172.5	181.7	154.0	146.5	146.9	142.4	138.6

一般来说,BMR的实测值同上述正常平均值比较,相差在±15%以内属于正常。当相差超过±20%时,才可能具有病理学意义。在各种疾病中,甲状腺功能的改变总是伴有BMR的异常变化,甲状腺功能亢进时BMR可比正常值高出25%～80%;甲状腺功能低下时,BMR可比正常值低20%～40%。其他如肾上腺皮质及腺垂体功能低下、阿狄森病、肾病综合症等也常伴有BMR降低。当人体发热时,BMR将升高,一般来说,体温每升高1 ℃,BMR可升高13%。其他如糖尿病、红细胞增多症、白血病等也常伴有BMR的增高。

因此，BMR 的测定是临床上常用的辅助诊断手段之一。

三、体温及其调节

体温（body temperature）是指机体深部组织的平均温度，即体核温度。人和高等动物的体温能保持相对稳定。体温的相对恒定是内环境稳态的重要方面，也是机体新陈代谢和生命活动正常进行的必要条件。由于机体内各种生理过程都有赖于酶的参与，体温过高或过低都将影响酶的活性而导致新陈代谢和生理功能障碍，甚至造成死亡。因此，临床上将体温作为一个基本的健康指标。

（一）人体正常体温

人体各部位的温度并不完全相同。皮肤的温度又称体表温度，它易随环境温度及衣着情况的变化而改变；心脏、脑、肺和腹腔器官的温度又称为深部温度，它们之间的温度差异较小，相对比较稳定。因此，生理学上所说的体温是指机体深部的平均温度。

临床上通常用腋窝、口腔、直肠的温度来代表体温。这些部位测定的正常值：腋窝温度 36.0～37.4 ℃，口腔温度 36.7～37.7 ℃，直肠温度 36.9～37.9 ℃。由于腋窝内的皮肤温度较低，不能准确反映体温，测量时至少需要 10 min，并且应保持腋窝干燥；口腔温度测量比较方便、准确，一般选择测定舌下温度，但易受环境温度、呼吸、进食和饮水的影响；直肠温度比较接近机体深部的温度，故相对稳定。

（二）体温的生理变动

1. 昼夜波动

在一昼夜之间，体温呈周期性波动，清晨 2～6 时最低，午后 1～6 时最高，波动幅度正常不超过 1 ℃。体温的昼夜变化可能与下丘脑的生物钟功能及内分泌腺的节律性活动有关。

2. 性别

成年女子的体温平均比男子高约 0.3 ℃。女子的基础体温随月经周期而发生变动，在月经期和月经后的前半期较低，排卵日最低，排卵后体温升高。这种体温变化规律同血中孕激素的变化相一致（图 9-41）。

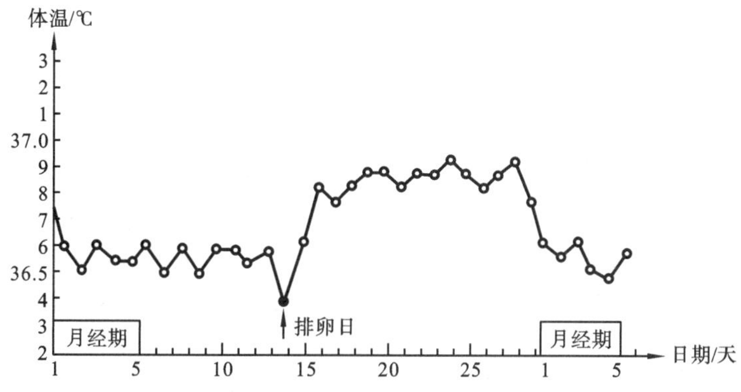

图 9-41　女性月经周期中基础体温的波动

3. 年龄

一般来说,儿童的体温较高,老年人的体温较低。新生儿,尤其是早产儿,因其体温调节机构发育还不完善,调节体温的能力差,他们的体温容易受环境因素的影响而变动。老年人因基础代谢率低,体温也偏低。

4. 其他

肌肉活动时代谢增强导致产热量增加,体温升高,此外,情绪激动、精神紧张、进食及甲状腺激素增多等因素都会使体温升高,而在应用麻醉药及甲状腺激素减少等情况下,体温往往会下降。

(三) 机体的产热与散热

正常体温的相对稳定能够得以维持,是在体温调控机制的控制下,产热和散热过程处于动态的平衡。

1. 产热

机体热量的产生是伴随着代谢过程而产生的。各组织器官的功能状态和代谢水平不同,其产热量也各不相同,肝脏和骨骼肌是人体主要的产热器官。安静状态下,肝脏产热量最大。机体剧烈运动或在寒冷环境中骨骼肌发生紧张性收缩时,骨骼肌的产热量成为体内热量的主要来源。人体在寒冷环境中主要依靠寒战来增加产热量。寒战是骨骼肌发生不随意的节律性收缩的表现。寒战时屈肌和伸肌同时收缩,不做外功,因此产热量大,有利于维持机体在寒冷环境中的体热平衡。

除寒战产热外,机体热量的另一重要来源是褐色脂肪组织,尤其对于婴幼儿,其意义更大。较之成人,褐色脂肪组织在婴幼儿体内含量稍多,主要分布在两肩胛之间、颈背部、胸腔及腹腔大血管周围以及体内其他散在部位。褐色脂肪细胞内含有许多线粒体,可产生大量的 ATP,因而产生大量的热。

2. 散热

人体主要的散热部位是皮肤,当环境温度低于体表温度时,大部分体热通过皮肤以辐射、传导和对流等方式散失到周围环境中,小部分体热随呼出气、尿、粪等排泄物散失。

(1) 辐射　辐射是人体以红外线的形式将热量转移给邻近物体的一种散热方式。机体辐射热量的多少主要取决于皮肤与周围环境的温度差,其次取决于皮肤的散热面积,如皮肤温度高于环境温度,其温差越大,散热量越多;皮肤的有效散热面积越大,散热量也越多。

(2) 传导　传导是指机体将热量直接传给同它接触的较冷物体的散热方式。散热量的多少,取决于与皮肤接触物体的温度差、接触面积以及接触物体的导热性能。衣物是热的不良导体,故穿衣能起到隔热保暖的作用。水的导热性能好,传导散热会大大增加。因此,临床上可用冰帽、冰袋给高热的患者降温。

(3) 对流　对流是指通过气体流动来交换热量的一种散热方式。它是人体首先通过传导将热量传递给同皮肤接触的空气,然后由于空气流动而将热量带走。对流散热量的多少,受风速的影响,风速大,散热量多,风速小则散热量少。

以上几种散热方式对体温的调节是在皮肤温度高于环境温度的前提下实现的,当环境温度高于或接近皮肤温度时,皮肤不仅不能散热,反而以辐射和传导的方式从周围环境中获得热量，此时蒸发散热便成了唯一有效的散热方式。

(4) 蒸发　蒸发是指机体通过体表水分的蒸发来散发热量的散热方式。体表每蒸发 1 g水，可散发 2.43 kJ 的热量，所以，蒸发散热是一种很有效的散热途径。在环境温度接近或高于体表温度时，蒸发散热是机体唯一的散热方式。临床上对一些高热患者采用乙醇擦浴，就是通过乙醇的蒸发达到降温的目的。蒸发散热分两种形式：不感蒸发（不显汗）和发汗。

不感蒸发是指机体的水分透过皮肤和黏膜，在未形成水滴前就被蒸发掉的现象。这种蒸发不易被察觉，与汗腺的活动无关，即使在寒冷季节也依然存在。人体每日不感蒸发的水分可达到 1 L，其中，经皮肤蒸发 0.6～0.8 L，经呼吸道黏膜蒸发 0.2～0.4 L。

发汗是汗腺主动分泌汗液的过程，因为是可以感觉到的，又称可感蒸发。汗液蒸发可以有效地带走热量。人在安静状态下，当环境温度达 30 ℃左右时便开始发汗；在空气湿度大、衣着较多、气温达 25 ℃时便可发汗；在进行劳动或运动时，即使温度在 20 ℃以下，也可出现发汗。在某些先天性汗腺缺失的患者，虽然他们可以和正常人一样耐受寒冷，但在热带地区或气温高于皮肤温度时，因为缺乏汗腺，他们常因缺失蒸发散热系统而中暑死去。

汗液中水分占 99%，固体成分不足 1%，主要是 NaCl，也有少量 KCl 及尿素等。汗液是由汗腺主动分泌的低渗液体。因此，当人体因大量发汗而造成脱水时，常表现为高渗性脱水。

温热性刺激和精神紧张都能引起发汗，分别称为温热性发汗和精神性发汗。温热性发汗发生在全身各处，其生理意义在于蒸发散热，调节体温。精神性发汗主要见于掌心、足底和腋窝等部位，与体温调节无关。这两种发汗常以混合形式同时出现，不能截然分开。

知识链接

发热患者的日常护理

1. 耐心、细心全面地观察病情，注意患者诉说的各种症状，密切观察体温、脉搏、呼吸、血压的变化。根据病情 2～4 h 测量一次体温。

2. 在发热的不同阶段采取不同的护理措施。①体温上升阶段：患者可出现畏寒、发抖、皮肤苍白等，此时应注意保暖。②高热持续阶段：患者出现面色潮红，呼吸、脉搏加快等。首先采用物理降温措施，如头部放置冰袋、冰帽或温水、乙醇擦浴，内服冷饮等。在进行物理降温时要密切观察体温的变化。③体温恢复阶段：汗腺分泌增多，患者大量出汗。此时应及时更换汗湿的衣服、床单，防止患者受凉。

3. 在饮食方面。应选用营养高、易消化的流食或半流食，多吃水果和新鲜蔬菜，保持大便正常。

（四）体温调节

当外界环境温度发生变化时，人和其他恒温动物的体温仍能保持相对稳定，这是由于机体具有一套完善的体温调节机制。体温调节包括自主性体温调节和行为性体温调节两种。自主性体温调节是在下丘脑体温调节中枢的控制下，通过增减皮肤血流量、发汗、寒战等生理反应，调节机体的产热和散热活动，使体温保持相对稳定的调节方式。这是体温调节的基础。行为性体温调节是人体有意识地通过改变行为活动来调节产热和散热活动的方式。如根据环境温度增减衣着，使用电风扇和空调，人工改变气候条件等。它是自主性体温调节的补充。下面主要讨论自主性体温调节。

1. 温度感受器

对温度敏感的感受器称为温度感受器。温度感受器分为外周温度感受器和中枢温度感受器。

(1) 外周温度感受器　存在于人体皮肤、黏膜和内脏中，是对温度敏感的游离神经末梢，包括冷感受器和热感受器。皮肤中冷感受器的数目远远高于热感受器，大约是其10倍之多，因此外周感受器主要是对冷感觉敏感。

(2) 中枢温度感受器　分布在中枢神经系统中的与体温调节有关的温度敏感神经元。影响体温调控的主要区域位于视前区-下丘脑前部(preoptic-anterior hypothalamus area，PO/AH)。中枢温度敏感神经元可分为热敏神经元和冷敏神经元两种。热敏神经元的数目约为冷敏神经元的2倍。这提示下丘脑的温度感受器主要是感受体温升高刺激的。

2. 体温调节中枢

实验表明，只要保持下丘脑及其以下的神经结构完整，动物即使在行为方面有些欠缺，也维持体温的相对恒定，如进一步破坏下丘脑，则动物不再能维持体温的恒定，这说明体温调节的中枢位于下丘脑。

体温调节系统可接受多方面的信息传入，同时也能产生多系统的输出反应，是一种高级的中枢整合作用。PO/AH是体温调节的基本中枢。来自各方面的温度变化信息在下丘脑整合后，有下述途径发出指令调节体温：①通过交感神经系统调节皮肤血管舒缩反应和汗腺分泌；②通过躯体神经改变骨骼肌的活动如战栗等；③通过甲状腺激素、肾上腺素、去甲肾上腺素等分泌活动的改变调节机体的代谢率。通过上述复杂的调节过程，使机体温度在外界环境改变时仍能维持相对稳定。

3. 体温调定点学说

调定点学说认为，体温的调节类似于恒温器的调节。PO/AH的温度敏感神经元对温度的感受有一定的阈值，在体温调节中起调定点的作用。一般认为是37 ℃，这个温度即调定点温度值。因此，调定点是指机体控制体温稳定的平衡点。当体温为37 ℃时，机体的产热与散热处于一定的平衡状态。当体温超过37 ℃时，PO/AH的热敏神经元活动增强，产热活动减弱，散热活动增强，使体温回降到37 ℃。反之，当体温低于37 ℃时，冷敏神经元兴奋，产热活动增强，散热活动减弱，使体温回升到37 ℃。这样，机体的体温始终稳定在调定点水平，以保证机体各项生命活动和新陈代谢的正常进行。

根据调定点学说，临床上常见的感染、组织损伤、炎症或其他疾病引起的发热，就是由于致热原的作用使PO/AH中热敏神经元的温度反应阈值升高，而冷敏神经元的阈值下降，调定点因而上移(如39 ℃)。此时机体通过战栗、皮肤血管收缩等方式使产热增加，散热减少，直到体温上升到39 ℃。如果致热因素不消除，机体的产热和散热过程就在此温度水平上保持相对的平衡。当致热因素解除后，体温调定点下移(如37 ℃)，机体通过发汗等方式使散热大于产热，直至体温逐渐恢复正常。

小 结

糖是机体最主要的能源物质，葡萄糖是体内最重要的糖类物质，糖原是葡萄糖的储存形式。葡萄糖或糖原可通过糖酵解或有氧氧化为机体提供能量。磷酸戊糖途径不是供能途径，它的意义在于产生两种重要的物质：5-磷酸核糖和 NADPH。肝糖原能补充血糖，肌肉中因缺乏葡萄糖-6-磷酸酶，肌糖原无法分解为葡萄糖，不能补充血糖。非糖物质转变为葡萄糖或糖原的过程称为糖异生，肝、肾是糖异生的器官。血糖是指血中的葡萄糖，机体通过器官、激素和神经的调节维持血糖水平的相对恒定。

脂类包括脂肪和类脂。血浆中的脂类称为血脂，血脂的运输形式为血浆脂蛋白和脂肪酸-清蛋白复合物。血浆脂蛋白可通过电泳法和超速离心法分为四类。脂肪水解产物为甘油和脂肪酸。脂肪酸在肝脏主要生成酮体，在肝外组织彻底氧化分解为水和二氧化碳。胆固醇在体内不能彻底氧化，而是转化为胆汁酸、类固醇激素等类固醇物质。

氨基酸的主要分解方式是脱氨基，部分氨基酸可脱羧基，个别氨基酸还有其特殊代谢途径。氨基酸脱氨基的产物氨是毒性物质，高血氨可引起大脑缺能、昏迷。丙氨酸和谷氨酰胺是体内组织间氨的转运形式。氨的主要去路是在肝脏生成尿素。

核苷酸的生物合成包括从头合成和补救合成两条途径。利用氨基酸、一碳单位、二氧化碳、磷酸核糖等简单物质为原料，合成核苷酸的途径，称为从头合成；利用体内现成的碱基或核苷为原料，合成核苷酸的途径，称为补救合成。机体直接合成的核苷酸均为核糖核苷酸，脱氧核糖核苷酸一般是由相应的核糖核苷酸在二磷酸核苷（NDP）水平还原生成的，但脱氧胸苷酸（dTMP）是由脱氧尿苷酸（dUMP）甲基化生成的。核苷酸的抗代谢物可竞争性地抑制核苷酸合成的某些步骤，从而阻断核酸和蛋白质的生物合成，达到抗肿瘤的目的，如 6-巯基嘌呤、5-氟尿嘧啶等。在人体内，嘌呤核苷酸分解代谢过程中产生尿酸，尿酸浓度升高可导致痛风症。临床用别嘌呤醇治疗痛风症。

有机物在生物体内氧化分解生成水和 CO_2，并释放能量的过程称为生物氧化。呼吸链是存在于线粒体内膜的由递氢体和递电子体按一定顺序排列组成的酶促反应体系，包括 NADH 氧化呼吸链和琥珀酸氧化呼吸链。体内 ATP 可通过底物水平磷酸化和氧化磷酸化两种方式生成，氧化磷酸化是主要方式。ATP 是机体主要的直接供能物质，可为各种生化反应和生理活动提供能量；磷酸肌酸是肌肉中的储能物质，可为肌肉收缩间接供能。临床上用基础代谢率作为衡量机体能量代谢水平的指标。人体内部温度的恒定，有赖于机体完整的体温调节系统。机体通过调节产热和散热的平衡，以达到体温的稳定，这对维持机体稳态具有重要意义。

能力检测

1. 名词解释：糖酵解、糖有氧氧化、糖异生、血浆脂蛋白、必需氨基酸、蛋白质互补作用、联合脱氨基作用、核苷酸的从头合成、痛风症、生物氧化、呼吸链、P/O、氧化磷酸化、基础代谢、体温

2. 简述糖分解代谢的三种方式的生理意义和糖酵解的限速酶。

3. 肝糖原和肌糖原在代谢上有何区别?

4. 血糖浓度如何保持相对恒定?

5. 血浆脂蛋白如何分类,各种血浆脂蛋白有何生理功能?

6. 简述酮体的概念、生成器官、原料和生理意义。

7. 胆固醇在体内可转变为哪些物质?

8. 氨基酸脱氨基作用有几种方式? 各种方式的反应机理是什么?

9. 简述鸟氨酸循环过程、限速酶及生理意义。

10. 氨基酸脱羧酶和转氨酶辅酶是什么? 氨基酸脱羧基和脱氨基作用的产物是什么?

11. 简述体内一些活性物质的来源(儿茶酚胺类,肌酸,5-羟色胺)。

12. 试从原料、合成过程方面,比较嘌呤核苷酸与嘧啶核苷酸从头合成的特点。

13. 脑、骨髓等组织进行嘌呤核苷酸补救合成的生物学意义是什么?

14. 简述机体两条重要氧化呼吸链的组成和各组分间的关系。

15. 影响能量代谢的因素有哪些?

16. 人体的体温是如何维持稳定的?

（王晓凌　杜丽敏　罗　琼）

第十章
排　　泄

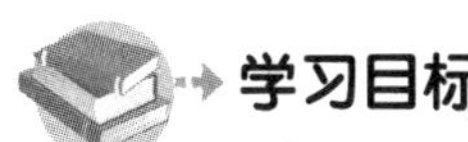

学习目标

掌握：排泄的概念和途径；肾小球的滤过功能及影响滤过的因素；肾小管、集合管的重吸收功能；尿生成的自身调节、神经和体液调节。

熟悉：肾小管、集合管的分泌功能；尿液的理化特性、尿量；尿的输送、储存与排放。

了解：肾的结构和功能；尿液浓缩和稀释的原理。

第一节　概　　述

排泄(excretion)是指机体将物质代谢的终产物和进入体内的各种异物及过剩的物质，经血液循环由相应的途径排出体外的过程。

人体主要的排泄途径如下。①肾脏：以尿液形式排泄多种代谢产物和过剩的物质。②呼吸道：呼出气体，排出二氧化碳和少量水分等。③消化器官：伴随食物残渣可排泄胆色素和无机盐等(食物残渣在消化道内以粪便形式排出不属排泄过程，因其并未经过血液循环、未进入体内进行代谢)。④皮肤：以发汗的方式排出水、无机盐、尿素等。

肾脏排出代谢产物的种类最多、数量最大，并可随机体的不同状态而调节尿量和尿中各种物质的含量，故肾脏是人体最主要的排泄器官。本章主要介绍肾脏的排泄功能即尿的生成过程及其调节机制。

一、肾脏的结构与功能

(一) 肾脏的结构特征

1. 肾单位和集合管

肾单位(nephron)是肾的基本功能单位，尿液主要在肾单位中生成，肾单位和集合管共同完成基本泌尿功能。人的两肾共有 170 万～240 万个肾单位，每个肾单位包括肾小体

(renal corpuscle)和肾小管(renal tubule)两部分。

肾小体包括肾小球(glomerulus)和肾小囊(renal capsule)。肾小球是一团毛细血管网,称为肾小球毛细血管网,两端分别与入球小动脉和出球小动脉相连(图 10-1)。肾小囊由两层上皮细胞构成,脏层(内层)紧贴毛细血管壁,壁层(外层)移行为肾小管壁,两层上皮之间的空间为肾小囊囊腔,与肾小管管腔相通。原尿由肾小球毛细血管网滤过进入肾小囊囊腔,流入肾小管。

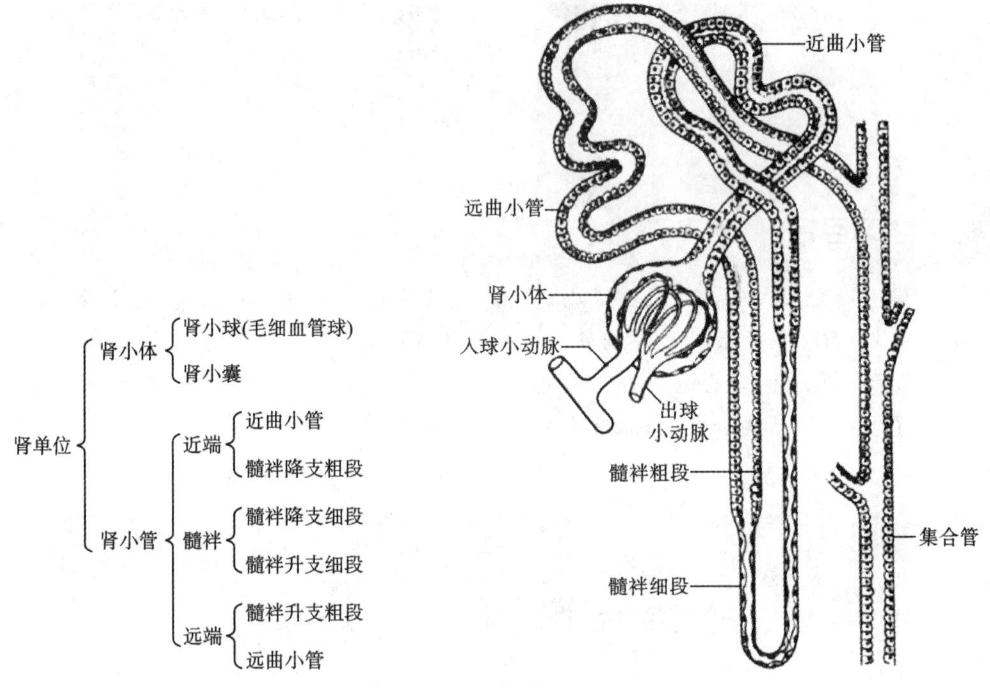

图 10-1 肾单位示意图

肾小管由近曲小管、髓袢和远曲小管三部分组成(见图 10-1)。肾小球的滤液经近端小管、髓袢和远端小管,汇入集合管。每条集合管接受多条来自远曲小管的滤液。多条集合管的滤液汇入到乳头管,最后经肾盏、肾盂、输尿管进入膀胱,经尿道排出体外。集合管不包括在肾单位内,但其在功能上和远球小管密切相关,在尿的浓缩和稀释过程中起着重要作用。

2. 皮质肾单位和近髓肾单位

肾单位按其所在的部位不同,可分为皮质肾单位(cortical nephron)和近髓肾单位(juxtamedullary nephron)(图 10-2)。这两类肾单位基本结构相似,主要形态区别在于髓袢。皮质肾单位髓袢较短,细段更短,其附近毛细血管缠绕成网,和其功能(滤过)密切相关;近髓肾单位髓袢较长,细段也长,其周围毛细血管顺髓袢细段形成直小血管,与细段平行走行。近髓肾单位髓袢较长的特点,决定了其在尿的浓缩与稀释过程中起着主要作用。

3. 近球小体

近球小体(juxtaglomerular apparatus)主要分布在皮质肾单位,又称为球旁器、球旁复

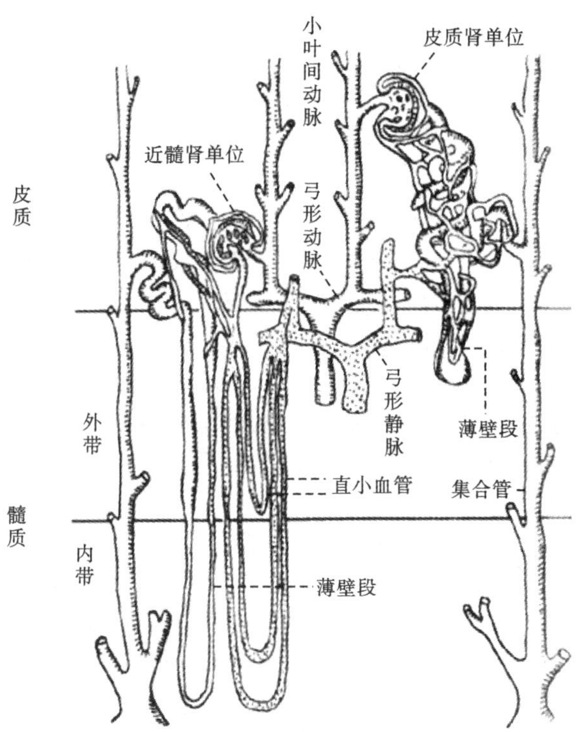

图 10-2 皮质肾单位和近髓肾单位

合体等,由球旁颗粒细胞、球外系膜细胞和致密斑三部分组成(图 10-3)。颗粒细胞位于入球小动脉中膜内,细胞的分泌颗粒内包含肾素(renin)。致密斑位于远曲小管起始部,上皮细胞排列紧密为高柱状,局部呈现斑状隆起,故称为致密斑。致密斑可感受小管液中 NaCl 含量的变化信息并传递至颗粒细胞,调节肾素的释放。球外系膜细胞,又称为间质细胞,位于入球小动脉和出球小动脉之间,具有吞噬功能,可将沉积于滤过膜的免疫复合物迅速清除,保持滤过膜良好的通透性。

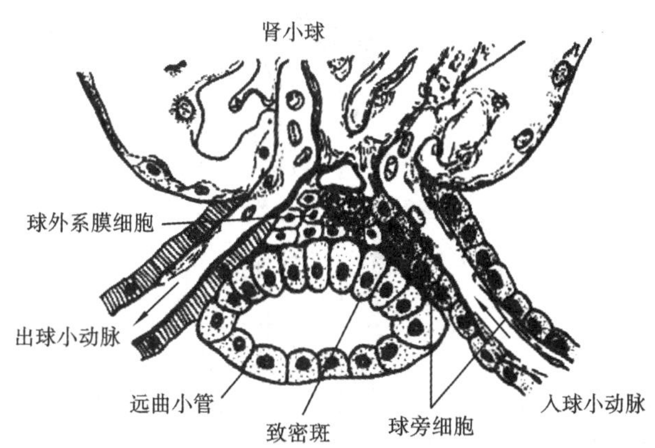

图 10-3 近球小体示意图

(二) 肾脏的主要功能

1. 排泄

肾的基本功能是通过形成尿液排泄体内的物质,包括各种代谢产物、机体摄入过多的物质如水和电解质等,以及进入机体的药物或毒物等。

2. 调节

肾的另一个重要功能是通过调节水平衡、渗透压平衡、无机盐平衡以及酸碱平衡,保持内环境的稳态。肾一方面通过形成尿液排泄各种代谢终产物,同时又能根据机体的具体情况,调节对水、盐类、酸类和碱类物质的排放量,故对维持细胞外液中容量、成分、渗透压和酸碱度的相对稳定起极为重要的作用。

3. 内分泌

肾脏参加多种激素的合成、转化和灭活,进而调节机体代谢。例如:分泌肾素,合成促红细胞生成素,刺激骨髓造血;将25-羟维生素 D_3 转化为1,25-二羟维生素 D_3,促进钙的吸收和利用。

二、肾脏的血液循环

肾动脉由腹主动脉垂直分出,其分支经叶间动脉、弓形动脉、小叶间动脉、入球小动脉,进入肾小体先分支成肾小球毛细血管网,再汇集成出球小动脉离开肾小体。出球小动脉第二次分支,形成第二套毛细血管网,缠绕于肾小管和集合管的周围(图10-4)。第二套毛细血管网汇合成静脉之后由小叶间静脉、弓形静脉、叶间静脉,最后汇聚为肾静脉出肾。

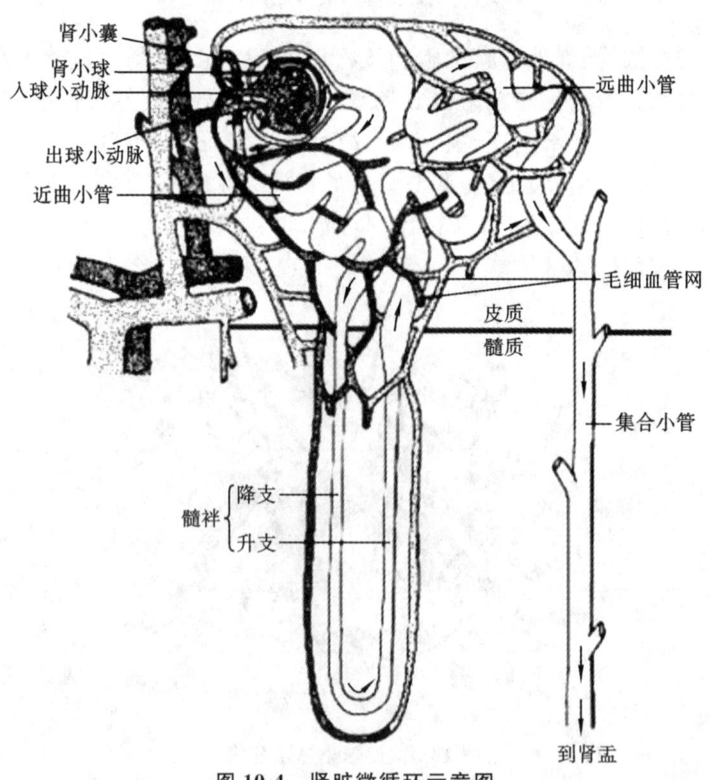

图10-4 肾脏微循环示意图

（一）肾血液循环特点

肾的血液供应丰富，正常成人安静时每分钟约有 1200 mL 血液流过两肾，相当于心输出量的 20%～25%。肾血供约 94%的血液分布在肾皮质，髓质只有 6%左右。通常所说的肾血流量主要是指肾皮质血流量。

肾血液循环的突出特点是有两套毛细血管网，与肾脏的泌尿功能密切相关：肾小球毛细血管网是尿滤过的部位；第二套毛细血管网紧密缠绕在肾小管周围，可重吸收肾小管内的营养物质，以及将血中的某些代谢废物分泌进入小管液；在近髓肾单位，第二套毛细血管的直小血管与髓袢伴行，对于保持肾髓质浓度梯度，维持尿浓缩功能至关重要。肾血液循环的另一个特点是入球小动脉和出球小动脉口径并不相同，皮质肾单位的入球小动脉和出球小动脉直径比为 2∶1，这保证了流出肾小球毛细血管网的血流阻力远大于进入肾小球毛细血管网的血流阻力，大量血液灌注于肾小球内，使肾小球毛细血管内血压维持在较高状态，以利于肾小球发挥滤过作用。

（二）肾血流量的调节

肾血流量的调节包括肾血流的自身调节和神经调节。

1. 自身调节

肾血流的自身调节是指肾动脉平均动脉压在一定范围内 80～180 mmHg(10.7～24.0 kPa)变动时，肾血流量仍保持相对恒定的现象。因此，肾小球滤过率也能保持相对恒定。

肌源性学说认为，当肾动脉血压增高时，肾入球小动脉平滑肌因压力增大而受到牵张刺激，这使得平滑肌的紧张性加强，血管口径反应性减小，血流阻力相应增大，因而肾血流量保持稳定；而当动脉血压降低时则发生相反的变化。但当动脉血压低于 80 mmHg(10.7 kPa)时，平滑肌舒张已达到极限，故血压再降则肾血流减少；而动脉血压高于 180 mmHg(24.7 kPa)时，平滑肌收缩则达到极限，故血压再升则肾血流增加。动脉血压只有在 80～180 mmHg(10.7～24.0 kPa)范围内变化时，入球小动脉的平滑肌才能发挥自身调节作用，保持肾血流量的相对恒定。正常情况下，人体动脉血压一般都在此范围内变化，因此虽然人体动脉血压经常发生波动，但尿量并不因此而发生大幅度变化。

2. 神经和体液调节

调节肾脏血流量的神经主要是交感神经。肾交感神经活动传出冲动增加时，通过释放去甲肾上腺素引起入球小动脉和出球小动脉收缩，使肾小球毛细血管血浆流量减少；反之，肾血管舒张，使肾血流量增加。在紧急情况下，全身血液经交感-肾上腺髓质系统的调节将重新分布，减少相对不重要脏器的血流，使血液主要分配到脑、心、肺等重要器官，这对维持紧急情况下重要脏器的能量供应具有重要的生理意义。

调节肾脏的体液因素中，肾上腺素、去甲肾上腺素、抗利尿激素、血管紧张素等对肾血管有收缩作用，而前列腺素、一氧化氮、乙酰胆碱、心房钠尿肽等对肾血管有扩张作用。

第二节　尿生成的过程

尿生成包括肾小球的滤过、肾小管与集合管的重吸收和肾小管与集合管的分泌与排泄三个基本过程。

一、肾小球的滤过

肾小球的滤过是指循环血液经过肾小球毛细血管时,血浆中的水和小分子溶质,以及少量较小分子的血浆蛋白,经滤过膜滤入肾小囊的囊腔而形成超滤液的过程,经过肾小球的滤过所形成的超滤液又称为原尿。

肾小囊囊腔的微穿刺实验表明,原尿的成分与血浆基本一致:各种晶体物质如葡萄糖、氯化物、无机磷酸盐、尿素、尿酸和肌酐等的浓度都与血浆中的非常接近,而且渗透压及酸碱度也与血浆的相似,只是原尿缺乏大部分血浆蛋白质。故原尿亦称为血浆的超滤液(ultrafiltrate)(表10-1)。

表10-1 血浆、滤过液、尿液成分对比(g/L)

成　　分	血　　浆	滤过液(原尿)	尿液(终尿)
水	900	980	960
蛋白质	80	0.3	0
葡萄糖	1	1	0
Na^+	3.3	3.3	3.5
K^+	0.2	0.2	1.6
Cl^-	3.7	3.7	6
$H_2PO_4^-$、HPO_4^{2-}	0.04	0.04	1.5
尿素	0.3	0.3	20
尿酸	0.04	0.04	0.5
肌酐	0.01	0.01	1.5
氮	0.001	0.001	0.4

(一)肾小球滤过膜

肾小球滤过膜(filtration membrane)(图10-5)由外层、中间层、内层三层结构组成,是滤过结构的基础。内层是毛细血管内皮细胞层,有许多直径50～100 nm的小孔,称为窗孔,它可防止血细胞通过,但对血浆蛋白的滤过阻挡能力较差;中间层是非细胞性的基膜,是滤过膜的主要屏障,是由水合凝胶构成的微纤维网分子筛结构,有4～8 nm的多角形小孔,称为网孔,水和部分溶质可以通过微纤维网的网孔,微纤维网孔的大小基本决定了何种大小的溶质可以滤过;外层是肾小囊上皮细胞层,肾小囊上皮具有足突,相互交错的足突之间形成裂隙,裂隙上有一层裂隙膜,膜上有直径4～14 nm的孔,称为裂孔。这些孔的开闭可随时调节,进而影响肾小球滤过率(图10-5)。以上三层形成了滤过膜的机械屏障,正常情况下只允许相对分子质量为69000以内的物质通过。

除机械屏障外,在滤过膜三层结构中,均覆盖着一层带负电荷的糖蛋白,称为电学屏障,可限制带负电荷的血浆蛋白通过。这些带负电荷的物质排斥同样带负电荷的血浆蛋白,可有效限制其滤过。例如,血浆中白蛋白的相对分子质量虽然小于69000,但仍难于通过滤过膜,就是由于其携带负电荷。在病理情况下,滤过膜上带负电荷的糖蛋白减少或消

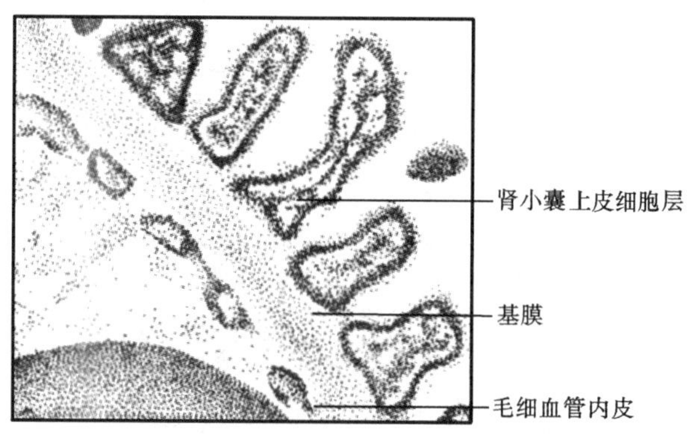

图 10-5 肾单位滤过膜的三层结构

失，可致带负电荷的血浆蛋白滤出，形成蛋白尿。不同的血浆物质是否可以通过肾小球滤过膜主要取决于其分子的大小及其所带的电荷。

（二）有效滤过压

有效滤过压是肾小球滤过的动力，主要取决于滤过的动力和阻力之差。在血流量和通透性稳定的情况下，其大小决定了滤过生成原尿的量。由于原尿中蛋白极少，其胶体渗透压可忽略不计，故：肾小球有效滤过压＝肾小球毛细血管血压－（血浆胶体渗透压＋肾小囊内压）。由此公式可以看出，肾小球毛细血管血压是滤过的唯一动力，而血浆胶渗透压和囊内压则是滤过的阻力。

肾小球毛细血管血压平均值为 45 mmHg，肾小囊内压为 10 mmHg 左右，毛细血管入球端的血浆胶体渗透压约为 25 mmHg。故在入球端，有效滤过压＝45－（25＋10）＝10 mmHg。

由于入球小动脉粗而出球小动脉细，肾小球毛细血管血压在毛细血管网各处能够基本保持一致。正常情况下，肾小囊的原尿生成过程和向肾小管输送的过程保持平衡，故囊内压也基本不变。但肾小球毛细血管内的血浆胶体渗透压不是固定不变的，在血液流经肾小球毛细血管时，由于不断生成超滤液，血浆胶体渗透压也随之升高，有效滤过压逐渐下降。当血浆胶体渗透压上升到 35 mmHg 时，有效滤过压＝45－（35＋10）＝0，达到滤过平衡，滤过停止。安静状态下肾小球毛细血管全段并不都具有滤过功能，具有滤过功能的只有从入球小动脉端至达到滤过平衡的那一段毛细血管（图 10-6）。产生滤过作用的毛细血管长度取决于有效滤过压下降的速度。当有效滤过压下降的速度减小时，具有滤过作用的毛细血管长度延长，生成的原尿量增多；反之，则减少。

（三）肾小球滤过评价指标

肾小球滤过率和滤过分数是衡量肾功能的重要指标。

1. 肾小球滤过率

肾小球滤过率（glomerular filtration rate，GFR）是指单位时间（每分钟）内两肾生成的超滤液量。正常成人，体重 60 kg、体表面积为 1.73 m^2 的个体其肾小球滤过率为 125 mL/min，照此计算，两侧肾脏每昼夜从肾小球滤过的血浆总量高达 180 L。肾小球滤过率是反映肾脏滤过功能的直接指标。

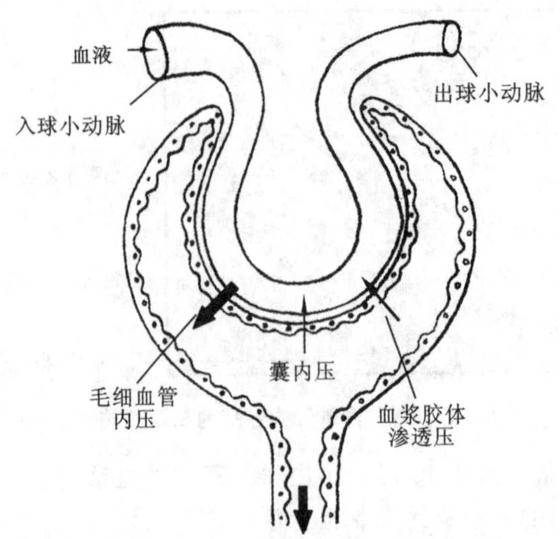

图 10-6 滤过平衡示意图

2. 滤过分数

肾小球滤过率与每分钟肾血浆流量的比值，称为滤过分数(filtration fraction)。正常人安静时肾血浆流量为 660 mL/min，滤过分数＝125/660×100%＝19%。滤过分数表明，肾的血浆流量中约有 1/5 由肾小球滤过到肾小囊形成了原尿，其余 4/5 则通过出球小动脉流入肾小管周围毛细血管网。

知识链接

肾小球滤过率

GFR 在肾疾病的相对早期就有变化，并且肾小球滤过率的下降与肾病损害的严重程度密切相关。正常成人，GFR 至少应大于 90 mL/min；低于 60 mL/min 时提示患者已处于肾衰三期，需要积极治疗；小于 15 mL/min 则需透析。直接测定 GFR 不易，现多采用换算的方法，其公式如下。

男性 GFR＝(140－年龄)×体重/肌酐浓度(mL/dL)×72

女性 GFR＝(140－年龄)×体重/肌酐浓度(mL/dL)×72×0.85

由于肾小球滤过率除了受肾功能水平影响外，还受其他因素包括年龄、性别、体表面积、蛋白质摄入量、无机盐摄入量、水潴留状态及体位等的影响，肾小球滤过率在正常人群中变异度很大，故滤过功能的诊断不能单凭滤过率的变化来确定。

(四) 影响肾小球滤过的因素

肾小球的滤过是由流经肾小球的血浆经过滤过膜，在有效滤过压的作用下进行的，因此影响肾小球滤过的因素如下。

1. 滤过膜的面积和通透性

正常成人两肾总滤过面积约 1.5m^2 以上，滤过面积很大。正常情况下，滤过膜的面积和通透性都比较稳定，有利于血浆的充分滤过。全部肾小球都处于活动状态，代偿能力很强。在某些病理情况下，滤过膜的面积和通透性可发生较大的变化。例如，在急性肾小球肾炎时，由于肾小球毛细血管管腔变窄或完全阻塞，有效滤过面积也因而减小，肾小球滤过率降低，导致患者出现少尿甚至无尿。另外，炎症、损伤和免疫复合物可破坏滤过膜的完整性或降低其所带的负电荷，导致滤过膜通透性增大，肾小球滤过率增大；同时血浆蛋白滤出增多，患者可出现多尿、蛋白尿甚至是血尿。

2. 有效滤过压

(1) 肾小球毛细血管血压　人体在安静状态下，当血压在 80～180 mmHg(10.7～24.0 kPa)范围内变化时，由于肾血流量的自身调节机制，肾小球毛细血管血压并不会随着全身动脉血压的变化而明显波动，肾小球滤过率可保持相对稳定。当动脉血压降到 80 mmHg(10.7 kPa)以下，超出了自身调节范围时，肾小球毛细血管血压相应下降，有效滤过压降低，肾小球滤过率也减少，尿量亦减少；当动脉血压降到 40～50 mmHg(5.3～6.7 kPa)以下时，肾小球滤过率将降低到零，因而无尿。如低血容量性休克，可由于严重腹泻、剧烈呕吐、大面积烧伤等多种原因造成体内或血管内大量丢失血液、血浆或体液，引起有效血容量急剧减少所致的血压降低和微循环障碍，其临床表现会有尿少，甚至无尿。

(2) 囊内压　正常情况下肾小囊囊内压是比较稳定的。在肾盂或输尿管结石、肿瘤压迫或其他原因引起的输尿管阻塞，以及药物在肾小管内浓度过高而结晶等情况下，导致尿液或小管液排出受阻，原尿大量积存在肾小囊内，可致使囊内压迅速升高，有效滤过压降低，肾小球滤过率减小。此外，某些药物(如磺胺)在小管液中若浓度过高，极易在其酸性环境中结晶析出；或某些疾病时溶血过多，血红蛋白易变性凝固，这些情况都可导致肾小管堵塞而使肾小囊内压增高，从而影响有效滤过压和肾小球的滤过。

(3) 血浆胶体渗透压　血浆胶体渗透压对肾小球滤过的影响较为复杂。正常情况下人体血浆胶体渗透压一般不会有很大的变动。当血浆蛋白的浓度迅速降低时，血浆胶体渗透压降低，此时有效滤过压将升高，肾小球滤过率也随之增高。例如由静脉快速注入生理盐水时，血液稀释，肾小球滤过率将增高，患者尿量随之迅速增加，其主要原因就是血浆胶体渗透压降低。

但当血浆胶体渗透压缓慢降低时，滤过并不增加反而减少。其原因是血浆胶体渗透压除了影响肾小球有效滤过压之外还会影响组织液生成的有效滤过压，当血浆胶体渗透压缓慢降低时，由于组织液生成的有效滤过压升高，且由于压力变化缓慢，血浆有充足的时间向组织间隙中转移，如形成腹水等，导致循环血量明显减少，肾脏血流灌注不足，毛细血管血压下降，有效滤过压随之下降，滤过减少，患者尿量随之减少。治疗纠正腹水后，尿量也开始相应增加。所以患者的尿量可作为腹水治疗效果的判断指标之一。

3. 肾血浆流量

肾血浆流量的变化对肾小球滤过率有很多的影响，主要通过改变滤过平衡的位置来影响肾小球滤过率。如果肾血浆流量加大，则肾小球毛细血管内血浆胶体渗透压上升的速度减慢，滤过平衡向出球小动脉端靠近，具有滤过作用的毛细血管长度延长，滤过面积增加，肾小球滤过率增大。反之，当肾血浆流量减少时，血浆胶体渗透压上升的速度加快，滤过平衡向入球小动脉端靠近，具有滤过作用的毛细血管长度缩短，滤过面积减少，肾小球滤过率减少。

在心搏出量减少、肾动脉器质性病变、肾功能减退以及严重缺氧、中毒性休克等病理情况下，交感神经兴奋，肾血浆流量显著减少，肾小球滤过率也因而显著减小，患者出现水肿、少尿，甚至无尿。

知识链接

高血压患者的尿量变化

高血压病早期，若动脉血压未超过180 mmHg，由于肾血流量的自身调节，肾小球滤过率基本不变，尿量与正常无异。即使血压超过180 mmHg，一方面肾小球毛细血管血压会升高，另一方面肾小球毛细血管内血管内血流速度加快，滤过速度也加快，加快血浆胶体渗透压的升高，两者综合的结果，导致发生滤过的毛细血管长度不会明显增长，因此，尿量无明显增加。高血压病晚期，入球小动脉硬化，口径缩小，血流阻力增大，肾血流量减少，肾小球毛细血管血压明显降低，滤过减少而导致尿量减少。

二、肾小管和集合管的重吸收

重吸收是指肾小管小管液中的物质经由肾小管和集合管上皮细胞，从肾小管管腔中转运至血液的过程。

(一) 重吸收的特点

正常人两肾每天生成的肾小球滤过液达180 L，经肾小囊收集后流入肾小管，此时称为小管液。小管液流经肾小管和集合管时与血液进行物质交换，最后排出体外，称为终尿。成人正常情况下每天终尿量仅为1.5 L左右，只占肾小球滤过率的1%左右，可见肾小球滤液中99%以上的水和无机盐以及全部的氨基酸和葡萄糖，在流经肾小管和集合管时被重吸收回体内，所以正常情况下，尿中是不含葡萄糖的。

肾小管和集合管的重吸收具有高度的选择性。正常情况下营养成分如葡萄糖和氨基酸等完全被重吸收；水和电解质，如钠、氯和碳酸氢根等，绝大部分被重吸收；而一些代谢产物如尿素、肌酐、尿酸等物质，重吸收量很少或完全不被重吸收。

(二) 重吸收的部位、方式和途径

1. 重吸收的部位

各段肾小管和集合管并不具有同等的吸收能力。事实上，肾小管和集合管的绝大部分重吸收过程集中在近端小管，60%～70%的水和无机盐、100%的葡萄糖和氨基酸均在此段重吸收，其余各段只重吸收剩下30%～40%的水和无机盐。

2. 重吸收的方式

肾小管和集合管重吸收的方式包括主动重吸收和被动重吸收两种。两种重吸收的方式以主动重吸收为核心：被动重吸收虽不直接消耗细胞的能量，但其重吸收的动力也间接来自主动重吸收。主动重吸收一旦受限，被动重吸收也将明显减少。

主动重吸收可分为原发性主动重吸收和继发性主动重吸收,继发性主动重吸收又分为同向转运和逆向转运。同向转运指两种耦联转运物质向细胞膜相同方向进行转运,如葡萄糖与 Na^+ 耦联的重吸收;逆向转运是指两种耦联转运物质向相反方向通过细胞膜的转运,如肾小管细胞分泌 H^+ 是与重吸收 Na^+ 相耦联的。

3. 重吸收的途径

重吸收的途径有跨细胞途径和细胞旁途径两种,以前者为主。跨细胞途径是指小管液中的物质先通过肾小管和集合管上皮细胞的管腔膜进入细胞内,再跨过侧膜进入管周组织间液中。细胞旁途径是指小管液中的物质通过肾小管和集合管上皮细胞之间的紧密连接直接进入细胞间隙后被吸收。

(三)主要物质的重吸收

1. Na^+ 和 Cl^- 的重吸收

小管液中 Na^+ 和 Cl^- 重吸收的量达 99%,其中近端小管重吸收约 67%,髓袢约 20%,远端小管和集合管约 12%。

(1)近端小管　在近端小管的前半段,Na^+ 通过 Na^+ 泵转运至细胞间隙,使胞内低 Na^+ 并处负电位,小管液中的 Na^+ 和葡萄糖与管腔膜上的同向转运体结合,Na^+ 顺电化学梯度进入管腔上皮细胞内,进入细胞内的 Na^+ 又被细胞基侧膜上的 Na^+ 泵泵至细胞间隙后扩散入血;另一部分 Na^+ 通过 Na^+-H^+ 交换而主动重吸收,小管液中的 Na^+ 和上皮细胞内的 H^+ 与管腔膜上的交换体结合进行逆向转运,小管液中的 Na^+ 顺浓度梯度通过管腔膜进入细胞,进入细胞内的 Na^+ 也被 Na^+ 泵泵至细胞间隙而主动重吸收。Cl^- 的重吸收是被动的,由于 Na^+ 的重吸收使得管腔负电荷较多而胞内正电荷较多,胞内对负电荷吸引力增加促使 Cl^- 顺电化学梯度进入胞内,并随 Na^+ 一起进入细胞间隙后扩散入血。

在近端小管的后半段,也就是髓袢降支粗段,由于近端小管前半段 Na^+ 的主动重吸收,造成对负电荷的吸引,其中优先重吸收的是 HCO_3^-,而 Cl^- 的重吸收很少,导致 Cl^- 的浓度升高,到近端小管后半段,浓度很高的 Cl^- 顺浓度梯度被动重吸收回血,形成了对正电荷的吸引,驱使顺电位梯度而被动重吸收。

综上所述,在近端小管的前半段,大部分 Na^+ 与葡萄糖、氨基酸同向转运,与 H^+ 逆向转运而被主动重吸收,Cl^- 顺电学梯度被动重吸收;在近端小管后半段,Na^+ 和 Cl^- 主要通过细胞旁路途径被动重吸收。水一直随溶质重吸收而被动重吸收,所以近端小管的渗透压与血浆晶体渗透压始终相同,属于等渗性重吸收(图 10-7)。

(2)髓袢升支粗段　髓袢升支粗段的 Na^+ 和 Cl^- 通过管腔膜上的 Na^+-$2Cl^-$-K^+ 同向转运体主动重吸收。具体机制为,先由管腔细胞基侧膜 Na^+ 泵将 Na^+ 由细胞内泵入组织间液,造成管腔内与细胞内产生明显的 Na^+ 浓度梯度。管腔内 Na^+、Cl^- 和 K^+ 与管腔膜上同向转运体结合,形成 Na^+-$2Cl^-$-K^+ 同向转运体复合物,Na^+ 顺电化学梯度将 Cl^- 和 K^+ 一起同向转运至上皮细胞内。进入细胞内的 Na^+ 再由 Na^+ 泵泵至组织间液,以维持管腔内与细胞内的 Na^+ 浓度梯度;Cl^- 经基侧膜 Cl^- 通道扩散进入组织间液,造成组织间液负电位;K^+ 则顺浓度梯度经管腔膜而扩散返回管腔内,一方面造成管腔内正电位,另一方面可继续参与 Na^+-$2Cl^-$-K^+ 的同向转运,循环利用。需注意的是,经此机制重吸收的只有 Na^+ 和 Cl^-,K^+ 并没有重吸收,而是重复利用(图 10-8)。Na^+-$2Cl^-$-K^+ 同向转运体对呋塞米

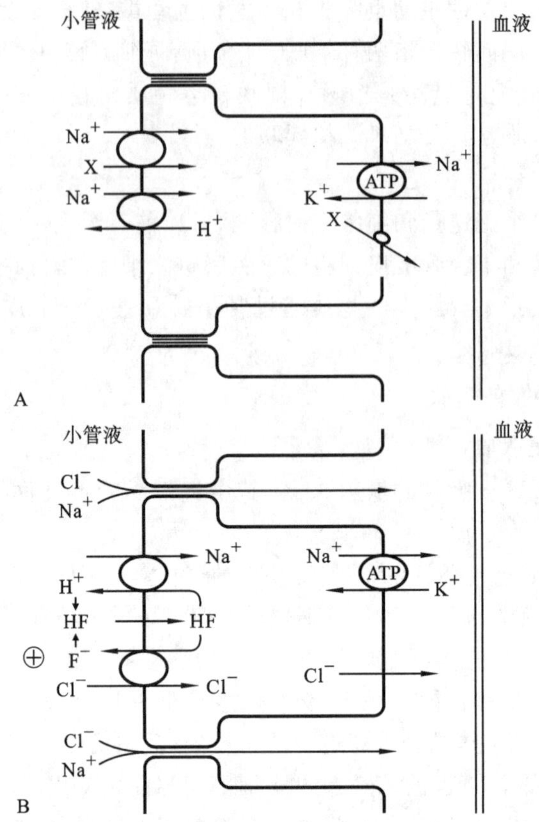

图 10-7　近端小管 NaCl 和水的重吸收

注：A—近球小管的前半段；B—近球小管的后半段；

X—葡萄糖、氨基酸、磷酸盐、Cl^-；F^-—甲酸盐；HF—甲酸。

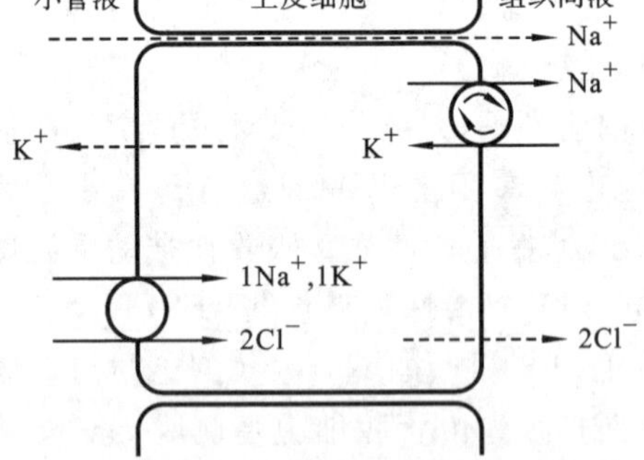

图 10-8　Na^+-$2Cl^-$-K^+ 同向转运模式示意图

(furosemide)等利尿剂很敏感，后者可与其结合并抑制其转运功能，使 Na^+ 和 Cl^- 的重吸收受到抑制，水的重吸收也随之减少，产生利尿作用。

(3) 远曲小管和集合管　在远曲小管和集合管，重吸收大约 12% 的 Na^+ 和 Cl^-，同时耦联分泌一定量的 K^+ 和 H^+。

远曲小管初段可通过 Na^+-Cl^- 同向转运主动重吸 Na^+ 和 Cl^-。水的重吸收很少，因胞膜对水的通透性低。Na^+-Cl^- 同向转运体可被噻嗪类利尿药所抑制。

远曲小管后段和集合管含有两类细胞，即主细胞和闰细胞。主细胞通过管腔膜上的 Na^+ 通道重吸收 Na^+，同时分泌 K^+，进而重吸收水；闰细胞则主要分泌 H^+。

2. 水的重吸收

水的重吸收都是被动的，其方式为渗透。由于 Na^+、Cl^-、HCO_3^-、葡萄糖、氨基酸等大量溶质重吸收至细胞间隙，造成细胞间隙渗透压高于细胞内，细胞内渗透压又高于管腔内。在渗透压差的作用下，水不断地从小管液进入上皮细胞，又不断从细胞进入细胞间隙。细胞间隙水分积聚造成静水压升高，水便被重吸收进入毛细血管。

其中，近端小管重吸收约 67%，髓袢约 15%，这部分水伴随溶质的吸收而重吸收，为等渗性重吸收，因此这部分水的重吸收与体内是否缺水无关，不参与机体对水平衡的调节；而远曲小管和集合管对水的重吸收量则是根据机体水平衡的状态进行调节的，主要受抗利尿激素等影响，从而导致尿液的浓缩或稀释。当机体缺水时，远曲小管和集合管在抗利尿激素的作用下，水的重吸收增加，补充体内水分，减少排尿量，尿液浓缩。

3. 葡萄糖的重吸收

如前所述，葡萄糖与 Na^+ 耦联，以继发性主动转运的形式重吸收。当 Na^+ 顺电化学梯度进入管腔上皮细胞时，其释放的能量将葡萄糖同向转运进入细胞内。重吸收葡萄糖的部位仅限于近端小管，其他各段肾小管都没有重吸收葡萄糖的能力。如果在近端小管没能将葡萄糖重全部重吸收，尿中将出现葡萄糖而形成糖尿（图 10-7）。

近端小管对葡萄糖的重吸收有一定的限度，临床上常用近端小管重吸收葡萄糖的能力来代表肾脏的重吸收能力，相应的指标为肾糖阈（renal threshold of glucose）。肾糖阈是尿中出现葡萄糖时的最低血糖浓度。正常人当血液中葡萄糖浓度超过 9～10 mmol/L（1.6～1.8 g/L）时，近端小管对葡萄糖的重吸收达到极限，尿中开始出现葡萄糖，此时的血糖浓度即为肾糖阈。肾糖阈降低，提示患者重吸收功能下降。糖尿病患者出现尿糖，就是由于其血糖浓度超过了肾糖阈。原尿中葡萄糖的浓度和血浆中的相等，正常人血糖浓度为4.48～6.72 mmol/L（0.8～1.2 g/L），终尿中几乎不含葡萄糖。人的两肾全部近端小管在单位时间内能重吸收葡萄糖的最大量，称为葡萄糖的吸收极限量。此时，近端小管全部上皮细胞对葡萄糖的吸收均已达极限（全部转运体均达到饱和）。在这种情况下，随着血糖的升高，尿中排出的葡萄糖成比例增加。人肾对葡萄糖的吸收极限量，在体表面积为 1.73 m^2的个体，男性为 20.95 mmol/min（0.375 g/min），女性为 16.78 mmol/min（0.3 g/min）。

4. K^+的重吸收

小管液中大部分 K^+ 在近端小管重吸收回血，具体机制尚不清楚。每日滤过 K^+ 的总量为 36 g，排泄量约为 2.3 g，重吸收量占总滤过量的 94%。其中，在近端小管重吸收的量占滤过量的 65%～70%；髓袢升支粗段可重吸收少量 K^+；至远端小管始段，小管液中的 K^+ 仅为滤过量的 5%～10%，这部分 K^+ 在远端小管和集合管可被继续重吸收，特别是在 K^+ 的摄入过度减少时尤其明显。小管液中的 K^+ 含量同细胞外液相同，约为 4 mmol/L，细胞内含量约为 150 mmol/L。小管液中 K^+ 逆浓度差主动转运入细胞，然后扩散至管周组织液并重吸收入血。终尿中的 K^+ 绝大部分是由集合管和远端小管分泌的，其分泌量的多少取决于血 K^+ 浓度，并受醛固酮的调节。

5. HCO_3^- 重吸收

HCO_3^- 在血浆中主要以 $NaHCO_3$ 的形式存在，滤液中的 $NaHCO_3$ 进入肾小管后可解离成 Na^+ 和 HCO_3^-。小管液中的 HCO_3^- 是以 CO_2 的形式重吸收的。在近端小管重吸收80%～90%，其余的大多在远端小管和集合管重吸收。HCO_3^- 的重吸收量占滤过总量的99%以上。HCO_3^- 不易透过管腔上皮细胞膜，其重吸收是与上皮细胞的 Na^+-H^+ 交换(H^+ 的分泌)耦联进行的。分泌入小管液中的 H^+ 与 HCO_3^- 生成 H_2CO_3，H_2CO_3 再分解为 CO_2 和水。CO_2 为高脂溶性物质，可迅速扩散入上皮细胞内，在碳酸酐酶(carbonic anhydrase，CA)的催化下与细胞内的水又生成 H_2CO_3，H_2CO_3 解离成 H^+ 和 HCO_3^-，前者经 Na^+-H^+ 交换再进入小管液，后者与 Na^+ 生成 $NaHCO_3$ 而转运入血(图 10-9)。CO_2 通过管腔膜的速度明显高于 Cl^- 的速度，故 HCO_3^- 的重吸收优先于 Cl^-。HCO_3^- 是体内主要的碱储备物质，其优先重吸收对于体内酸碱平衡的维持具有重要意义，正常情况下几乎全部被重吸收，随尿排出的 HCO_3^- 量极少。

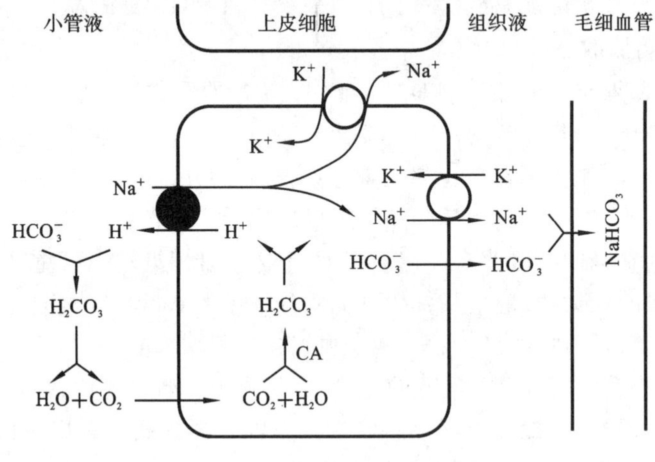

图 10-9　HCO_3^- 的重吸收示意图

6. 其他物质的重吸收

氨基酸、HPO_4^{2-}、SO_4^{2-} 等物质的重吸收机制与葡萄糖的基本相同，但转运体可能不同。部分尿酸在近端小管重吸收。大部分的 Ca^{2+} 和 Mg^{2+} 在近端小管和髓袢升支粗段重吸收。小管液中微量的蛋白质，在近端小管通过入胞作用将其摄入细胞内，再经溶酶体酶水解成氨基酸后，通过与葡萄糖重吸收相同的机制进入组织液。在近端小管和髓袢升支细段及内髓部集合管，对尿素有不同程度的通透性。由于水的重吸收，使小管液尿素浓度增加，尿素顺浓度差扩散而被吸收。

三、肾小管和集合管的分泌功能

从表 8-1 可以看出，与血浆相比，终尿中某些成分的浓度明显升高，表明这些物质被肾小管和集合管分泌到小管液中。肾小管和集合管的分泌是指肾小管和集合管上皮细胞将本身代谢产生的物质或血液中的某些物质转运至小管液。体内的某些代谢产物或过多的物质，如 H^+、氨、钾等，通过单纯的滤过不能充分排出；还有某些物质如青霉素、酚红、利尿剂等药物，由于与血浆蛋白结合不能经肾小球滤过，这时就需要肾小管和集合管发挥分泌功能，将其主动分泌到小管液中而排出体外。分泌的主要物质如下。

（一）H^+的分泌

H^+的分泌主要发生在近端小管，远曲小管和集合管的闰细胞也可分泌少量的H^+。H^+的分泌与HCO_3^-的重吸收相耦联，通过管腔膜Na^+-H^+交换，H^+由细胞内分泌到小管液中，Na^+进入细胞内。小管液中的HCO_3^-与分泌进入管腔的H^+结合生成H_2CO_3，分解出的CO_2迅速穿过管腔膜扩散回上皮细胞内，再结合生成H_2CO_3，H_2CO_3又解离成H^+和HCO_3^-。H^+再通过管腔膜Na^+-H^+交换，由细胞内分泌到小管液中，HCO_3^-则与Na^+一起转运入血(图10-9)。因此，肾小管上皮细胞每分泌一个H^+就可使一个HCO_3^-和一个Na^+重吸收，既排酸又保碱，在体内的酸碱平衡调节中极为重要(图10-10)。

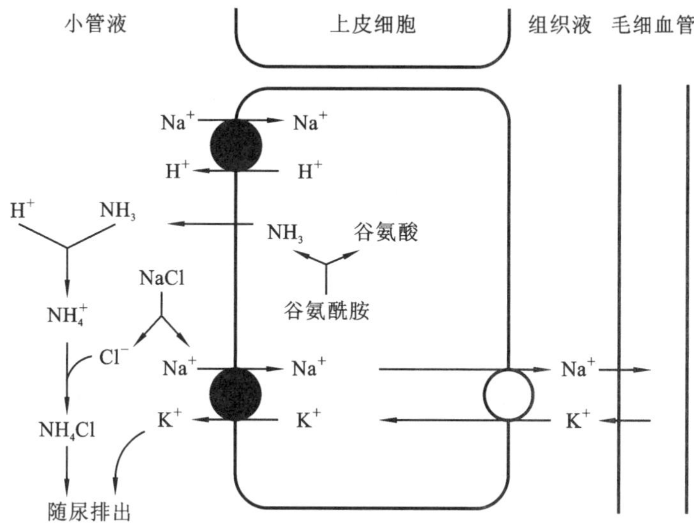

图10-10 H^+、NH_3、K^+的分泌示意图

（二）NH_3的分泌

正常情况下，NH_3的分泌发生在远端小管和集合管。血液中的谷氨酰胺流经肾脏时，可被肾小管上皮细胞中的谷氨酰胺酶分解，生成谷氨酸和NH_3。NH_3是脂溶性分子，易透过细胞膜，生成的NH_3大部分可由上皮细胞扩散进入小管液中，随尿液排出体外。在小管液中H^+与NH_3可结合生成NH_4^+，而NH_4^+是水溶性物质，不易透过生物膜向胞内扩散被重吸收，可充分排出体外。尿中阴离子中Cl^-较多，NH_3的终尿排放形式是NH_4Cl。因此，肾脏产生的NH_3是回收入血，还是随尿排出，主要决定于小管液的pH值。小管液pH值较低时，NH_3随尿排出体外；小管液的pH值较高时，则NH_3易被重吸收入血(图10-10)。

（三）K^+的分泌

小管液中的K^+绝大部分在近端小管已被重吸收，终尿中的K^+主要是由远曲小管和集合管分泌的，与H^+的分泌类似，其主要方式为Na^+-K^+交换。Na^+的主动重吸收促使K^+被动转运入小管液，完成分泌过程(图10-10)。

由于K^+的分泌与H^+的分泌都有赖于Na^+的重吸收，因此有一定的互相拮抗作用，这种现象称为竞争性抑制。所以临床上高血钾患者有时会伴随酸中毒,反之亦然。

体内的K^+主要由肾排泄。正常情况下,机体摄入的K^+和排出的K^+保持动态平衡。体内K^+代谢的特点是:多吃多排,少吃少排,不吃也要排泄一部分。故在临床,为维持体内K^+的平衡,对不能进食的患者应适当补充K^+,以免引起血K^+降低。肾功能不全的患者,排K^+功能障碍,可发生高K^+血症。血K^+过高或过低对人体功能尤其是对神经和心脏的兴奋性产生不利的影响。

四、尿液的浓缩和稀释

(一)尿液浓缩与稀释的概念和意义

终尿尿量和渗透压可由于不同的情况而发生大幅度的变动。体内缺水时,机体将排出渗透压明显高于血浆渗透压的高渗尿,称为尿的浓缩;体内水过剩时,机体将排出渗透压低于血浆渗透压的低渗尿,称为尿的稀释。肾的尿浓缩和尿稀释功能,在维持机体水平衡和渗透压的平衡中起着极为重要的作用。高等动物通过尿的浓缩功能可忍受长时间的饥渴而保持内环境的稳态,活动范围比低等动物明显扩大,大大提高了对外界环境的适应性。

(二)尿液浓缩与稀释的基本过程

1. 尿液的浓缩

尿的浓缩是由于小管液中水的重吸收增加,而溶质的重吸收减少而产生的。尿浓缩的基础一是建立肾髓质渗透梯度,二是保持集合管对水的通透性。

所谓髓质渗透梯度,是指随着肾皮质向肾髓质方向的深入,组织间隙的渗透压不断升高。肾皮质部的组织间液的渗透压与血浆相比为1.0,二者是等渗的,而随着向肾髓质方向的深入,二者的比值逐渐升高到2.0、3.0、4.0。在远曲小管和集合管(尤其是集合管)对水保持良好通透性的前提下,小管液顺着集合管向肾乳头方向流动时,由于渗透作用,水便不断进入高渗的组织间液,小管液不断地被浓缩,形成高渗性的终尿,这就是尿浓缩的本质(图10-11)。

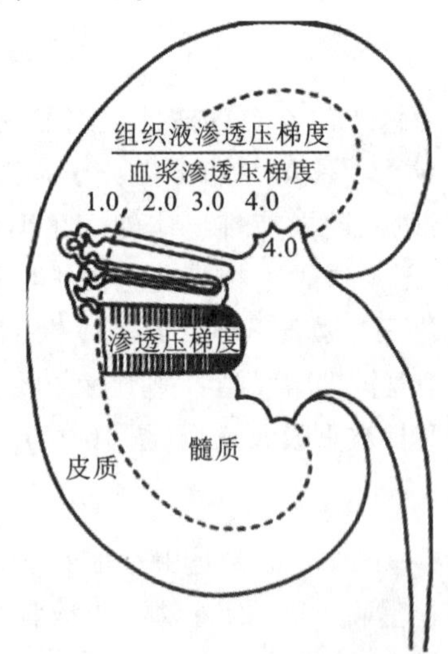

图10-11 肾髓质渗透压梯度示意图

形成稳定的肾髓质渗透梯度的结构基础一个是产生渗透梯度的结构——髓袢,另一个是维持渗透梯度的结构——直小血管。

(1)髓袢的逆流倍增效应 逆流是指两个并列平行的管道,其中液体流动的方向相反。倍增是指这两个管道如果一端是连通的,且两管间的隔膜容许液体中的溶质在两管间交换,在液体流动过程中,其中一管中的液体就会出现倍增现象。

肾髓质的渗透梯度不但存在于肾小管内,也存在于肾小管周围的组织液中。且肾髓质的渗透梯度有两个形成部位:外髓和内髓,两部位形成渗透梯度的机制类似,但溶质是不大一样的。

在外髓部,如前文所述,髓袢升支粗段可通过Na^+-$2Cl^-$-K^+同向转运体主动重吸收Na^+和Cl^-,将NaCl

转运到管外组织液中，但髓袢升支粗段对水不通透，所以只有溶质被重吸收，水都留在管腔内。故这部分小管液由髓质向皮质方向流动时，管内 NaCl 浓度逐渐降低，形成低渗液，而管外组织液 NaCl 则浓度升高，形成高渗液。由于管内 NaCl 浓度逐渐降低，越靠近皮质的管腔中能运出的 NaCl 越少，故 NaCl 运至组织液最多的部位是靠近内髓的髓袢，这样在外髓部就形成了组织液的渗透梯度，愈靠近皮质部，渗透浓度越低，愈靠近内髓部，渗透浓度越高(图 10-12)。

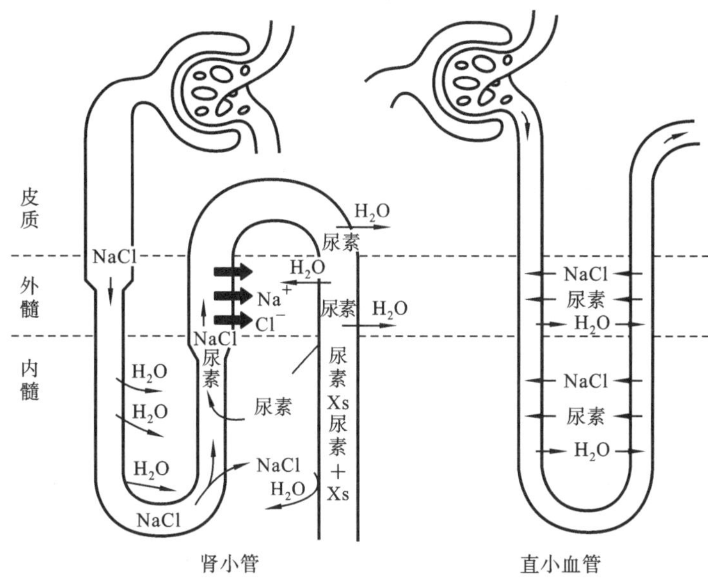

图 10-12 髓质渗透梯度的形成示意图

在内髓部，渗透梯度的形成与尿素的再循环和 NaCl 重吸收有密切关系。远曲小管和集合管起始端对尿素不易通透，对水易通透。由于外髓部高渗，水被重吸收，小管液中溶质(包括尿素)浓度升高。当小管液流经集合管后半段时，管壁对尿素的通透性增大，尿素就顺浓度梯度向内髓部组织间液扩散，造成了内髓部组织间液中尿素浓度的增高和高渗状态。髓袢降支细段对溶质不通透而对水通透，于是小管液被浓缩，水分进入组织间液，小管液中的 NaCl 浓度和渗透压浓度越来越高。当小管液绕过髓袢顶端反流入升支细段时，由于升支细段对溶质易通透，Na^+ 顺浓度梯度而被动扩散至内髓部组织间液，随着扩散的进行，小管液溶质 Na^+ 的浓度逐渐降低，扩散量也逐渐下降，导致内髓部的渗透梯度进一步提高，越向内髓组织间液渗透压越高(图 10-12)。

由于髓袢升支上皮细胞对尿素具有部分通透性，从内髓部集合管扩散到组织间液的尿素可以进入升支细段，而后经升支粗段、远曲小管、皮质部集合管和外髓部集合管、内髓部集合管，再扩散到内髓部组织间液，这样就形成了尿素的再循环和重复利用(图 10-13)。

渗透梯度的形成需要消耗能量。从渗透梯度形成的全过程来看，耗能的主要部位是髓袢升支粗段，其余部位以水分被动渗透或溶质被动扩散为主。因此髓袢升支粗段对 NaCl 的主动重吸收是建立髓质渗透梯度的主要动力，一旦此处的主动重吸收受到抑制，整个渗透梯度就会遭到破坏，肾脏的尿浓缩功能就会降低。

(2) 直小血管的逆流交换机制 直小血管是肾脏微循环第二套毛细血管在近髓肾单

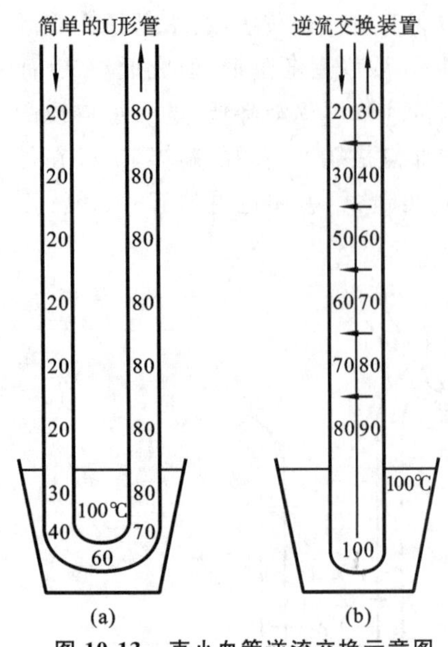

图 10-13 直小血管逆流交换示意图

位的特殊形式，这种血管形状及长度都与髓袢类似，血液由皮质进入髓质，又从髓质进入皮质，这种往返的血流通路对渗透梯度的维持非常重要。

假如直小血管不是往返走行而是单向走行的话，随着血流的前行，周围组织液的溶质浓度越来越高，而直小血管通透性高，允许溶质自由向血液中扩散，这会导致大量溶质迅速进入血液，肾髓质组织间液溶质浓度降低，渗透梯度被破坏（图 10-13）。

直小血管降支在向内髓方向走行时虽然不断地得到组织液的溶质，但直小血管升支在向外髓方向走行时又会将溶质反向扩散到组织液中，这称为直小血管的逆流交换。因此当直小血管升支离开外髓部时，只会将少量的多余的溶质带回循环中，而不会破坏肾髓质间液的渗透梯度(图 10-13)。

2. 尿的稀释

尿的稀释主要是由于小管液中水的重吸收减少而造成的。在髓袢升支粗段形成的低渗小管液流经远曲小管和集合管时，假如远曲小管和集合管对水不通透(缺乏抗利尿激素)，虽然肾髓质间液存在渗透梯度，在此处水也不能被重吸收，但 NaCl 和尿素在此处还会被继续重吸收，人体就会排出大量的低渗尿，导致尿液被稀释。

(三) 尿液浓缩与稀释的影响因素

肾髓质渗透梯度的形成和保持集合管对水的通透性是尿浓缩的两个必要条件，因此不论是肾髓质渗透梯度的破坏，还是集合管对水的通透性的减小，都会影响尿液的浓缩。

1. 肾髓质高渗梯度的破坏

肾髓质高渗梯度的形成和维持有赖于髓袢的逆流倍增效应和直小血管的逆流交换效应，这既需要维持髓袢和直小血管结构的完整，也需要维持二者功能的正常，如物质转运功能、有充足的溶质形成渗透梯度、直小血管血流稳定等。

(1) 髓袢结构破坏　慢性肾盂肾炎后期往往引起肾髓质的纤维化或者严重的肾囊肿压迫肾髓质，都会破坏髓袢的正常结构，减少髓袢的数量，进而降低髓袢的逆流倍增作用，破坏肾髓质高渗梯度的形成，导致尿的浓缩能力降低，患者表现为多尿及夜尿。

(2) 利尿药　水肿或心脏前负荷过大的患者需要及时脱水，利尿是常用的方法。速尿等强效利尿药可抑制髓袢升支粗段的 Na^+-$2Cl^-$-K^+ 同向转运体，使髓袢升支粗段对 Na^+ 和 Cl^- 的主动重吸收减少，肾髓质高渗梯度形成的动力减弱，导致高渗梯度降低，尿的浓缩能力降低，患者排出大量的低渗尿，纠正水肿或过大的心脏前负荷。

(3) 尿素浓度变化　老年人蛋白质代谢率降低，尿素生成减少，形成高渗梯度的溶质产生不足，尿浓缩功能也会降低，导致老年人夜尿增多。

(4) 直小血管的血流速度　直小血管血流速度过快或过慢都会降低高渗梯度。当直小血管血流速度过快时，迅速扩散进入血液的溶质来不及在逆流交换时扩散回到组织间液，导致血流带走的溶质增多，髓质高渗梯度降低，尿的浓缩能力降低。例如，高血压合并肾损害患者前期症状可表现为夜尿增多。当直小血管血流速度过慢时，如血液黏滞性过高的患者，其直小血管单位时间内所带走的水分过少，亦可导致肾髓质渗透压降低，尿的浓缩能力减弱。

2. 集合管对水通透性的变化

集合管对水的通透性主要取决于抗利尿激素的分泌水平。当抗利尿激素分泌减少时，远曲小管、集合管对水的通透性降低，水的重吸收减少，尿浓缩功能急剧下降，导致患者排出大量稀释尿，如垂体性尿崩症。当集合管抗利尿激素受体过少或对抗利尿激素不敏感时也有类似表现，且抗利尿激素对此治疗无效，如肾性尿崩症患者。

第三节 尿生成的调节

尿的生成包括肾小球的滤过、肾小管和集合管的重吸收与分泌三个基本过程，机体对尿生成的这三个过程都有调节作用。尿生成的调节方式包括神经调节、体液调节和自身调节，三种方式对尿生成的每个环节都有调节作用。关于肾小球滤过的影响因素前已述及，这里主要介绍机体对肾小管和集合管的重吸收及分泌环节的调节作用。

一、肾内自身调节

（一）小管液中溶质的浓度

如果小管液中溶质含量增多引起渗透压增高，就会减少肾小管特别是近端小管对水的重吸收，导致小管液中 Na^+ 浓度降低，肾小管两侧 Na^+ 浓度梯度减小，Na^+ 的重吸收也减少。由于水和 Na^+ 的重吸收减少，NaCl 和水的排出量增多，尿量增多。这种由于小管液中溶质浓度升高，小管液渗透压升高，使水和 NaCl 的重吸收减少而发生尿量增多的现象，称为渗透性利尿(osmotic diuresis)。例如，糖尿病患者多尿就是因为小管液中葡萄糖增多，不能完全被重吸收，未被重吸收的葡萄糖使小管液渗透压增高，水的重吸收减少，于是尿量增加。临床上经常给患者使用可被肾小球滤过而又不被肾小管重吸收的物质如甘露醇、山梨醇等，来提高小管液中的溶质浓度，而达到利尿和消除水肿的目的。

（二）球-管平衡

近端小管的重吸收能力最强，重吸收量最大，而且随着肾小球滤过率的增大，近端小管对 NaCl 和水的重吸收也相应增加。近端小管对 NaCl 和水的重吸收量总是占肾小球滤过率的 60%～70%，不论肾小球滤过率是增大还是降低，近端小管总是以恒定的比例重吸收 NaCl 和水，这种现象称为球-管平衡(glomerulotubular balance)。

球-管平衡的生理意义在于缓冲尿量，使尿量和尿中溶质不致因肾小球滤过率的增减而发生大幅度的变动。如果没有球-管平衡现象，近端小管重吸收量为定值，人体尿量就会因为肾小球滤过率的变化而发生大幅度的波动。此时一旦滤过率降低，近端小管重吸收就会相对过多，导致机体尿量明显减少而发生水肿；而一旦滤过率增加，近端小管重吸收就会相对过少，由于远端小管和集合管的重吸收能力有限，机体很可能会发生尿崩而引起脱水。

球-管平衡在某些情况下可能被干扰。如渗透性利尿时近端小管重吸收减少,而肾小球滤过率不受影响,这时尿量会明显增多;又如充血性心力衰竭患者,虽然动脉血压和血流量明显下降,但其出球小动脉可发生代偿性收缩,维持肾小球毛细血管充盈度,有效滤过压不减小,其肾小球滤过率仍能保持正常水平,这时患者的近端小管旁毛细血管血压会明显下降而血浆胶体渗透压显著增高,导致近端小管重吸收比例明显增加,患者可因少尿、无尿而导致水肿。

知识链接

糖　尿　病

糖尿病是由多种病因引起的以慢性高血糖为特征的代谢紊乱,主要由于胰岛素生物活性或其效应绝对或相对不足引起,多见的临床表现为代谢紊乱症候群,常被描述为"三多一少",即多尿、多饮、多食和体重减轻。久病可引起多系统损害,导致眼、肾、神经、心脏、血管等组织的慢性进行性病变,引起功能缺陷及衰竭。病情严重或应激时可发生急性代谢紊乱,例如酮症酸中毒、高渗性昏迷等。诊断标准是症状+随机血糖≥11.1 mmol/L,或空腹血糖≥7.0 mmol/L,或糖耐量实验中餐后两小时血糖≥11.1 mmol/L,症状不典型者,需另一天再次证实。目前的治疗强调早期治疗、长期治疗、综合治疗、治疗措施个体化的原则。具体措施以饮食治疗和合适的体育锻炼为基础,根据不同病情予以药物治疗。

二、神经调节

调节肾泌尿功能的神经主要是交感神经,副交感神经在肾脏分布很少。肾交感神经活动传出冲动增加时,通过释放去甲肾上腺素引起入球小动脉和出球小动脉收缩,肾小球毛细血管血浆流量减少,滤过平衡前移;同时肾小球毛细血管的血压降低,有效滤过压减小。因而肾小球滤过率减少,尿量减少。在紧急情况下,全身血液经交感-肾上腺髓质系统的调节将重新分布,减少相对不重要的脏器的血流,使血液主要分配到脑、心、肺等重要器官,这对维持紧急情况下重要脏器的能量供应具有重要的生理意义。

此外,肾交感神经兴奋可通过下列作用影响肾小管和集合管的功能:刺激近球小体的颗粒细胞释放肾素,肾素通过激活血管紧张素原从而刺激醛固酮的分泌,使肾小管对 NaCl 和 H_2O 的重吸收增加,同时 K^+ 的分泌增加;通过 α 肾上腺素受体直接刺激近端小管重吸收 NaCl 和 H_2O。交感神经兴奋时,总体表现为重吸收增加,尿量减少。

三、体液调节

调节肾脏泌尿功能的体液因素主要有抗利尿激素、醛固酮和心房钠尿肽等。

(一) 抗利尿激素

抗利尿激素(antidiuretic hormone,ADH)又称为血管升压素,是调节肾脏泌尿功能最重要的体液因素。

1. 合成和释放

抗利尿激素由下丘脑视上核(为主)和室旁核的神经内分泌细胞合成和分泌,经下丘脑神经垂体束运输至神经垂体储存,并由此释放入血,是一种典型的神经分泌方式。在生理条件下,抗利尿激素的合成和释放量较少。

2. 生理作用

抗利尿激素主要是作用于远曲小管和集合管尤其是集合管,增加水的通透性。如抗利尿激素缺乏,则远曲小管和集合管细胞膜上的水通道可经吞饮作用进入胞质,细胞膜对水的通透性降低,从而使水的重吸收减少,尿量增加。

3. 分泌调节

抗利尿激素的分泌主要受血浆晶体渗透压和循环血量的调节。血浆晶体渗透压升高或循环血量减少时,均可刺激抗利尿激素的分泌和释放增加;反之,则抑制其分泌和释放。

(1) 血浆晶体渗透压　生理情况下,血浆晶体渗透压是调节抗利尿激素分泌的主要因素。下丘脑视上核和室旁核及其周围区域存在渗透压感受器,这些感受器对血浆晶体渗透压,尤其是 NaCl(因尿素和葡萄糖易于通过细胞膜)浓度的改变非常敏感。在人体剧烈运动而大量出汗或病理情况下发生严重呕吐或腹泻后,导致体内水分丧失,故血浆晶体渗透压升高,进而使脑视上核和室旁核细胞分泌、神经垂体释放的抗利尿激素增加,促进集合管对水的重吸收,尿液浓缩,水分排出减少,有利于血浆晶体渗透压恢复到正常范围。反之,正常人在短时间内大量饮水,这种由于一次性的大量饮水,反射性地使抗利尿激素分泌和释放减少而引起尿量明显增多的现象,称为水利尿(water diuresis)。临床上常用水利尿实验来检测受试者肾脏对尿液的稀释能力。实验中还观察到,如饮入等量的生理盐水,尿量仅在 30 min 后轻度增加,这是因为胃肠道对水和盐同时吸收入血,故不会引起晶体渗透压的改变。所以抗利尿激素的生理意义是维持人体水平衡和血浆晶体渗透压的稳定,其分泌属负反馈调节。

(2) 循环血量　当人体血量过多时,过多的血容量可扩张左心房,对左心房和胸腔大静脉壁上的容量感受器产生刺激,抗利尿激素释放减少,引起利尿,排出过剩的水分,血容量因而下降,恢复至正常水平。相反,当机体大失血时,血容量减少,抗利尿激素分泌增加,尿液浓缩、尿量减少,有利于血容量的恢复。

(3) 其他因素　如动脉血压、心房尿钠肽、血管紧张素Ⅱ变化等也可影响抗利尿激素的分泌。

知识链接

尿崩症

尿崩症是指因为抗利尿激素严重缺乏或部分缺乏(称为中枢性尿崩症),或肾脏对抗利尿激素不敏感(肾性尿崩症),导致集合管重吸收水的功能障碍,从而引起多尿、烦渴、多饮与低比重尿和低渗尿为特征的综合征。尿崩症可发生于任何年龄,但以青少年为多见。男性多于女性,男女之比约为 2∶1。

（二）醛固酮

1. 合成分泌

醛固酮(aldosterone)由肾上腺皮质球状带细胞分泌。

2. 生理作用

醛固酮对肾的作用是促进远曲小管和集合管主细胞重吸收 Na^+ 和 H_2O,同时促进 K^+ 的排出,即有保 Na^+ 排 K^+、保 H_2O 的作用。

3. 分泌调节

醛固酮的分泌主要受肾素-血管紧张素-醛固酮系统和血 K^+、Na^+ 浓度的调节。

(1) 肾素-血管紧张素-醛固酮系统　肾素、血管紧张素(angiotensin)和醛固酮三种物质是功能上紧密联系的一个整体,形成肾素-血管紧张素-醛固酮系统。血管紧张素的激活有赖于肾素,而醛固酮的分泌又受到血管紧张素的影响。肾素由近球小体的颗粒细胞分泌,是一种蛋白水解酶,能催化血浆中的血管紧张素原(angiotensinogen)生成血管紧张素Ⅰ(10 肽)。血管紧张素Ⅰ在血液和组织(尤其是肺组织)中经血管紧张素转换酶降解,生成血管紧张素Ⅱ(8 肽),血管紧张素Ⅱ可在氨基肽酶作用下进一步降解生成血管紧张素Ⅲ(7 肽)。血管紧张素Ⅱ和血管紧张素Ⅲ都具有收缩血管和刺激醛固酮分泌的作用,但血管紧张素Ⅱ的缩血管作用较强,血管紧张素Ⅲ主要刺激醛固酮的分泌(图 10-14)。可见,肾素分泌的量,决定了血浆中血管紧张素的浓度,而血浆中醛固酮的水平则取决于血管紧张素的浓度。

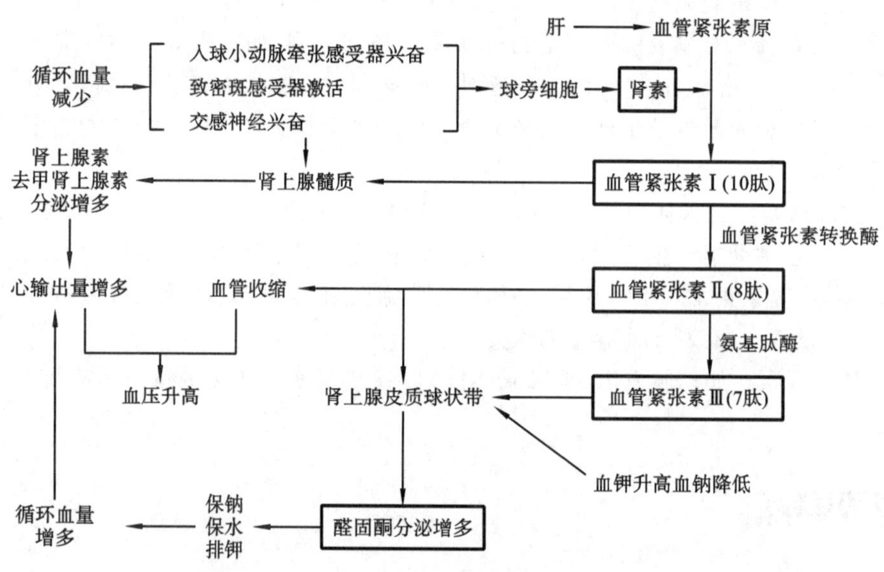

图 10-14　肾素-血管紧张素-醛固酮系统示意图

肾素的分泌受肾内因素和肾外因素的调节。肾小体血管有两种感受器,一种是入球小动脉处的牵张感受器,另一种是致密斑感受器。当动脉血压下降或循环血量减少时,激活入球小动脉牵张感受器,肾素分泌增加;同时,由于肾小球毛细血管血压下降和血流减少,滤过率减少,远曲小管的小管液中 Na^+ 含量因而降低,刺激致密斑感受器,肾素分泌量也可增加。肾外因素为神经性因素,近球小体颗粒细胞受交感神经的直接支配,当动脉血压下降或循环血量减少时，肾交感神经兴奋，刺激颗粒细胞分泌肾素增加。肾上腺素和去甲肾上腺素也有类似作用。

(2) 血 K^+ 浓度或血 Na^+ 浓度　除血管紧张素可刺激醛固酮的分泌外，血 K^+ 浓度升高或血 Na^+ 浓度降低(血 Na^+/K^+ 比值降低)，也可直接刺激肾上腺皮质球状带增加醛固酮的分泌，导致保 Na^+ 排 K^+，从而维持了血浆高 Na^+ 低 K^+ 的状态，维持组织良好的兴奋性，反之亦然。醛固酮的分泌对血 K^+ 浓度的变化更为敏感，而血 Na^+ 浓度必须明显改变时才能引起同样的反应。

（三）心房钠尿肽

心房钠尿肽(atrial natriuretic peptide，ANP)是心房肌合成的多肽类激素，具有明显的促进 NaCl 和水的排出作用。血容量过高可刺激心房容量感受器，进而使心房分泌 ANP，通过强大的利尿作用使血容量恢复正常。

知识链接

肾性高血压和高血压肾病

肾脏疾病常常引起高血压，高血压也可引起肾脏疾病。从症状上来看，二者均为高血压伴有肾损害，但治疗手段大不相同。高血压肾病治疗以降压为主，而肾性高血压对降压药一般不敏感，治疗以纠正肾损害为主。二者的鉴别并不困难，高血压肾病多见于中老年患者，可见家族病史，一般在多年高血压的基础上才能导致肾病，多无或仅有轻度水肿、贫血、低蛋白血症等肾脏损害表现。肾性高血压则多见于青少年，多为偶发，无家族史，肾脏起病早，肾脏损害症状明显。肾性高血压分为两种，其中绝大多数为容量依赖性高血压，病因主要是钠水潴留，应用利尿剂疗效显著；另一种是肾素依赖性的高血压，由肾素分泌过多引起，此高血压应用利尿剂反而会加重病情，因血容量的下降会进一步刺激肾素释放，需用血管紧张素拮抗剂治疗。

第四节　尿液及其排放

一、尿液的组成和理化特性

（一）尿液的成分及尿量

最终排出体外的尿液是终尿。虽然原尿成分与血浆基本一致，但由于肾脏的重吸收和分泌功能，终尿的成分与血浆已大不相同。

1. 尿液的成分

尿的成分中，H_2O 占 95～97%，溶质可分为有机物和无机盐两大类。有机物中主要为含氮的代谢终产物，最主要的是尿素，其余有肌酐、马尿酸、尿酸等。正常尿中蛋白质含量极少,若出现蛋白尿,尿液可呈泡沫状。无机盐主要是 NaCl,其余有硫酸盐、磷酸盐、钾盐和氨盐等。糖和蛋白质含量极少,用一般方法难以测出。正常尿液中不含葡萄糖,尿糖定性试验阴性。若患者尿液加入新制的 $Cu(OH)_2$ 加热后还原为砖红色的 Cu_2O 沉淀,则提示患者尿中出现葡萄糖,称为尿糖定性试验阳性。

2. 尿液的数量

正常成人尿量为 1.0～2.0 L/d,平均为 1.5 L/d。当机体摄入的水增多,尿量增多可超过 2.0 L/d;反之,摄入的水过少或出汗很多时,尿量减少可少于 1.0 L/d。如果每天的尿量长期超过 2.5 L,为多尿(polyuria);每天尿量为 0.1～0.5 L,为少尿(oliguria);少于 0.1 L为无尿(anuria),均属不正常现象。因为通过肾的排泄物都是溶解于尿液之中并随尿排出体外的,多尿会使机体丢失大量的水,使细胞外液量减少,导致机体缺水。如一昼夜的尿量少于 0.5 L,排泄物即无法全部排出而在体内堆积,将给机体正常生命活动带来不良影响,甚至产生严重后果。

(二) 尿液的理化特性

1. 颜色

尿液中含有尿胆素,所以尿液呈透明淡黄色。新排出的尿液颜色较浅,放置一段时间后,尿胆原氧化成尿胆素,颜色就会加深。若摄水减少,尿液浓缩,颜色就会加深。若尿中有红细胞或血红蛋白,尿液可呈褐色或棕红色,血红蛋白尿颜色清亮,血尿较为浑浊。

2. 比重和渗透压

尿的比重介于1.010～1.025之间,随尿量而异。饮水多时,尿液稀释,比重降低;饮水少或出汗多时,尿液浓缩,比重增高。严重尿崩症时,尿比重近乎于纯水,可降至 1.005 以下。尿液渗透压与比重基本呈平行关系。

3. pH 值

尿的 pH 值一般在 5.0～7.0 之间,随饮食成分而改变。素食的人由于食入生物碱较多,尿液呈碱性。荤素杂食的人,由于蛋白代谢产物呈酸性,其尿呈酸性。剧烈运动后,尿中的酸性物质排泄增多,尿呈明显的酸性。

二、尿液排放

尿的生成是个连续过程,但膀胱排尿是间歇进行的。持续不断地进入肾盂的尿液被送入输尿管,输尿管通过周期性的蠕动将尿液送入到膀胱。膀胱具有容受性舒张功能,可随尿量增加反射性地扩张而维持其压力不至于明显增高。当膀胱贮存尿量达到 400～500 mL时,膀胱扩张渐趋极限,此时压力显著升高,刺激膀胱壁牵张感受器,引起尿意并启动排尿反射(micturition reflex),将尿液经尿道排出体外。当膀胱充盈量增多达 700 mL时,膀胱可发生有力的节律性收缩,并可伴有痛感,不过此时还能有意识地控制排尿,但若膀胱充盈量进一步增多后,便出现明显痛感,从而不得不排尿。

(一) 排尿反射

1. 神经支配

膀胱逼尿肌和尿道内括约肌受交感神经和副交感神经支配。由 2～4 骶髓发出的盆神经中含副交感神经纤维，可使逼尿肌收缩、膀胱内括约肌松弛，促进排尿。腰髓发出的交感神经纤维经腹下神经到达膀胱，其兴奋使逼尿肌松弛、内括约肌收缩，阻抑尿的排放。在排尿活动中副交感神经的活动占主导地位。

膀胱外括约肌是随意肌，受骶髓发出的阴部神经支配。膀胱外括约肌的收缩受意识控制，但其舒张不受意识控制，而是排尿反射造成的。

上述神经都是复合神经，既有传出纤维也有传入纤维，尿意和排尿充实感也由这些神经上传。

2. 反射过程

在正常情况下，当膀胱内尿量增加到 400～500 mL 时，膀胱内压明显升高，膀胱壁的牵张感受器受到刺激而兴奋。冲动沿盆神经传入，到达骶髓的排尿反射初级中枢，同时经脊髓上传到大脑皮层的排尿反射高位中枢，产生尿意。骶髓排尿反射初级中枢发出传出冲动沿盆神经传出，引起逼尿肌收缩、尿道内括约肌松弛，尿液进入后尿道。这时尿液还可以刺激尿道的感受器，冲动沿阴部神经再次传到脊髓排尿中枢，进一步加强其活动，使外括约肌开放，于是尿液被强大的膀胱内压驱出。尿液对尿道的刺激又可进一步反射性地加强排尿中枢活动，这是一个正反馈过程，使排尿反射一再加强，直至尿液排完为止。在排尿末期，通过尿道海绵体肌肉收缩，可将残留于尿道的尿液排出体外(图 10-15)。此外，在排尿时腹肌和膈肌的强力收缩也产生较高的腹内压，协助克服排尿的阻力。

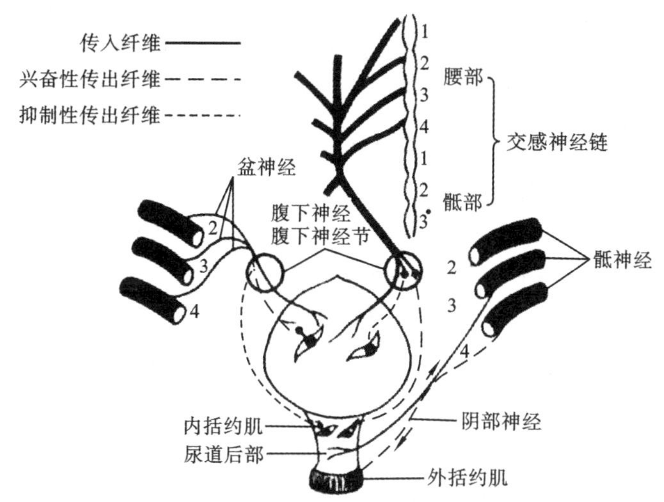

图 10-15 排尿反射

排尿反射可受大脑皮层主观意识的控制，大脑皮层的高级排尿中枢对脊髓初级中枢有易化和抑制双重影响，以控制排尿活动。如果高位中枢经过分析，认为此时不宜排尿，则通过阴部神经向尿道外括约肌发放冲动，阻止后尿道尿液外排。但此时排尿反射仍在继续，人体会有膀胱充盈不适感。一旦膀胱内尿量增加到 700 mL，膀胱逼尿肌便发生节律性收缩，人体会产生膀胱持续收缩的不适感，但此时还可有意识地控制排尿。若膀胱内尿量继续增加，人体便出现明显的膀胱和尿道痛感，以致不得不排尿。

（二）排尿异常

常见的排尿异常有尿失禁（incontinence）、尿潴留（urinary retention）和尿频(urinary)等。

尿失禁是指排尿活动失去意识控制。其病因多是腰髓以上中枢受损，以致初级中枢不能接受大脑皮层的功能性抑制。膀胱中尿液充盈过多而不能排出者称为尿潴留，多由腰骶髓损伤使排尿反射初级中枢的活动发生障碍所致。排尿次数过多(明显超过本人以往正常频率)称为尿频，尿频有多尿性及少尿性尿频。多尿性尿频多由尿崩症引起，少尿性尿频常由膀胱炎症、肿瘤、结石、前列腺增生等刺激引起，这些刺激可以使患者持续出现尿意，由于患者排尿次数增加而每日总尿量并不增加，所以每次排尿时尿量少于正常。

小结

肾脏是机体最主要的排泄器官，通过产生尿液排出体外而完成排泄功能。肾脏生成尿的过程包括肾小球的滤过、肾小管和集合管的重吸收和分泌三个环节。肾小球滤过率是肾脏滤过功能的重要指标。滤过的结构基础是滤过膜，包括机械屏障和电学屏障。肾小球滤过作用的动力是有效滤过压，有效滤过压＝肾小球毛细血管血压－(血浆胶体渗透压＋肾小囊内压)。影响肾小球滤过的因素有肾血浆流量、滤过膜的面积和通透性、有效滤过压。绝大部分重吸收过程集中在近端小管，远端小管和集合管主要通过改变重吸收水和溶质的量来发挥调节能力。肾小管和集合管的重吸收方式包括主动重吸收和被动重吸收两种。在近端小管的前半段，Na^+与葡萄糖同向转运，与H^+逆向转运被重吸收。在近端小管的后半段，NaCl主要通过细胞旁路途径被动重吸收。髓袢升支粗段的NaCl以Na^+-$2Cl^-$-K^+同向转运模式主动重吸收。H^+的分泌与HCO_3^-的重吸收相耦联，主要在近端小管进行。NH_3的分泌主要在远端小管和集合管，与泌H^+相互促进。K^+的分泌在远曲小管和集合管，与H^+的分泌相互拮抗。肾血流自身调节：当动脉血压在一定范围内变动时，肾血流量仍然保持相对恒定。重吸收自身调节：球-管平衡，若小管液溶质浓度增加会引起渗透性利尿。调节肾脏功能的神经主要是交感神经。抗利尿激素由下丘脑视上核和室旁核的神经元合成，经神经垂体释放，增加远曲小管和集合管对水的重吸收。调节抗利尿激素分泌的主要因素是血浆晶体渗透压和循环血量。肾素由近球小体的颗粒细胞分泌，激活由肝脏分泌的血管紧张素原，促进醛固酮的生成。醛固酮有保Na^+排K^+、保H_2O的作用。排尿反射的初级中枢在骶髓，高级中枢在大脑皮层，是一种受意识控制的随意运动，是一种正反馈。常见的排尿异常有尿失禁、尿潴留、尿频等。

能力检测

1. 名词解释：排泄、肾小球滤过率、渗透性利尿、水利尿
2. 简述尿液生成的基本过程。

3．简述影响肾小球滤过的因素。

4．血糖浓度超过肾糖阈时，尿量会有何变化？为什么？

5．试述抗利尿激素的来源、作用及其调节。

6．肾素、血管紧张素和醛固酮的关系与作用是什么？

7．简述排尿反射的过程。

（王　涛　董泽飞）

第十一章
水盐代谢和酸碱平衡调节

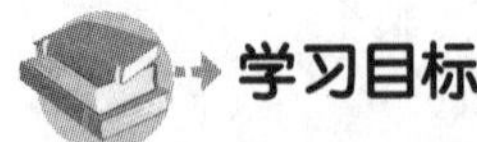

掌握：体液中电解质的生理功能，血液、肾、肺的缓冲作用。

熟悉：体液中电解质含量及分布特点、水的生理功能；人体内的酸、碱性物质的来源。

了解：水的动态平衡、重要电解质（钠、钾、氯）的代谢，酸碱平衡的常用生化指标。

第一节　水 盐 代 谢

一、体液与水平衡

体液是指分布在细胞内和细胞外的液体，体液构成细胞生命活动的内环境。它是一种溶解着多种无机盐和有机物（如糖、蛋白质等）的水溶液。体液中的无机盐和一些有机物（如蛋白质）以离子状态存在，故称为电解质。因此水、无机盐代谢又称为水、电解质代谢。

体液平衡主要是指水和电解质的平衡。体液的容量、渗透压、酸碱度和各种离子浓度保持着相对平衡，这种平衡是保证细胞正常代谢、维持各种器官生理功能和维持人体生命所必需的条件。疾病或者外界环境的剧烈变化都可能破坏这种平衡，使体液在各个方面发生变化。如果得不到正确的诊断及治疗，机体的调节功能就难以维持，对机体造成各种不良影响，严重时可危及生命。因此，学习水、电解质的代谢和功能，掌握体液平衡的基本知识具有重要意义。

（一）体液的含量与分布

体液在体内被分隔成几个区域，首先是以细胞膜为界把体液分成细胞内液和细胞外液，细胞外液再以毛细血管壁为界分为血浆和细胞间液，细胞间液中包括淋巴液、脑脊液、房水等。各部分体液占体重的百分比见表11-1。

表 11-1 人体体液分布

	成年人占体重/(%)	新生儿占体重/(%)
体液	60	75
细胞内液	40	40
细胞外液	20	35
血浆	5	5
细胞间液	15	30

体液的含量随性别、年龄、胖瘦、疾病的不同而异。女性体内脂肪含量相对较多,故成年女性含水量低于同年龄的男性。体液总量随年龄的增长而减少,儿童含水量占体重的比例高,且儿童新陈代谢旺盛,耗水量比成人多,相较成人容易发生脱水和电解质紊乱。脂肪组织含水量较少,仅 15%～30%,肌肉组织含水量较多,达 70%～80%。

(二) 水的代谢平衡

体内水代谢平衡是维持机体正常生命活动的重要保证。正常情况下,每天水的出量与入量之间处于动态平衡。

1. 体内水的来源

人体内水的来源有饮水、食物中所含的水和代谢的内生水三种。饮水量变化很大,因气候、劳动强度、生理状况和个人的生活习惯而不同。一般,成年人每日约 1200 mL;从固体或半固体食物中每天约摄取 1000 mL;内生水为糖、脂肪、蛋白质等在体内氧化时,脱下的氢经呼吸链传递最后与氧结合而产生的水,其数量虽然不多,但相当恒定,每日约产生 300 mL,其中脂肪氧化生水最多,其次是糖,蛋白质最少。每百克糖、脂肪、蛋白质彻底氧化产水依次是 107 mL、55 mL 和 41 mL。

2. 体内水的去路

人体内水的排出有四条途径:皮肤、呼吸道、消化道和肾脏。

(1) 皮肤　经皮肤散失的水分有两种方式:一种是非显性汗,即水分的蒸发,每日约排出 500 mL,性质为基本不含电解质的"纯水";另一种是汗腺分泌的汗液,其排出量与外界环境的温度、湿度和劳动强度有关,变化很大。汗液为低渗液,含有少量的 NaCl、KCl、尿素、乳酸等。出汗不但丢失水分,同时也丢失电解质。大量出汗时,每小时丢失液体可达 1 L左右。人体大量出汗时,由于丢失的水分比盐多,容易发生高渗性脱水。

(2) 呼吸道　呼出的气体中以水蒸气的形式丢失一定的水分。成人每日由呼吸丢失的水分约 350 mL。经呼吸道丢失的水量与呼吸的频率和深浅,以及体温、气候的干湿、基础代谢等因素有关。

(3) 消化道　主要经粪便排出水分。正常随粪便排出的水分每日仅 150 mL 左右,其中所含的电解质极少。每天各种消化腺分泌的消化液约有 8 L,98%以上消化液由肠道吸收,只有不到 2%的消化液随粪便排出体外。正常消化液所含电解质较多,尤其是 K^+ 含量较高。因而当呕吐、腹泻等引起消化液大量丢失时,会造成体内失水和电解质平衡紊乱,婴幼儿表现更明显。故临床上对于剧烈呕吐、腹泻的患者应根据消化液中水和无机盐的丢失情况及时补充水和电解质。

(4) 肾脏　肾脏不仅是重要的排泄器官，而且是调节体液平衡的主要器官，它通过尿量和尿液的浓度维持体液平衡。成人每日排出的尿量为1000～2000 mL，平均1500 mL。尿液中除水和无机盐外还有很多非蛋白氮(non-protein nitrogen，NPN)。人体每日有35 g左右的代谢废物需经肾脏排泄，其中尿素占一半以上，成人每日至少需排尿500 mL，才能将这些固体代谢废物全部排出体外。如果每日尿量少于500 mL，含氮代谢物将在体内潴留，血液NPN增多，会引起多个系统严重的中毒症状，从而导致尿毒症的出现。临床上把尿量少于500 mL称为少尿，少于100 mL称为无尿。

总之，正常人每日水的进出量相当，维持动态平衡，称为水平衡。人体即使完全不能进水每天仍会丢失水量最少约1500 mL(尿500 mL，汗500 mL，肺呼出350 mL，粪排出150 mL)。因此临床上必须保证供给大于这种最低限度水的需要量。对不能进食的患者，每日应该补给约2000 mL的水量，才能满足机体需要。若患者有额外的水分丢失，则应该酌情增加给水量。一般成人每日水的出入量见表11-2。

表11-2　一般成人每日水的出入量

来　源	入量/(mL/24 h)	去　路	出量/(mL/24 h)
食物	1000	皮肤	500
饮料	1200	呼吸道	350
代谢水	300	肠道	150
		肾脏	1500
合计	2500	合计	2500

知识链接

脱水与水中毒

脱水：机体水分进入减少或排出量增多均可造成脱水。轻度脱水：脱水量达体重的2%时为轻度脱水，表现为口渴。中度脱水：当脱水量达体重的4%时为中度脱水，表现为严重口渴、心率加快、体温升高、血压下降、疲劳。重度脱水：当脱水量达6%时则为严重脱水，此时引起恶心、食欲丧失、易激怒、肌肉抽搐甚至出现幻觉、昏迷以及死亡。水中毒：在病理或人为治疗因素的作用下或在短时间内大量饮水时，水在体内潴留过多，超过正常体液水量，水与电解质比例失调，结果细胞外液量增加，血钠降低，出现低血钠症，水由细胞外进入细胞内。若过多的水进入细胞内，使细胞内的水过多，则引起水中毒。水中毒的症状不一，轻者躁动、嗜睡、抽搐、尿失禁及丧失意识，重者有脑细胞水肿。中毒严重者若不及时抢救则危及生命。

二、电解质平衡

（一）体液中主要电解质的组成、分布及特点

1. 体液电解质的含量与分布

体液中含有的主要电解质是 Na^{+}、K^{+}、Ca^{2+}、Mg^{2+}、Cl^{-}、HCO_3^{-} 等。电解质在维持体液分布与动态平衡中起重要作用。电解质在细胞内、外中的含量与分布见表 11-3。

表 11-3 各种体液电解质的含量与分布/(mmol/L)

电解质		血浆	细胞间液	细胞内液
阳离子		152.8	145.5	186.5
	Na^{+}	145	139	10
	K^{+}	4.5	4	158
	Ca^{2+}	2.5	2	3
	Mg^{2+}	0.8	0.5	15.5
阴离子		138.75	144.75	79.9
	HCO_3^{-}	27	25	10
	Cl^{-}	103	112	1
	HPO_4^{2-}	1	1	12
	SO_4^{2-}	0.5	0.5	9.5
	有机酸	5	6	16
	蛋白质	2.25	0.25	8.1
	有机磷酸	—	—	23.3

2. 电解质分布的特点

体液电解质的含量与分布有如下特点。

(1) 各种体液呈电中性　体液中电解质以物质的量浓度计算单位时，反映出无论细胞内液还是细胞外液，其阴离子和阳离子总量均相等，故溶液呈电中性。

(2) 细胞内液和细胞外液的电解质分布差别悬殊　由于细胞膜的特性，导致细胞内、外液之间电解质分布有显著差异，细胞外液中阳离子以 Na^{+} 为主，阴离子以 Cl^{-} 为主；细胞内液中阳离子以 K^{+} 为主，阴离子以 HPO_4^{2-} 为主。

(3) 血浆和细胞间液中的蛋白质含量差异较大　细胞外液中，血浆与细胞间液所含物质除蛋白质外均可自由通过毛细血管壁，所以二者的电解质含量和组成基本相同，但蛋白质含量差异较大，蛋白质的差异导致细胞内、外液胶体渗透压产生了差异，这种差异也是维持血管内、外水平衡的重要因素。

(4) 各种体液的渗透压相等　溶液的渗透压取决于溶质颗粒的多少，毫渗量浓度(mOsm/L)是表示溶液中能产生渗透效应的各种物质颗粒（离子或分子）的总浓度。根据计算，细胞内、外液的毫渗量浓度是一样的，约 300 mOsm/L。临床上，5%的葡萄糖和 0.9%的 NaCl 溶液因和血浆的渗透压相近，故称为等渗溶液，用等渗溶液输液时不会影响

红细胞的形态。

（二）各种电解质的代谢

1. 钠的代谢

(1) 含量与分布　成年人体内Na^+的含量约为1 g/kg体重，其中45%在细胞外液，10%在细胞内液，45%在骨骼中。血浆Na^+平均浓度为140 mmol/L；组织间液和淋巴液Na^+浓度约为139 mmol/L。

Na^+为细胞外液的主要阳离子，约占全部阳离子的92%。细胞内的主要阳离子为K^+。正常情况下，细胞内、外保持高浓度的K^+和Na^+，以维持体液渗透压和容量的平衡。现已证明，细胞膜上的钠泵(即Na^+-K^+-ATP酶)消耗ATP不断把因细胞内、外浓度差而渗入细胞的Na^+排出细胞外，而把渗出细胞的K^+移入细胞内，从而维持细胞内、外液组分的稳定。

(2) Na^+的吸收与排泄　人体每日吸收的Na^+主要来自饮食中的氯化钠，为7～15 g。摄入的钠全部经胃肠吸收。通常成人每日NaCl的需要量为5～9 g。Na^+主要由肾小管排出，经粪便及汗液排出少量。肾调节血Na^+浓度的能力很强，对Na^+的阈值为110～130 mmol/L。过量的Na^+很快通过肾排出。正常成人每日由肾小球滤过的Na^+达20～40 mol，而每日经肾排出的Na^+仅为0.01～0.2 mol，重吸收率达99.4%。当血中Na^+浓度降低时，肾小管重吸能力增强；当机体完全停止摄入Na^+时，肾排Na^+趋向于零。

可用“多吃多排、少吃少排、不吃不排”来概括肾对Na^+排泄的高效调节。

2. 钾的代谢

(1) 钾的含量与分布　成年人体内K^+的含量约为2 g/kg体重(即45 mmol/kg体重)，婴儿约43 mmol/kg体重。机体内98%的钾分布在细胞内液，2%分布在细胞外液。体内K^+的含量在30～50 mmol/kg范围内变动。但血中钾浓度较稳定：红细胞中钾浓度约为105 mmol/L，血浆钾浓度为3.5～5.5 mmol/L。

各种组织中，以肌肉中含钾最多。钾与肌肉蛋白质及肌糖原代谢关系十分密切。当肌细胞进行蛋白质、糖原合成时，K^+进入肌细胞。据估计每合成1 g肌糖原需要0.15 mmol K^+，每合成1 g肌肉蛋白质需0.45 mmol K^+进入细胞。因此肌细胞内蛋白质与糖原的代谢影响着血浆K^+的浓度。故临床上利用此原理缓解高血钾或低血钾现象。例如患者输液补充K^+时，可在溶液中加入一定量的葡萄糖，促进K^+进入细胞，以免大量K^+入血造成高血钾。

创伤、发热或缺氧患者，由于体内分解代谢加强，可导致血K^+升高。若同时有肾功能衰竭，排K^+发生障碍，会出现更大危险，因此必须注意观察。反之，在注射胰岛素时，促进肌肉中糖原与蛋白质合成，K^+由血浆进入肌细胞，在注射液中加入少许K^+，可防止低血钾的发生。在治疗缺钾症过程中，很难在短时间内恢复机体的钾平衡，摄入钾过多过快，则有发生高血钾的危险。因此补钾时应遵循不宜过浓、不宜过多、不宜过快、不宜过早、见尿补钾的原则，且以口服最安全。

(2) 钾的吸收与排泄　正常成人每天需钾约2.5 g(60 mmol)。蔬菜与肉类(动物肌肉)含钾最丰富。日常膳食就能满足人体对钾的需要。正常成人摄入的钾约90%在短时间内就由肠道吸收。

钾的排出途径有三条:经尿、粪和汗排出。正常情况下随大便排出的钾量不超过体内钾量的10%。体内80%~90%的钾随尿排出,必要时肾排钾量可增加许多,其排出量与摄入量大致相等。故肾功能良好者口服钾不易引起血钾异常升高。

肾对钾的控制能力远不如对钠严格,其特点是"多吃多排、少吃少排、不吃也排"。机体每天经肾至少排钾10 mmol。钾摄入极少或大量丢失时,肾仍继续排钾。即使禁食钾1~2周,排钾仍可达5~10 mmol/d。在腹泻时随大便排出的钾量可达正常时的10~20倍。1岁以下的婴儿钾摄入量并不超过生长所需的量很多,且婴儿易患腹泻,故婴儿易出现钾缺乏症。长期不能进食需由静脉补充营养的患者,应注意适当补钾。

知识链接

低血钾与高血钾

低血钾　当机体内血钾浓度低于3.5 mmoL/L时称为低血钾。钾的摄入不足、排出量增加、钾自细胞外大量移入细胞内,均可导致低血钾。低血钾的主要表现是四肢软弱无力、倦怠、腹胀、尿潴留、心率失常。严重时心跳停止在收缩期。

高血钾　当血钾浓度高于5.5 mmol/L时称为高血钾。钾输入过多、排出障碍或细胞内的钾转运至细胞外均可引起高血钾。高血钾的主要表现为极度疲乏、肌肉酸痛、肢体湿冷、脸色苍白、嗜睡、心动过缓等,严重时心跳停于舒张期。由于Na^+和Ca^{2+}可拮抗K^+对心肌的作用,因此临床上可通过静脉注射含Ca^{2+}的溶液来纠正血浆K^+浓度过高对心肌的不利影响。

3. 氯的代谢

(1) 氯的含量与分布　正常体重成人氯含量约1.2 g/kg(33 mmol/kg),婴儿多至52 mmol/kg,其中70%在细胞外液中。Cl^-是细胞外液的主要阴离子,占细胞外液阴离子总量的67%。只有少量Cl^-分布在细胞内液并主要存在于分泌Cl^-的细胞内,如Cl^-在红细胞内的浓度为45~54 mmol/L,在其他组织细胞内仅为1 mmol/L。

(2) 氯的吸收与排泄　食物中的Cl^-大都由小肠吸收。Cl^-主要经肾随尿排出,小部分随汗液排出。肾小管可将肾小球滤出的Cl^-和Na^+一起重吸收。高温使汗中Cl^-分泌量增加,然而醛固酮分泌增加可使肾小管对Cl^-和Na^+的重吸收加强,不至丢失过多的Cl^-。

三、水和电解质平衡的调节

水、电解质的平衡,受神经系统和某些激素的调节,而这种调节又主要是通过神经特别是一些激素对肾处理水和电解质的影响而得以实现的。

(一) 渴感

下丘脑视上核侧面有口渴中枢,使这个中枢兴奋的主要刺激是血浆晶体渗透压的升高,因为这可使口渴中枢的神经细胞脱水而引起渴感。渴则思饮寻水,饮水后血浆渗透压回降,渴感乃消失。此外有效血容量的减少和血管紧张素Ⅱ的增多也可以引起渴感。

（二）抗利尿激素

抗利尿激素(antidiuretic hormone,ADH)主要是下丘脑视上核神经细胞所分泌并在神经垂体储存的激素。ADH能提高肾远曲小管和集合管对水的通透性,从而使水的重吸收增加。

促使ADH释放的主要因素是血浆晶体渗透压的增高和循环血量的减少。当机体失去大量水分而使血浆晶体渗透压增高时,便可刺激下丘脑视上核或其周围区的渗透压感受器而使ADH释放增多,血浆渗透压则可因肾小管和集合管重吸收水分增多而有所回降。大量饮水时的情况正好相反,由于ADH释放减少,肾排水增多,血浆渗透压乃得以回升。血量过多时,可刺激左心房和胸腔内大静脉的容量感受器,反射性地引起ADH释放减少,结果引起利尿而使血量回降。反之,当失血等原因使血量减少时,ADH则可因容量感受器所受刺激减弱而释放增加,尿量因而减少而有助于血量的恢复。

此外,动脉血压升高可通过刺激颈动脉窦压力感受器而反射性地抑制ADH的释放;疼痛刺激和情绪紧张可使ADH释放增多;血管紧张素Ⅰ增多也可刺激ADH的分泌。

（三）醛固酮

醛固酮(aldosterone)是肾上腺皮质球状带分泌的盐皮质激素。醛固酮的主要作用是促进肾远曲小管和集合管对Na^+的主动重吸收,同时通过Na^+-K^+和Na^+-H^+交换而促进K^+和H^+的排出,所以说醛固酮有排钾、排氢、保钠的作用。随着Na^+主动重吸收的增加,Cl^-和水的重吸收也增多,可见醛固酮也有保水作用。

醛固酮的分泌主要受肾素-血管紧张素系统和血浆Na^+、K^+浓度的调节。当失血等原因使血容量减少,动脉血压降低时,肾入球小动脉管壁的牵张感受器就因入球小动脉血压下降和血容量减少而受到刺激,近球细胞的肾素分泌则增多。同时由于肾小球滤过率也相应减少,流经致密斑的Na^+亦因而减少,这也可使近球细胞的肾素分泌增多。肾素增多后,血管紧张素Ⅰ、Ⅱ、Ⅲ便相继增多,血管紧张素Ⅱ和Ⅲ都能刺激肾上腺皮质球状带使醛固酮的合成和分泌增多。

此外,近球细胞处的小动脉管内有交感神经末梢支配,肾交感神经兴奋时能使肾素的释放量增加。肾上腺素和去甲肾上腺素也可直接刺激近球细胞,使肾素释放增加。

血浆K^+浓度升高或Na^+浓度降低,可直接刺激肾上腺皮质球状带使醛固酮分泌增多;反之,当血浆K^+浓度降低或Na^+浓度升高时,醛固酮的分泌减少。

（四）心房利钠因子

心房利钠因子(ANF)也被称为心房利钠多肽(ANP)或者心钠素(cardionatrin)、心房肽(atriopeptin),主要存在于哺乳动物其中也包括人的心房肌细胞的细胞质中。

ANP对水、电解质代谢有如下的重要影响。

1. 强大的利钠、利尿作用

其机制在于抑制肾髓质集合管对Na^+的重吸收。ANP也可能通过改变肾内血流分布、增加肾小球滤过率而发挥利钠、利尿的作用。

2. 拮抗肾素-醛固酮系统的作用

实验证明,ANP能抑制体外培养的肾上腺皮质球状带细胞合成和分泌醛固酮;体内试验又证明 ANP 能使血浆肾素活性下降。

3. ANP 能显著减轻失水或失血后血浆中 ADH 水平增高的程度

ANP 及其与肾素-醛固酮系统以及 ADH 之间的相互作用，对于精密地调节水、电解质平衡起着重要作用。ANP 还有舒张血管、降低血压的作用。

（五）甲状旁腺激素

甲状旁腺激素是甲状旁腺分泌的激素。它能促进肾远曲小管的集合管对 Ca^{2+} 的重吸收，抑制近曲小管对磷酸盐的重吸收，抑制近曲小管对 Na^{+}、K^{+} 和 HCO_3^- 的重吸收。甲状旁腺激素还能促进肾小管对 Mg^{2+} 的重吸收。甲状旁腺激素的分泌主要受血浆 Ca^{2+} 浓度的调节：Ca^{2+} 浓度下降可使甲状旁腺激素分泌增多，反之则甲状旁腺激素分泌减少。

第二节　酸碱平衡

一、酸性和碱性物质的来源

体液中的酸性或碱性物质主要是细胞内物质在分解代谢过程中产生的，食物中也含有酸性或碱性物质，但量不多，在普通膳食条件下，酸性物质产生量远远超过碱性物质。

（一）两种酸及其来源

1. 挥发性酸

机体在代谢过程中产生最多的酸性物质是碳酸。糖、脂肪和蛋白质等物质在体内彻底氧化分解的终产物是水和二氧化碳，二者在碳酸酐酶的催化下生成碳酸。碳酸在体内可重新解离出二氧化碳并通过肺排出体外，故将碳酸称为挥发性酸。组织细胞每日代谢产生的 CO_2 的量为 400～500 L，如果全部与水结合成 H_2CO_3，并释放 H^+，相当于每天产生 H^+ 15 mol左右。

2. 固定酸

糖、脂肪和蛋白质等物质在分解代谢过程中还产生一些有机酸，如蛋白质分解代谢产生的硫酸；糖产生的甘油酸和乳酸；脂肪代谢产生的乙酰乙酸等。这些酸不能变成气体由肺呼出，只能通过肾由尿排出，故称为固定酸。成人每日从固定酸解离出的 H^+ 为 50～90 nmol/L。

（二）碱的来源

1. 代谢产生的碱性物质

代谢产生的碱性物质数量较少，如氨基酸脱氨基作用产生的氨等。

2. 食入的碱性物质

食入的碱性物质是人体碱性物质的主要来源。特别是蔬菜、水果中的有机酸的钠盐或钾盐，如柠檬酸盐、苹果酸盐和草酸盐均可与 H^+ 结合成有机酸进一步氧化分解。而 Na^+、K^+ 则可与 HCO_3^- 结合生成碳酸氢盐，使体内的碱性物质增加。

根据体内酸性物质和碱性物质的来源可以看出，在正常饮食条件下，体内酸性物质的来源大于碱性物质的来源。机体对酸碱平衡的调节主要是对酸的调节。

二、酸碱平衡的调节

外来的或体内代谢产生的酸性或碱性物质首先进入血液被稀释，并被血液中的缓冲体系所缓冲，在调节酸碱平衡的各因素中血液的缓冲作用最重要。

（一）血液的缓冲体系

血液的缓冲体系主要有碳酸氢盐缓冲体系、磷酸氢盐缓冲体系和蛋白质缓冲体系，它们以缓冲对的形式分布在血浆和红细胞中。

血浆中的缓冲对有 $NaHCO_3/H_2CO_3$、Na_2HPO_4/NaH_2PO_4。红细胞中的缓冲对有 $KHCO_3/H_2CO_3$、K_2HPO_4/KH_2CO_4、K-HbO_2/H-HbO_2和 K-Hb/H-Hb。

血浆中碳酸氢盐缓冲体系（$NaHCO_3/H_2CO_3$）的缓冲能力最强，红细胞中血红蛋白缓冲体系（K-Hb/H-Hb）和氧合血红蛋白缓冲体系（K-HbO_2/H-HbO_2）的缓冲能力最强。计算缓冲液 pH 值的亨德森-哈赛巴（Henderson-Hasselbalch）方程式为

$$pH = pK_a + \lg \frac{[\text{缓冲碱}]}{[\text{缓冲酸}]}$$

正常人血浆 $NaHCO_3$的浓度约为 24 mmol/L，H_2CO_3的浓度约为 1.2 mol/L，两者的比值为 24/1.2＝20∶1。37 ℃碳酸电离常数的负对数（pK_a）为 6.1。由 $NaHCO_3/H_2CO_3$缓冲体系决定的血浆 pH 值为

$$pH = pK_a + \lg \frac{[NaHCO_3]}{[H_2CO_3]} = 6.1 + \lg \frac{20}{1} = 6.1 + 1.3 = 7.4$$

因此，$NaHCO_3/H_2CO_3$是血浆中最重要的缓冲对，只要调节 $NaHCO_3/H_2CO_3$的比值，使其保持在 20/1，血浆的 pH 值就可维持在正常范围。

（二）血液缓冲体系的缓冲作用

一般而言，进入血液的固定酸或固定碱由血浆中的缓冲体系，主要是碳酸氢盐缓冲体系进行缓冲；进入血液的挥发酸由红细胞中的缓冲体系，主要是血红蛋白缓冲体系进行缓冲。

1. 对固定酸的缓冲

当固定酸（HA）进入血液时，主要由缓冲碱（$NaHCO_3$）缓冲，使酸性较强的固定酸转变为较弱的挥发酸（H_2CO_3）。碳酸在血液流经肺时分解成水和二氧化碳，后者由肺呼出体外。

$$HA + NaHCO_3 \longrightarrow NaA + H_2CO_3;\quad H_2CO_3 \longrightarrow H_2O + CO_2\text{(肺呼出)}$$

血浆中的 $NaHCO_3$主要用来缓冲固定酸。在一定程度上它可以代表血浆对固定酸的缓冲能力。习惯上把血浆 $NaHCO_3$称为碱储。碱储的多少可以用血浆二氧化碳结合力表示。正常值是 22～30 mmol/L，平均为 27 mmol/L。

2. 对挥发酸的缓冲

组织细胞内代谢产生的二氧化碳不断地扩散至血浆和红细胞，红细胞内有丰富的碳酸酐酶。进入红细胞的二氧化碳和水在碳酸酐酶（CA）的催化下生成碳酸。碳酸解离出氢离子，主要由血红蛋白缓冲体系进行缓冲。反应式如下：

$$CO_2 + H_2O \longrightarrow H_2CO_3 \longrightarrow H^+ + HCO_3^-$$
$$H^+ + Hb^- \longrightarrow HHb$$

此过程与血红蛋白运输氧耦联发生。O_2分子结合到血红蛋白分子上，会引起血红蛋白构象发生变化，使得血红蛋白结合 H^+ 的能力改变。Hb^- 结合 H^+ 的能力比 HbO_2^- 强，$HHbO_2$比 HHb 的酸性强，释放 H^+ 的能力强。因此当血液流经组织时 $KHbO_2$释放 O_2变成 KHb，KHb 结合 H^+ 变成 HHb，此时，红细胞中 HCO_3^- 增多，HCO_3^- 由红细胞进入血浆，为保持细胞内、外液的负离子平衡，Cl^- 则由血浆进入红细胞。当血液流经肺时，由于 O_2分压高，HHb 与 O_2结合成 $HHbO_2$后酸性增强而释放出 H^+ 变成 HbO_2^-，H^+ 与 HCO_3^- 结合生成 H_2CO_3，此时，红细胞中 HCO_3^- 减少，血浆中的 HCO_3^- 进入红细胞。而红细胞中的 Cl^- 返回血浆。通常将血浆中 Cl^- 与红细胞中 HCO_3^- 相互交换的过程称为氯离子转移。H_2CO_3在碳酸酐酶的催化下转变成 H_2O 和 CO_2，CO_2由肺呼出。而 $KHbO_2$随血液到组织释放 O_2后又可以再缓冲 H^+（图 11-1）。

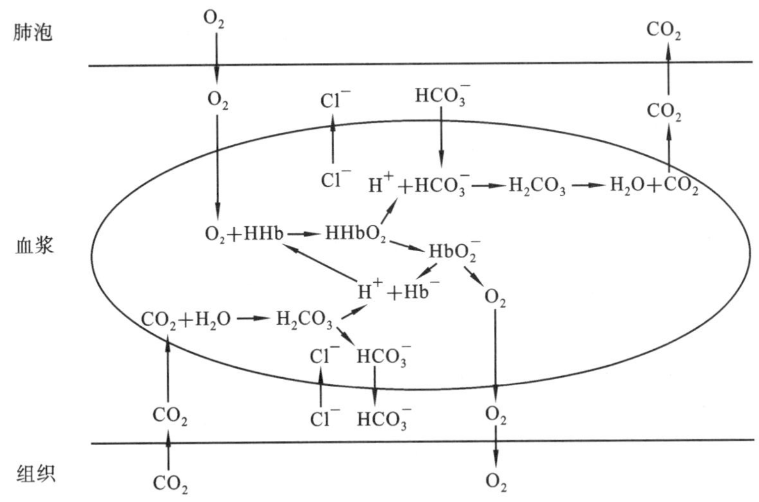

图 11-1 人红细胞中血红蛋白对挥发酸的缓冲作用

3. 对碱的缓冲

当碱性物质（BOH）进入血液时，主要由血浆碳酸氢盐缓冲体系的缓冲酸（H_2CO_3）缓冲。生成的碳酸氢盐（$BHCO_3$）最后可由肾脏调节排出。

$$BOH + H_2CO_3 \longrightarrow BHCO_3 + H_2O$$

由此可见，碳酸氢盐缓冲体系在缓冲固定酸或碱性物质时均起重要作用。血浆中其他缓冲体系也有一定的缓冲作用。

值得注意的是，血液缓冲体系的缓冲能力有一定限度。在对酸性物质缓冲后，血浆中 $NaHCO_3$含量因消耗而减少，同时伴有 H_2CO_3的增多；在对碱性物质进行缓冲后，血浆中 $NaHCO_3$浓度升高，H_2CO_3浓度降低，均可改变血中$[NaHCO_3]/[H_2CO_3]$的值，使血液的 pH 值降低或升高。因此，维持人体酸碱平衡仅靠血液的缓冲作用是远远不够的，还需依靠肺和肾的调节。

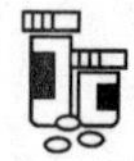

(三) 肺的呼吸对酸碱平衡的调节

肺通过呼出CO_2的多少来调节血液中H_2CO_3的浓度。当动脉血液中二氧化碳分压(p_{CO_2})升高、pH值降低时,可刺激延髓呼吸中枢使呼吸加深加快,呼出CO_2的量增多,血中H_2CO_3浓度降低。反之,当动脉血中p_{CO_2}降低、pH值升高时,抑制延髓呼吸中枢使呼吸变浅变慢,呼出CO_2的量减少,血中H_2CO_3的浓度升高。肺通过控制呼出CO_2的多少来调节血液中H_2CO_3的浓度,以维持血浆中$[NaHCO_3]/[H_2CO_3]$的正常比值,保持血液pH值的正常。所以,在临床护理工作中,只注意观察呼吸频率是不够的,还必须注意呼吸的深度。

肺只能通过保留或排出CO_2的量调节血浆H_2CO_3的浓度。对于$NaHCO_3$浓度的调节则要依靠肾脏的作用。

(四) 肾脏对酸碱平衡的调节

机体在代谢过程中产生的酸性或碱性物质,经过血液的缓冲作用后,血浆碳酸氢盐的浓度(或含量)发生变化。碳酸氢盐的含量必须及时得到恢复才能保持血液的缓冲能力。肾脏可以通过排出和回收酸性或碱性物质来调节血浆碳酸氢盐的含量。血浆碳酸氢盐浓度下降时,肾脏加强排出酸性物质和重吸收$NaHCO_3$;血浆碳酸氢盐浓度过高时,肾脏则增加碱性物质的排出。肾脏的调节速度比肺慢,但调节效果比肺彻底。肾脏通过H^+-Na^+交换、尿液的酸化和NH_3的分泌来达到排酸和重吸收$NaHCO_3$的效果。

1. 重吸收$NaHCO_3$

和红细胞一样,肾小管上皮细胞也含有碳酸酐酶(CA),它催化CO_2和H_2O生成H_2CO_3,H_2CO_3又解离出H^+和HCO_3^-。肾小管上皮细胞可将H^+分泌至肾小管管腔,而HCO_3^-则保留在肾小管上皮细胞内。进入管腔的H^+与原尿中的Na^+进行交换,称为H^+-Na^+交换。Na^+被肾小管上皮细胞吸收后,与细胞中的HCO_3^-结合成$NaHCO_3$而被吸收入血。分泌到管腔中的H^+与HCO_2^-结合成H_2CO_3,又分解成CO_2和H_2O。CO_2可扩散进入肾小管上皮细胞被利用,H_2O则随尿排出(图11-2)。

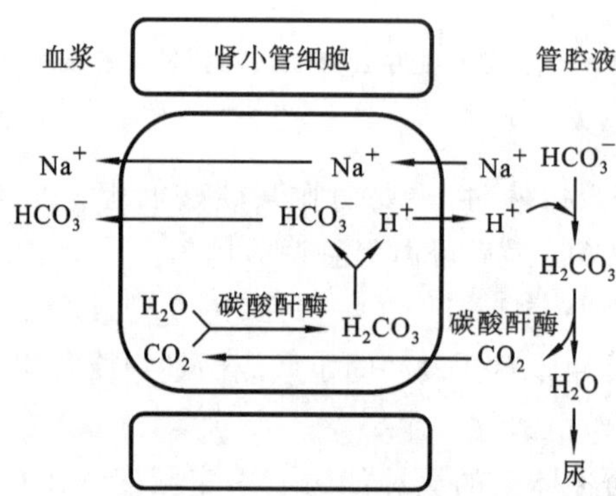

图11-2 H^+-Na^+交换与$NaHCO_3$

应该指出,在$NaHCO_3$重吸收过程中,肾小管上皮细胞虽然分泌H^+到管腔,但结果并没有酸被排出体外,而只是将血浆过滤到肾小球滤液中的$NaHCO_3$回收了。$NaHCO_3$是血液中最主要的缓冲碱,在缓冲固定酸的过程中起重要作用。肾小管可根据机体对$NaHCO_3$的需求重吸收$NaHCO_3$,这对调节酸碱平衡有着重要意义。

2. 尿液的酸化

和血液一样，原尿中的[Na_2HPO_4]/[NaH_2PO_4]仍是 4/1，但终尿中这一比值变小，尿液的 pH 值降低，这一过程称为尿液的酸化。肾小管上皮细胞分泌至管腔的 H^+ 与小管液中 Na_2HPO_4 解离出的 Na^+ 进行交换。其结果是：进入到肾小管上皮细胞的 Na^+ 与细胞内的 HCO_3^- 一起以 $NaHCO_3$ 的形式重吸收入血；分泌至管腔中的 H^+ 与 $NaHPO_4^-$ 结合成 NaH_2PO_4 随尿排出。通过这种交换，使小管液中的[Na_2HPO_4]/[NaH_2PO_4]的值由原尿的 4/1 逐渐下降，小管液的 pH 值也随之下降。当小管液的 pH 值降至 4.8 时，此比值为 1/99，说明 Na_2HPO_4 基本上全部转化为 NaH_2PO_4，并随尿排出(图 11-3)。

此外，体内代谢产生的固定酸经缓冲作用后生成的固定酸盐如乙酰乙酸钠、β-羟丁酸钠、乳酸钠等也以同样的方式进行 H^+-Na^+ 交换，Na^+ 进入肾小管上皮细胞内与 HCO_3^- 一起入血，而固定酸则随尿排出。

通过尿液的酸化作用，肾排出体内多余的酸并重吸收 $NaHCO_3$，以补充体内缓冲固定酸所消耗的 $NaHCO_3$。肾的排酸量和重吸收 $NaHCO_3$ 的多少也是随着机体的需要量而变动的。

3. 氨(NH_3)的分泌

肾小管上皮细胞内有谷氨酰胺酶，能催化谷氨酰胺水解生成谷氨酸和氨(NH_3)。此外氨基酸脱氨基作用也可产生氨，NH_3 是碱性物质能与 H^+ 结合成铵离子(NH_4^+)。

肾小管上皮细胞将产生的氨分泌至管腔后与 H^+ 结合成铵离子。NH_3 是脂溶性物质，而 NH_4^+ 是水溶性物质不能被吸收，只能停留在管腔中与 Cl^- 形成氯化铵或与 SO_4^{2-} 形成硫酸铵等随尿排出(图 11-4)。

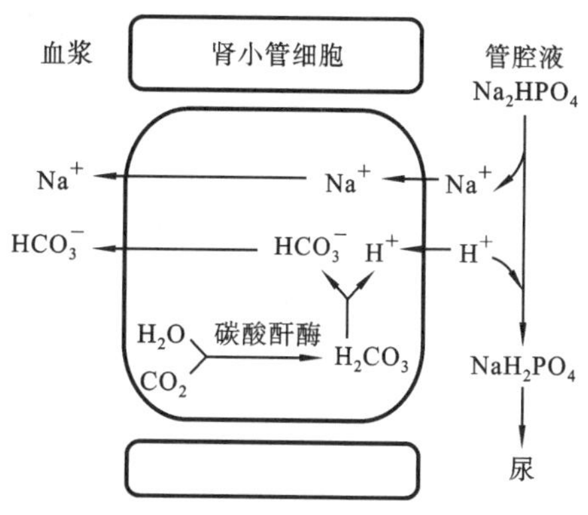

图 11-3 H^+-Na^+ 交换与尿液的酸化

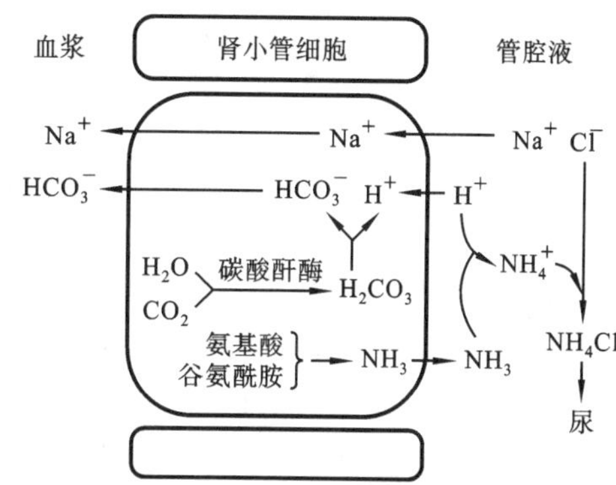

图 11-4 NH_4^+-Na^+ 交换与铵的排泄

肾小管上皮细胞的泌氨作用有力地促进其泌氢的功能。当管腔液由于泌氢作用被酸化时，又能促进氨的分泌。氨的分泌量随尿液的 pH 值而变化，尿液酸性越强，氨的分泌越多；如果尿液呈碱性，氨的分泌减少甚至停止。

综上所述，机体对酸碱平衡的调节，血液的缓冲作用是第一道防线；当酸碱物质进入血液时，首先由血液的缓冲体系进行快速而有效的缓冲，结果会改变 $NaHCO_3$ 和 H_2CO_3 的含量和比值；再通过肺呼出 CO_2 的多少来调节碳酸的浓度，以维持[$NaHCO_3$]/[H_2CO_3]的值；最终还须由肾通过排出固定酸或碱，调节碳酸氢钠的浓度，方能维持体内的酸碱平衡。

小结

人体内物质代谢是在体液环境中进行的。体液是由水、无机盐、低分子有机物和蛋白质等组成,广泛分布在细胞内、外,构成人体的内环境。正常成人的体液约占体重的60%,体液分为细胞内液(占体重40%)与细胞外液(占体重20%)两大部分。细胞内液的容量和化学组成直接影响细胞代谢和生理功能;细胞外液是沟通细胞之间和细胞与外界环境之间进行物质代谢的媒介。细胞必须从细胞间液摄取营养物质,亦必须通过细胞间液运送和排除物质代谢产生的中间产物和最终产物。除蛋白质外,各种体液的主要成分是水和电解质。体液平衡主要是指水和电解质的平衡。这种平衡是维持细胞正常代谢、维持各种器官生理功能和维持人体生命所必需的条件,血浆蛋白质引起的胶体渗透压是保持血容量,防止水在组织中积蓄的重要因素。无机离子是形成体液晶体渗透压的主要成分,细胞内液 K^+ 高 Na^+ 低,细胞外液 Na^+ 高 K^+ 低,这种不均匀分布是由细胞膜上 Na^+-K^+-ATP 酶主动转运所致。许多因素(如肠胃道疾病、创伤、感染及环境变化等)常会影响体液的平衡,造成水与电解质平衡失调,严重时可威胁生命。因此,掌握水盐代谢的基础理论,有助于正确地分析诊断疾病和运用体液疗法。

体液中的酸性或碱性物质主要是细胞内物质在分解代谢过程中产生的,食物中也含有酸性或碱性物质,但量不多,在普通膳食条件下,酸性物质产生量远远超过碱性物质。一般而言,进入血液的固定酸或固定碱由血浆中的缓冲体系,主要是碳酸氢盐缓冲体系进行缓冲;进入血液的挥发酸由红细胞中的缓冲体系,主要是血红蛋白缓冲体系进行缓冲。临床上为了全面了解酸碱平衡的状况,需要测定血液 pH 值、反映呼吸性因素(H_2CO_3)和反映代谢性因素($NaHCO_3$)的指标。

能力检测

1. 试述体液中电解质的分布特点。
2. 试述水的生理功能、来源与去路。
3. 电解质的生理功能有哪些?
4. 试述人体酸、碱性物质的种类及来源。
5. 人体酸碱平衡失调的主要类型有哪些?

(何　涛　董泽飞)

第十二章
感觉器官

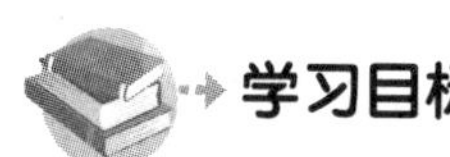

学习目标

掌握：眼折光成像、眼的调节和折光异常（近视、远视、散光、老视）的基本原理，眼的折光系统和视网膜的感光系统特点，视杆细胞的光化学反应，声波传入内耳的途径。

熟悉：简化眼，与视觉有关的生理现象，耳蜗的生物电现象，前庭器官的功能。

了解：前庭反应，味觉和嗅觉。

第一节　概　　述

感觉是客观物质世界在人脑中的主观反映。人体的感受器或感觉器官接受内、外环境变化的刺激，并将这些刺激的信息转换为传入神经的神经冲动，神经冲动经特定的感觉传导通路传入到相应的大脑皮层感觉中枢后，经大脑皮层的分析综合最后形成特定的感觉（sensation）。由此可见，感觉是感受器、传入神经、感觉中枢共同作用的结果。

一、感受器与感觉器官

感受器（receptor）是指分布于体表或组织器官内部的一些专门感受内、外环境变化的结构或装置。感受器的种类繁多，结构也各不相同。最简单的感受器就是外周感觉神经末梢本身，如与痛觉有关的游离神经末梢；有些感受器是在裸露的神经末梢周围包绕一些结缔组织构成的被膜样结构，如环层小体、触觉小体和肌梭等；还有些感受器是结构和功能上都高度分化的感受细胞，如视网膜中的视杆细胞和视锥细胞、味蕾中的味细胞以及耳蜗和前庭器官中的毛细胞等。

感受器的种类很多，根据感受器所在部位的不同，可分为内感受器和外感受器。内感受器位于机体内部的血管、内脏、肌肉和关节中，感受机体内部的变化，如颈动脉窦的压力感受器、肌肉的本体感受器、下丘脑的渗透压感受器等；外感受器位于体表和头部，感受外界环境的变化，如嗅、味、光、声等感受器；根据感受刺激的性质不同，也可将感受器分为化学感受器、机械感受器、温度感受器、光感受器和伤害性感受器等;根据引起感觉的类型和性质不同分为痛、温、触、视、嗅、听等感受器。

感觉器官(sense organ)由感受器连同它们的非神经性附属结构共同组成。人体的主要感觉器官包括:视觉(眼)器官、听觉(耳蜗)器官、平衡觉(前庭)器官、嗅觉(鼻)器官、味觉(舌)器官等。

二、感受器的一般生理特性

(一)适宜刺激

不同感受器通常只对某种特定形式的刺激最为敏感,将这种特定形式的刺激称为该感受器的适宜刺激(adequate stimulus)。如波长 380～760 nm 的电磁波就是人体视网膜感光细胞的适宜刺激,20～20000 Hz的声波是人体耳蜗毛细胞的适宜刺激等。感受器对适宜刺激非常敏感,但这不是唯一的刺激形式。对于非适宜刺激,一般不引起反应,但也有一些非适宜刺激可能会引起反应,只是所需的刺激强度较适宜刺激大得多。例如,所有感觉器官均能为电流所兴奋;大多数感受器对突发的压力和化学环境的变化有反应等。

(二)换能作用

各种感受器在功能上的一个共同特征是把作用于它们的那种特定形式的刺激能量转换为神经信号,再进一步转换为电能形式表现的传入神经纤维上的动作电位,这种能量转换过程称为感受器的换能作用(transducer function)。在换能过程中,一般不是把刺激能量直接转变成神经冲动,而是先在感受器细胞内或感觉神经末梢产生一个小幅度的电位变化,称为感受器电位(receptor potential)。该电位属于局部电位,当感受器电位达到一定水平或经过一定的信息处理过程后,便可触发传入神经纤维产生动作电位。

(三)编码作用

感受器在把刺激信号转换成动作电位的过程中,不仅仅是发生了能量形式的转换,而且把刺激所包含的环境变化的信息,也转移到了动作电位的序列之中,这就是感受器的编码(coding)作用。虽然动作电位的大小在同一条传入神经的纤维上都是相等的,但是由于神经冲动序列的不同和多条纤维的配合,感觉中枢通过对这些不同动作电位序列进行分析综合从而获得对外界的各种主观感觉。例如,视网膜受到光波刺激时,不但能将光波的能量转换成神经冲动,而且还能把外界物体的形状、大小、颜色等信息蕴涵在神经冲动之中,编排成不同的序列。

(四)适应现象

当某一恒定强度的刺激作用于感受器时,虽然刺激仍持续作用,但其感觉传入神经纤维上的脉冲频率随刺激作用时间的延长而下降,这种现象称为感受器的适应(adaptation)现象。各种感受器都可产生适应现象,但适应过程的发展速度各不相同,有的发展较快,称为快适应感受器,如触觉和嗅觉感受器属于快适应,其意义在于很快适应环境,有利于接受新的刺激;有的感受器则适应过程发展较慢,称为慢适应感受器,肌梭、颈动脉压力感受器等属于慢适应感受器,有利于机体对姿势、血压等进行持久的调节。

第二节 视觉器官

人类的视觉高度发达，人脑所获得的关于周围环境的信息中70%来自视觉。所以说，视觉是人类最重要的感觉。眼是引起视觉的外周感觉器官，它主要由折光系统和感光系统构成。折光系统和感光系统分别完成折光成像和感光换能作用。折光系统包括角膜、房水、晶状体、玻璃体等眼的附属结构，其中晶状体的曲度可以调节。感光系统主要包括视网膜和视神经。视网膜上的视锥细胞和视杆细胞是真正起作用的感光细胞。其适宜的刺激是380～760 nm的电磁波，在这个可见光谱的范围内，来自外界物体的反射光线，经眼的折光系统折射后，成像于视网膜上。视网膜的感光细胞将光能转变成含有某种序列的神经冲动，沿视神经传到大脑的视觉中枢作进一步的处理和分析，产生视觉。

一、眼的折光功能及其调节

（一）眼的折光与成像

眼的折光系统(refractive system)是一个复杂的光学系统。折光系统是由折射率不同的光学介质和曲率半径不同的折射面组成。光学介质包括角膜、房水、晶状体和玻璃体。由于空气于角膜折射率之差在眼的折射系统中最大，因此进入眼内的光线，在角膜处折射最强。曲率半径不同的折射面是指角膜前表面和后表面，晶状体前表面和后表面。曲率半径越大的折射面，折光能力越小；反之，折光能力越大。晶状体的曲率半径可以随机体的需要而改变，晶状体的折光率最大，又能改变凸度大小，因此，晶状体在眼的折射系统中起着重要作用。

眼的成像原理与凸透镜的成像原理基本相似，但要复杂得多。为了便于了解和应用，通常将复杂的折光系统设计成与正常眼折光效果相同，但结构更为简单的等效光学模型，称为简化眼(reduced eye)(图12-1)。简化眼假定眼球由均匀媒质组成，折射率与水相同(为1.333)；设定眼球由一个前后半径为20 mm的单球面折光组成，折光界面只有一个，即角膜表面；角膜表面的曲率半径定为5 mm，该球面的中心即为节点(在角膜前表面的后方5 mm处)，通过该点的光线不折射。节点至视网膜的距离为15 mm。这个模型和一个正常而不进行调节的人眼成像情况相同，平行光线正好能聚焦在视网膜上，形成清晰缩小倒立的实像。

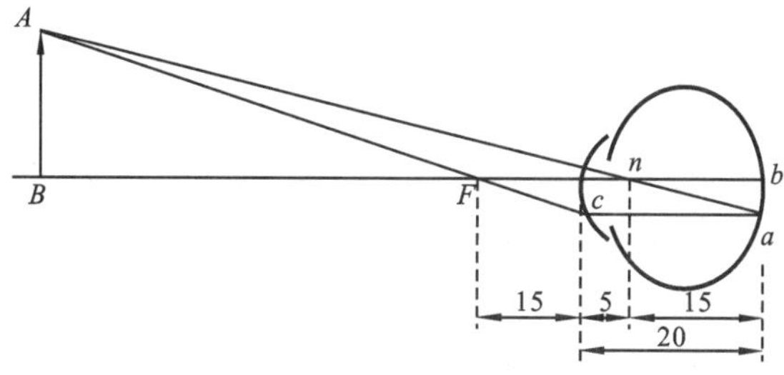

图12-1 简化眼及其成像情况

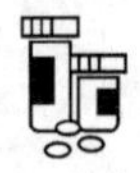

利用简化眼可以方便地计算出远近不同的物体在视网膜上成像的大小。如图12-1所示,由于△AnB和△anb是具有对顶角的两个相似三角形,依据相似三角形的原理可得:

$$\frac{AB(\text{物体的大小})}{Bn(\text{物体到节点的距离})}=\frac{ab(\text{物像的大小})}{nb(\text{节点到视网膜的距离})}$$

其中,nb是节点到视网膜的距离,保持不变,为15 mm,根据物体到节点的距离和物体的大小,就可以算出物像的大小。例如,距离眼球10 m处有一个高40 cm的物体,求其在视网膜上所成像的大小,依据上述公式可求得该物像为0.60 mm。

(二) 眼的调节

正常成人眼处于安静状态而不进行调节时,其折光系统的后主焦点恰好落在视网膜上,由远处物体各发光点发出的平行光线可在视网膜上形成清晰的像。正常眼睛在看6 m外远处物体时,由于远处物体发出的光线近似平行,眼无须进行调节,光线经折射后恰好能聚焦在视网膜上。通常将人眼不作任何调节时所能看清的物体的最远距离称为远点(far point vision)。随着物体移近,物体发出的光线会愈来愈辐散,需要经过眼的调节作用来加强其折光能力,使近处辐散的光线仍可在视网膜上形成清晰的物像。通过使眼作充分的调节后,所能看清眼前物体的最近距离或限度称为近点(near of vision)。随着年龄的增加,眼的调节能力降低,人眼的近点会增大。8岁儿童的近点约为8.6 cm,20岁左右的成年人约为10.4 cm,50岁的人一般为40 cm,60岁的老人其近点可达80 cm以上。

视近物时,人眼的调节包括晶状体调节、瞳孔调节和双眼会聚三个方面。

1. 晶状体调节

晶状体是一种富有弹性的折光体,呈双凸透镜形,它由晶状体囊和晶状体纤维组成。其周边与悬韧带将其与睫状体相连。睫状体内有平滑肌,称为睫状肌,受动眼神经中的副交感神经纤维支配。晶状体的调节是根据所看物体的远近,通过反射活动改变晶状体的凸度,从而改变其曲率以改变它的折光力,使进入眼的光线经折射后总能聚焦在视网膜上。

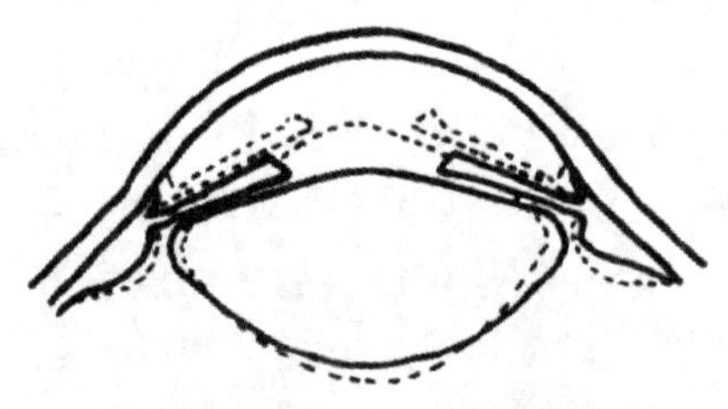

图12-2 眼调节前后睫状体位置和晶状体形状的改变

当眼视远物时,睫状肌处于舒张状态,悬韧带被拉紧,晶状体亦被拉成扁平状,其曲率变小,折光力减弱;当眼视近物时,其调节过程是,当看近物时,视网膜上模糊物像→视区皮层→中脑的正中核→动眼神经副交感核团→睫状神经→睫状肌的环行肌收缩→悬韧带松弛→晶状体因其自身弹性变凸(前凸更明显)→折光能力增大,使辐散光线聚焦在视网膜上。视近物时眼的调节主要是通过晶状体变凸,特别是前表面变凸更为明显,使折光能力增强(图12-2)。

晶状体的调节能力是有限的,特别是随着年龄的增长,晶状体自身的弹性下降,调节能力降低。有些人虽然眼放松静息时的折光能力正常,但由于年龄的增长,晶状体弹性减弱,看近物时调节能力减弱,使近点增大,称为老视(presbyopia)。需戴凸透镜予以矫正。

2. 瞳孔调节

瞳孔调节是通过改变瞳孔的大小而进行的一种调节方式,一般人瞳孔的直径可在1.5~8.0mm间进行调节。在生理状态下,引起瞳孔调节的情况有两种,一种是由所视物体的远近引起的调节，另一种是由进入眼内光线的强弱引起的调节。

看近物时，可反射性地引起双侧瞳孔缩小，这种现象称为瞳孔的近反射(near reflex of the pupil)，也称瞳孔调节反射(pupillary accommodation reflex)，其意义是减少进入眼内的光量，减少折光系统造成的球面像差和色像差，使视网膜成像更为清晰。

瞳孔对光反射(pupillary light reflex)是眼的一种重要的适应功能，指瞳孔的大小随光线的强弱而反射性改变，其反射过程是，当强光照射到视网膜时，产生的冲动经视神经传入对光反射中枢，再经动眼神经中的副交感神经纤维传出，使瞳孔括约肌收缩，瞳孔缩小；弱光下瞳孔散大。其意义在于调节进入眼内的光线量，使视网膜不致因光亮过强而受到伤害；也使弱光下仍能产生清晰的视觉。瞳孔对光反射的效应是双侧性的，即一侧眼被照射时，除被照眼的瞳孔缩小外，另一侧眼的瞳孔也缩小，这种现象称为互感性对光反射(consensual light reflex)。反射中枢在中脑，临床上常把它作为判断中枢神经系统病变部位、全身麻醉的深度和病情危重程度的重要指标。

3. 双眼会聚

双眼会聚是指当双眼凝视一个向眼前移动的物体时，发生双眼内直肌反射性收缩使两眼球内收及视轴向鼻侧聚拢的现象，称为双眼会聚(convergence)也称辐辏反射(convergence reflex)。其意义在于两眼同时看一近物时，物像可落在两眼视网膜的对称点上，产生单一、清晰的视觉，避免复视(diplopia)。

(三) 眼的折光异常

正常人的眼睛，在看远物时，折光系统不需要进行调节，就可以使来自远处的平行光线聚焦在视网膜上，因而可以看清远处的物体。看近物时，只要物距不小于近点的距离，经过调节也可以看清楚 6m 以内的物体，这种眼称为正视眼(emmetropia)。有些人因眼球的形态改变或折光能力异常，使平行光线不能在视网膜上聚焦成像，称为非正视眼(ametropia)，也称折光异常，或屈光不正，它包括近视(myopia)、远视(hyperopia)和散光(astigmatism)。

1. 近视

近视是由于眼球前后径过长(轴性近视)或折光力过强(屈光性近视)引起的，如角膜或晶状体的球面曲率过大等，看远处物体时，平行光线成像在视网膜之前，因而产生视物模糊(图 12-3)。近视眼看物体时，眼不需调节或只做较小程度的调节即可，故近视眼的近点小于正视眼。近视眼的形成，部分原因是由于先天遗传引起的，部分原因是由于后天用眼不当造成的。矫正近视眼的常用方法是佩戴适宜的凹透镜。

2. 远视

远视多数是由于眼球的前后径过短(轴性远视)或折光系统的折光能力太弱(屈光性远视)引起的，多呈远视使物像聚焦在视网膜之后(图 12-3)。当看近物时，需要进行更大程度的调节才能看清物体。由于晶状体的调节能力有一定限度，所以远视眼的近点比正视眼远。远视眼不论看近物还是看远物，都需要动用眼的调节功能，因此容易发生疲劳。矫正远视眼的方法是可佩戴凸透镜加以矫正。

远视眼与老花眼虽然均用凸透镜矫正，但两者属于不同的概念。其主要区别在于：老花眼的晶状体弹性下降，而远视眼的晶状体弹性正常。老花眼晶状体在放松状态下成像清

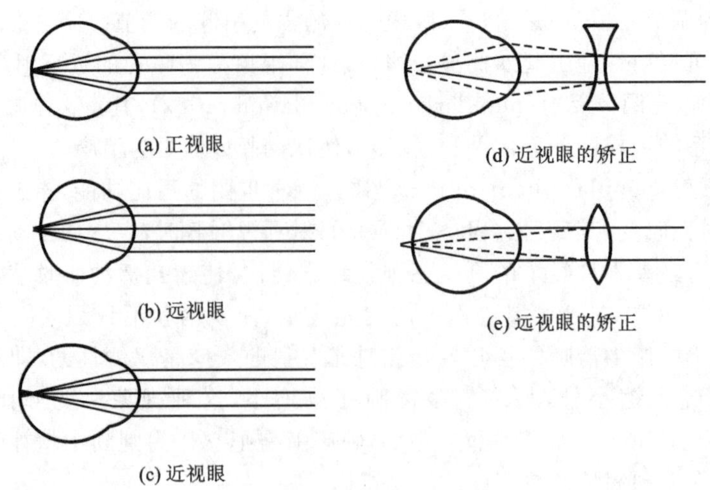

图 12-3　眼的折光异常及其矫正

楚,远视眼晶状体在放松状态下亦不能清晰成像。因此,老花眼只是在看近物时才需用凸透镜矫正,而远视眼不管看近物、远物均需用凸透镜矫正。

3. 散光

多数由于角膜不正球面所致,使进入眼内的光线不能全部聚焦在视网膜上,有的聚焦在视网膜前,有的聚焦在后面,引起物像变形和视物不清。正常眼折光系统的折光面都是由球面构成的,折光面的每一个经、纬线的曲度都是一致的,因而从整个折光面折射来的光线都聚焦于视网膜上。但由于某种原因,角膜有可能失去正球面形,在某一方位上的曲率相对变大或变小,这样,部分经曲率较大的角膜表面折射的光线,将聚焦于视网膜的前方;部分经曲率正常的角膜表面折射的光线,将聚焦于视网膜上;而部分经曲率较小的角膜表面折射的光线,则聚焦于视网膜的后方。因此,平行光线经角膜表面各个方向射入眼内不能在视网膜上形成焦点,从而导致视物不清。需要戴柱面形透镜予以矫正。

二、眼的感光功能

视网膜是眼的感光系统,它执行感光换能作用,把物像刺激转变成神经冲动传入视觉中枢,再经视觉中枢分析处理后才能形成主观上的感觉。

(一) 视网膜的感光系统

视网膜(retina)是位于眼球最内层的神经组织,视网膜在组织学上分为10层,但主要由4层组成,从外向内依次为色素上皮层、感光细胞层、双极细胞层和神经节细胞层。视网膜结构复杂,细胞种类繁多,其中具有感光换能作用的是视锥细胞和视杆细胞。两种感光细胞分别与双极细胞构成了突触联系,双极细胞再和神经节细胞形成突触联系。神经节细胞发出的轴突构成了视神经(图12-4)。在视神经穿过视网膜时形成了视神经乳头,由于视神经乳头处不存在感光细胞,因而没有感光功能,即此处的物像不能引起视觉,称为生理性盲点(blind spot)。在人类的视网膜中存在两种不同的感光换能系统,一种是视杆系统,另一种是视锥系统。

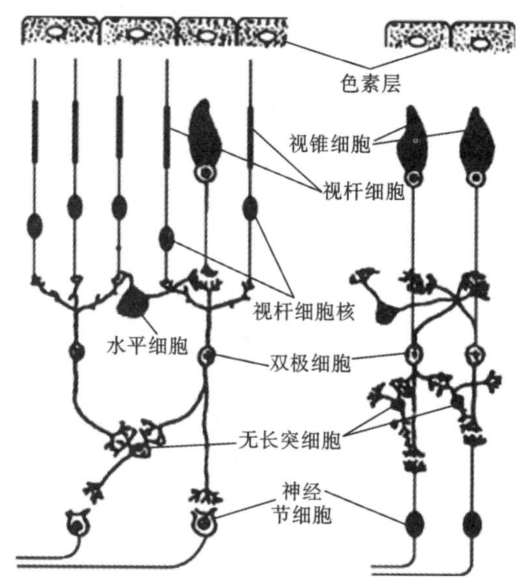

图 12-4 视网膜的主要细胞层次及其联系模式图

1. 视杆系统

视杆细胞(rods)主要分布在视网膜的周边部,在中央凹处未见分布,在中央凹旁10~20 mm处分布最多。视杆细胞主要感受弱光刺激(故称晚光觉系统或视杆系统),在弱光下只能看到物体的粗略轮廓,并无色觉功能。

2. 视锥系统

视锥细胞(cones)(表12-1)集中在视网膜的中央部,周边分布较少。视锥细胞承担昼光觉,对光敏度较差,只有在强光条件下才能被激活,故称昼光系统或视锥系统,还具有能分辨颜色的色觉功能,主要在白天或较明亮的环境中起作用。

表 12-1 视锥细胞和视杆细胞的区别

	视杆细胞	视锥细胞
分布	视网膜周边多,中央凹处少	视网膜中心部多
外段形状	杆状	锥状
视觉	晚光觉(对光敏感度高)	昼光觉(对光敏感度低)
色觉	无	有
视色素	视紫红质	视锥色素(3种)
细胞间联系方式	多为会聚联系	多为单线联系
空降分辨能力	弱	强
视敏度	低	高

(二) 视网膜的光化学反应

人眼的两类感光细胞是如何对光刺激发生反应的,又是如何将光能转换为电能并以神经冲动的形式传入中枢的,这个问题至今尚未完全搞清楚。但可以肯定的是,在光线的作用下,两类感光细胞内部发生了一系列光化学反应,它是把光能转换为电能的物质基础。目前对视杆细胞的光化学反应研究较多,了解得也比较深入。

视杆细胞中的感光色素称为视紫红质(rhodopsin),它是由视蛋白和视黄醛(retinene,11-顺视黄醛)二者所构成的一种色素蛋白。视紫红质的光化学反应是一个可逆的过程,既有分解,又有合成(图 12-5)。合成和分解过程的强弱取决于光线的强弱。人在暗光条件下视物时,既有视紫红质的合成,又有它的分解,但合成大于分解,光线越弱,合成过程越强,视杆细胞内处于合成状态的视紫红质越多,这时视网膜对光的敏感性越大;相反,在亮光处视物时,视紫红质的分解大于合成,光线越强,视紫红质的分解过程越强,使较多的视紫红质处于分解状态,视杆细胞几乎失去感光能力。在视紫红质的分解与再合成的过程中,总有一部分视黄醛被消耗,而消耗了的视黄醛则依赖于从食物中获得的维生素 A(相当部分贮存于肝)来补充。如果维生素 A 缺乏,导致视紫红质的再合成障碍,将影响人在暗处的视力,而导致夜盲症(night blindness)。

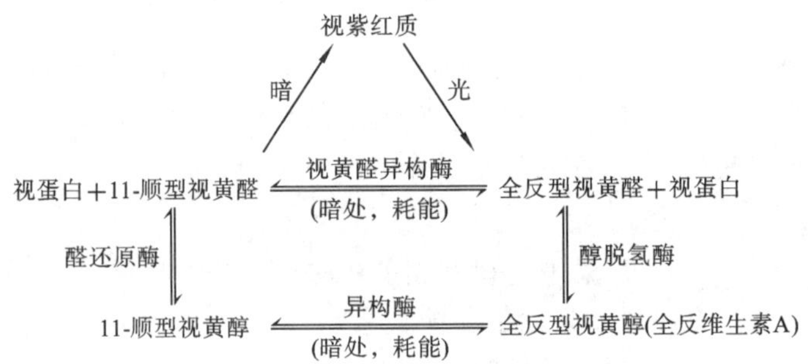

图 12-5　视紫红质的光化学反应

视锥细胞具有三种不同的感光色素,分别存在于三种视锥细胞中,也是由视蛋白和11-顺视黄醛合成的。它们的区别在于视蛋白分子结构上的微小差别。由于这种差别决定了它们最敏感的光波波长分别为 445 nm、535 nm 和 570 nm,相当于蓝光、绿光和红光的波长。

(三) 视网膜中的信息传递

当受到刺激时,由视杆细胞和视锥细胞产生的超极化电位信号,在视网膜内经过复杂而有序的细胞网络传递,最后由神经节细胞发出的神经纤维以动作电位的形式传向中枢。视网膜的神经通路上,只有神经节细胞和少数无长突细胞具有产生动作电位的能力;双极细胞、水平细胞同两种感光细胞一样没有产生动作电位的能力,但可以产生超极化型慢电位,并以电紧张扩布的方式传递,当到达神经节细胞时,神经节细胞对这些信号进行总和,使节细胞的静息膜电位去极化达阈电位水平,才能产生动作电位,作为视网膜的最后信号传向视觉中枢。虽然视网膜已将视网膜像作了处理,但中枢才是最复杂的信息处理和加工部位。

三、与视觉有关的几种现象

(一) 暗适应与明适应

1. 暗适应

人从光亮处突然进入暗室,起初看不清物体,经过一段时间后,视觉敏感度才逐渐提高,能逐渐看清暗处的物体,这种现象称为暗适应(dark adaptation)。整个暗适应过程需25～30 min。由于暗适应的过程与视细胞中感光色素的再合成有关,所以维生素 A 缺乏的人暗适应延长,甚至会出现夜盲症。

2. 明适应

人从暗处来到光亮处时,起初感到光线耀眼,不能视物,稍等片刻才恢复视觉,这种现象称为明适应(light adaptation)。明适应过程中,强光下所产生的耀眼光感,主要是由于视杆细胞中积蓄的大量视紫红质在强光下迅速分解所致。但较多的视紫红质分解后,对光较不敏感的视锥细胞色素才能在亮光环境中感光。所以明适应中视觉的恢复较快,约需1 min。

(二) 色觉和色觉障碍

色觉是由于不同波长的光线作用于视网膜后在人脑引起的主观感觉,辨别颜色是视锥细胞的重要功能。这是一种复杂的物理和心理现象。正常人眼的视网膜可分辨波长在 380～760 nm 之间约 180 多种颜色。一种颜色不仅可以由某一固定波长的光线所引起,而且还可以由不同比例的红光、绿光和蓝光三种原色混合而成,这就是所谓三原色学说。

视网膜上存在三种视锥细胞,分别对红光、绿光、蓝光最敏感。三种视锥细胞分别含有特异的感光元素,由视蛋白和视黄醛组成。三类视锥色素中的视黄醛相同,并且与视紫红质中的视黄醛相同,不同点在于各含特异的视蛋白。视锥细胞外段在受到光照时,也发生超极化型感受器电位,机制与视杆细胞相似。

若红、绿、蓝三种视锥细胞兴奋程度为 1∶1∶1→白色觉;若红、绿、蓝三种视锥细胞兴奋程度为 4∶1∶0→红色觉;若红、绿、蓝三种视锥细胞兴奋程度为 2∶8∶1→绿色觉。

色觉障碍包括色盲和色弱。色盲(color blindness)是一种色觉障碍,可分为全色盲和部分色盲,即对全部颜色或某些颜色缺乏分辨能力,其中最常见的是红绿色盲。色盲绝大多数是由遗传因素引起的,可能和缺乏相应的某种视锥细胞有关。有些色觉异常的产生并非由于缺乏某种视锥细胞,而只是由于视锥细胞的反应能力较弱,使患者对某种颜色的识别能力较正常人稍差,这种色觉异常称为色弱,常由后天因素引起。

(三) 视敏度

视敏度(visual acuity)又称视力,是指眼睛对物体形态的精细辨别能力,用人所能看清的最小视网膜像的大小来表示,一般为 5 μm,大致相当于视网膜中央凹处一个视锥细胞的平面直径。

通常以视角的大小作为衡量的标准。所谓视角,是指物体上两点发出的光线射入眼球后,在节点上相交时形成的夹角(图 12-6)。视角越小,眼分辨两点之间最小距离的能力越强，表示视力越好；反之，视力越差。国际标准视力表就是依据这个原理设计的。视网膜上物像的大小与视角的大小有关，当视角为1′(1°＝60′)时，视网膜上物像的两点距离约为5 μm，稍大于一个视锥细胞的直径，此时两点间刚好隔着一个未被兴奋的视锥细胞(一个视锥细胞的直径一般为2～6 μm)，于是冲动传入中枢后可形成两点分开的感觉。因此，视角为1′的视力为正常视力，按国际标准视力表表示为1.0，按对数视力表表示为5.0。由于中央凹处的视锥细胞较密集，直径较小(约1.5 μm)，视力有可能大于此数值。

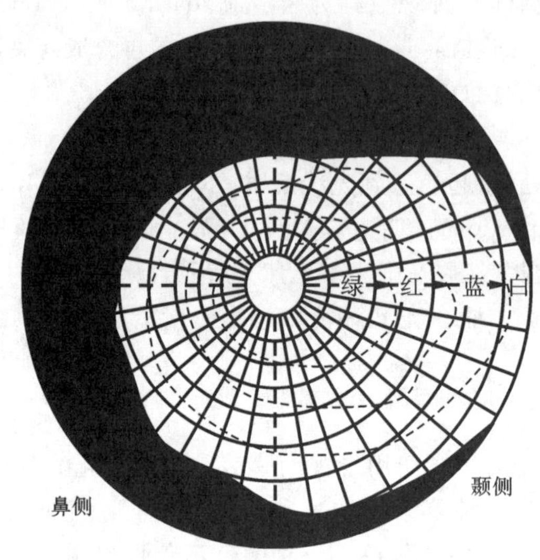

图12-6　视力与视角示意图

(四) 视野

单眼固定地注视前方一点不动，这时该眼所能看到的空间范围，称为视野(visual field)。不同颜色的视野(图12-7)范围大小顺序如下：白色＞黄蓝色＞红色＞绿色。视野的大小一方面与各类感光细胞在视网膜中的分布范围有关，另一方面视野的大小与面部结构有关。所以，一般人颞侧和下方视野较大，鼻侧与上方视野较小。临床上检查视野，有助于某些视网膜或视觉传导通路病变的诊断。

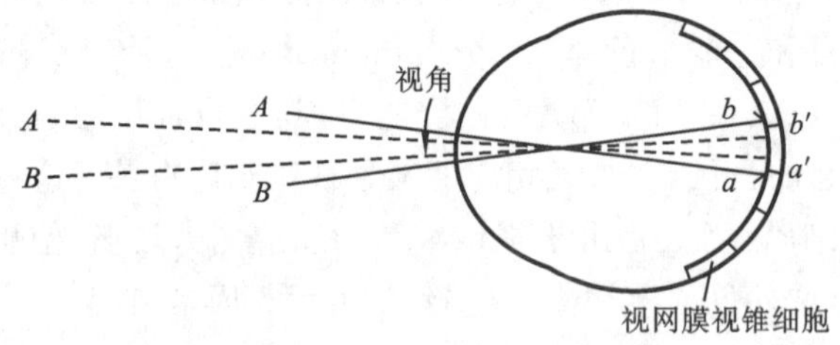

图12-7　正常人右眼视野

(五) 双眼视觉

双眼同时看同一物体时所产生的视觉，称为双眼视觉(binocular vision)。双眼视物时，两眼视野大部分重叠，在两侧视网膜上分别形成一个稍有差别的物像，但人主观上只产生一个视觉形象。原因是所生成的物像正好落在两眼视网膜的对称点上。

双眼视觉可以扩大视野，弥补生理性盲点，增强判断物体大小、距离的准确性，产生立体感。

第三节 听觉器官

耳是位、听觉器官，它由外耳、中耳和内耳组成。其中外耳、中耳和内耳的耳蜗构成了听觉器官，分别传导和感受 20～20000 Hz 的声波，并将声波转变成神经冲动，由蜗神经传入听觉中枢，产生听觉。

一、外耳和中耳的功能

（一）外耳的功能

外耳由耳廓和外耳道组成。耳廓的形状有利于收集声波，在一定程度上还可以判断声音发出的方向。外耳道是声波传导的通路，其一端开口于耳廓，另一端终止于鼓膜，有传音和共鸣腔作用。

（二）中耳的功能

中耳由鼓膜、听骨链、鼓室和咽鼓管等结构组成，其主要功能是将空气中的声波振动量高效地传递到内耳淋巴液，其中鼓膜和听骨链的作用尤其重要。

1. 鼓膜

鼓膜呈椭圆形，面积 50～90 mm^2，厚度约 0.1 mm，它的形状如同一个浅漏斗，其顶点朝向中耳，内侧与听骨链上的锤骨柄相连。它没有固定的振动，具有较好的频率响应和较小的失真度，因此能将声音如实地传到内耳，而且声波振动同始同终，很少有残余振动。

2. 听骨链

听骨链从外向内依次由锤骨、砧骨和镫骨相连组成。锤骨柄附着于鼓膜，镫骨底与卵圆窗膜相连，砧骨居中。听骨链构成一个有固定角度的杠杆，锤骨柄为长臂，砧骨长突为短臂，两臂长度之比为 1.3∶1，杠杆的支点刚好在听骨链的重心上，因此在能量传递过程中惰性最小，效率最高（图 12-8）。声波振动压强与听骨链杠杆两臂长度之比（1.3∶1）以及鼓膜、卵圆窗振动面积之比（17.2∶1）有关。因此，经过听骨链的传递，声波从鼓膜到卵圆窗总增压效应为 22.4 倍（1.3×17.2＝22.4）。所以，鼓膜-听骨链-内耳卵圆窗之间的联系具有增压效应，使声波振幅减少，压强增大 22.4 倍。它们构成了声音由外耳传向耳蜗的最有效通路，这样既可提高传音效率，又可避免对内耳和前庭窗膜造成损伤。

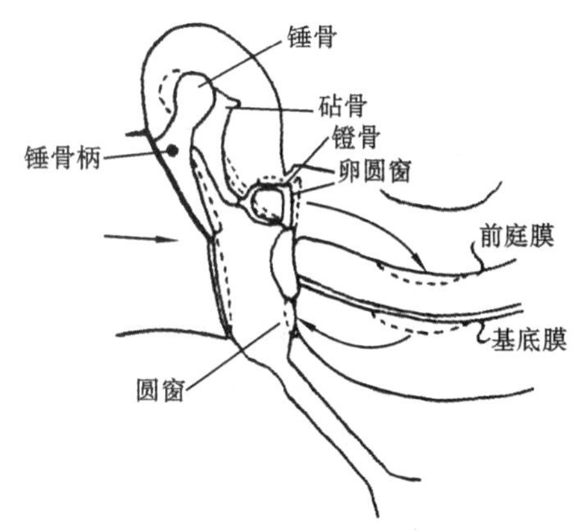

图 12-8 听骨链和耳蜗的关系示意图

3. 咽鼓管

咽鼓管是连通鼓室和鼻咽部的小管道，借此鼓室内的空气与大气相通。在通常情况下,其鼻咽部的开口处于闭合状态,鼓室与外界并不相通。在吞咽、打哈欠或打喷嚏时,由于鼻咽部某些肌肉的收缩,可使管口开放,使鼓室与外界相通,外界空气进入鼓室。咽鼓管的主要功能是调节鼓室内空气的压力,使之与外界大气压保持平衡,这对于维持鼓膜的正常位置、形状和振动性能都具有重要意义。如果咽鼓管发生阻塞,鼓室内的空气将由于被组织吸收而使压力降低,引起鼓膜内陷。日常生活中,有时外界空气的压力可快速升高或降低,如乘飞机时的升降过程,如果此时咽鼓管鼻咽部的开口不能及时开放,也会引起鼓室内、外空气压力的不平衡。

(三)声波传入内耳的途径

声波只有传入内耳的耳蜗,作用于听觉感受器,使其兴奋并触发听神经的动作电位传至听觉中枢,才可产生听觉。声波传入内耳的途径有两种:气传导和骨传导。正常情况下,以气传导为主。

1. 气传导

气传导(air conduction)主要指声波经外耳道引起鼓膜振动,再经三块听小骨和卵圆窗膜传入内耳;同时,鼓膜振动也可以引起鼓室内空气的振动,再经圆窗将振动传入内耳。正常听觉的产生主要通过气传导来实现。

正常传音途径:鼓膜→听骨链→卵圆窗→前庭阶外淋巴→蜗管中的内淋巴→基底膜振动→微音器电位→听神经动作电位→颞叶皮层。

在听小骨病变、损坏时的主要传音途径:鼓膜→中耳鼓室→圆窗→鼓阶中外淋巴→基底膜振动。该途径可使听觉功能得到部分代偿,但此时的听力较正常时大为降低。

2. 骨传导

声波直接引起颅骨的振动,从而引起耳蜗内淋巴的振动,这种传导称为骨传导(bone conduction)。在正常情况下,骨传导的敏感性比气传导低得多,因此,骨传导的效率也比气传导的效率低得多,所以,人们几乎感觉不到它的存在。这一途径在正常时作用不大。当外耳道或中耳发生病变时,气传导明显受损,而骨传导却不受影响,甚至相对增强,此即为传音性耳聋,此时气传导作用减弱而骨传导作用相对增强;而当耳蜗发生病变导致听力障碍,气传导和骨传导将同样受损,此即为感音性耳聋。在临床工作中,常用音叉检查患者气传导和骨传导的情况,帮助诊断听觉障碍的病变部位和性质。

知识链接

噪声对人体的危害

噪声对人体有较大的危害。首先,噪声能损害人的听觉能力。其次,噪声对人的免疫功能、精神、神经、心血管、内分泌、代谢、呼吸及消化系统等均有影响。噪声对人体的危害概括为:①噪声作用于网织结构组织,影响正常生理节奏。②影响睡眠。③妨碍脑力劳动,分散注意力。④影响情绪和精神状态,造成紧张、烦恼与反感。

二、内耳耳蜗的功能

内耳包括耳蜗(cochlea)和前庭器官两部分，其中感受声音的装置位于耳蜗内。这里所说的内耳的感音功能是指耳蜗的功能。

(一) 耳蜗的结构要点

耳蜗的管道长约 30mm，绕蜗轴旋转 2.5～2.75 周。在耳蜗的横断面可见两个分界膜，一个为斜行的前庭膜；一个为横行的基底膜，这两个膜将耳蜗分成三个腔，分别是前庭阶、蜗管和鼓阶。蜗管是一个盲管，其中充满内淋巴液(endolymph)，其成分与细胞内液相似。蜗管的顶端是封闭的盲端，与外淋巴液不相通。前庭阶和鼓阶充满外淋巴液，其成分与脑脊液相似，它们通过蜗顶的蜗孔相通。

基底膜是耳蜗内的重要结构。基底膜沿耳蜗的管道盘曲成螺旋状，声音感受器就附着在基底膜上，称为螺旋感受器或柯蒂氏器(organ of Corti)。在耳蜗底部最窄，越往顶部越宽。柯蒂氏器有毛细胞和支持细胞群。柯蒂氏器内的毛细胞是声音感受细胞。在毛细胞的顶端表面有 50～100 条排列整齐的纤毛，称为听毛。在毛细胞的底部，有耳蜗神经末梢与之形成的突触联系(图 12-9)。

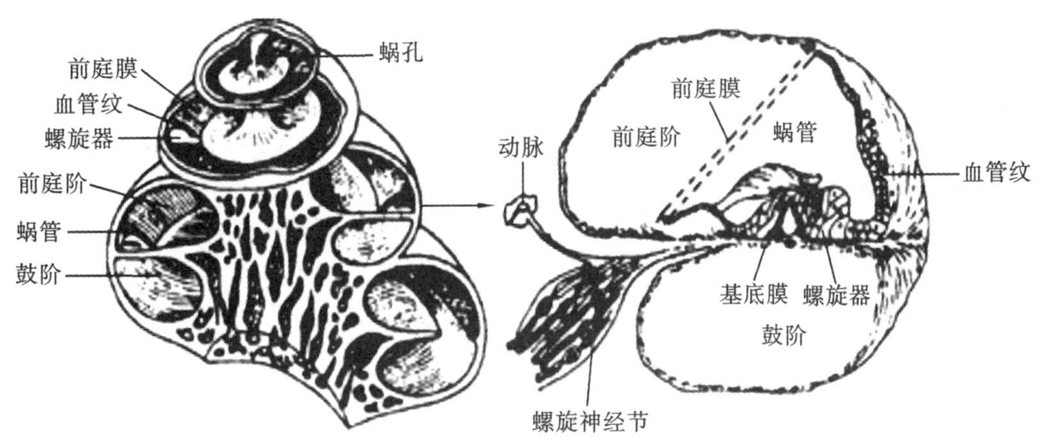

图 12-9 耳蜗管的横断面

(二) 基底膜的振动与行波学说

耳蜗的功能是把传入耳蜗的机械振动转变成听神经纤维的动作电位。在这一换能过程中，基底膜的振动是个关键因素。声波经外耳道到达鼓膜，引起鼓膜振动。鼓膜振动又主要通过听骨链而传至卵圆窗，使外淋巴液和内淋巴液振动，造成基底膜的振动。当基底膜向上或向下位移时，使毛细胞顶端和盖膜之间发生交错的移行运动，引起毛细胞纤毛的摆动。毛细胞的弯曲或摆动使毛细胞兴奋，并将机械能转变为电能，可使耳蜗内发生一系列过渡性电变化，最后引起位于毛细胞底部的神经纤维产生动作电位。

关于基底膜是如何将声波传播的，目前采用行波学说来解释。该学说认为基底膜的振动是以行波的方式进行的，也就是说振动最先发生在靠近前庭窗处的基底膜，随后以行波的方式沿基底膜向耳蜗顶部传播,就像有人在规律地抖动一条绸带,形成的波浪向远端有规律地传播一样。不同频率的声波引起的行波都从基底膜的底部开始,但声波频率不同时,行波传播的远近和最大振幅出现的部位也有所不同。声波振动频率越高,行波传播越近,引起最大振幅出现的部位越靠近前庭窗处;反之,声波频率越低,则行波传播越远,最大振幅出现的部位越靠近蜗顶部。

(三)耳蜗对声音频率和强度的分析

依据行波学说的理论,耳蜗的底部感受高频声波,耳蜗的顶部感受低频声波。由于不同频率的振动在基底膜上有特定的行波传播范围和最大振幅区,那么与该区域有关的毛细胞和耳蜗神经纤维就会受到最大刺激,与这部分毛细胞相联系的听神经纤维的传入冲动也就最多。这样来自基底膜不同区域的耳蜗神经纤维的冲动传到听觉中枢的不同部位,产生不同的音调感觉。故基底膜上最大振幅出现的部位和范围反映了音调的高低。

耳蜗对声音强度的分析,主要取决于产生兴奋的耳蜗神经的数量和每条传入神经纤维的冲动频率。声音越强,基底膜的振动幅度越大,受刺激而兴奋的神经元数量越多,每个神经元发放冲动的频率越高,传到中枢后,主观感觉声音越强,反之亦然。

(四)耳蜗及蜗神经的生物电现象

耳蜗具有感音换能作用。可将声波的机械能转变为听神经纤维上的神经冲动,再传至大脑皮层听中枢而产生听觉。耳蜗生物电可总结为三种:一种是未受声波刺激时的耳蜗静息电位;另一种受到声波刺激时耳蜗产生的微音器电位;还有一种是由耳蜗微音器电位引发的蜗神经的动作电位。

总之,耳蜗及蜗神经的生物电现象可以归纳为,耳蜗在没有声波刺激时存在静息电位,当有声波刺激时,在静息电位的基础上,使耳蜗毛细胞产生微音器电位,进而触发蜗神经产生动作电位,该动作电位(神经冲动)沿着蜗神经传入听觉中枢,经分析处理后引起主观上的听觉。

(五)听阈和听域

声波振动的频率必须是在一定范围内,并达到一定强度,才能被人耳听到并产生正常听觉。通常人耳能听到的频率范围在20～20000 Hz之间,频率低于20 Hz或高于20000 Hz的振动人耳是听不到的。即便是在上述范围内,对每种频率的声波,都有一个刚能引起听觉的最小振动强度,称为听阈(auditory threshold)。如果振动频率不变,振动强度在听阈以上增加时,听觉的感受也会增强。但超过一定限度时,人的听觉就不再能正常地感受声波中所包含的各种信息,而且还会产生鼓膜疼痛感,这个限度称为最大可听阈。每种频率的声波都有其特定的听阈和最大可听阈,如果以频率为横坐标,以声波强度为纵坐标,将每一频率的声波的听阈和最大可听阈分别连接起来的曲线之间的面积称为听域,也称为听力范围。绘制出人的正常听域图(图12-10),图中下方曲线为不同频率的听阈,上方曲线为不同频率的最大可听阈。

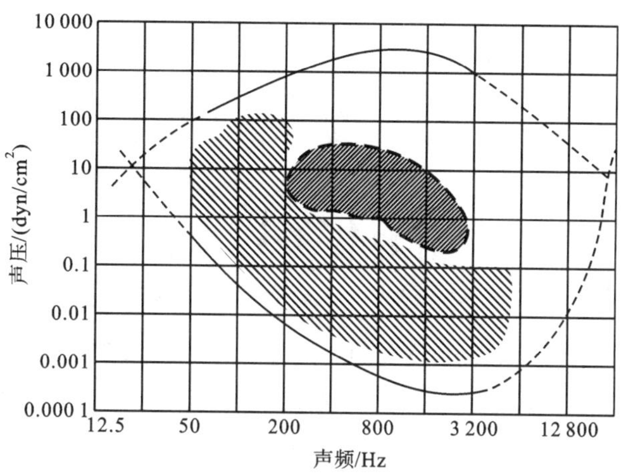

图 12-10 人的正常听域图

第四节 前庭器官

前庭器官(vestibular apparatus)是由椭圆囊、球囊和三个半规管组成。从结构上看,它是内耳迷路的一部分,但在功能上不属于听觉器官,它们感受的是人体空间的位置以及运动情况,它是头部位置觉和运动觉的感受器,在调节肌肉紧张性和维持身体平衡中占有重要地位。

一、前庭器官的功能

(一) 前庭器官的感受细胞

前庭器官的感受细胞都为毛细胞,每个毛细胞的顶部有 60～100 条纤毛,其纤毛常伸入耳石膜的胶质中,其中有一条最长,位于毛细胞顶端的一侧边缘,称为动纤毛;其余的纤毛长短不一,靠近动毛的较长,远离动毛的较短,称为静纤毛。电生理实验研究发现,如果在外力作用下使纤毛向不同的方向弯曲,毛细胞就会发生不同的电位变化进而影响神经纤维发放冲动的频率。当纤毛由静毛一侧倒向动毛一侧时,毛细胞发生去极化反应,神经纤维发放的冲动频率增加,表现为兴奋效应;当纤毛由动毛一侧倒向静毛一侧时,毛细胞发生超极化反应,神经纤维发放的冲动频率降低,表现为抑制效应(图 12-11)。正常条件下,机体的运动状态和头部在空间位置的变化都能以特定的方式改变毛细胞纤毛的倒向,使相应神经纤维的冲动频率发生改变,这些信息传至中枢,将引起身体和内脏功能的反射性变化。

(二) 前庭器官的功能

前庭器官的功能集中在膜质小囊,膜质小囊内部充满了内淋巴液,囊内各有一个特殊的结构,分别被称为椭圆囊斑和球囊斑。耳石膜是一块胶质板,内含许多由碳酸钙组成的耳石,由于它的比重大于内淋巴液,因而有较大的惯性。椭圆囊和球囊中的囊斑与人体的

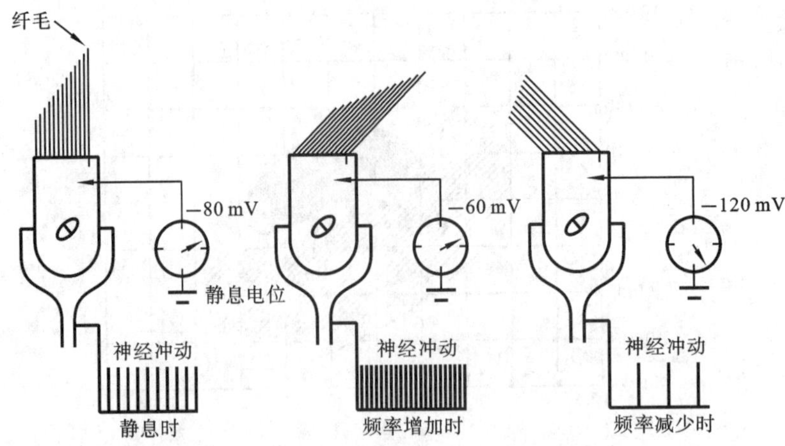

图 12-11　前庭器中毛细胞顶部纤毛状态与神经冲动发放频率的关系

相对位置是不一样的。当人体直立时，椭圆囊的囊斑处于水平位，毛细胞的顶部朝上，耳石膜在纤毛的上方；球囊与此不同，球囊的囊斑则处于垂直位，毛细胞的纵轴与地面平行，耳石膜悬在纤毛外侧。在椭圆囊和球囊的囊斑上，几乎每个毛细胞的排列方向都不完全相同。毛细胞纤毛的这种配置有利于分辨人体在囊斑平面所做的各种方向的直线变速运动。例如，当身体在水平面任何方向做直线变速运动时，由于耳石的惯性作用，毛细胞与耳石膜的相对位置发生改变，引起纤毛弯曲，从而引起某方向直线变速运动的感觉。同时由于不同毛细胞排列的方向不同，当头部位置发生改变或囊斑受到不同方向的重力及变速运动的刺激时，其中有的毛细胞发生兴奋，有的则发生抑制。不同毛细胞活动综合的结果，使人产生头部空间位置改变的感觉，并可反射性地引起躯干和四肢不同肌肉肌张力改变，引起姿势反射，以保持身体平衡。故椭圆囊和球囊的功能是感受头部的空间位置和直线变速运动。

人体两侧内耳中各有三条形状相似的半规管(semicircular canal)，三条半规管相互垂直，分别代表空间的三个平面。半规管内充满内淋巴液，与椭圆囊相连处相对膨大，称为壶腹。两耳的水平半规管在同一平面上，当人在直立时头向前倾 30°时，水平半规管的平面与地平面平行，其余的两个半规管分别与地平面垂直。壶腹内有一种隆起的特殊结构称壶腹嵴，它的位置与半规管的长轴垂直。在壶腹嵴中有一排毛细胞，面对管腔，毛细胞顶部的纤毛较长，互相黏集成束，包埋在一种胶质性的圆顶形状的终帽结构之内，前庭神经末梢分布于嵴的底部。

壶腹嵴的适宜刺激是身体旋转时的速度变化，即正负角加速度。当人体直立时，沿水平方向旋转，主要刺激水平半规管。当人体向左旋转时，由于内淋巴液的惯性作用，左侧水平半规管中内淋巴液将压向壶腹方向，而右侧水平半规管中的内淋巴液压力作用方向是离开壶腹。内淋巴液压力作用于壶腹时，该处的毛细胞兴奋。旋转停止时，左右两侧水平半规管壶腹受内淋巴液压力的作用方向与旋转开始时相反。人脑通过对来自两耳水平半规管传入信息的不同判断旋转运动的方向和状态。人体的两耳中各三条半规管互相垂直，因此它们可以接受人体在不同平面和不同方向的旋转变速运动的刺激，产生不同的运动觉和位置觉，引起姿势反射，维持身体平衡。

二、前庭反应

当前庭器官受到刺激而兴奋时，其传入冲动到达有关中枢后，除引起一定的位置觉、运动觉以外，还能引起姿势调节、自主神经反应和眼震颤，这种现象称为前庭反应。

（一）前庭器官的姿势反射

当进行直线变速运动时，可刺激椭圆囊和球囊，反射性地改变颈部和四肢肌紧张的强度。例如，猫由高处跳下时，常常头部后仰而四肢伸直，作准备着地的姿势，而它一着地，则头前倾，四肢屈曲。人们在乘电梯升降的过程中，也可见到相似的反射活动。这些都是直线变速运动引起的前庭器官的姿势反射。

同样，在做旋转变速运动时，也可刺激半规管，反射性地改变颈部和四肢肌紧张的强度，以维持姿势的平衡。例如，当人体向左侧旋转时，可反射性地引起左侧上、下肢伸肌和右侧屈肌的肌紧张加强，使躯干向右侧偏移，以防歪倒；而旋转停止时，可使肌紧张发生反方向的变化，使躯干向左侧偏移。

由上述所知，在机体发生直线变速运动或旋转变速运动过程中会产生姿势反射，并与发动这些反射的运动相对抗，从而使身体尽可能地保持在原有空间位置上，以维持一定的姿势和平衡。

（二）前庭器官的自主神经反应

前庭器官受到过强或过长时间的刺激，或前庭器官功能相对敏感时，常会引起恶心、呕吐、眩晕、皮肤苍白等现象，称为前庭自主神经反应（vestibular autonomic reaction）。在有些人中，这种现象特别明显，出现晕车、晕船或航空病，这可能就是其前庭功能过于敏感所致。

（三）眼震颤

躯体做旋转运动时引起的眼球不随意颤动，这种现象称为眼震颤（nystagmus）。眼震颤主要是半规管受刺激引起的，最常见的是水平震颤。水平震颤有两个运动时相，一个是两眼球缓慢向一侧移动，称为慢动相；另一个是向相反方向的快速回位，称为快动相。当人体头部前倾 30°绕人体垂直轴向左旋转时，水平半规管的感受器受刺激最大，引起两眼球缓慢向右移动，称为眼震颤的慢动相，当眼球移动到向右侧顶端不能再继续移动时，突然返回到眼裂正中，称为眼震颤的快动相。此后又出现新的慢动相和快动相，反复不已。当旋转变成匀速旋转时，眼球居于眼裂正中不再震颤；旋转停止时，出现与旋转开始时方向相反的慢动相和快动相眼震颤，临床上常用快动相代表眼震颤方向，正常人眼震颤持续的时间为 15～40 s。检查眼震颤的情况，有助于判断前庭功能是否正常。震颤时间过长或过短，提示前庭功能异常。当前庭器官发生某些病变时，也可能出现自发性眼球震颤。

知识链接

晕车、晕船的预防

要防止晕车、晕船首先要保持愉快的心情；切记勿过度疲劳，勿过饱或过饥；要保持车、船内空气的新鲜,可开窗换气;尽量不要转动头部,以减少对前庭器官的刺激;更为重要的是要经常进行旋转变速运动的锻炼,如荡秋千等,借以增强前庭感受器的适应性。

第五节　其他感觉器官

一、味觉器官

人的味觉感受器是味蕾,主要分布在舌背部表面和舌缘,口腔和咽部黏膜的表面也有散在的味蕾。儿童味蕾较成人为多,老年时因萎缩而逐渐减少。味蕾由味觉细胞、支持细胞和基底细胞组成,味觉细胞顶端有纤毛,称为味毛,是味觉感受的关键部位。

人的舌表面不同部分对不同味刺激的敏感程度不一样,一般是舌尖部对甜味道比较敏感,舌两侧对酸味比较敏感,舌两侧前部对咸味比较敏感,而软腭和舌根部对苦味比较敏感。味觉的敏感度往往受食物或刺激物本身温度的影响。在 20～30 ℃之间,味觉的敏感度最高。人类味觉系统能感受和区分多种味道,众多的味道都是由甜、咸、酸和苦四种基本的味觉组合而成的。

二、嗅觉器官

人的嗅觉感受器是位于上鼻道及鼻中隔后上部的嗅上皮,两侧总面积约为 5 cm^2。由于它们的位置较高,平静呼吸时气流不易到达,因此在嗅一些不太明显的气味时,要用力吸气,使气流上冲,才能到达嗅上皮。嗅上皮含有三种细胞,即主细胞、支持细胞和基底细胞。其适宜刺激是空气中有气味的化学物质。主细胞也称嗅细胞,细胞的顶端有 5～6 条短的纤毛,细胞的底端有长突,它们组成嗅丝,穿过筛骨直接进入嗅球。嗅细胞的纤毛受到存在于空气中的物质分子刺激时,有神经冲动传向嗅球,进而传向更高级的嗅觉中枢,引起嗅觉。

不同动物的嗅觉敏感度相差很大,同一动物对不同气味物质的敏感性也不同。体内外各种因素的变化对嗅觉也有明显的影响作用,如环境的温度、湿度和大气压等;人体感冒引起鼻黏膜肿胀,可导致嗅细胞敏感性大大降低。

三、皮肤的感觉功能

皮肤内分布着各种形式的感受器,存在于表皮、真皮和皮下组织内,主要由游离神经末梢和特殊小体组成,能产生多种感觉。皮肤的感觉可分为单一感觉和复合感觉,单一感觉如触觉、痛觉、压觉、冷觉和温觉;复合感觉如湿、糙、硬、软、光滑等。皮肤的感觉主要有触-压觉、温度觉(包括冷觉和热觉)和痛觉等,此外皮肤还有形体觉、两点辨别觉和定位觉等。

触、压觉是给皮肤以触、压等机械刺激所产生的感觉。皮肤对触-压觉刺激的敏感性与感受器在皮肤分布密度成正比。人体触觉最敏感的部位是手指尖和舌尖,其次是胸、腹部,最迟钝的是手腕、背部和足底等处。

给皮肤以不同的温度刺激可产生冷觉或热觉，合称为温度觉。分别由冷、热感受器的兴奋而引起。皮肤的温度感觉受皮肤的基础温度、温度变化速度以及皮肤受刺激的范围等因素影响。在 25～40 ℃之间，皮肤温度越高，热觉的阈值就越低；反之，皮肤温度越低，热觉的阈值就越高。

皮肤痛觉是由伤害性刺激作用于皮肤而产生的一种重要感觉，将在第十三章“神经系统”中讨论。

小 结

感觉是客观事物在人脑中的主观反映，是由感受器或感觉器官、传入神经和感觉中枢三个部分共同作用的结果。感受器的一般生理特性是适宜刺激、换能作用、编码作用、适应现象。人的视觉器官是眼，视觉感受器为存在于视网膜上的视锥细胞和视杆细胞。视觉功能是通过视觉器官、视神经和视觉中枢的共同活动来完成的。眼的折光系统是由角膜、房水、晶状体、玻璃体组成的。眼的调节包括晶状体调节、瞳孔调节、双眼会聚。折光异常包括近视、远视、散光。近视眼的特点是眼球前后径过长，物像成在视网膜前，远点近移，近点更近，用适度凹透镜矫正。远视眼的特点是眼球前后径过短，物像成在视网膜后，近点远移，用适度凸透镜矫正。散光需要戴柱形透镜予以矫正。视网膜上有视锥细胞和视杆细胞两种细胞，视锥细胞司昼光觉。视杆细胞司暗光觉，感光物质基础是视紫红质。色觉是一种复杂的物理-心理现象，三原色学说认为，视网膜有红、绿、蓝三种视锥细胞，相对应照射产生单色视觉，全部同比例照射引起白色视觉，不同比例照射引起不同折中色。听觉感受器官是耳，耳廓和外耳道有集音和传音功能。声波传导有气导和骨导两种性质。内耳的感音作用是把传到耳蜗的机械振动转变为蜗神经的神经冲动。其中耳蜗基底膜振动是关键。前庭器官包括椭圆囊、球囊和半规管，椭圆囊和球囊功能是感受直线变速运动和头部的空间位置。半规管的功能是感受旋转变速运动，产生旋转变速感，并引起姿势反射以维持身体平衡。

能力检测

1. 名词解释：感觉、视力、视野、明适应、暗适应、听阈。
2. 感受器的一般生理特性有哪些，有何生理意义？
3. 简述眼的调节生理过程及其作用原理。
4. 眼的折光异常有哪些？如何矫正？
5. 试述视杆细胞和视锥细胞的分布及其功能特点。
6. 什么是明适应和暗适应？其产生机制如何？
7. 声波传入内耳的正常途径有哪些？

（王光亮　胡文娅）

第十三章
神经系统

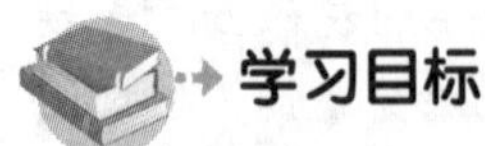

掌握：神经纤维传导兴奋的特征；反射中枢和突触的概念；突触传递过程；中枢兴奋传递的特征；眼视近物的调节过程；听觉的产生过程；特异投射系统和非特异投射系统的功能；骨骼肌牵张反射的概念及其类型；小脑的主要功能；自主神经系统的主要递质与受体；条件反射的概念及意义。

熟悉：兴奋性突触后电位、抑制性突触后电位的概念及产生机制；皮肤痛和内脏痛的特征；牵涉痛、去大脑僵直的概念；脑干对运动的调节；下丘脑的主要功能；快波睡眠与慢波睡眠的特征。

了解：大脑皮层的感觉分析功能；基底神经节和大脑皮层对运动的调节；脑电图的波形及形成机制；人类的条件反射和两种信号系统；优势半球和大脑皮层的语言功能。

第一节　神经系统活动的一般规律

神经系统(nervous system)是人体内最主要的调节系统，体内各个系统和器官的活动都直接或间接地接受神经系统的调控。神经系统由中枢神经系统(central nervous system，CNS)和外周神经系统(peripheral nervous system，PNS)两部分所组成。前者包括脑和脊髓，后者包括脑神经、脊神经和内脏神经。神经系统的调节功能主要由中枢神经系统完成，因此本章主要讲解中枢神经系统的生理功能。

一、神经元和神经胶质细胞

(一) 神经元的结构和功能

1. 神经元的结构

神经元(neuron)又称神经细胞，是神经系统的结构和功能的基本单位。人类中枢神经

系统内大约有 10^{11} 个神经元。神经元由胞体和突起两部分组成，突起又分为树突(dendrite)和轴突(axon)(图 13-1)。树突多而短，轴突长，一般只有一个。胞体发出轴突的部分称为轴丘(axon hillock)，轴突的起始部分称为始段(initial segment)。轴突末端有许多分支，每个分支末梢膨大呈球形称为突触小体(synaptic knob)，它与其他神经元的树突或胞体形成突触(synapse)，轴突和感觉神经元的长树突统称为轴索，轴索外包有髓鞘或神经膜便成为神经纤维(nerve fiber)。

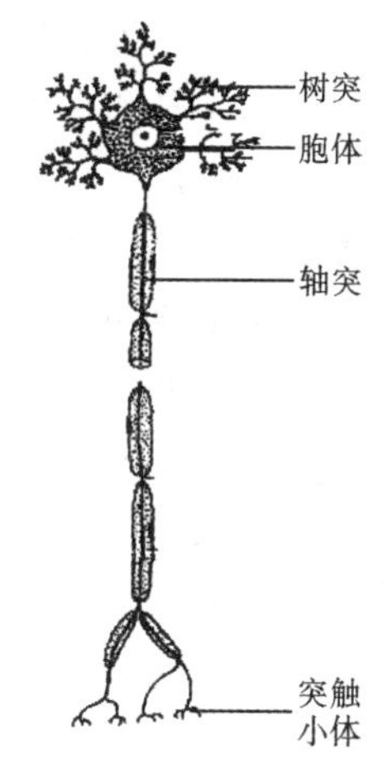

图 13-1 神经元结构示意图

2. 神经元的功能

神经元的主要功能是接受刺激，整合和传递信息。其中胞体是神经元代谢活动的中心，其功能是接受并整合信息。树突主要是接受其他神经传来的信息并将其传给胞体，而轴突主要是传出信息，其中始段是动作电位产生的部位。

（二）神经纤维

1. 神经纤维的功能

神经纤维的主要功能是传导兴奋。在神经纤维上传导的兴奋称为神经冲动(nerve impulse)，简称冲动。神经纤维将冲动传到神经末梢，通过释放递质使所支配的组织发生功能活动的改变，如肌肉收缩、腺体分泌等，这一作用称为神经的功能性作用。此外，神经末梢还经常释放一些营养性因子，持续地调整所支配组织的代谢活动，进而影响组织的结构、生化和生理功能，这一作用称为神经的营养性作用(trophic action)。临床上使用局部麻醉药可阻断冲动的传导，但一般不能使所支配的肌肉发生代谢改变，说明神经的营养性作用与冲动关系不大。正常情况下神经的营养性作用不易表现出来，只有当神经损伤或切断后才能被察觉，它所支配的肌肉内糖原合成减慢，蛋白质分解加速，肌肉逐渐萎缩。例如临床上腓神经损伤的患者，腓肠肌发生明显萎缩，就是因为腓肠肌失去了腓神经的营养性作用的结果。反过来，组织也可以释放营养性因子作用于神经元，以支持神经元的生长、发育和功能的完整，如神经生长因子。

2. 神经纤维传导兴奋的特征

(1) 完整性　兴奋要在神经纤维上正常传导，首先要求神经纤维的结构和功能是完整的。如果神经纤维局部发生损伤或被切断，或局部应用麻醉药均可使兴奋传导受阻。

(2) 绝缘性　一根神经干内含有许多条神经纤维，但是每条纤维传导兴奋时基本上互不干扰，表现为每条纤维传导兴奋时不会影响邻近纤维的活动，保证了神经调节的精确性。

(3) 双向性　在离体实验条件下，刺激神经纤维上任何一点引起的兴奋可沿纤维向两端传播。但在体情况下，神经冲动总是由胞体传向末梢，表现出传导的单向性。这是由突触的极性决定的，并不是神经纤维不能做双向传导。

(4) 相对不疲劳性　神经纤维能在较长时间内保持传导兴奋的能力。在动物实验中，以每秒 50～100 次的频率连续刺激神经纤维数小时至十几小时，神经纤维能始终保持其传导兴奋的能力，表现为不易疲劳。而突触传递则容易疲劳，可能与递质耗竭有关。

3. 神经纤维的分类

神经纤维的分类方法很多，常用的有两种。①根据神经纤维传导冲动的速度将哺乳动物的周围神经纤维分为A、B、C三类，其中A类纤维又可分为α、β、γ、δ四个亚类。②根据神经纤维的直径和来源可将哺乳动物的感觉神经纤维分为Ⅰ、Ⅱ、Ⅲ和Ⅳ类，其中Ⅰ类又可区分为Ⅰa和Ⅰb两个亚类。目前，第一种分类方法多用于传出纤维，第二种分类方法则常用于传入纤维。

4. 神经纤维传导兴奋的速度

不同种类的神经纤维传导兴奋的速度不同，这与它们的直径、有无髓鞘、髓鞘的厚度以及温度等因素有关。神经纤维的直径越粗，传导速度越快，有髓神经纤维的传导速度比无髓神经纤维快。此外，在一定范围内温度升高可使传导速度加快，相反，温度降低则使神经纤维的传导速度减慢，这就是临床上局部低温麻醉的依据。

5. 神经纤维的轴浆运输

轴突内的细胞质称为轴浆，轴浆经常处于流动状态。轴浆的流动具有物质运输的作用称为轴浆运输(axoplasmic transport)。轴浆运输对维持神经元的结构和功能的完整具有重要作用，轴浆运输具有双向性，由胞体向轴突末梢的轴浆运输称为顺向轴浆运输；由轴突末梢向胞体的轴浆运输称为逆向轴浆运输。顺向轴浆运输又可分为快速轴浆运输和慢速轴浆运输两类，顺向快速运输主要运输具有膜结构的细胞器，如线粒体、递质囊泡和分泌颗粒等，速度约410mm/d。慢速顺向运输是指轴浆内可溶性成分随微管、微丝等结构不断向前延伸而发生的移动，速度为1～12mm/d。逆向运输可运输一些能被轴突末梢摄取的物质，如神经生长因子、狂犬病病毒、破伤风毒素等，速度约为205mm/d。

(三) 神经胶质细胞

神经系统除了神经元以外，还有神经胶质细胞(neuroglia cell)。神经胶质细胞数量多，为神经元的10～50倍，广泛分布于中枢和周围神经系统。在中枢神经系统中主要有星形胶质细胞、少突胶质细胞和小胶质细胞。在周围神经系统中主要有形成髓鞘的施万细胞和位于脊神经节中的卫星细胞等。神经胶质细胞也有突起，但无树突、轴突之分。它们与相邻细胞不构成突触样结构，不产生动作电位，终身具有分裂增殖的能力。

目前，对于神经胶质细胞的功能的研究还不是很清楚，认为具有以下几种功能。

1. 支持、营养作用

在中枢神经系统内大量的神经胶质细胞充填于神经元及其突起之间的空隙内，为神经元提供一定的支持作用。星形胶质细胞还能产生神经营养性因子，用来维持神经元的生长、发育及其正常功能。

2. 修复、再生作用

神经胶质细胞具有分裂能力，特别在脑和脊髓受到损伤后可大量分裂增生。当神经元因为疾病、缺氧或损伤而发生变性坏死时，局部可出现巨噬细胞。共同参与神经元碎片的清除。清除碎片后留下的缺损由胶质细胞，特别是星形胶质细胞的增生来充填，从而起到修复和再生作用。如果胶质细胞增生过强，可形成脑瘤。

3. 绝缘、屏障作用

神经胶质细胞还可分隔神经元，起隔离、绝缘作用。少突胶质细胞和施万细胞还可形成有髓神经纤维的髓鞘，防止神经冲动传导时电流的扩散，使神经元活动互不干扰。此外，神经胶质细胞参与血-脑屏障的组成。

4. 调节细胞外 K^+ 浓度

星形胶质细胞膜对 K^+ 有较高的通透性，在神经元兴奋时可引起细胞外液 K^+ 浓度升高，K^+ 进入星形胶质细胞内，有助于维持细胞外 K^+ 浓度的稳定。从而保证神经元的正常功能活动。

5. 合成和分泌活性物质

星形胶质细胞可合成和分泌神经生长因子、胰岛素样生长因子和白细胞介素等活性物质，对维持神经元的生长发育、生存以及发挥正常功能都有重要的作用。

二、突触传递

神经元之间的信息联系广泛，传递信息的方式有很多种，其中最重要的传递方式是突触传递（synaptic transmission），此外还有非突触性化学传递和电传递等。

（一）突触的基本结构与分类

1. 突触的结构

神经元之间相互接触并传递信息的部位称为突触（synaptic）。突触由突触前膜、突触间隙和突触后膜三部分组成。在电镜下，突触前膜和后膜较一般的神经元膜稍增厚，为7.5 nm左右。突触间隙为 20～40 nm(图 13-2)。在突触前膜的轴浆内，含有较多的线粒体和大量囊泡，称为突触囊泡或突触小泡，其直径为 20～80 nm，内含高浓度的递质(图13-2)。不同突触内含的囊泡大小和形态不完全相同，其内所含的递质也不同。

2. 突触的分类

根据神经元接触部位的不同，通常将突触可分为三类。①轴突-树突式突触，这类突触最常见。②轴突-胞体式突触，这类突触较常见。③轴突-轴突式突触(图 13-3)。此外，还存在树突-树突式突触、树突-胞体式突触、树突-轴突式突触、胞体-树突式突触、胞体-胞体式突触、胞体-轴突式突触。

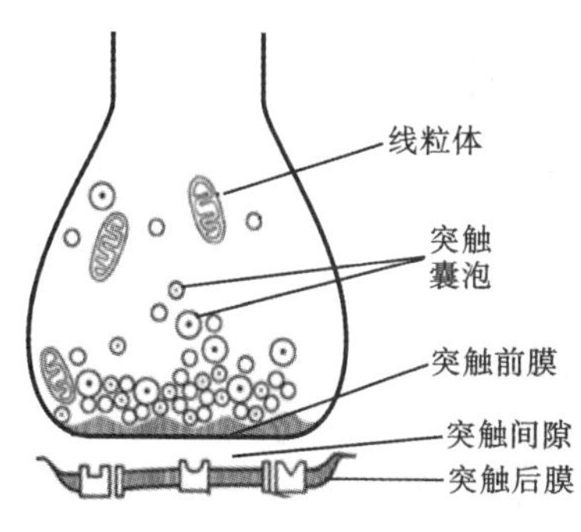

图 13-2 突触结构模式图

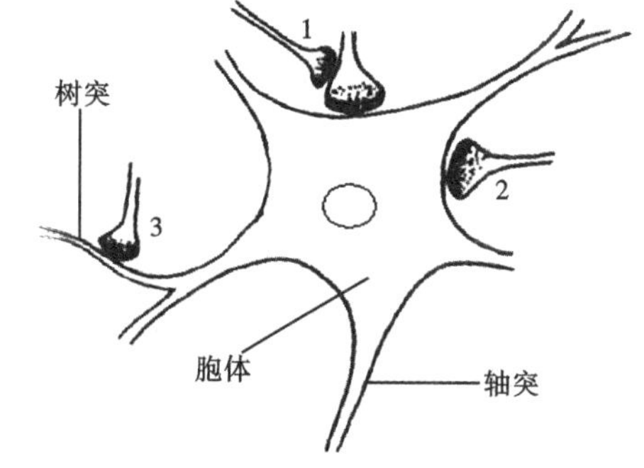

图 13-3 突触的类型

注：1—轴突-轴突式突触；2—轴突-胞体式突触；3—树突-轴突式突触。

（二）突触传递的过程

突触前神经元兴奋传导到轴突末梢，使突触前膜去极化，引起前膜上电压门控钙通道开放，细胞外 Ca^{2+} 顺着浓度差进入突触前膜，导致前膜内 Ca^{2+} 浓度的升高，触发突触囊泡量子式释放递质到突触间隙。递质入突触间隙后通过扩散到达突触后膜并作用于后膜上特异性受体或化学门控通道，引起后膜对某些离子的通透性改变，使某些带电离子进出后膜，使突触后膜产生一定程度的去极化或超极化，从而产生突触后电位（postsynaptic potential）。突触后电位是一种局部电位。根据突触后膜发生去极化还是超极化，可分为兴奋性突触后电位和抑制性突触后电位两种类型。

1. 兴奋性突触后电位

突触后膜在神经递质作用下产生的局部去极化电位变化称为兴奋性突触后电位（excitatory postsynaptic potential，EPSP）。突触前神经元兴奋时，突触前膜释放兴奋性递质，作用于突触后膜上的相应受体，使化学门控通道开放，提高后膜对 Na^+、K^+ 的通透性，尤其是 Na^+，从而导致 Na^+ 内流大于 K^+ 外流，引起突触后膜的局部去极化，产生 EPSP。当 EPSP 总和达到突触后神经元阈电位水平时就可引起突触后神经元兴奋(图13-4)。

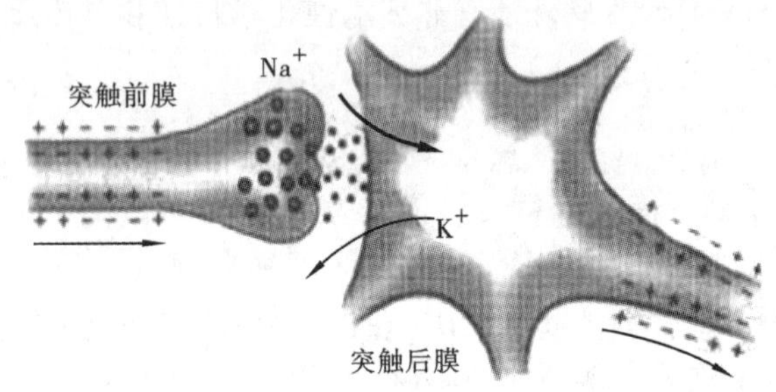

图 13-4　兴奋性突触后电位产生机制示意图

2. 抑制性突触后电位

突触后膜在神经递质作用下产生的局部超极化电位变化称为抑制性突触后电位（inhibitory postsynaptic potential，IPSP）。突触前神经元兴奋时，突触前膜释放抑制性递质，作用于突触后膜上的相应受体，使化学门控通道开放，提高后膜对 K^+、Cl^- 等离子的通透性，尤其是 Cl^-，Cl^- 内流大于 K^+ 外流，引起突触后膜的局部超极化，产生 IPSP。IPSP 总和引起突触后神经元抑制(图 13-5)。

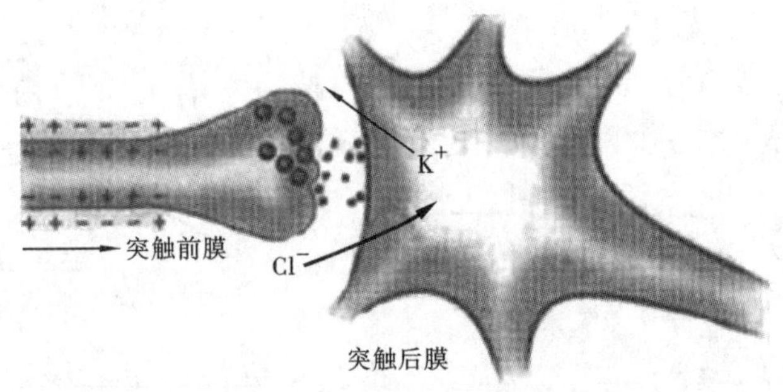

图 13-5　抑制性突触后电位产生机制示意图

由于一个突触后神经元通常与多个突触前神经末梢形成突触，且产生的突触后电位可能有 EPSP，也可能有 IPSP。因此，突触后电位的大小取决于同时产生的 EPSP 和 IPSP 的代数和，如果总和后使突触后膜去极化达到阈电位水平，突触后神经元就表现为兴奋；如果总和后使突触后膜发生超极化，突触后神经元则表现为抑制。

非突触性化学传递(non-synaptic chemical transmission)是一种无经典突触结构的化学传递。在研究交感神经对平滑肌的支配方式时发现,此类神经元轴突末梢有许多分支,在每条分支上有大量的串珠状膨大结构,称为曲张体(varicosity)(图 13-6)。曲张体外无施万细胞包裹,其内含有大量小泡,小泡内含有去甲肾上腺素。当该神经元兴奋时,神经冲动到达曲张体,递质从曲张体释放,通过扩散到达平滑肌细胞,与膜上的相应受体结合而产生一定的效应。在心脏,肾上腺素能神经对心肌的支配也属于这种传递方式。非突触性化学传递也存在于中枢神经系统,如黑质的多巴胺能纤维、大脑皮质的去甲肾上腺素能纤维以及 5-羟色胺能纤维等。

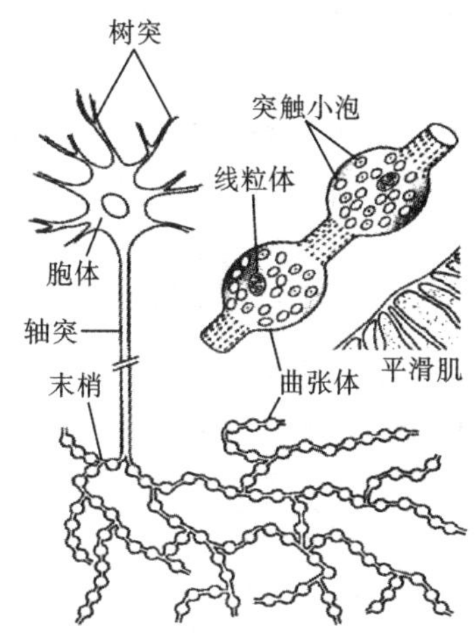

图 13-6 非突触性的化学传递

电突触的结构基础是缝隙连接(gap junction),它不属于化学性传递。缝隙连接处两层细胞膜之间仅相隔 2～3 nm,膜两侧细胞质内无突触小泡。两侧膜上排列许多由 6 个亚单位构成的连接体蛋白,两两对接形成沟通两细胞细胞质的水相通道,允许带电小离子和直径小于 1.0 nm 的分子通过。电突触可使一个神经元的兴奋以局部电流的形式直接传递到相邻的神经元,引起相邻的神经元兴奋。电突触传递一般是双向的。由于电阻低,局部电流可迅速通过,因而传递速度快,几乎不存在潜伏期。电突触传递在中枢神经系统和视网膜中广泛存在,有利于神经元产生同步化活动。

三、神经递质和受体

(一) 神经递质

1. 神经递质和调质的概念

神经递质(neurotransmitter)是神经元轴突末梢释放的,在神经元与神经元之间或神经元与效应器细胞之间传递信息的化学物质的总称。在神经系统内有大量的化学物质,但并不都是神经递质,有一类化学物质也是由神经元产生,但在神经元之间并不起直接传递信息的作用,而是调节信息的传递,即增强或减弱递质产生的效应,称为神经调质(neuromodulator)。实际上,递质和调质并无明显的界限。

2. 神经递质的共存

以前一直认为,一个神经元内只存在一种递质,这一观点称为戴尔原则。现在认为,一个神经元内可同时存在两种或两种以上的递质称为递质的共存。递质共存的意义在于协调某些生理活动。

3. 神经递质的分类

依据神经递质发挥作用的部位不同,神经递质可分为外周神经递质和中枢神经递质两大类。

(1) 外周神经递质　外周神经递质主要有如下两种。

①乙酰胆碱(acetylcholine,ACh)　这是最早被发现的神经递质。以 ACh 为递质的神经纤维称为胆碱能纤维(cholinergic fiber)。胆碱能纤维包括交感和副交感神经的节前纤

维、大多数副交感神经的节后纤维、少数交感节后纤维(指支配汗腺和骨骼肌舒血管纤维)和躯体运动神经纤维。

②去甲肾上腺素(norepinephrine,NE或noradrenaline,NA) 以NE为递质的神经纤维称为肾上腺素能纤维(adrenergic fiber)。大部分交感神经节后纤维都属于肾上腺素能纤维。此外,在外周神经系统还存在嘌呤类和肽类递质。

(2) 中枢神经递质 中枢神经递质主要包括以下几类。

①乙酰胆碱 以ACh为递质的神经元称为胆碱能神经元(cholinergic neuron),在中枢分布及其广泛,主要分布在脊髓前角运动神经元、脑干网状结构上行激动系统、纹状体和边缘系统的杏仁核、海马等部位。

②单胺类 单胺类递质包括去甲肾上腺素、肾上腺素(epinephrine,E或adrenaline,A)、多巴胺(dopamine,DA)、5-羟色胺(serotonin或5-hydroxytryptamine,5-HT)和组胺等。以NE为递质的神经元称为去甲肾上腺素能神经元,主要存在于低位脑干;以E为递质的神经元称为肾上腺素能神经元,主要分布在延髓;DA主要分布在黑质-纹状体、中脑-边缘系统和结节-漏斗三个部分,脑内的DA主要由黑质产生,在纹状体储存;5-HT主要位于低位脑干的中缝核内。

③氨基酸类 氨基酸类递质包括兴奋性氨基酸和抑制性氨基酸两类。兴奋性氨基酸主要有谷氨酸和门冬氨酸,谷氨酸是脑和脊髓内最主要的兴奋性递质。抑制性氨基酸主要有γ-氨基丁酸(γ-aminobutyric acid,GABA)和甘氨酸(glycine),GABA是脑内最主要的抑制性递质,甘氨酸主要分布于脊髓和脑干,如脊髓内抑制性中间神经元闰绍细胞末梢释放的就是甘氨酸。

④神经肽 神经肽是指分布于神经系统起递质或调质作用的肽类物质。神经肽种类很多,包括速激肽、阿片肽、脑肠肽和下丘脑调节肽等。阿片肽主要有脑啡肽、β-内啡肽和强啡肽等。脑肠肽是指在胃肠道和脑内双重分布的肽类物质,包括胃泌素、缩胆囊素、血管活性肠肽等。

⑤嘌呤类 主要有腺苷和ATP。腺苷是一种抑制性中枢调质。咖啡和茶对中枢的兴奋作用是由咖啡因和茶碱抑制腺苷而产生的。

⑥气体类 主要包括一氧化氮(nitricoxide,NO)和一氧化碳(carbon monoxide,CO)。NO具有神经递质某些特征,通过弥散作用透过细胞膜直接激活鸟苷酸环化酶来发挥其生物学作用。CO与NO相似,也能直接激活鸟苷酸环化酶。

4. 神经递质的代谢

神经递质的代谢是指递质的合成、储存、释放、消除、再摄取和再合成等过程。递质代谢过程的障碍常可产生神经冲动传导功能的紊乱,而用药物来干预递质代谢过程又可对临床疾病产生治疗作用。因此,了解递质代谢过程有重要的实际意义。

不同的递质合成的过程和部位不同。乙酰胆碱和单胺类递质多在胞质内合成,需酶的催化,合成后储存在突触小泡内,释放时需要钙离子参与。神经肽则在基因调控下,在核糖体上翻译合成。递质消除的方式主要有酶降解、被突触前膜重摄取等,ACh的消除就是依靠突触后膜上的胆碱酯酶水解;NE的消除主要通过前膜的重摄取,少量通过酶水解;神经肽的消除主要依靠酶降解。

知识链接

神经递质——乙酰胆碱的发现

德国科学家奥托·洛伊维(Otto Loewi)在1920年的一个夜晚，突然从梦中醒来，开亮了灯，迷迷糊糊地拿过一张纸写了一些东西，一躺下又进入了梦乡。第二天早晨起床后，想起晚间曾写下一些很重要的东西，拿过纸来一看根本看不清楚。幸运的是第二日凌晨，同样的梦又出现了。于是他立即起床，奔赴实验室，拿出两个青蛙并游离其心脏，其中1号带有迷走神经，2号去掉迷走神经。电刺激1号心脏的迷走神经几分钟，心跳减慢；随即将其中的液体吸出，转移到2号心脏内，发现其心跳也减慢。这说明迷走神经并不直接影响心跳，而是由于其末梢释放了某种化学物质所致。洛伊维将它称为“迷走物质”。直到1926年初步把迷走物质确定为乙酰胆碱。三年后英国的戴尔发现副交感神经末梢释放乙酰胆碱，使洛伊维的观点得到进一步的证实。两人也因此共享了1936年诺贝尔生理学或医学奖。

（二）受体

受体(receptor)是指突触后膜或神经元支配的效应器细胞膜上能与递质结合并产生生物学效应的特殊生物分子。能与受体发生特异性结合并能产生生物学效应的化学物质称为激动剂(agonist)，只发生特异性结合，但不产生生物学效应的化学物质称为拮抗剂(antagonist)，两者统称为配体。随着分子生物学技术的发展，神经递质受体和其他化学信使受体结构和功能的研究也取得了很大的进展：受体有不同的亚型，如NE受体可分为α受体和β受体，α受体又可分为α_1和α_2，β受体又可分为β_1和β_2。受体亚型的存在为神经递质提供了多种选择性结合以及产生多样化作用的可能。大多数受体存在于突触后膜，但还是有部分受体存在于突触前膜。存在于突触前膜上的受体称为突触前受体，它们与配体结合后，一般对递质释放起负反馈控制作用。如NE作用于突触前膜α_2受体可抑制NE的进一步释放。下面将重点介绍主要的受体系统。

1. 胆碱能受体

能与乙酰胆碱特异结合的受体称为胆碱能受体(cholinergic receptor)。根据药理学特性，可将胆碱能受体分为两类：毒蕈碱受体(muscarinic receptor)(简称M受体)和烟碱受体(nicotinic receptor)(简称N受体)。

M受体分布于大多数副交感神经节后纤维支配的效应器细胞膜上，以及交感节后纤维支配的汗腺和骨骼肌血管平滑肌细胞膜上。当乙酰胆碱与M型受体结合时，会产生一系列自主神经效应，包括心脏活动抑制、支气管和胃肠平滑肌、虹膜环行肌和膀胱逼尿肌收缩、骨骼肌血管舒张、消化腺和汗腺分泌增加等。这些作用统称为毒蕈碱样作用，简称M样作用。M受体有五种亚型，已被成功克隆，它们分别称为M_1、M_2、M_3、M_4和M_5受体。阿托品是M受体的拮抗剂，它能阻断M样作用。

N受体有N_1和N_2两个亚型，N_1受体分布于交感和副交感神经节的突触后膜上，乙酰胆碱与之结合后起兴奋作用。N_2受体分布于神经-骨骼肌接头的终板膜上，乙酰胆碱与之结合后产生终板电位引起骨骼肌收缩。N受体拮抗剂为筒箭毒碱，N_1受体和N_2受体还可分别被六烃季铵和十烃季铵特异性阻断。

2. 肾上腺素能受体

能与肾上腺素和去甲肾上腺素特异结合的受体称为肾上腺素能受体(adrenergic receptor)，分布于多数交感节后纤维支配的效应器细胞膜上。肾上腺素能受体主要可分为α型肾上腺素能受体(简称α受体)和β型肾上腺素能受体(简称β受体)两种。

α受体可分为α_1和α_2两种亚型。α_1受体主要分布于瞳孔散大肌、已孕子宫平滑肌以及皮肤、肾和胃肠等血管平滑肌上。去甲肾上腺素与α_1受体结合主要引起兴奋性效应，如已孕子宫收缩、瞳孔散大以及皮肤、肾和胃肠等血管收缩。α_2受体主要分布于小肠平滑肌和突触前膜上，去甲肾上腺素与α_2受体结合主要引起抑制性效应，如小肠平滑肌舒张、对突触前去甲肾上腺素的合成和释放起负反馈的抑制作用。酚妥拉明(phentolamine)为α受体拮抗剂，对α_1和α_2受体都有阻断作用，但主要阻断α_1受体，哌唑嗪和育亨宾可分别阻断α_1和α_2受体。

β受体分为β_1和β_2两种亚型，广泛分布于心肌、支气管平滑肌、胃肠平滑肌、膀胱平滑肌和未孕子宫平滑肌等部位。肾上腺素和去甲肾上腺素与心肌β_1受体结合产生兴奋性的效应，即使心率加快、收缩加强；而肾上腺素和去甲肾上腺素与平滑肌上β_2受体结合产生抑制性的效应，如血管、支气管、小肠及子宫平滑肌舒张。β受体拮抗剂为普萘洛尔，β_1和β_2受体拮抗剂分别为阿替洛尔和丁氧胺。β受体拮抗剂在临床上已被广泛使用，如心绞痛和心动过速可用普萘洛尔降低心肌的代谢活动，以达到缓解和治疗疾病的目的。因为普萘洛尔可同时阻断β_1和β_2受体，因此在使用普萘洛尔时，可能引起支气管的痉挛，故不宜用于伴有哮喘等呼吸系统疾病的患者。

需要注意的是，不同效应器上分布的肾上腺素能受体可有不同情况，有的仅有α受体，有的仅有β受体，有的兼有两种受体。E和NE与不同受体的亲和力不同，故产生的作用也不同，如在循环系统E与β受体亲和力强，主要表现为强心作用，而NE与α受体亲和力强，主要表现为升压(收缩血管)作用(见第六章)。

中枢神经系统内递质的受体更多、更复杂。除了有胆碱能受体和肾上腺素能受体外，还有多巴胺受体，兴奋性氨基酸受体、抑制性氨基酸受体，神经肽受体，嘌呤类受体和组织胺受体等。

四、反射活动的基本规律

反射是神经调节的基本方式，反射的基本内容在绪论中已经述及，这里主要讨论反射中枢中神经元之间的联系方式和中枢兴奋扩布的特征。

(一) 中枢神经元的联系方式

根据在反射弧中所起的作用不同，中枢神经元可分为传入神经元、中间神经元和传出神经元，其中数量最多的是中间神经元。中间神经元的联系方式主要有以下几种(图13-7)。

1. 单线式联系

单线式联系是指一个突触前神经元只与一个突触后神经元形成突触联系。例如，视网

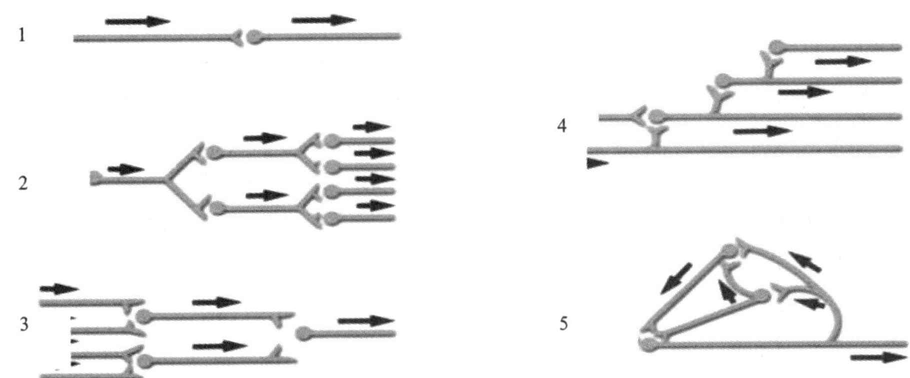

图 13-7 中枢神经元的联系方式

注:1—单线式联系;2—辐散式联系;3—聚合式联系;4—链锁式联系;5—环式联系。

膜中央凹处的视锥细胞与双极细胞,双极细胞与神经节细胞形成的突触联系就是单线式联系,它使视锥系统具有较高的分辨能力。单线式联系在反射弧中很少见。

2. 辐散式联系

辐散式联系是指一个神经元通过其轴突末梢分支与多个神经元建立突触联系。通过这种联系方式,可使一个神经元信息扩布到许多神经元,使它们同时发生兴奋或抑制,多见于传入通路中。

3. 聚合式联系

聚合式联系是多个神经元的轴突末梢与一个神经元发生突触联系。这种联系方式可使来源不同的神经元的兴奋和抑制在同一神经元上发生整合,多见于传出通路中。

4. 链锁式联系

链锁式联系是指中间神经元同时存在聚合式与辐散式联系的方式,可在空间上扩大信息的作用范围。

5. 环式联系

环式联系是指神经环路中传出神经元通过侧支与其他神经元发生突触联系,最后返回到最初发放冲动的神经元,形成环路。通过环式联系,因正反馈使兴奋增强和延续,或因负反馈使神经元活动及时终止。

(二) 兴奋在反射中枢扩布的特征

1. 单向传递

反射活动中兴奋只能从突触前神经元向突触后神经元传递,这一现象称为单向传递。这是由突触的结构和功能决定的,因为递质通常由突触前膜释放作用于突触后膜上相应的受体。

2. 中枢延搁

兴奋通过中枢时经历时间较长,这一现象称为中枢延搁。这是因为兴奋经过经典的突触传递时需经历递质的释放、扩散并与后膜受体结合、离子跨膜流动、突触后电位产生以及总和等过程。兴奋通过一个突触需要 0.3～0.5 ms,反射过程中通过的突触越多,兴奋传递需要的时间越长。

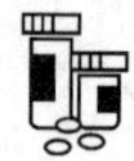

3. 总和

单个神经纤维传来的冲动一般不能引起突触后神经元兴奋，而单个神经纤维连续传来冲动到达同一神经元或若干个神经纤维传来的冲动同时到达同一神经元，均可使突触后神经元兴奋。这种由单个神经纤维连续发放冲动产生的多个突触后电位互相叠加的现象称为时间总和，而若干个神经纤维同时传来冲动产生的突触后电位互相叠加的现象称为空间总和。若总和达到突触后神经元的阈电位就可产生动作电位，产生传出效应。

4. 兴奋节律的改变

兴奋节律的改变是指在反射活动中，传出神经元的放电频率和传入神经元的放电频率往往不同。这是因为传出神经元的放电频率不仅取决于传入神经元的冲动频率，而且与其本身及中间神经元的功能状态有密切关系。

5. 后放

在反射活动中，当刺激停止后，传出神经元仍可在一定时间内继续发放冲动，这种现象称为后放。后放的结构基础是环式联系。

6. 对内环境变化的敏感性和易疲劳性

由于突触间隙与细胞外液相通，因而突触传递最容易受到内环境变化的影响，例如缺氧、CO_2分压增高、pH 值变化、麻醉剂及某些药物等均可影响突触传递。另外，使用高频脉冲连续刺激突触前神经元，突触后神经元的放电频率逐渐降低。这表明突触部位容易发生疲劳，可能与神经递质的耗竭有关。

（三）中枢抑制

在反射活动中，中枢既有兴奋现象又有抑制现象，二者共同作用使反射活动能够协调进行。中枢抑制(central inhibition)根据其产生的机制不同，可分为突触后抑制和突触前抑制两类。

1. 突触后抑制

突触后抑制(postsynaptic inhibition)是指通过抑制性中间神经元释放抑制性递质，使突触后神经元产生 IPSP 而发生的抑制。根据抑制性中间神经元联系方式的不同，突触后抑制可分为传入侧支性抑制和回返性抑制两种。

(1) 传入侧支性抑制　传入侧支性抑制(afferent collateral inhibition)是指传入纤维进入中枢后，除兴奋某一中枢神经元外，还发出侧支兴奋另一个抑制性中间神经元，通过抑制性中间神经元释放抑制性递质，转而引起另一中枢神经元产生 IPSP 而发生抑制。如当引起屈肌反射的传入冲动进入脊髓后，直接兴奋屈肌运动神经元，同时发出侧支兴奋另一个抑制性中间神经元，通过其释放抑制性递质，抑制伸肌运动神经元，导致屈肌收缩和伸肌舒张(图 13-8)。这种抑制不仅发生在脊髓，还存在于脑内。它的生理意义是协调不同中枢之间的活动。

(2) 回返性抑制　回返性抑制(recurrent inhibition)是指中枢神经元兴奋时，传出冲动沿着轴突外传，同时又经轴突侧支兴奋一个抑制性中间神经元。该抑制性中间神经元兴奋后回返作用于原先发动兴奋的神经元以及同一中枢的其他神经元，抑制它们的活动。例如，脊髓前角支配骨骼肌的 α 运动神经元兴奋时，传出冲动一方面沿着轴突外传，另一方面通过侧支兴奋闰绍细胞(Renshaw cell)，闰绍细胞属于抑制性中间神经元，其末梢释放抑制性递质甘氨酸，返回作用于原先发放冲动的运动神经元和其他神经元使它们抑制(图13-9)。其结构基础是环式联系。它的生理意义在于使神经元活动及时终止，或使同一中枢内神经元之间的活动同步化。

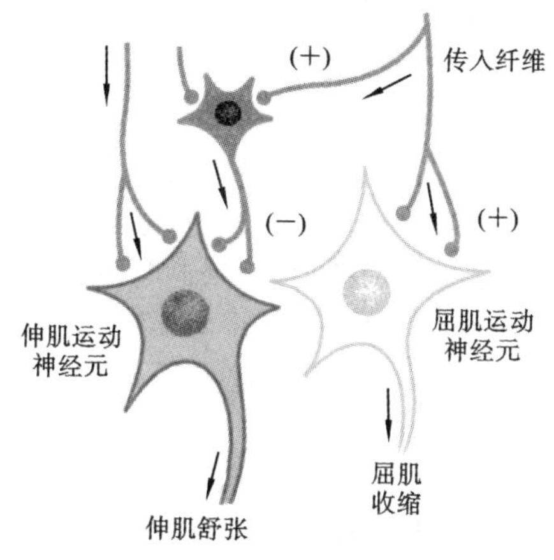

图 13-8 传入侧支性抑制示意图

注：+表示兴奋；−表示抑制。

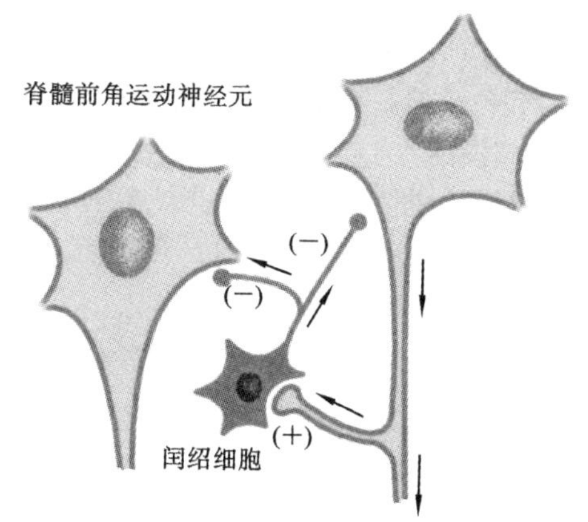

图 13-9 回返性抑制示意图

注：+表示兴奋；−表示抑制。

2. 突触前抑制

突触前抑制(presynaptic inhibition)是指通过轴突-轴突突触活动，使突触前膜释放兴奋性递质减少，突触后膜产生的 EPSP 减小从而引起突触后神经元的抑制。如图 13-10 所示，轴突末梢 1 与运动神经元构成轴突-胞体式突触，当神经冲动到达末梢 1，可使运动神经元产生 EPSP。轴突末梢 1 与末梢 2 构成轴突-轴突突触。当仅有来自末梢 2 的神经冲动时，此运动神经元不产生任何反应；但是如果末梢 2 先兴奋，接着末梢 1 也兴奋，则运动神

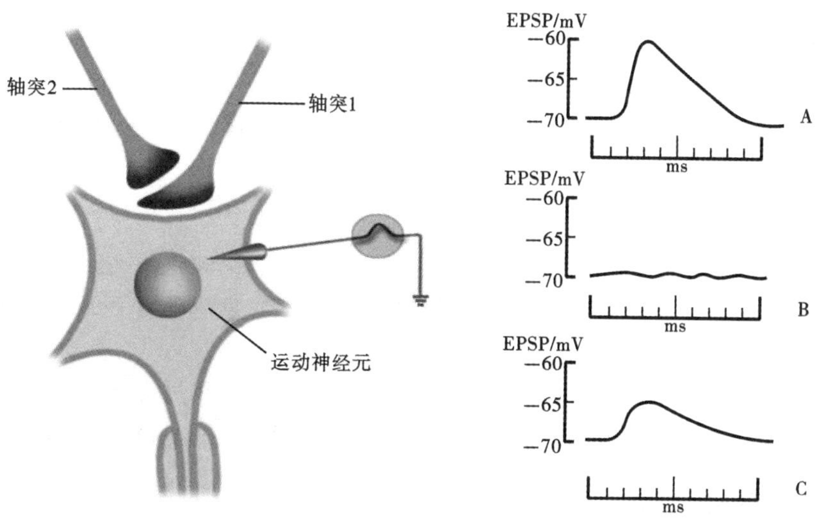

图 13-10 突触前抑制示意图

注：A—单独刺激轴突 1，引起的兴奋性突触后电位；B—只刺激轴突 2，无反应；C—先刺激轴突 2，再刺激轴突 1，引起的兴奋性突触后电位减小。

经元产生的EPSP明显减小,以致不容易或不能产生动作电位,即产生突触前抑制。目前认为最可能的机制是,首先末梢2兴奋,释放GABA递质与末梢1上的GABA受体结合,引起末梢1的Cl^-电导增加,Cl^-外流,膜发生去极化。接着轴突1兴奋传到末梢时产生的动作电位幅度变小,进入末梢1的Ca^{2+}数量减少,引起末梢1释放兴奋性递质减少,导致运动神经元的EPSP变小。

突触前抑制在中枢内广泛存在,尤其多见于感觉传入途径,其对感觉传入活动有重要的调节作用。突触前抑制可发生在各类感受器的传入活动之间,也可发生在同类感受器不同感受野之间,即一条感觉传入纤维的冲动经其特定的传导通路传向高位中枢的同时,通过多个神经元的接替,转而对其旁的感觉传入纤维活动发生突触前抑制,限制其他的感觉传入活动。

(李伟红)

第二节 神经系统的感觉功能

感觉是客观物质世界在人脑中形成的主观印象。人类生活内、外环境的变化可以转变为刺激作用于机体的各种感受器或感觉器官,感受器将刺激转变为神经冲动传入脊髓,经过一定的传导通路传至皮层下各级中枢,最终到达大脑皮层的特定部位,大脑皮层对传入信息进行精确的分析、整合而形成人类的各种感觉。

一、脊髓的感觉传导功能

脊髓是感觉传导通路中的一个重要的神经结构,来自各种感受器的传入神经冲动,大部分经脊神经后根进入脊髓,通过两类传导通路传至大脑皮层而产生各种感觉。

(一) 浅感觉传导通路

传导痛觉、温度觉和轻触觉的传入纤维经后根外侧部进入脊髓后角换元,再发出纤维在中央管前交叉到对侧,分别经脊髓丘脑侧束(痛、温觉)和脊髓丘脑前束(轻触觉)上行抵达丘脑。

(二) 深感觉传导通路

传导肌肉与关节的本体感觉和精细触觉(辨别两点间距离和物体表面的性状及纹理等的触觉)的传入纤维经后根进入脊髓后角,沿同侧后索上行,抵达延髓下部的薄束核和楔束核后换元,再发出纤维交叉到对侧,经内侧丘系抵达丘脑。

浅感觉传动通路是先交叉后上行,深感觉传导通路是先上行后交叉。当脊髓出现半离断损伤时,离断的对侧发生浅感觉障碍,离断的同侧发生深感觉和辨别觉障碍。

二、丘脑感觉传导系统

丘脑是位于皮层下的卵圆形灰质块,由数十个神经核组成,各种感觉(除嗅觉外)信息都要经过丘脑换元后再投射到大脑皮层。因此,丘脑是各种感觉信息上传的总中转站,并对感觉进行粗略的分析与综合。

（一）丘脑的核团

丘脑的核团大致可以分为三类。

1. 特异感觉接替核

特异感觉接替核主要包括腹后外侧核、腹后内侧核、内侧膝状体和外侧膝状体等。它们接受嗅觉以外的投射纤维，经换元后进一步投射到大脑皮层的感觉区。其中腹后外侧核接受躯干、四肢的传入纤维；腹后内侧核接受头面部的传入纤维；内侧膝状体是听觉传导通路的换元站；外侧膝状体是视觉的换元站。此类核团是所有特定感觉（嗅觉除外）传向大脑皮层的换元接替站，对特异性感觉的形成有重要作用。

2. 联络核

联络核主要包括丘脑枕、丘脑前核和腹外侧核。这类核团接受丘脑特异感觉接替核和其他皮层下中枢传来的纤维（但不直接接受感觉的投射纤维），经换元后发出纤维投射到大脑皮层的特定区域。其功能与各种感觉在丘脑和大脑皮层的联系协调有关。

3. 非特异核群

非特异核群主要是指髓板内核群，包括中央核、束旁核和中央外侧核等。这类核团接受脑干网状结构的上行纤维，经换元后弥散投射到大脑皮层的广泛区域，维持和改变大脑皮层的兴奋状态。

（二）丘脑感觉投射系统

依据丘脑向大脑皮层投射特征的不同，将丘脑感觉投射系统分为特异投射系统和非特异投射系统两部分。

1. 特异投射系统

各种感觉（嗅觉除外）传入纤维经丘脑特异感觉接替核换元后再向大脑皮层投射的神经通路称为特异投射系统（specific projection system）。它们投向大脑皮层的特定区域，具有点对点的投射关系。投射纤维主要终止于大脑皮层的第四层，与该层内神经元形成突触联系，产生特定感觉。此外，这些投射纤维还通过许多中间神经元接替，与大锥体细胞形成突触联系，并激发大脑皮层产生传出神经冲动（图 13-11）。

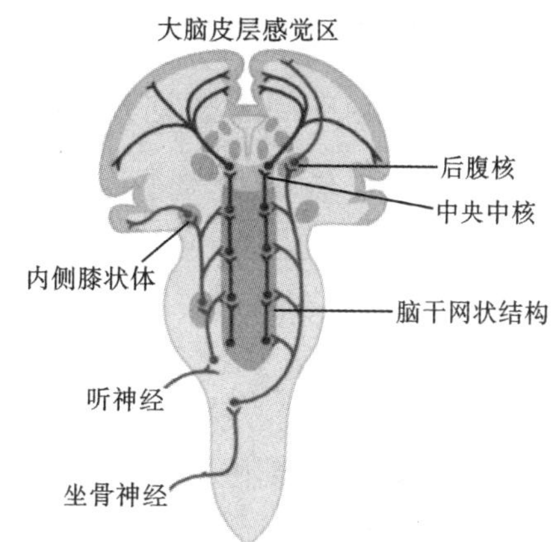

图 13-11 感觉投射系统示意图

2. 非特异投射系统

各种感觉（嗅觉除外）传入纤维经脑干网状结构多次换元后抵达丘脑的非特异性核群，换元后弥散性投射到大脑皮层的广泛区域的神经通路称为非特异投射系统（nonspecific projection system）。这种投射不具有点对点的投射关系，不能产生特定感觉，但可维持和改变大脑皮层的兴奋状态。

实验中观察到破坏动物中脑网状结构，动物出现昏睡状态；而电刺激动物中脑网状结构，能唤醒动物。说明在脑干网状结构内存在具有上行唤醒作用的功能系统，这一系统称为脑干网状结构上行激动系统。该系统主要通过丘脑非特异投射系统发挥作用。由于这一系统是一个多突触接替的上行系统，因此易于受药物的影响而发生传导阻滞。例如，巴比妥类药物可能通过阻断脑干网状结构上行激动系统的传递而起到催眠作用；全身性麻醉药(如乙醚)对大脑皮层的抑制作用也与它阻断了脑干网状结构上行激动系统的传递有关(图 13-11)。

特异投射系统和非特异投射系统在功能上虽有不同，但是在神经系统感觉与分析过程中则相互依赖不可分割，特异投射系统的功能实现必须依赖非特异性投射系统的功能完整。两个系统的作用相互配合和协调，使人既能处于觉醒状态，又能产生清晰的特定感觉。特异投射系统和非特异投射系统的区别见表 13-1。

表 13-1　特异投射系统与非特异投射系统的区别

项　目	特异性投射系统	非特异性投射系统
丘脑核群	感觉接替核、联络核	髓板内核群
传入神经元接替	较少	较多
传导途径	专一	不专一
投射关系	点对点投射	弥散性投射
投射区域	大脑皮质的特定感觉区	大脑皮质的广泛区域
主要功能	引起特定感觉，并激发大脑皮质发放传出神经冲动	维持与改变大脑皮质的兴奋状态，保持机体的觉醒状态

三、大脑皮层的感觉分析功能

大脑皮层是产生感觉的最高级中枢，各种感觉传入冲动最终都到达大脑皮层的代表区，经分析与综合产生不同的感觉。

1. 体表感觉区

(1) 第一体表感觉区　位于中央后回(Brodmann 分区的 3-1-2 区)，是全身体表感觉的主要投射区。感觉投射的规律如下。①交叉投射：即身体一侧的体表感觉传入冲动向对侧皮层投射，但头面部感觉的投射是双侧的。②倒置分布：投射区域有一定的分区，下肢代表区在中央后回的顶部，上肢代表区在中央后回的中间部，头面部在中央后回的底部，总的安排是倒置的，但头面部内部安排是正立的。③投射区域的大小与感觉灵敏程度有关：分辨越精细的部位代表区面积越大，如手，尤其是拇指和食指的代表区面积很大，而躯干的代表区则很小(图 13-12)。

(2) 第二体表感觉区　位于大脑外侧沟的上壁，由中央后回底部延伸到脑岛的区域。面积远比第一感觉区小。区域内投射安排是正立、双侧性的，可能与感觉初步分析有关。

2. 本体感觉区

中央前回(4 区)是主要的运动区。在灵长类动物中肌肉和关节的本体感觉冲入冲动可投射到运动区，产生感觉，但主要接受来自小脑和基底神经节的反馈信息。

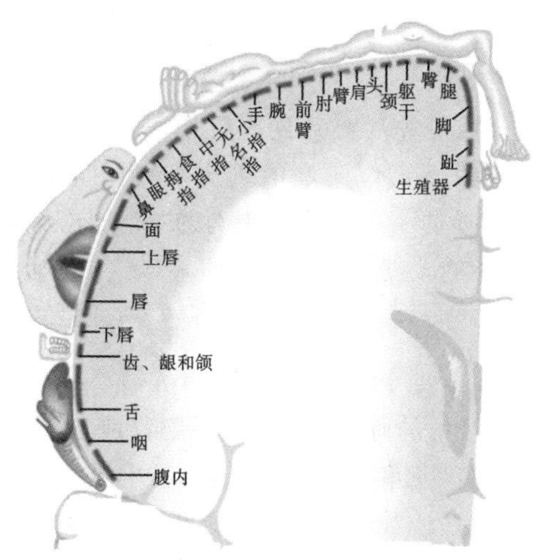

图 13-12 大脑皮层体表感觉区

3. 内脏感觉区

内脏感觉区混杂于体表感觉区中，区域小，较分散，因此内脏感觉常常定位不准确。此外第二感觉区，运动辅助区和边缘系统等部位也与内脏感觉有关。

4. 视觉区

视觉区位于枕叶距状裂的上、下两缘。左眼颞侧视网膜和右眼鼻侧视网膜投射到左侧大脑皮层枕叶，右眼颞侧视网膜和左眼鼻侧视网膜投射到右侧大脑皮层枕叶；视网膜上半部投射到距状裂上部，视网膜下半部投射到距状裂下部，其周边投射到前部，而黄斑区投射到后部。

5. 听觉区

听觉区位于颞叶的颞横回和颞上回。听觉投射是双侧的，即一侧听觉皮层代表区接受来自双侧耳蜗传入纤维的投射。

6. 嗅觉与味觉区

嗅觉投射区位于边缘叶的前底部，包括梨状区皮层的前部和杏仁的一部分；味觉投射区位于中央后回底部。

四、痛觉

痛觉(pain sensation)是机体受到伤害性刺激产生的一种复杂的主观感觉，常伴有情绪变化和防御反应。痛觉可以作为机体受到伤害时的一种报警信号，具有保护作用，是临床上许多疾病的常见症状。

(一) 痛觉感受器

痛觉感受器属于游离神经末梢，它有两个重要特征：一是没有一定的适宜刺激，任何刺激只要达到伤害程度均可使之兴奋；二是不易出现适应，属慢适应感受器。

伤害性刺激作用于机体时，首先在受损伤组织局部释放致痛物质，引起痛觉感受器兴奋，通过 Aδ 类和 C 类传入纤维传到痛觉中枢，产生痛觉。已知的致痛物质有 H^+、K^+、

5-HT和缓激肽等。

（二）皮肤痛

伤害性刺激作用于皮肤时,可先后出现两种性质不同的疼痛:快痛和慢痛。快痛是由Aδ类传入纤维传导的一种尖锐而定位明确的刺痛,产生和消失都快,一般不伴有情绪反应;慢痛是由C类传入纤维传导的一种定位不明确的“烧灼样”痛,产生和消失都慢,常伴有情绪反应及心血管和呼吸功能的改变。

（三）内脏痛与牵涉痛

1. 内脏痛

内脏痛(visceral pain)是常见的临床症状,是由胸腹腔脏器病变引起的疼痛。内脏中有痛觉感受器,无本体感觉,温度觉和触-压觉感受器也很少。与皮肤痛比较,具有以下特征:①疼痛的性质是钝痛、烧灼痛或绞痛,定位不准确,对刺激的分辨能力差;②发生缓慢,持续时间长,主要表现为慢痛;③对扩张性和牵拉性刺激敏感,对切割、烧灼等不敏感;④常伴有不愉快的情绪活动和恶心、呕吐、心血管及呼吸功能的变化;⑤可出现牵涉痛。

2. 牵涉痛

某些内脏疾病往往可引起远隔体表部位发生疼痛或痛觉过敏的现象,称为牵涉痛(referred pain)。例如:心肌缺血时常在心前区、左肩、左臂尺侧出现疼痛;胆囊病变时常引起右肩胛区疼痛或痛觉过敏;阑尾炎早期时常在上腹部或脐区出现疼痛;胃和胰腺出现病变时疼痛可出现在左上腹和肩胛区;肾疾病时疼痛可出现在该侧腹股沟区及会阴部。

牵涉痛产生的机制目前还不十分清楚,通常用会聚学说(convergence theory)和易化学说(facilitation theory)解释。会聚学说认为,患病内脏器官的传入纤维与发生牵涉痛的皮肤部位的传入纤维进入到脊髓后角的同一神经元换元,由同一上行纤维传入脑,这种情况下,中枢将无法判断刺激究竟是来自内脏还是来自体表发生牵涉痛的部位,但由于中枢更习惯于识别体表部位传来的信息,大脑皮层将来自内脏的感觉传入冲动误认为来自体表,因而产生了牵涉痛(图13-13(a))。易化学说认为,来自内脏和躯体的传入纤维到达脊髓后角的同一区域内彼此非常接近的不同神经元,由患病内脏传来的冲动可提高邻近的躯体感觉神经元的兴奋性,从而对体表传入冲动产生易化作用,因而较弱的躯体传入也能引起痛觉(图13-13(b))。这可能是内脏疾病引起躯体相应部位产生痛觉过敏的原因。

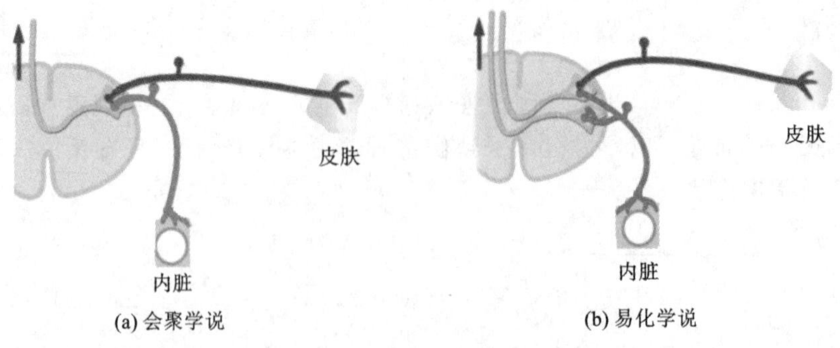

图13-13　牵涉痛产生机制示意图

知识链接

痛觉和安慰剂效应

在试验新药的疗效时，常给一组患者服用真正的药物，而给另一组患者服用一种没有作用的物质。两组患者都认为他们接受了药物治疗。令人惊讶的是，使用无作用物质的这组患者常感觉自己服药后病情好转，并且希望能继续接受这些“药物”治疗。这种无作用的物质称为安慰剂（placebo），这个词来源于拉丁文，意思是“I shall please”，服用安慰剂后感觉病情好转的现象则称为安慰剂效应（placebo effect）。

安慰剂效应是如何产生的呢？是患者想象出来的呢还是真有其效应？实验表明，用安慰剂治疗能激活脑内的内源性镇痛系统。可见，安慰剂可能是高度有效的镇痛剂。

第三节　神经系统对躯体运动的调节

躯体的各种运动都是在神经系统的调控下完成的，骨骼肌一旦失去神经系统的支配就会产生麻痹。

一、脊髓对躯体运动的调节

脊髓是调节躯体运动的最基本中枢。脊髓前角存在大量运动神经元，它们一方面接受来自皮肤、肌肉和关节等外周传入的信息，另一方面接受从脑干到大脑皮层各级中枢的下传信息，发出传出冲动到达支配的骨骼肌，引发躯体运动。因此，脊髓是躯体运动反射的“最后公路”。

（一）脊髓的躯体运动神经元与运动单位

1. 脊髓前角运动神经元

脊髓前角存在α、β和γ三种运动神经元，它们末梢释放的递质均为乙酰胆碱。α运动神经元胞体较大，直径较粗，支配骨骼肌的梭外肌纤维，引发肌肉收缩；γ运动神经元的胞体分散在α运动神经元之间，胞体较小，支配骨骼肌的梭内肌纤维。γ运动神经元的兴奋性较高，常以较高频率持续放电，主要功能调节肌梭对牵张刺激的敏感性；β运动神经元支配骨骼肌的梭内肌纤维和梭外肌纤维，功能不清楚。

2. 运动单位

α运动神经元的轴突末梢分成许多小支，每一小支支配一根骨骼肌纤维。由一个α运动神经元及其支配的全部肌纤维所组成的功能单位，称为运动单位（motor unit）。运动单位的大小，取决于神经元轴突末梢分支数目的多少，一般是肌肉愈大，运动单位也愈大。例如，一个眼外肌运动神经元只支配6～12根肌纤维，而一个四肢肌（如三角肌）的运动神经元所支配的肌纤维数目可达2000根。前者有利于肌肉进行精细的运动，后者有利于产生巨大的肌张力。

（二）牵张反射

有神经支配的骨骼肌受到外力牵拉伸长时，反射性地引起受牵拉的同一肌肉收缩，称为牵张反射(stretch reflex)。

1. 牵张反射的类型

牵张反射有腱反射和肌紧张两种类型。

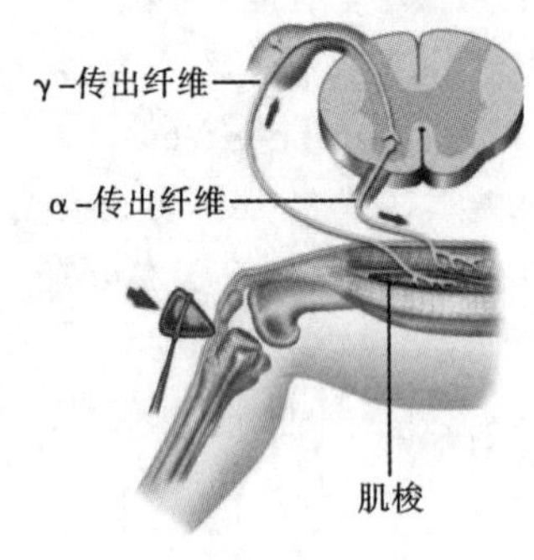

图 13-14 膝跳反射弧示意图

(1) 腱反射(tendon reflex) 快速牵拉肌腱引起的牵张反射，例如膝跳反射，当膝关节半屈曲时，叩击髌骨下方的股四头肌肌腱，可使股四头肌发生一次快速的收缩(图13-14)。它表现为被牵拉肌肉迅速而明显地缩短。反射时间很短，约0.7 ms，只够一次突触传递的时间，因此腱反射是单突触反射。正常情况下腱反射受高位中枢的下行控制。临床上常用检查腱反射来了解神经系统的某些功能状态。腱反射减弱或消失提示反射弧某个部分受损；而腱反射亢进则提示高位中枢有病变。

(2) 肌紧张(muscle tonus) 缓慢持续牵拉肌腱时引起的牵张反射。表现为受牵拉的肌肉持续而轻微地收缩，阻止肌肉被拉长。肌紧张是维持躯体姿势最基本的反射，是姿势反射的基础。例如，人在直立时，由于重力作用头部将向前倾，胸和腰将不能挺直，髋关节和膝关节也屈曲，会使颈部、躯干背部、骶脊肌及下肢的伸肌肌腱受到牵拉，从而引起这些伸肌的肌紧张加强，才能抬头、挺胸、伸腰和直腿，保持直立姿势。肌紧张的收缩力量并不大，只是抵抗肌肉被牵拉，是由同一肌肉的不同运动单位交替收缩产生的，不表现为明显的动作，能持久进行而不易发生疲劳，属多突触反射。

屈肌和伸肌都有牵张反射，在人类伸肌是抗重力肌，所以牵张反射主要表现在伸肌。

2. 牵张反射过程

牵张反射的感受器是肌梭。肌梭是一种感受肌肉长度变化或感受牵拉刺激的梭形感受装置，它是一种长度感受器。肌梭外有一结缔组织囊，囊内的肌纤维称为梭内肌纤维，囊外的肌纤维称为梭外肌纤维，二者呈并联关系。梭内肌纤维的感受装置位于中间，收缩成分则位于两端，两者呈串联关系(图13-15)。肌梭的传入神经纤维有两种：Ⅰa类纤维和Ⅱ类纤维。两种纤维的传入冲动都抵达脊髓前角α运动神经元，α运动神经元发出α传出纤维支配梭外肌纤维。因此，牵张反射弧的显著特点是感受器和效应器位于同一块肌肉内。

当肌肉受外力牵拉时，肌梭被拉长，中间部分的感受装置受到的刺激加强，导致传入冲动增加，神经冲动的频率与肌梭被牵拉的程度成正比，引起支配同一肌肉的α运动神经元活动加强，引起梭外肌收缩，形成一次牵张反射。γ运动神经元支配梭内肌，当它兴奋时，梭内肌从两端收缩，中间的感受装置被牵拉使肌梭的敏感性提高。因此，γ运动神经元对调节牵张反射有重要意义(图13-16)。

腱器官是指分布于肌腱胶原纤维之间感受肌肉张力变化的感受器，与梭外肌纤维呈串联关系，传入神经是I_b类纤维，传入冲动对骨骼肌同一肌肉的α运动神经元起抑制作用。所以，当肌肉受牵拉时，首先肌梭兴奋，产生牵张反射；当牵拉力量进一步加大时，则可兴奋

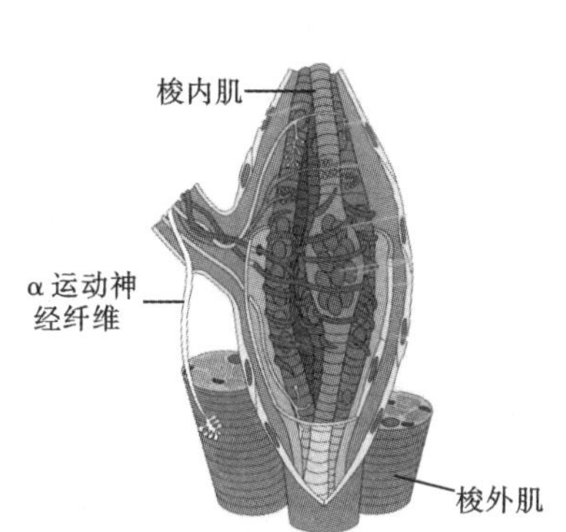

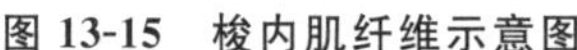
图 13-15 梭内肌纤维示意图

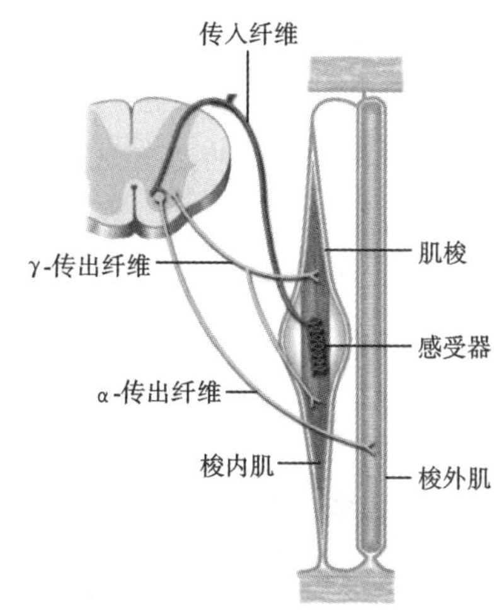

图 13-16 牵张反射示意图

腱器官，抑制牵张反射，从而避免肌肉被过度牵拉而受损，有保护作用。

二、脑干对肌紧张的调节

实验证明，脑干网状结构内存在加强和抑制肌紧张的区域，加强肌紧张和肌运动的区域称为易化区。抑制肌紧张和肌运动的区域称为抑制区。

（一）脑干网状结构易化区和抑制区

1. 易化区

易化区的范围较广，包括延髓网状结构的背外侧部分、脑桥被盖、中脑中央灰质及被盖以及下丘脑和丘脑中线核群等部位（图 13-17）。易化区神经元兴奋性较高，有自发放电活动，且活动比较强，并接受延髓的前庭核、小脑前叶两侧部和后叶中间部等传入冲动的兴奋作用，加强伸肌的肌紧张和肌运动。因此，前庭核、小脑前叶两侧部和后叶中间部也有易化肌紧张的作用。

2. 抑制区

抑制区的范围较小，位于延髓网状结构的腹内侧部分（图 13-17），抑制区神经元不能自

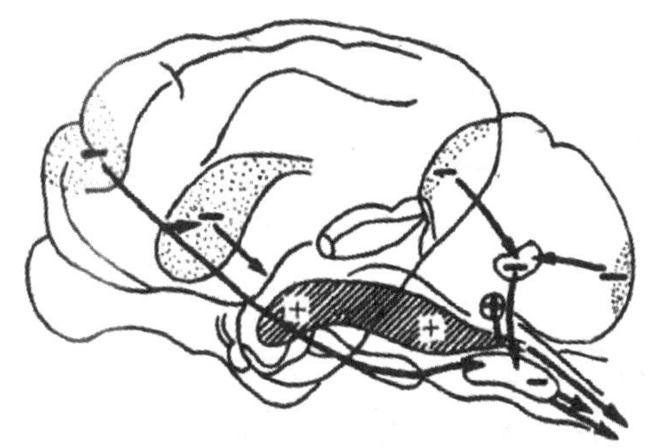

图 13-17 猫脑干网状结构下行抑制和易化系统示意图

注：+表示易化区；—表示抑制区。

发放电，其活动依赖于大脑皮层运动区、纹状体、小脑前叶蚓部等传入冲动的始动作用，抑制伸肌的肌紧张和肌运动。因此，大脑皮层运动区、纹状体、小脑前叶蚓部也有抑制肌紧张的作用。

一般情况下，抑制区的活动较弱，易化区的活动较强，易化区略占优势，二者保持相对平衡，以维持合适的肌紧张。

(二) 去大脑僵直

在中脑上、下丘之间切断脑干的动物，出现四肢伸直、头尾昂起、脊柱挺硬等伸肌(抗重力肌)肌紧张亢进的现象，称为去大脑僵直(decerebrate rigidity)(图 13-18)。去大脑僵直主要是由于切断了大脑皮层和纹状体等部位与脑干网状结构的功能联系，使易化区和抑制区之间的平衡失调，抑制区活动明显减弱，易化区活动占有明显优势的结果。人类在中脑疾病时也可以出现头后仰、上下肢均僵硬伸直，上臂内旋，手指屈曲等去大脑僵直的现象，这往往提示病变已侵及脑干，是预后不良的信号。

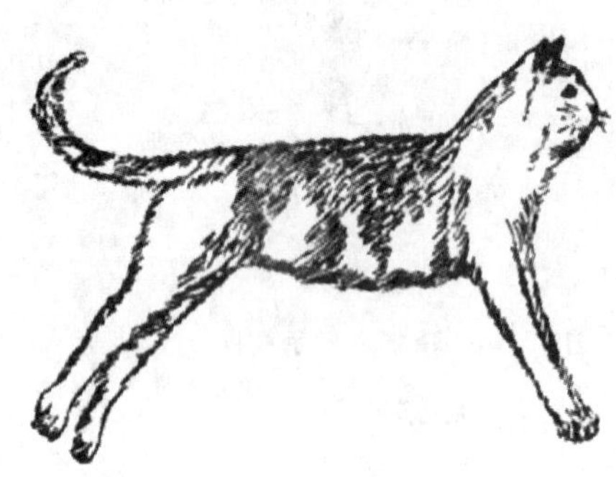

图 13-18　去大脑僵直

三、小脑对躯体运动的调节

根据小脑的传入、传出纤维联系，将小脑分为前庭小脑、脊髓小脑和皮层小脑三个主要功能部分(图 13-19)。

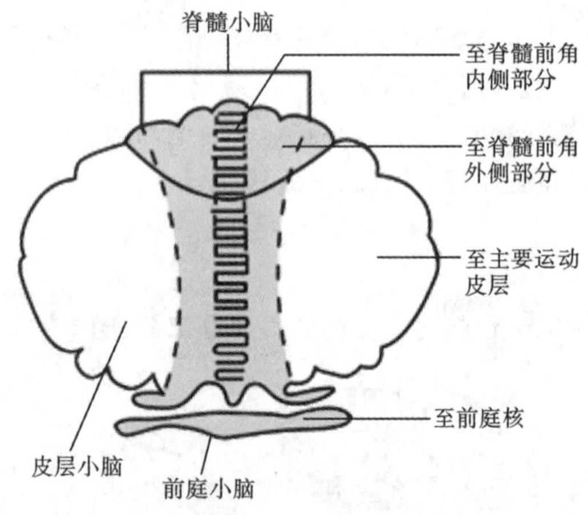

图 13-19　小脑分区模式图

(一) 前庭小脑的功能

前庭小脑主要由绒球小结叶构成，其主要功能是维持身体平衡。它主要接受前庭器官的传入，反射途径为，前庭器官→前庭神经核→前庭小脑→前庭神经核→脊髓前角运动神经元→肌肉。切除了绒球小结叶的猴，会出现身体倾斜、步态蹒跚、站立不稳等症状，但随意运动仍能协调，能很好地完成吃食动作；第四脑室附近出现肿瘤的患者，由于肿瘤压迫绒球小结叶，可出现站立不稳，容易跌倒等症状。

(二) 脊髓小脑的功能

脊髓小脑由蚓部和半球中间部组成，它主要接受脊髓和三叉神经的传入，也接受视觉和听觉的传入，其传出信息可抵达脊髓和大脑皮层运动区。

脊髓小脑的主要功能是调节正在进行中的运动，协助大脑皮层对随意运动进行适时的控制。因此，脊髓小脑受损后，运动变得笨拙不准确，表现为随意运动的力量、方向和限度发生紊乱。例如患者不能完成精巧动作，肌肉在动作进行过程中颤抖以至于把握不住动作的方向，称为意向性震颤；行走时跨步过大而躯干落后，以至于容易跌倒或走路摇晃，步态蹒跚，沿直线行走时更不平稳；不能进行拮抗肌的快速重复轮替动作(如上臂不断交替进行内旋与外旋)，且动作越快，协调障碍越明显。这些小脑损伤后的动作性协调障碍，称为小脑性共济失调。

此外，脊髓小脑还有调节肌紧张的功能，小脑对肌紧张的调节具有易化和抑制双重作用。其中前叶蚓部抑制肌紧张。小脑前叶两侧部和半球中间部易化肌紧张，在进化过程中，脊髓小脑易化肌紧张的作用逐渐加强。所以脊髓小脑损伤后，可出现肌紧张减弱，造成四肢无力。

(三) 皮层小脑的功能

皮层小脑主要指半球外侧部，它不接受外周感觉的传入，而主要与大脑皮层运动区和联络区构成回路，它的主要功能是参与随意运动的设计和运动程序的编制。例如进行的各种精巧运动，都是通过大脑皮层与小脑不断进行联合活动、反复协调而逐步熟练起来的。人在学习某种精巧运动时(弹琴、打字、舞蹈等)，开始阶段动作常常不协调。在学习过程中，大脑与小脑之间不断进行联合活动，同时，脊髓小脑不断接受感觉传入的信息，逐步纠正运动过程中出现的偏差，使运动逐步协调，待运动协调后，运动程序储存在皮层小脑。当大脑皮层要发动某项精巧运动时，首先通过大脑-小脑回路，从皮层小脑中提取储存的程序，将它回输到运动皮层，再经皮质脊髓束传至脊髓发动运动，从而使骨骼肌运动协调。

四、基底神经节对躯体运动的调节

基底神经节(basal nuclei)是指皮层下一些核团的总称，主要包括纹状体、丘脑底核和黑质。纹状体包括尾状核、壳核和苍白球，其中尾状核和壳核进化较新，称为新纹状体，苍白球是较古老的部分，称为旧纹状体。

(一) 基底神经节躯体运动调节功能

基底神经节对运动调节有重要功能。它参与运动的设计和程序的编制，并与随意运动的稳定、肌紧张的调节、本体感觉传入信息的处理等都有关系，其机制十分复杂，尚未清楚。

(二) 基底神经节损伤

临床上基底神经节损伤可分为两大类：一类表现为运动过少而肌紧张增强，如帕金森病(parkinson disease，PD)即震颤麻痹；另一类表现为运动过多而肌紧张降低，如舞蹈病(chorea)与手足徐动症。

1. 震颤麻痹

震颤麻痹病变部位在双侧黑质，主要症状是全身肌紧张增强、肌肉强直、随意运动减少、动作缓慢、面部表情呆板、常伴有静止性震颤,静止性震颤表现为静止时出现手部的搓丸样动作,情绪激动时增加,入睡后停止。震颤麻痹的主要病因是黑质多巴胺能神经元变性受损,导致多巴胺含量明显减少,所以,给予多巴胺的前体左旋多巴以增加多巴胺的合成,能明显改善动作缓慢和肌肉强直的症状。但上述药物对静止性震颤没有明显疗效。目前,临床上已采用深部脑刺激(deep brain stimulus,DPS)方法来治疗震颤麻痹,取得了较好的疗效。

2. 舞蹈病

舞蹈病病变部位在双侧新纹状体,主要表现为不自主头部和上肢的舞蹈样动作,伴有肌张力降低等症状。舞蹈病的主要病因是新纹状体内 γ-氨基丁酸能中间神经元变性或遗传性缺陷所致。临床上利用利血平消耗多巴胺,可以缓解舞蹈病患者的症状。

五、大脑皮层对躯体运动的调节

大脑皮层是调节躯体运动的最高级中枢。其信息经下行通路最后抵达位于脊髓前角和脑干的运动神经元来控制躯体运动。大脑皮层控制躯体运动的区域称为皮层运动区。

(一) 大脑皮层的运动区

人类大脑皮层主要运动区包括中央前回(4 区)和运动前区(6 区),是控制躯体运动最重要的区域。它对躯体运动的控制具有如下特征。

1. 交叉性支配

交叉性支配即一侧皮层运动区支配对侧躯体的肌肉,但头面部支配主要是双侧性的。所以当一侧内囊损伤时,头面部肌肉并不完全麻痹。

2. 具有精细的功能定位

运动代表区的大小与运动的精细程度有关。运动愈精细、愈复杂的部位,其代表区面积愈大。如手、五指及发声部位所占代表区面积很大,而躯干所占代表区面积很小。

3. 倒置安排

倒置安排即下肢的代表区在皮层顶部,上肢代表区在中间部,头面部肌肉代表区在底部,但头面部代表区的内部安排是正立的(图 13-20)。

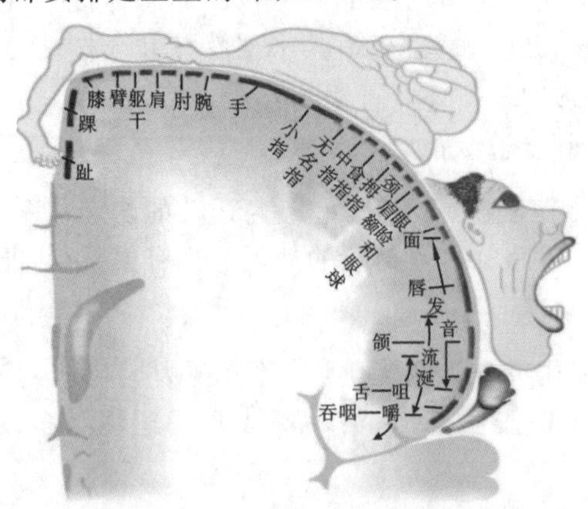

图 13-20 人大脑皮层运动区示意图

（二）大脑皮层下行传导通路及其功能

1. 锥体系

由大脑皮层发出后，经内囊、脑干下行到达脊髓前角运动神经元的传导束，称为皮层脊髓束；约 80%的纤维在延髓锥体跨越中线到达对侧，沿脊髓外侧索下行达脊髓前角称为皮层脊髓侧束。侧束纵贯脊髓全长，其纤维与同侧脊髓前角外侧部的运动神经元构成突触联系；其余约 20%的纤维不跨越中线，沿脊髓同侧前索下行称为皮层脊髓前束，此束一般只下降到胸部，其纤维通过中间神经元接替，终止于双侧脊髓前角内侧部的运动神经元。人类皮层脊髓前束在种系发生上较古老，它的功能是控制躯干和四肢近端的肌肉，与姿势的维持和粗略运动有关；皮层脊髓侧束在种系发生上较新，它的功能是控制四肢远端肌肉的活动，与精细和技巧性的运动有关。

此外，还有一些起源于运动皮层的纤维以及上述通路的侧支，经脑干某些核团接替后形成顶盖脊髓束、网状脊髓束、前庭脊髓束以及红核脊髓束。前三者的功能与皮层脊髓前束相似，参与对近端肌肉粗略运动和姿势的调节；而红核脊髓束的功能与皮层脊髓侧束相似，参与对四肢远端肌肉精细运动的调节。

2. 皮层脑干束

由大脑皮层发出，经内囊到达脑干内各脑神经运动神经元的传导束，称为皮层脑干束。

运动传出通路损伤，临床上常出现柔软性麻痹（软瘫）和痉挛性麻痹（硬瘫）两种表现。两者都有随意运动的丧失，但前者伴有牵张反射的减退或消失，常见于脊髓和脑运动神经元损伤，如脊髓灰质炎，临床上称下运动神经元损伤，而后者则伴有牵张反射的亢进，常见于脑内高位中枢损伤，如内囊出血引起的中风，临床上称上运动神经元损伤。

（李伟红）

第四节 神经系统对内脏活动的调节

一、自主神经系统

内脏运动神经调节内脏、心血管活动和腺体的分泌，通常不受人的意志控制，故常被称为自主神经系统（autonomic nervous system）。实际上，自主神经系统受中枢神经系统的控制。

（一）自主神经系统的结构特点

自主神经系统分为交感神经系统和副交感神经系统两大部分，交感神经由脊髓胸 1 至腰 3 节段的灰质侧角发出节前纤维，到交感神经节换元后发出节后纤维到达支配的器官，节前纤维短，节后纤维长。交感神经几乎支配全身所有内脏器官，因此兴奋时产生的反应比较广泛；而副交感神经由脑干的副交感神经核和脊髓骶段 2～4 节段灰质侧角发出节前纤维，到副交感神经节换元后发出节后纤维到达支配的器官，副交感神经分布较局限，有些器官只接受交感神经的支配，如皮肤和肌肉的血管、一般的汗腺、竖毛肌、肾和肾上腺髓质等,因此副交感神经兴奋时产生的反应相对局限(图 13-21)。

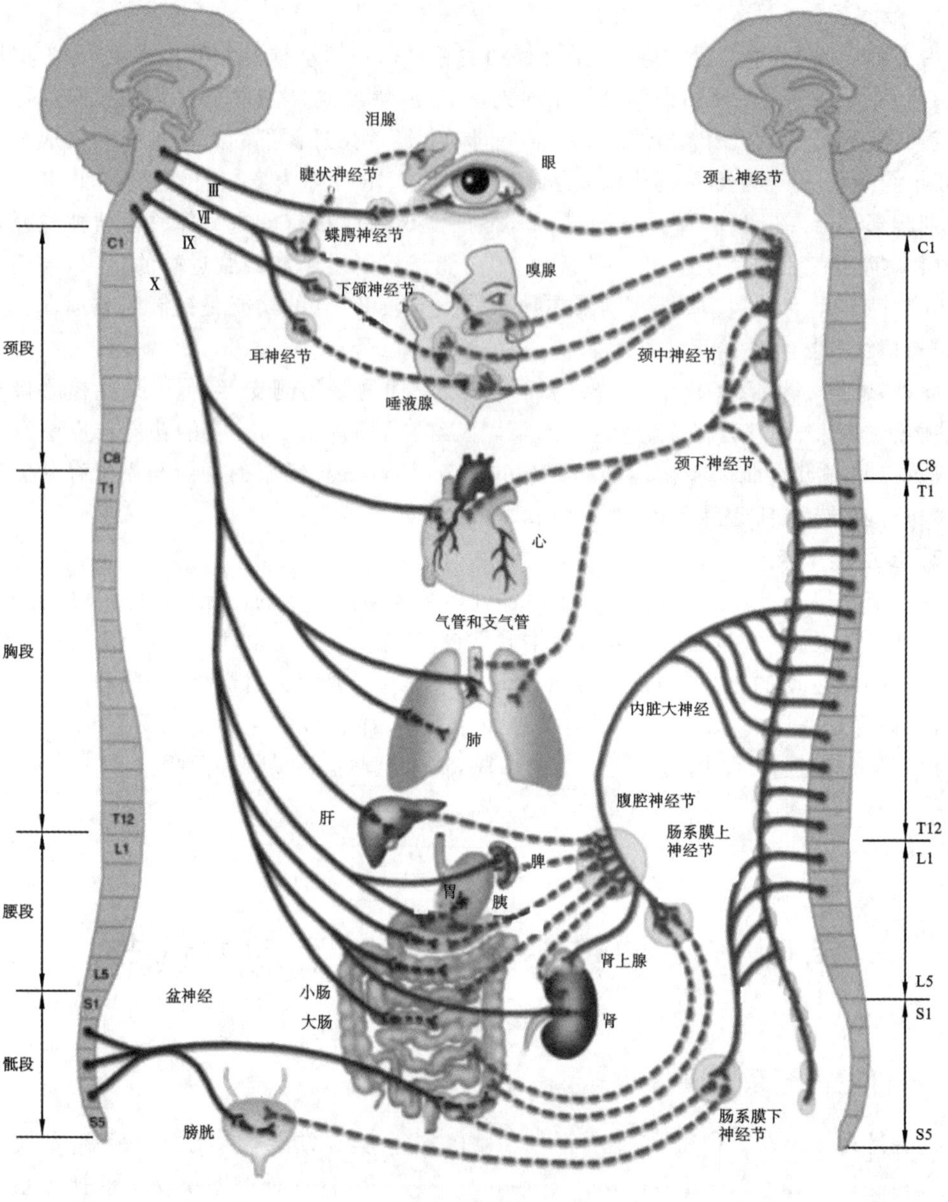

图 13-21　人体自主神经分布示意图

注:—代表节前纤维;---代表节后纤维。

(二)自主神经系统功能特征

1. 紧张性作用

正常情况下,交感神经和副交感神经都能持续发放低频率的冲动,使效应器维持一定的活动状态,这种作用称为紧张性作用。实验证明,例如切断支配心脏的迷走神经,心率便加快;切断支配心脏的交感神经,心率则变慢。结果表明,支配心脏的交感神经和副交感神经都具有紧张性作用。一般认为,自主神经的紧张性来源于中枢,通过中枢控制,其紧张性可增强或降低，从而增强或减弱受支配器官的活动。

2. 双重支配

大多数内脏器官都接受交感和副交感神经的双重支配，二者的作用往往相互拮抗。例如，心交感神经兴奋加强心脏的活动，而心迷走神经兴奋则减弱心脏的活动；迷走神经兴奋加强消化道的运动和消化腺的分泌，而交感神经兴奋则抑制消化道的运动和消化腺的分泌；迷走神经兴奋可使支气管平滑肌收缩，而交感神经兴奋可使支气管平滑肌舒张等。这种相互拮抗作用是既对立又统一的，它使得受支配器官的活动能适应不同条件下的需要。但也有例外，例如支配唾液腺的交感神经和副交感神经都能促进唾液腺的分泌，不过交感神经兴奋时分泌少量黏稠的唾液，副交感神经兴奋则分泌大量稀薄的唾液。

3. 受效应器的功能状态影响

交感和副交感神经的活动与效应器的功能状态有关。例如，交感神经兴奋可使有孕子宫的运动增强，使未孕子宫的运动减弱（因作用受体不同）；当胃幽门处于舒张状态时，迷走神经兴奋使之收缩，而当胃幽门处于收缩状态时，迷走神经兴奋则使之舒张。

4. 对整体功能调节的意义

交感神经系统作用非常广泛，在环境急剧变化的情况下活动占优势，主要作用在于动员机体许多器官的潜在能力，迅速适应环境的剧烈变化。例如在机体受到剧痛、大失血、窒息、极度恐惧和剧烈运动等刺激时，心率加快，心肌收缩力增强，血压升高；呼吸加快，肺通气量增大；皮肤与内脏血管收缩，骨骼肌血管舒张，肌肉血流量增多，血液重新分配；肝糖原分解加速，血糖升高；同时肾上腺素和去甲肾上腺素分泌增加，使以上的反应加强。这些表现有利于机体动员各器官的储备力量，适应当时状态的需要。

副交感神经系统的作用相对比较局限，在安静状态下占优势，主要作用在于保护机体，休整恢复、积蓄能量、消化吸收、加强排泄和生殖活动等，以保证机体安静时基本生命活动的正常进行。例如，机体在安静时副交感神经作用加强，出现心脏活动减弱、瞳孔缩小、消化道运动加强，消化液分泌增多以促进营养物质的吸收和能量的补充等。

二、各级中枢对内脏功能的调节

（一）脊髓

脊髓是调节内脏活动的初级中枢，依靠脊髓可完成某些内脏反射活动如血管张力反射、排尿反射、排便反射、发汗反射和勃起反射等，但这些反射平时受高位中枢的控制。当脊髓与高位中枢突然离断后，断面以下的脊髓会暂时丧失反射活动能力而进入无反应的状态，这种现象称为脊休克（spinal shock）。脊休克主要表现为，横断面水平以下的脊髓所支配的躯体与内脏的反射均消失，骨骼肌紧张性下降，外周血管扩张，血压下降，发汗反射消失，直肠膀胱内粪尿潴留等。脊休克是暂时现象，脊休克过去后，上述内脏反射可以逐渐恢复，说明这些反射可以在脊髓内完成。但由于失去了高位中枢的控制，脊髓对这些反射的调节作用不能很好地适应生理功能的需要。例如，临床上观察到脊髓高位离断的患者，脊休克过去后，患者可有一定的排尿能力，但不受意识控制，可出现尿失禁，且排尿常常不完全。

（二）低位脑干

低位脑干包括延髓、脑桥和中脑。其中延髓存在调节心血管活动和呼吸运动的基本中枢，故延髓有生命中枢之称。如延髓被压迫或受损，可迅速引起呼吸、心跳等生命活动停止，造成死亡。此外，中脑存在瞳孔对光反射的中枢，如果瞳孔对光反射消失说明病变已侵及中脑，是生命垂危的标志。

（三）下丘脑

下丘脑可分为前区、内侧区、外侧区和后区，其上是边缘系统和丘脑-皮层系统，其下是脑干和脊髓。下丘脑是调节内脏活动的较高级中枢。它可以把内脏活动和机体的其他功能结合在一起，使整体活动能准确的进行。以下简单介绍下丘脑的功能。

1. 调节摄食行为

动物实验表明，刺激下丘脑不同区域，可出现动物摄食活动的改变。如刺激下丘脑的外侧区，动物出现食量大增；毁坏该区，动物则拒食以致饿死。该结果说明在下丘脑外侧区存在着摄食中枢；而刺激下丘脑腹内侧核，动物将停止摄食活动；毁坏该区，则动物饮食量增大而逐渐肥胖。该结果说明在下丘脑腹内侧核存在着饱中枢。正常机体饥饿时摄食中枢兴奋，饱中枢抑制。进食一段时间后饱中枢兴奋，摄食中枢抑制，摄食停止。二者之间具有交互抑制作用。

2. 调节体温

下丘脑存在调节体温的基本中枢。它们能对温度信息进行整合处理，并通过调节散热和产热活动，使体温保持相对稳定。因此，对于维持体温的相对恒定，下丘脑有着十分重要的作用。

3. 调节水平衡

人体对水平衡的调节是通过调节水的摄入与水的排出两个方面进行。实验证明，刺激下丘脑视前区的外侧部，与摄食中枢靠近，动物出现口渴和饮水；破坏该区，动物除拒食外，饮水量也明显减少；说明此区还存在饮水中枢，也叫渴觉中枢。饮水不足、大量出汗及摄盐过多均可引起下丘脑的饮水中枢兴奋导致个体的饮水。同时这些因素还可以引起视上核和室旁核合成和释放抗利尿激素增多，促进远曲小管和集合管对水的重吸收增加，从而控制排水功能(见第十章)。

4. 调节垂体功能

下丘脑肽能神经元分泌的调节腺垂体活动的肽类物质，称为下丘脑调节肽，这些肽类物质经垂体门脉系统运至腺垂体，调节其分泌活动。此外下丘脑视上核和室旁核神经细胞能合成抗利尿激素和催产素，经下丘脑-垂体束运至神经垂体储存，下丘脑可控制其释放。

5. 调节情绪反应

动物实验证明，下丘脑存在愉快和痛苦的中枢以及参与机体防御反应的中枢，这些中枢调节机体情绪反应时的内脏活动。如在间脑水平以上切除大脑的猫，可出现毛发竖起、张牙舞爪、怒吼、心跳加速、呼吸加快、出汗、瞳孔扩大、血压升高等一系列交感神经活动亢进的现象，好似发怒一样，故称为“假怒”。

6. 控制生物节律

生物节律是指生物体内的功能活动按一定时间顺序发生周期性变化。人体许多活动具有日周期，也称昼夜节律，日周期是最重要的生物节律，如觉醒和睡眠、体温、血细胞数、某些激素的分泌等。研究表明，下丘脑视交叉上核可能是控制日周期的关键部位。视交叉上核接受视网膜及外侧膝状体的冲动，感受外界的昼夜光照变化，使体内日周期和外环境的昼夜节律同步。如果这条神经通路损伤，日周期就不再和外环境的昼夜节律同步。

（四）大脑皮层对内脏活动的调节

新皮层和边缘系统是调节内脏活动的高级中枢，它可调节心血管、呼吸、消化、瞳孔、膀胱等的活动，还与情绪、食欲、性欲、生殖、防御以及学习、记忆等活动密切相关。具体机制有待于进一步研究。

（李伟红）

第五节 脑的高级功能

脑除了能调节感觉、躯体运动和内脏活动外，还有许多更为复杂的功能，如觉醒和睡眠、学习与记忆、语言与思维等，这些功能统称为脑的高级功能，这些高级功能的产生与大脑皮层的电活动有关。

一、大脑皮层的电活动

应用电生理学方法，可在大脑皮层记录到两种不同形式的脑电活动，即自发脑电活动和皮层诱发电位。

（一）自发脑电活动

大脑皮层在无明显刺激的情况下能经常自发地产生节律性的电位变化称为自发脑电活动。临床上使用脑电图机在头皮表面用双极或单极导联记录法，记录到的自发脑电活动称为脑电图（electroencephalogram，EEG）（图 13-22）。在颅骨打开时，直接在皮层表面安放电极记录到的自发脑电活动称为皮层电图。

根据其频率、振幅和特征的不同，可将脑电图分为 α、β、θ 和 δ 四种基本波形（图13-23）。各种脑电波在不同部位和不同条件下的表现差别很大。

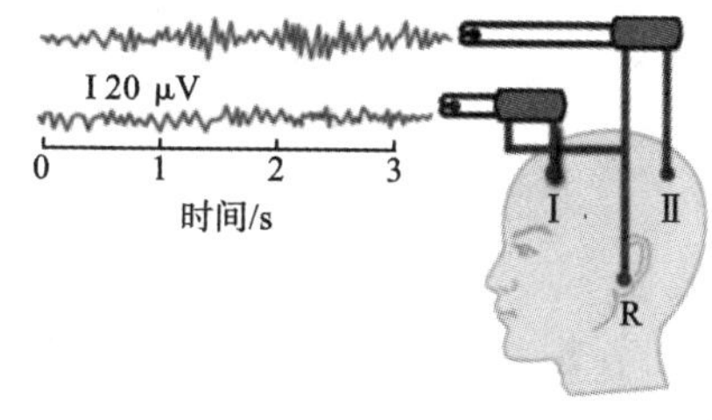

图 13-22 脑电图记录示意图

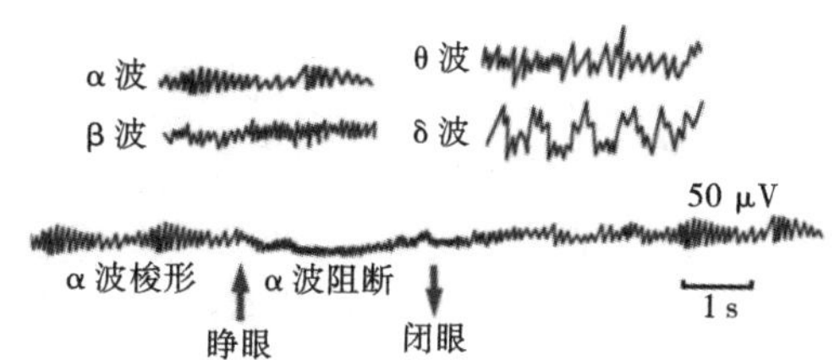

图 13-23 正常脑电图的基本波形

一般情况下，脑电波随大脑皮层不同的生理情况而变化。当许多皮层神经元的电活动趋于一致时，就出现低频率高振幅的波形，这种现象称为同步化；当许多皮层神经元的电活动不一致时，就出现高频率低振幅的波形，这种现象称为去同步化。一般认为，大脑细胞兴奋性增强时出现低幅快波；当脑细胞活动水平降低或相对不活动时，出现高幅慢波。

临床上，癫痫患者或皮层有占位病变(如肿瘤等)的患者，脑电图会发生改变，如癫痫患者会出现异常的高频高幅脑电图或在高频高幅波后跟随一个慢波的综合波形。因此，脑电图在临床上可用来诊断癫痫或探索肿瘤所在部位。

(二) 皮层诱发电位

皮层诱发电位(evoked cortical potential)是指感觉传入系统或脑的某一部位受刺激时，在大脑皮层的某一区域产生的电位变化。它为研究人类各种感觉在大脑的投射部位、诊断某些神经系统疾病、精神和心理活动的变化等提供了一种无创伤的电生理学检查方法。目前临床上常用的诱发电位有体感诱发电位、视觉诱发电位和听觉诱发电位等几种。

二、觉醒与睡眠

觉醒与睡眠是人体生命活动中必不可少的两个生理过程，两者昼夜交替。觉醒时机体能迅速适应环境变化，从事各种体力和脑力劳动。睡眠时机体得到休息，以促进体力和精力的恢复。一般情况下，新生儿每天睡眠时间需 18～20 h，儿童需 10～12 h，成年人需 7～9 h，老年人需 5～7 h。

(一) 觉醒

觉醒有脑电觉醒与行为觉醒之分。前者脑电图波形呈去同步化快波，而行为上不一定呈觉醒状态；后者表现为对新异刺激有探究行为。目前认为行为觉醒的维持可能与黑质的多巴胺递质系统的功能有关；脑电觉醒的维持可能与脑干网状结构上行激动系统的乙酰胆碱递质系统和蓝斑上部去甲肾上腺素递质系统的作用有关。

(二) 睡眠

通过对整个睡眠过程的观察，发现睡眠可分为两种时相：慢波睡眠(slow wave sleep)和快波睡眠(fast wave sleep)。

1. 慢波睡眠

慢波睡眠的脑电图表现为同步化慢波，视、嗅、听、触等感觉功能减退，骨骼肌反射和肌紧张减弱，伴有心率减慢、血压下降、瞳孔缩小、呼吸变慢、尿量减少、体温下降、代谢率下降、唾液分泌减少、胃液分泌增多和发汗功能增强等一系列自主神经功能的改变。较强刺激可使睡眠中断。慢波睡眠中机体耗氧量减少，但脑耗氧量不变，生长激素分泌明显增多，有利于促进机体的生长和体力恢复。

2. 快波睡眠

快波睡眠又称异相睡眠或快速眼球运动睡眠。脑电图表现为去同步化快波，各种感觉进一步减退，骨骼肌反射和肌紧张进一步减弱，肌肉几乎完全松弛，唤醒阈提高，不易唤醒。可有间断的阵发性表现，例如心率加快、血压升高、呼吸快而不规则、眼球快速运动和部分肢体抽动等。此外，做梦是快波睡眠的特征之一。快波睡眠期间，脑的耗氧量增加、血流量增多以及蛋白质合成加快，但生长素分泌减少，因此认为快波睡眠与幼儿神经系统的成熟有关，可能有利于建立新的突触联系，从而促进学习和记忆，尤其有助于记忆的巩固和整合，如剥夺人和大鼠的快波睡眠可使学习能力下降。

睡眠过程中两个时相互相转化，交替出现。成年人进入睡眠后，首先进入慢波睡眠，持续 80～120 min 后转入快波睡眠，持续 20～30 min，又转入慢波睡眠。如此反复交替 4～5 次，越接近睡眠后期，快波睡眠时间越长。两种睡眠时相均可直接转为觉醒状态，但在觉醒状态下，一般只能进入慢波睡眠，而不能直接进入快波睡眠。

目前关于睡眠的产生机制还不十分清楚。但许多实验表明，睡眠不是脑活动的简单抑制，而是许多脑区参与的主动过程。快波睡眠可能与脑桥被盖外侧区胆碱能神经元的活动有关，有人将这些神经元称为快波睡眠启动神经元；而慢波睡眠可能与脑桥被盖、蓝斑和中缝核神经元的活动有关。

三、学习与记忆

学习与记忆是两个有联系的神经活动过程。学习是指人和动物获取环境知识的神经活动过程。记忆则是将学习到的信息进行储存和“读出”的神经活动过程。

（一）学习形式

学习按其形式通常分为非联合型学习和联合型学习两大类。非联合型学习不需要在刺激与机体反应之间建立某种明确联系。习惯化和敏感化即属于这种类型的学习。习惯化使个体忽略无意义的刺激，例如人们对有规律出现的强噪声会逐渐减弱反应，即为习惯化。敏感化则是指对刺激的反应增强。如在强的伤害性刺激之后，对弱刺激的反应会加强；联合型学习是对时间上非常接近且重复发生的两个事件建立联系的过程。经典的条件反射和操作式条件反射都属于联合型学习，从这个意义上说，学习的过程实际上就是建立条件反射的过程。

（二）条件反射

条件反射学说是由俄罗斯生理学家巴甫洛夫首先创立的，在巴甫洛夫的经典实验中，食物可引起狗分泌唾液，这是非条件反射，食物是非条件刺激。铃声与唾液分泌无关，故称为无关刺激，所以单独给予铃声刺激，不会使狗分泌唾液。但是，如果每次喂食前先给予铃声，然后给食物，多次结合应用后，当铃声出现，即使不给狗食物，狗也会分泌唾液，在这种情况下铃声成为条件刺激。由条件刺激引起的反射即称为条件反射。由此可见，条件反射形成的基本条件，是无关刺激与非条件刺激在时间上的结合，这个结合过程称为强化。在上述经典条件反射建立后，继续用铃声刺激，但都不给予食物强化，则唾液分泌量会越来越少，直至最后完全消失，这种现象称为条件反射的消退。条件反射的消退并不是条件反射的简单丧失，而是原先在中枢引起兴奋的信号转变为抑制的信号。

人类条件反射的建立除可用现实的具体信号，如灯光、铃声、食物的形状、气味等刺激外，也可用抽象的词语，即语言和文字代替具体的信号。巴甫洛夫把现实具体的信号称为第一信号，而把抽象词语的信号称为第二信号。与此相对应，能对第一信号发生反应的大脑皮层功能系统称为第一信号系统（first signal system），是人类和动物所共有的，而能对第二信号发生反应的大脑皮层功能系统称为第二信号系统(second signal system),这是人类所特有的,也是人类区别于动物的主要特征。

(三)记忆

1. 记忆的分类

进入人脑的信息量是很大的,估计有1%的信息能被较长期地储存,其余的都被遗忘。根据记忆保留时间的长短可将记忆分为短时程记忆、中时程记忆和长时程记忆。短时程记忆的保留时间只有几秒到几分钟,如打电话时拨号,拨完后记忆随即消失。中时程记忆保留时间为几分钟到几天,并能向长时程记忆转变。长时程记忆的信息量非常大,保留时间为几天到数年,有些内容可终生不忘,如和自己最亲密的人有关的信息。

2. 记忆过程

记忆过程可分为四个阶段:感觉性记忆、第一级记忆、第二级记忆和第三级记忆。

感觉性记忆是指人体通过感觉系统获得的信息储存在脑内感觉区的阶段,一般不超过一秒钟,如果信息未被处理则很快消失。如果能在此阶段将获得的信息整合形成新的连续的印象,则可转入第一级记忆。第一级记忆的时间约为数秒至数分钟。第一级记忆中储存的信息经反复学习和运用,即在第一级记忆中多次循环,停留时间延长,从而使信息容易转入第二级记忆。第二级记忆是一个大而持久的储存系统,持续时间可由数分钟至数年。有些记忆,如自己的名字或每天都在进行的操作手艺等,通过长年累月的反复运用,几乎是不会被遗忘的,这一类记忆储存在第三级记忆中。前两个阶段相当于短时程记忆。后两个阶段相当于长时程记忆。

四、大脑的语言功能

(一)优势半球

人类两侧大脑半球的功能是不对称的,大多数人的语言功能集中在左侧大脑皮层,左侧皮层在语言活动功能上占优势,故称为优势半球。这种一侧优势的现象仅出现于人类,它的出现虽与一定的遗传因素有关,但主要是在后天生活实践中逐渐形成的,与人类习惯使用右手有密切关系。人类的左侧优势自10~12岁起逐步建立,如果左侧半球损伤后,可以在右侧大脑半球建立起语言中枢。成年后左侧优势已经建立,如果左侧半球受损,则很难在右侧皮层建立起语言中枢。

左侧半球在语言活动功能上占优势,而右侧半球则在非词语性认知功能上占优势,例如对深度知觉和触-压觉的认识、对空间的辨认、图像视觉认识以及音乐欣赏等。但是这种优势是相对的,左侧半球有一定的非词语性认知功能,右侧半球也有一定的简单的词语活动功能。

(二)语言中枢

临床上发现,人类左侧大脑皮层不同区域(图13-24)的损伤可引起具有不同特点的语言功能障碍。①运动失语症,由中央前回底部前方(又称Broca区)受损引起,患者不会讲话,不能用词语口头表达自己的思想,但能看懂文字和听懂别人讲话。②感觉性失语症,由颞上回后部损伤所致，患者能讲话和书写，也能看懂文字，也能听见别人的发音，但听不懂讲话的含义，好像听到听不懂的外国语一样。③失写症，因损伤额中回后部接近中央前回手部代表区所致。患者不会书写，其他活动正常。④失读症，由角回受损引起，患者看不懂文字的含义，其他正常。可见，人类大脑皮层的语言功能具有一定的分区，各区域的功能密切相关。正常情况下协调活动完成复杂的语言功能。

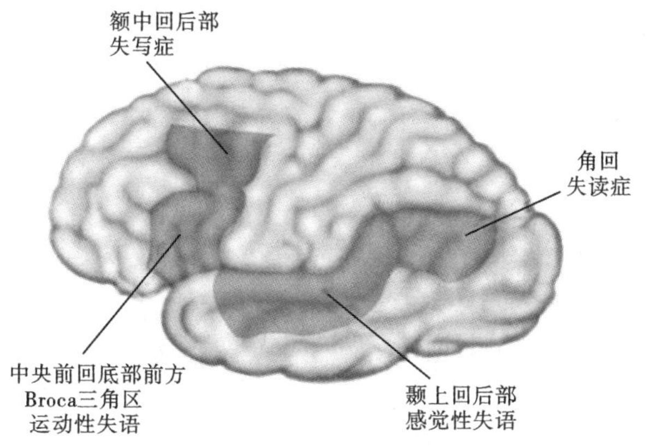

图 13-24 大脑皮层与语言功能有关的主要区域

知识链接

动物能使用语言吗?

目前，动物能否使用语言还处于争论中。认为动物使用语言的研究者认为，一个黑猩猩在学习表示“水”和表示“鸟”的符号后，在它走近一只正在游泳的天鹅时，将这两个符号放在一起，以表示“水鸟”。因而他们就认为动物能使用符号的联合来描述新的事物。而反对动物使用语言的研究者则认为，动物从未能真正学会信号语言。黑猩猩将表示“水”和“鸟”的符号放在一起，仅仅表明它们可能简单地学会一些动作，问题是动物将有关符号联合起来时常表现为缺乏逻辑性，也可能仅仅是偶然的碰巧。两种不同观点究竟谁对谁错，目前很难判断。有待于进一步实验的证明。就目前来说，对动物是否使用语言的观点应持谨慎态度。

小 结

神经系统是机体主要的调节系统。神经元是构成神经系统的结构和功能的基本单位。它的功能是接受、整合和传递信息。其中神经纤维的功能是传导兴奋，神经纤维在传导兴奋时具有四个特征：完整性、绝缘性、双向性和相对不疲劳性。神经元之间传递信息的方式有三种：经典的突触传递、非突触性化学传递和电突触。其中最主要的传递方式为经典的突触传递，它的过程如下：突触前神经元兴奋传至突触前末梢→

钙离子内流→递质释放,递质与后膜受体结合引起兴奋性突触后电位或抑制性突触后电位;若产生的是兴奋性突触后电位,达到阈值时就产生动作电位,可使突触后神经元兴奋;若产生的是抑制性突触后电位,则总和后可使突触后神经元抑制。神经递质是化学性突触传递的物质基础,递质须作用于相应受体才能产生效应。本章重点介绍了递质的概念、种类、胆碱能受体和肾上腺素能受体,胆碱能受体分为M受体和N受体,肾上腺素能受体分为α受体和β受体;兴奋在中枢部分传递的特征:单向传递、中枢延搁、总和、兴奋节律改变、后发放、对内环境变化敏感和易疲劳。中枢既有兴奋过程,也有抑制过程,中枢抑制分突触后抑制和突触前抑制。

感觉是客观物质世界在人脑中形成的主观印象。机体内、外环境的变化可刺激感受器,经过一定的传导通路到达大脑皮层的特定区域,产生人类的各种感觉。躯体感觉一般经三级神经元接替,经特异投射系统传到大脑皮层感觉区,其投射特点为左右交叉、上下倒置、投射面积大小与感觉分辨力有关等。内脏感觉主要是痛觉,内脏痛的特点是定位不准确,常伴有情绪反应,常引起牵涉痛等。

脊髓运动神经元是运动传出的最后公路。牵张反射有腱反射和肌紧张两种类型,肌紧张是维持姿势的最基本反射。脑干网状结构通过抑制区和易化区的活动调节肌紧张。小脑分为前庭小脑、脊髓小脑和皮层小脑三个部分,前庭小脑的主要功能是维持身体平衡。脊髓小脑的主要功能是调节正在进行中的运动,协助大脑皮层对随意运动进行适时的控制及调节肌紧张。皮层小脑主要功能是参与随意运动的设计和运动程序的编制。大脑皮层是调节运动的最高级中枢,躯体运动的发动主要受大脑皮层运动区及其传出通路控制,皮层主要运动区的功能特征为左右交叉、上下倒置、区域大小与运动精细程度有关等。运动的产生与协调也与基底神经节的功能有关。

自主神经系统的功能是调节内脏活动,其特征为,紧张性作用、双重支配、受效应器官功能状态影响等。内脏活动受中枢调控,其中脊髓是初级中枢,延髓存在着生命中枢,下丘脑是较高级的内脏调节中枢,它对体温、摄食行为、水平衡、垂体激素分泌、情绪活动和生物节律等都有调节作用。脑电活动有自发脑电活动和皮层诱发电位两种,脑电图有α、β、θ、δ四种基本波形。慢波睡眠和快波睡眠的特点和生理意义。大脑皮层两半球的功能呈不对称性,左侧皮层为优势半球,语言功能占优势,右侧皮层非语言功能占优势。

能力检测

1. 名词解释:突触、EPSP、IPSP、特异性投射系统、非特异性投射系统、牵涉痛、牵张反射、腱反射、肌紧张、第一信号系统、第二信号系统

2. 简述神经纤维传导兴奋的特征。

3. 简述中枢兴奋扩布的特征。

4. 正常眼看近处物体时是如何调节的?

5. 丘脑的特异性投射系统和非特异性投射系统的功能。

6. 简述内脏痛的特征。
7. 试述 EPSP 和 IPSP 的产生机制。
8. 试述骨骼肌牵张反射的类型、反射过程及意义。
9. 小脑是如何调节躯体运动的？
10. 下丘脑有哪些功能？

（李伟红　潘　丽）

第十四章
内　分　泌

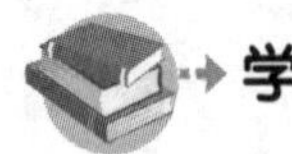

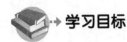

学习目标

掌握:激素的概念及分类;生长素、甲状腺激素、糖皮质激素、肾上腺髓质激素以及胰岛素的生理作用;应激反应与应急反应的概念。

熟悉:促甲状腺激素、促肾上腺皮质激素、促卵泡激素、黄体生成素、催乳素、促黑激素、血管升压素、催产素、胰高血糖素、甲状旁腺激素、降钙素和1,25-二羟维生素D_3的作用;甲状腺激素、糖皮质激素、肾上腺髓质激素和胰岛素等分泌的调节。

了解:激素作用的机制及特征;下丘脑调节肽的概念和作用。

第一节　概　　述

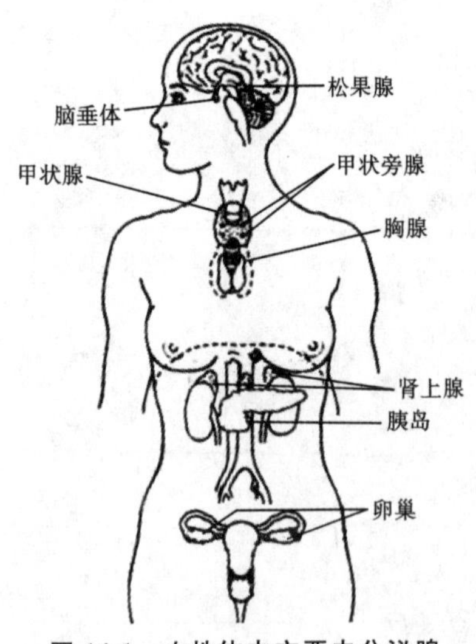

图 14-1　女性体内主要内分泌腺

内分泌系统(endocrine system)是由各种内分泌腺和散在分布于某些组织器官中的内分泌细胞所组成,是体内又一个重要的信息传递系统。人体主要的内分泌腺包括垂体、甲状腺、甲状旁腺、肾上腺、胰岛、性腺和松果腺等(图 14-1);散在的内分泌细胞分布比较广泛,如胃肠道、下丘脑、心血管、肺、肾、胎盘和皮肤等组织器官中均有不同的内分泌细胞存在。内分泌系统是人体内一个重要的功能调节系统,通过分泌激素对机体的新陈代谢、生长发育、内环境稳态以及各个器官的功能活动都发挥着重要而广泛的调节作用。在对人体功能的调节过程中,内分泌系统与神经系统密切联系、相互配合,共同维持各器官系统功能活动的正常进行。

一、激素概述

（一）概念

由内分泌腺或散在的内分泌细胞所分泌的高效生物活性物质称为激素（hormone）。相对于消化腺、汗腺等外分泌腺的分泌而言，激素的分泌不经过导管运输而是直接由内分泌腺或内分泌细胞释放入体液，经体液运输而发挥功能调节作用，这种分泌方式称为内分泌（endocrine）。

（二）作用途径

体内大多数激素分泌后经血液运输至远处的靶组织而发挥作用，这种分泌方式称为远距离分泌，如垂体、甲状腺、肾上腺等分泌的激素。有些激素分泌后不经血液运输，而是经组织液扩散作用于邻近的靶细胞，这种分泌方式称为旁分泌或近距离分泌，如胃黏膜D细胞分泌的生长抑素等。另外，下丘脑许多神经细胞也具有内分泌功能，其分泌的激素称为神经激素，神经激素产生后经轴浆运输至末梢而释放，这种分泌方式称为神经分泌。体内还有些内分泌细胞所分泌的激素在局部扩散后再返回作用于该内分泌细胞而发挥反馈作用，称为自分泌（图 14-2）。

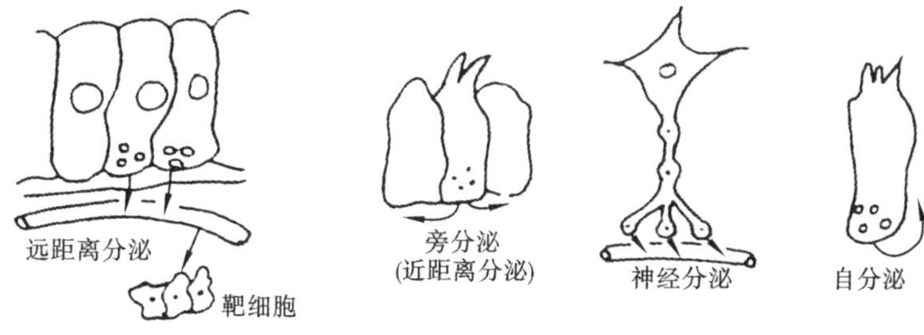

图 14-2 激素的分泌方式

（三）分类

激素的种类繁多，根据化学结构的不同主要可分为以下两大类。

1. 含氮激素

含氮激素按相对分子质量大小和结构的不同，又可以分为如下几种。①胺类激素：多为氨基酸的衍生物，主要包括甲状腺激素、肾上腺素和去甲肾上腺素等。②肽类激素：包括下丘脑调节肽、神经垂体激素、降钙素和胃肠道激素等。③蛋白质激素：主要有胰岛素、甲状旁腺激素和腺垂体分泌的多种激素等。

2. 类固醇激素

以胆固醇作为合成原料的激素称为类固醇（甾体）激素，包括肾上腺皮质和性腺分泌的各种激素，如皮质醇、醛固酮、雌激素、孕激素和雄激素等。另外，胆固醇的衍生物1,25-二羟维生素 D_3 也被看作是类固醇激素。

除上述两大类激素外，也有人主张将脂肪酸的衍生物前列腺素列为第三类激素。

二、激素作用的一般特征

虽然各种激素的生物学效应不同,但各种激素的作用可表现出一些共同的特征。

(一) 相对特异性

激素作用的相对特异性是指激素分泌后,并不是广泛地作用于全身所有的组织器官,而是选择性地作用于某些器官、组织和细胞。被激素作用的这些器官、组织和细胞分别称为激素的靶器官、靶组织和靶细胞。有些激素可选择性地作用于另一内分泌腺,调节该内分泌腺的内分泌活动,则该内分泌腺称为这种激素的靶腺。不同激素特异性作用的范围存在很大的差异,有些激素的作用非常广泛,如甲状腺激素、生长素和胰岛素等几乎可以作用于全身的各种组织器官,而有些激素的作用范围非常局限,如促甲状腺激素和促肾上腺皮质激素等则只能作用于相应的靶腺,对其他的组织就没有作用。激素作用的靶细胞上必须存在可与该激素作特异性结合的受体,激素作用的特异性就取决于这些特异性受体的分布范围。

(二) 信息传递作用

激素作用于靶细胞时,只是将内分泌腺或内分泌细胞的调节信息以激素这种化学物质的形式传递给靶细胞,即起到传递信息的作用,其作用是作为一个启动因子来启动靶细胞本身固有的内在的一系列生物效应。在这一信息传递过程中,激素并不能为靶细胞内在的生理生化反应添加反应成分,也不能为靶细胞的功能活动提供能量。

(三) 高效能生物放大作用

血浆中激素浓度很低,一般在纳摩尔每升(nmol/L)甚至皮摩尔每升(pmol/L)数量级,但其作用非常显著。这是由于激素与受体结合后,通过引发细胞内信号转导程序,逐级放大,形成一个效能极高的生物放大系统。如 0.1 μg 的促肾上腺皮质激素释放激素(CRH)可使腺垂体分泌 1 μg 的促肾上腺皮质激素(ACTH),ACTH 再引起肾上腺皮质分泌 40 μg 的糖皮质激素,最终可产生约 6000 μg 的糖原储备的细胞效应。

(四) 激素间的相互作用

不同的激素作用虽然不同,但激素之间的作用却是相互联系、相互影响的。当两种或多种激素共同参与机体某一功能活动的调节时,可表现为多种相互作用形式。如果激素间的作用相互一致,则称为协同作用,如肾上腺素、糖皮质激素以及胰高血糖素均能升高血糖;如果激素间的作用相反,则称为拮抗作用,如糖皮质激素能升高血糖,而胰岛素则降低血糖。激素间还有一种特殊的作用形式就是允许作用(permissive action),即有的激素本身并不能直接对某一组织或器官发生调节作用,然而它的存在却是另外一种激素作用于该组织或器官的必要条件,或者可使另外一种激素的作用明显增强。例如,糖皮质激素本身对血管平滑肌并无收缩作用,但是必须有糖皮质激素的存在,去甲肾上腺素才能充分发挥收缩血管平滑肌的作用。

三、激素的作用机制

不同类型的激素其化学结构和性质不同,其作用机制也不同。

（一）膜受体介导的信号转导机制——第二信使学说

体内大多数含氮激素作用于靶组织细胞时，首先是与靶细胞膜上的特异性受体结合，再启动细胞内一系列的信号转导程序，最终改变靶细胞的功能状态，引起靶细胞固有的生物效应。1965 年 Sutherland 等人提出第二信使学说。第二信使学说认为含氮激素作用于靶细胞时，首先是与靶细胞膜上的特异性受体结合，从而激活膜内的腺苷酸环化酶（AC），AC 在 Mg^{2+} 参与下，催化 ATP 转变为环磷酸腺苷（cAMP），cAMP 再激活蛋白激酶 A（PKA），进而催化靶细胞内各种底物蛋白的磷酸化反应，从而引起靶细胞的各种生物效应，如肌细胞的收缩、腺细胞的分泌等（图 14-3）。在这里，激素作为第一信使，其作用是将调节信息由内分泌腺或内分泌细胞传递到靶细胞表面；cAMP 则作为第二信使，将调节信息由靶细胞表面传递至靶细胞内，最终引起靶细胞的功能改变。

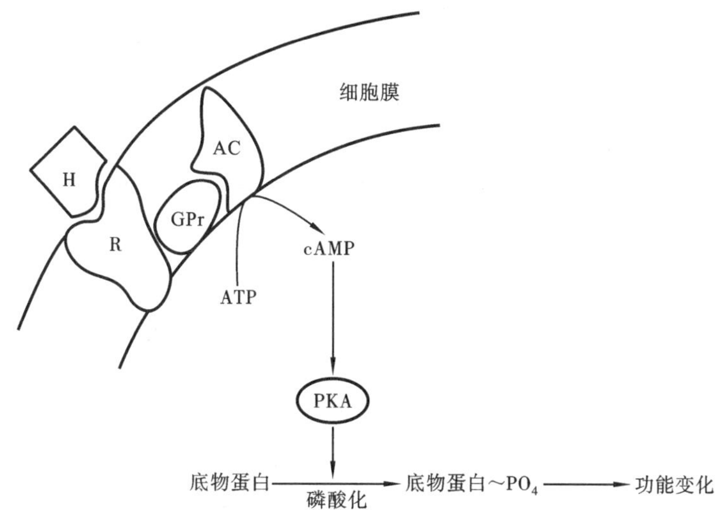

图 14-3 膜受体介导的信号转导机制示意图

注：H—激素；R—膜受体；GPr—G 蛋白；AC—腺苷酸环化酶；cAMP—环磷酸腺苷；PKA—蛋白激酶 A。

研究证明，除了 cAMP 外，环磷酸鸟苷（cGMP）、三磷酸肌醇（IP_3）、二酰甘油（DG）以及 Ca^{2+} 等均可作为第二信使，而且在细胞内起关键作用的蛋白激酶，除 PKA 外，还有蛋白激酶 C（PKC）和蛋白激酶 G（PKG）等。另外，在细胞膜还发现了一种在膜受体与膜效应器酶如腺苷酸环化酶之间起耦联作用的调节蛋白——鸟苷酸结合蛋白（G 蛋白，GPr），它在含氮激素作用的跨膜信号转导过程中起着十分重要的作用。

（二）膜内受体介导的信号转导机制——基因调节学说

类固醇激素的相对分子质量小，呈脂溶性，可直接穿过细胞膜进入靶细胞内。在进入靶细胞之后，有的激素如糖皮质激素等先与细胞质受体结合，形成激素-胞质受体复合物，激素-胞质受体复合物再由细胞质进入核内，与核内受体结合，形成激素-核受体复合物，调控 DNA 的转录过程，生成新的 mRNA，诱导核糖体合成新的蛋白质，从而引起靶细胞相应的生物学效应（图 14-4）。有些类固醇激素如雄激素、雌激素和孕激素等进入靶细胞后，可直接穿过核膜与相应的核受体结合，调节基因的表达，从而诱导靶细胞的功能变化。

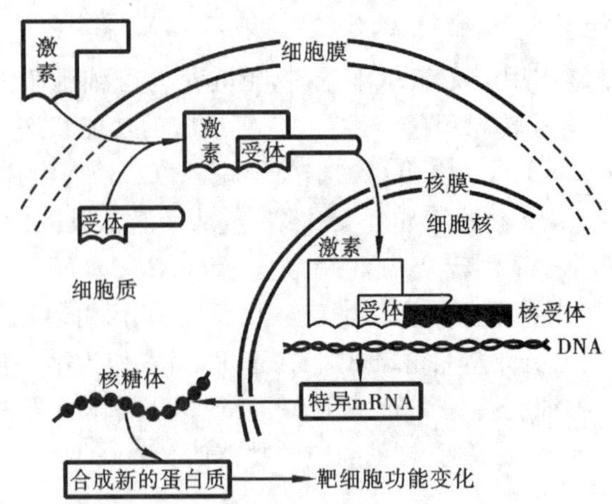

图 14-4 膜内受体介导的信号转导机制示意图

以上概述了含氮激素和类固醇激素的作用机制,但是激素的作用机制也不能一概而论。例如,胰岛素除作用于膜受体外,也能进入细胞内发挥作用;甲状腺激素虽然属于含氮激素,但其作用机制却与类固醇激素相似,进入靶细胞后,直接与核受体结合调节DNA的转录过程。

第二节　下丘脑与垂体

垂体可分为腺垂体和神经垂体两部分。下丘脑与腺垂体和神经垂体在结构和功能上都存在着密切的联系。下丘脑内侧基底部促垂体区的小细胞肽能神经元分泌下丘脑调节肽,经垂体门脉系统运送到腺垂体,调节腺垂体激素的合成和分泌,构成下丘脑-腺垂体系统;而下丘脑视上核和室旁核的大细胞肽能神经元可合成血管升压素和催产素,经下丘脑垂体束的轴浆运输到神经垂体,并储存在神经垂体,构成下丘脑-神经垂体系统。可见,下丘脑的一些神经元也具有内分泌功能,可将从大脑或中枢神经系统其他部位传来的神经信息转变为激素的信息,从而以下丘脑为枢纽,将神经调节与体液调节紧密联系起来(图14-5)。

一、下丘脑的内分泌功能

下丘脑内侧基底部促垂体区的小细胞肽能神经元具有内分泌功能,能合成下丘脑调节肽(hypothalamic regulatory peptides,HRP),其主要作用是调节腺垂体的内分泌活动。目前已知的下丘脑调节肽有九种,其主要作用见表14-1。其中五种化学结构已经明确的称为激素,四种化学结构尚未明确的暂称为因子。

下丘脑调节肽不仅由下丘脑促垂体区产生,在中枢神经系统的其他部位和许多外周组织中也可以产生,其功能除调节腺垂体的活动外,还有许多其他的调节功能。

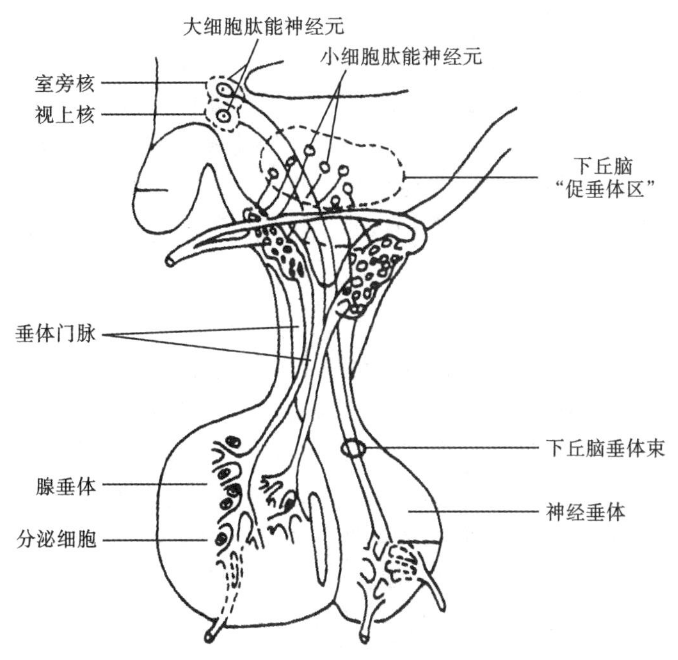

图 14-5 下丘脑与垂体的结构联系

表 14-1 下丘脑调节肽及其主要作用

下丘脑调节肽	英文缩写	主要作用
生长素释放激素	GHRH	促进生长素释放
生长素释放抑制激素(生长抑素)	GHRIH	抑制生长素释放
促甲状腺激素释放激素	TRH	促进 TSH 释放,也能刺激 PRL 释放
促肾上腺皮质激素释放激素	CRH	促进 ACTH 释放
促性腺激素释放激素	GnRH	促进 LH 与 FSH 释放(以 LH 为主)
催乳素释放因子	PRF	促进 PRL 释放
催乳素释放抑制因子	PIF	抑制 PRL 释放
促黑(素细胞)激素释放因子	MRF	促进 MSH 释放
促黑(素细胞)激素释放抑制因子	MIF	抑制 MSH 释放

下丘脑的内分泌活动受到更高级中枢和外周传入信息的调节。下丘脑肽能神经元与中枢神经系统其他部位有广泛的突触联系,中枢神经系统释放各种递质调节下丘脑肽能神经元的内分泌活动。这些递质的种类以及对下丘脑调节肽分泌的调节作用和机制非常复杂,大致可分为两大类:一类是肽类物质,如脑啡肽、β-内啡肽、血管活性肠肽、P 物质、缩胆囊素和神经降压素等;另一类是单胺类递质,主要包括去甲肾上腺素、多巴胺(DA)和 5-羟色胺(5-HT)等。此外,腺垂体激素对下丘脑调节肽的分泌也有反馈作用。

二、腺垂体

腺垂体是人体内最重要的内分泌腺之一,分泌的激素种类和数量最多,素有"内分泌之首"之称。腺垂体能分泌七种含氮激素,即生长素、催乳素、促黑(素细胞)激素、促甲状腺激素、促肾上腺皮质激素、黄体生成素和促卵泡激素。其中促甲状腺激素、促肾上腺皮质激素、黄体生成素、促卵泡激素均作用于各自的靶腺,其作用是分别调节各自靶腺的内分泌活动,因而称为"促激素"。

(一) 生长素

生长素(growth hormone,GH)是体内分泌量最多的激素。人生长素(hGH)由191个氨基酸残基组成,相对分子质量为22000,其化学结构与人催乳素非常相似,因此二者的作用有一定的交叉。生长素有明显的种属特异性,只有人和猴的生长素可互为通用。

生长素与靶组织细胞的生长素受体(GH-R)结合后,通过多种信号转导途径,诱导各种生物效应,包括调节基因转录、物质的跨膜转运、离子通道和蛋白激酶活性的变化等,从而发挥促进机体生长和调节物质代谢等功能。因为生长素受体的分布极为广泛,所以生长素的作用也极为广泛。由于胎儿和新生儿各种细胞上生长素受体的分布比成人更多,因此对生长素也更为敏感。

1. 生理作用

(1) 促进生长发育　机体的生长发育受到多种因素的影响,而生长素则是其中的关键因素。试验证明,摘除幼年动物垂体后,其生长立即停滞,若及时补充生长素,则可使其恢复生长。人幼年时期若生长素分泌不足,则生长发育停滞,成年后身材矮小,但智力正常,称为侏儒症(dwarfism);若幼年以及青春发育时期生长素分泌过多,则成年后身材异常高大,称为巨人症(gigantism);若成年后生长素分泌过多,由于成年人骨骺已闭合,长骨不再生长,但生长素可刺激肢体短骨、颅骨和软组织异常生长,导致手足粗大、鼻大唇厚、下颌突出以及内脏如肝、肾等增大,称为肢端肥大症(acromegaly)。生长素主要通过促进骨、软骨、肌肉以及其他组织细胞的分裂增殖和蛋白质的合成,从而促进骨骼、肌肉和内脏等的生长发育。

(2) 对代谢的作用　生长素对代谢的作用广泛,主要表现为促进蛋白质合成、促进脂肪分解和升高血糖。生长素通过促进氨基酸进入细胞,加强DNA、RNA的合成从而促进蛋白质的合成,并减少尿氮的排出,使机体呈正氮平衡;通过促进脂肪分解和增加脂肪酸的氧化,提供能量,使组织特别是肢体组织脂肪减少;通过抑制外周组织摄取和利用葡萄糖,减少葡萄糖的消耗而升高血糖。因此,若生长素分泌过多可引起垂体性糖尿。

(3) 参与应激反应　在机体应激反应时,生长素分泌明显增加,是参与机体应激反应的重要激素之一。

生长素的部分作用,可通过诱导靶细胞产生一种称为胰岛素样生长因子(IGF)的肽类物质而间接实现。胰岛素样生长因子也称为生长素介质(SOM),其主要作用是促进钙、磷、钠、钾、硫等进入软骨组织,促进氨基酸进入软骨细胞,增强软骨细胞DNA、RNA和蛋白质的合成,促进软骨组织的生长,使长骨生长加长;胰岛素样生长因子还能促进多种组织细胞的有丝分裂。

2. 分泌调节

(1) 下丘脑对生长素分泌的调节　腺垂体分泌生长素受下丘脑生长素释放激素(GHRH)和生长素释放抑制激素(GHRIH)的双重调节。GHRH 促进生长素的分泌，而 GHRIH 则抑制生长素的分泌。一般认为，在整体情况下，GHRH 起主导作用，对生长素的分泌起经常性的调节作用，而 GHRIH 主要是在应激等刺激引起生长素分泌过多时才对生长素的分泌起到抑制作用。GHRH 和 GHRIH 二者相互配合，共同调节生长素的分泌。

(2) 反馈调节　与其他腺垂体激素一样，体内生长素的分泌水平也可对下丘脑和腺垂体产生负反馈调节作用，体内生长素水平降低时下丘脑分泌 GHRH 增多。同时，胰岛素样生长因子对生长素的分泌也有负反馈调节作用。

(3) 其他因素　①睡眠：人在觉醒状态生长素的分泌较少，进入慢波睡眠后，生长素的分泌明显增加，而转入快波睡眠后，生长素分泌又减少。②代谢因素：血中糖、氨基酸与脂肪酸等因素都能影响生长素的分泌。其中以低血糖对生长素分泌的刺激作用最为显著，血中氨基酸或脂肪酸水平增加也可刺激生长素分泌的增加，生长素分泌增加有利于机体对氨基酸和脂肪酸的利用和代谢。③应激刺激、运动、甲状腺激素、睾酮与雌激素等因素也都能促进生长素的分泌。

(二) 催乳素

催乳素(prolactin，PRL)由 199 个氨基酸残基组成，相对分子质量为 22000。正常男性血液中 PRL 浓度低于 15 ng/mL，女性低于 20 ng/mL，但妇女在妊娠期可增加到 200 ng/mL。

1. 生理作用

催乳素的作用非常广泛，除对乳腺、性腺的发育和分泌起重要的调节作用外，还参与应激反应以及对免疫等功能的调节。

(1) 对乳腺的作用　催乳素可促进乳腺发育，发动并维持泌乳，故名催乳素。在女性青春期乳腺的发育中，雌激素起着主要的作用，生长素、孕激素、皮质醇、胰岛素、甲状腺激素以及催乳素等起协同作用。在妊娠期，催乳素、雌激素和孕激素分泌增多，使乳腺进一步发育，并具有泌乳能力。但高浓度的雌激素和孕激素与催乳素竞争乳腺细胞的受体，从而抑制了催乳素的泌乳作用，因而妊娠期妇女并不泌乳。分娩后，血中雌激素和孕激素水平大大降低，催乳素才发挥始动和维持哺乳期泌乳的作用。

(2) 对性腺的作用　在女性，催乳素对黄体的功能主要是刺激黄体生成素受体的生成，使黄体生成素发挥其促进排卵、黄体生成以及促进雌激素和孕激素分泌的作用，并为黄体酮的生成提供底物，促进黄体酮的生成，减少黄体酮的分解。研究表明，小剂量的催乳素对卵巢雌激素和孕激素的合成有促进作用，而大剂量的催乳素则有抑制作用。临床上患闭经溢乳综合征的妇女，表现为闭经、溢乳和不孕，就是因为高催乳素血症，导致溢乳现象，并抑制雌激素和孕激素的分泌，导致患者出现闭经、无排卵以及不孕。在男性，催乳素可增加和维持睾丸间质细胞黄体生成素受体的数量，从而提高间质细胞对黄体生成素的敏感性，使睾酮合成增加，促进性成熟。

(3) 参与应激反应　应激状态下，血中催乳素与促肾上腺皮质激素和生长素等许多激素的浓度同时增加，共同参与应激反应。

(4) 调节免疫功能　催乳素可协同一些细胞因子共同促进淋巴细胞的分裂增殖,促进B细胞分泌IgM和IgG。

2. 分泌调节

(1) 下丘脑对催乳素分泌的调节　催乳素的分泌受下丘脑催乳素释放因子(PRF)和催乳素释放抑制因子(PIF)的双重调节,前者促进其分泌,后者抑制其分泌,以后者的抑制作用为主。现在认为,PIF就是多巴胺。在妇女哺乳期,婴儿吸吮乳头的刺激可使下丘脑神经元兴奋并释放PRF,反射性引起催乳素大量分泌。

(2) 反馈调节　血中催乳素水平升高可促进下丘脑多巴胺能神经元的分泌,多巴胺又可直接抑制下丘脑促性腺激素释放激素(GnRH)和腺垂体催乳素的分泌,使催乳素水平降低,产生负反馈调节作用。

(三) 促黑(素细胞)激素

人类促黑激素(melanophore stimulating hormone,MSH)属于多肽类激素,主要作用于黑素细胞,使细胞内的酪氨酸转化为黑色素。人的黑素细胞主要分布于皮肤、毛发、眼球虹膜以及视网膜色素层等处,MSH可使皮肤和毛发的颜色加深。

MSH的分泌主要受下丘脑促黑激素释放抑制因子(MIF)和促黑激素释放因子(MRF)的调节,前者抑制其分泌,后者促进其分泌,以前者的抑制作用为主。血中促黑激素也可通过反馈调节腺垂体促黑激素的分泌。

(四) 促激素

腺垂体分泌的促甲状腺激素(thyroid stimulating hormone,TSH)、促肾上腺皮质激素(adrenocorticotropic hormone,ACTH)、促性腺激素包括黄体生成素(luteinizing hormone,LH)和促卵泡激素(follicle stimulating hormone,FSH)均有各自的靶腺。他们具有促进相应靶腺增生和促进靶腺分泌的功能,分别形成下丘脑-腺垂体-甲状腺轴、下丘脑-腺垂体-肾上腺皮质轴、下丘脑-腺垂体-性腺轴的调节方式,具体作用和调节将在相关的章节中介绍。

三、神经垂体

神经垂体无腺细胞,不能合成激素。神经垂体激素即血管升压素(vasopressin,VP)和催产素(oxytocin,OXT),其实是由下丘脑视上核和室旁核的大细胞肽能神经元合成,经下丘脑-垂体束的轴浆运输至神经垂体而贮存,在适宜刺激的作用下,由神经垂体释放入血液循环而发挥作用的。视上核主要合成血管升压素,室旁核主要合成催产素。二者化学结构相似,均为九肽,只是第3位和第8位氨基酸残基不同,因此二者在功能上有一定的交叉。

(一) 血管升压素

生理剂量的血管升压素主要是促进肾远曲小管和集合管对水的重吸收,使尿量减少,即抗利尿作用,故血管升压素又称为抗利尿激素(antidiuretic hormone,ADH)。在正常饮水情况下,体内血管升压素浓度很低,几乎没有缩血管升压作用。但在机体脱水或失血等病理情况下,血管升压素分泌明显增加,可使血管广泛收缩,特别是内脏血管,有利于升高和维持血压并保持体液。血管升压素是通过受体-G蛋白-第二信使的途径发挥作用的,血管升压素受体分为V_1和V_2两个亚型。V_1受体主要分布于血管平滑肌细胞膜,被激动后经

IP_3和Ca^{2+}诱导，引起血管平滑肌收缩，使血压升高；V_2受体主要分布于肾远曲小管和集合管上皮细胞，经cAMP介导使水孔蛋白嵌入上皮细胞的顶端膜，增加水的通透性，促进水的重吸收，因而起到抗利尿作用。

有关血管升压素的作用及其分泌的调节，详见第六章和第十章。

（二）催产素

催产素也称为缩宫素，主要作用是在哺乳期促进乳汁排出，分娩时促进子宫收缩。

1. 对乳腺的作用

哺乳期乳腺不断地分泌乳汁，储存于乳腺腺泡中。催产素可引起乳腺导管周围的肌上皮细胞收缩，腺泡内压力增高，将腺泡内的乳汁经导管排出。当婴儿吸吮乳头时，其传入冲动传导到下丘脑，可兴奋催产素神经元，反射性地引起催产素的分泌，使乳汁排出，这是一个典型的神经内分泌反射，称为射乳反射。

2. 对子宫的作用

催产素能促进子宫平滑肌收缩，但与子宫的功能状态有关。妊娠子宫对催产素敏感，而未孕子宫对催产素不敏感。雌激素能增加子宫对催产素的敏感性，而孕激素则能降低其敏感性。在分娩过程中，胎儿刺激子宫颈可反射性地引起催产素的释放，形成正反馈调节机制，使子宫收缩进一步增强，起到“催产”的作用。临床上催产素主要用于诱导分娩（催产）以及减少产后出血。

催产素没有经常性的分泌，只是在分娩过程中和哺乳时反射性地引起分泌。

第三节　甲　状　腺

甲状腺重20～25 g，是人体内最大的内分泌腺。甲状腺由许多大小不等的腺泡组成，腺泡则由单层立方上皮细胞围成，腺泡腔中充满大量的胶质，胶质是腺泡上皮细胞的分泌物，其主要成分为含有甲状腺激素（thyroid hormones，TH）的甲状腺球蛋白。腺泡上皮细胞是甲状腺激素合成与释放的部位，而腺泡腔内的胶质则是甲状腺激素的储存库。在甲状腺腺泡之间和腺泡上皮细胞之间还有滤泡旁细胞，又称C细胞，可分泌降钙素（图14-6）。

血液中有活性的甲状腺激素有四碘甲状腺原氨酸（T_4，又称为甲状腺素）和三碘甲状腺原氨酸（T_3）两种，其中T_4约占90%，T_3约占10%，但T_3的活性要比T_4强约5倍，二者都是酪氨酸的碘化物。碘和甲状腺球蛋白（TG）是合成甲状腺激素的主要原料，碘主要来源于食物和饮水。甲状腺激素合成的过程主要包括甲状腺腺泡从血浆中聚碘、碘的活化以及酪氨酸的碘化与耦联三个步骤。甲状腺腺泡从血浆中聚碘是逆电-化学梯度的继发性主动转运过程，由位于腺泡上皮细胞底部的钠-碘同向转运体借助钠泵主动转运所建立的Na^+浓度势能而完成。碘的活化、酪氨酸的碘化以及耦联都由甲状腺过氧化物酶（thyroid peroxidase，TPO）催化而完成。

由于硫脲类药物如硫氧嘧啶可抑制甲状腺过氧化物酶的活性而减少甲状腺激素的合成，因此临床上可用于治疗甲状腺功能亢进（简称为甲亢）。

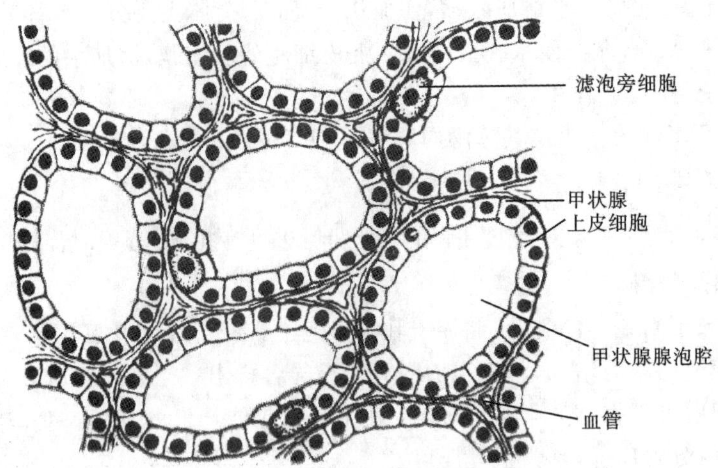

图 14-6 甲状腺腺泡结构

一、甲状腺激素

甲状腺激素的生理作用极为广泛，几乎可以作用于机体的所有组织。甲状腺激素的主要作用是促进物质代谢和能量代谢，促进机体的生长和发育。甲状腺激素主要通过与靶细胞的核受体结合，调节基因转录和蛋白质的表达而实现对靶细胞功能的调节。

(一) 对代谢的作用

1. 产热效应

甲状腺激素可以提高绝大多数组织的耗氧量和产热量，尤以心、肝、骨骼肌和肾等组织最为显著。实验表明，整体内给予 1 mg T_4可使机体产热量增加约 4200 kJ(1000 kcal)，基础代谢率提高 28%，T_3的产热效应比 T_4强 3～5 倍。甲状腺激素的产热作用是多种作用机制的综合效应，如增加细胞线粒体的数量，促进氧化磷酸化，加速线粒体的呼吸过程，以及提高 Na^+-K^+-ATP 酶的活性，增加细胞的能量消耗等。甲亢患者产热量增加，基础代谢率可增加 60%～80%，极易出汗，喜凉怕热；而甲状腺功能减退时，产热量减少，基础代谢率可降低 20%～40%，喜热怕寒，两者均不能很好地适应环境温度的变化。

2. 促进代谢

甲状腺激素对物质代谢的作用广泛而复杂，生理水平的甲状腺激素对蛋白质、糖和脂肪的合成和分解都有促进作用，而大量的甲状腺激素则对分解代谢的促进作用更为明显。

(1) 对蛋白质代谢　生理剂量的甲状腺激素可作用于靶细胞的核受体，激活 DNA 转录过程，促进蛋白质的合成，因而有利于机体的生长发育。当甲状腺激素分泌不足时，蛋白质合成减少，肌肉无力，但组织间的黏蛋白增多，可引起黏液性水肿。当甲状腺激素分泌过多时，则加速蛋白质的分解，特别是加速骨骼肌的蛋白质分解，以致肌肉萎缩无力，同时促进骨组织蛋白质的分解，从而导致骨质疏松和血钙升高。

(2) 对糖代谢　甲状腺激素可促进小肠黏膜对葡萄糖的吸收，促进糖原分解，并能增强肾上腺素、胰高血糖素、皮质醇和生长素的生糖作用，使血糖有升高趋势；同时，甲状腺激素又可加强外周组织对血糖的利用，有降低血糖的作用。因此，正常情况下，甲状腺激素对血糖水平的影响并不大。若甲状腺激素的分泌明显增加如甲亢时，其升高血糖的作用就明显超过其促进外周组织对血糖的利用作用，使血糖升高，故甲亢时可发生糖尿。

(3) 对脂肪代谢　甲状腺激素能促进儿茶酚胺和胰高血糖素对脂肪的分解作用，促进脂肪酸的氧化。甲状腺激素既能促进胆固醇的合成，又能促进其分解，但分解速度超过合成的速度，所以甲亢时血胆固醇水平低于正常。

（二）促进生长发育

甲状腺激素是促进机体正常生长发育不可缺少的重要激素，特别是对脑的发育和骨骼的生长尤为重要。甲状腺激素是胎儿和新生儿脑发育的关键激素。在胚胎时期，甲状腺激素可促进神经元的增殖分化以及突起和突触的形成，促进神经胶质细胞的生长和髓鞘的形成，诱导神经因子和多种酶的合成，促进神经元骨架的发育等。

甲状腺激素还与生长素具有协同作用，共同调节婴幼儿时期的生长发育。甲状腺激素通过刺激骨化中心的发育与软骨骨化，促进长骨和牙齿的生长。由于胚胎时期胎儿骨的生长并不需要甲状腺激素，因此先天性甲状腺发育不全的胎儿在出生时身长可以基本正常，但脑的发育已受到不同程度的影响，在出生后数周至 3～4 个月后才会表现出明显的智力发育迟钝和长骨生长停滞。

胚胎时期缺碘引起甲状腺激素合成不足或出生后甲状腺功能低下的婴幼儿，脑的发育将有明显障碍，导致智力低下，且身材矮小，称为克汀病(cretinism)，即呆小症。因此在缺碘地区，妇女妊娠期应注意补碘，预防呆小症的发生，治疗呆小症则应在出生后 3 个月内及时补充甲状腺激素，过迟则难以起到治疗作用。

（三）对神经系统的作用

甲状腺激素不仅影响神经系统的发育，对已分化成熟的神经系统的活动也具有兴奋作用。甲亢患者中枢神经系统的兴奋性增高，表现为注意力不集中，易激动，多愁善感，烦躁不安，失眠多梦以及肌肉震颤等。而甲状腺功能低下时，中枢神经系统的兴奋性降低，则表现为记忆力减退，语言、行动迟缓，表情淡漠以及终日思睡等。

（四）对心血管系统的作用

甲状腺激素可增加心肌细胞膜上 β 受体的数量，并增加儿茶酚胺类物质与 β 受体的亲和力，促进肌质网释放 Ca^{2+}，使心率加快，心肌收缩力增强，心输出量增加。因此，甲亢患者常出现心动过速、心肌肥大，甚至可因心肌过度疲劳而导致心力衰竭。由于甲状腺激素增加组织耗氧量，可间接引起小血管舒张，降低外周阻力。因此，甲亢患者动脉收缩压增高，舒张压正常或稍低，脉压增大。

此外，甲状腺激素对消化系统、肌肉、内分泌、生殖系统等其他许多器官组织的功能都有广泛的作用。

二、甲状腺功能调节

甲状腺的功能主要受下丘脑-腺垂体的调节，包括下丘脑-腺垂体对甲状腺的调节及反

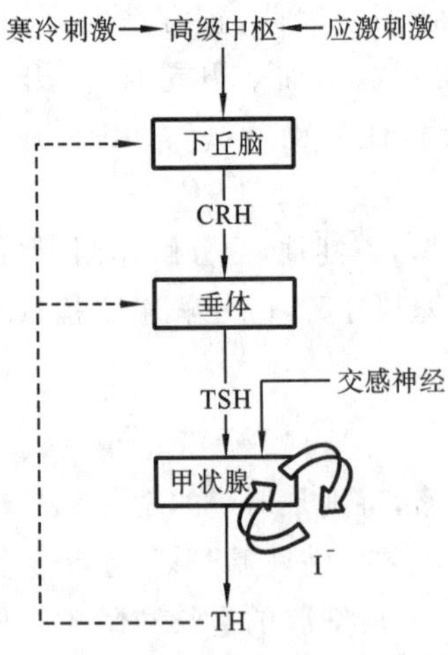

图 14-7 甲状腺激素分泌的调节

注：——→表示促进；----→表示抑制。

馈调节，三者形成下丘脑-腺垂体-甲状腺功能轴。此外，甲状腺功能还存在一定程度的自身调节和神经调节（图14-7）。

（一）下丘脑-腺垂体-甲状腺调节轴

下丘脑分泌的促甲状腺激素释放激素(TRH)，通过垂体门脉系统运输到腺垂体，促进促甲状腺激素(TSH)的合成与分泌。TSH是调节甲状腺功能的主要激素，其作用包括两个方面，一是促进甲状腺激素的合成与释放，另一方面是促进甲状腺细胞的增生，使腺体增大。下丘脑TRH神经元可接受神经系统其他部位传来的信息，将环境变化的信息与下丘脑神经元的活动联系起来，然后通过释放TRH来改变腺垂体TSH的释放，再来调节甲状腺激素的分泌。例如，寒冷刺激的信息在传入下丘脑体温调节中枢的同时，还与附近的TRH神经元发生联系，促使TRH神经元释放图TRH，进而使腺垂体TSH释放增多，TSH促进甲状腺分泌甲状腺激素，结果产热量增加，有利于御寒。

（二）甲状腺激素的反馈调节

血中甲状腺激素水平的改变，对腺垂体TSH的分泌起着经常性的负反馈调节作用。当血中甲状腺激素水平增高时，能使TSH合成与释放减少，同时能降低腺垂体对下丘脑TRH的反应性，最终使血中甲状腺激素水平降至正常。反之亦然。血中甲状腺激素水平对腺垂体的负反馈调节作用是维持血中甲状腺激素正常水平的重要机制。

地方性甲状腺肿俗称大脖子病，原因是某些地区饮水和食物中缺碘，体内甲状腺激素合成不足，血中甲状腺激素水平长期处于低水平，对腺垂体的反馈性抑制作用减弱，可导致TSH分泌增加，刺激甲状腺细胞增生，从而导致甲状腺代偿性增生肥大。

（三）甲状腺功能的自身调节

甲状腺具有根据血碘水平调节其自身摄碘和合成甲状腺激素的能力，此为甲状腺功能的自身调节。当血碘浓度升高时，最初甲状腺激素的合成有所增加，但当血碘浓度超过一定限度后，甲状腺腺泡摄碘能力下降，继而甲状腺激素合成减少，若血碘浓度达到10 mmol/L时，甲状腺摄碘作用完全消失。相反，当血碘水平降低时，腺泡摄碘能力增强，甲状腺激素合成也相应增加。这种自身调节缓慢而且有一定限度。临床上常用过量碘产生的抗甲状腺效应处理甲状腺危象和进行甲状腺手术的术前准备。

（四）自主神经的调节

甲状腺受自主神经的支配，交感神经兴奋可促进甲状腺激素的分泌；而副交感神经兴奋则抑制甲状腺激素的分泌。目前认为，自主神经主要是在内外环境变化引起应急反应时对甲状腺的功能起调节作用。

第四节 肾 上 腺

肾上腺位于两侧肾脏的内上方，包括周围部的皮质和中央部位的髓质两部分。肾上腺皮质和肾上腺髓质在组织发生、结构和内分泌功能上都完全不同，实际上是两个独立的内分泌腺。

一、肾上腺皮质激素

肾上腺皮质由外向内由三层不同的内分泌细胞分别形成球状带、束状带和网状带。球状带分泌以醛固酮（aldosterone）为代表的盐皮质激素（mineralocorticoid，MC），也包括少量的脱氧皮质酮；束状带分泌以皮质醇为代表的糖皮质激素（glucocorticoid，GC），皮质醇也称为氢化可的松；网状带主要分泌少量的性激素，如脱氢表雄酮和雌二醇，也能分泌少量的糖皮质激素。肾上腺皮质激素合成的原料都是胆固醇，由于肾上腺皮质各层所含的酶系不同，因此合成的皮质激素也不同。由于这些皮质激素都属于类固醇的衍生物，因此统称为甾体激素。

肾上腺皮质激素的作用极为广泛，是维持生命活动所必需的。有关醛固酮和性激素的作用和分泌调节分别在有关章节介绍，这里主要讨论糖皮质激素的生理作用和分泌调节。

（一）糖皮质激素的生理作用

1. 对物质代谢的作用

（1）对糖代谢　糖皮质激素是体内调节糖代谢的重要激素之一。糖皮质激素能促进肝糖原异生，增加肝糖原的储存，同时糖皮质激素可以降低外周组织对胰岛素的反应性，减少外周组织对糖的利用，促使血糖浓度升高。如果糖皮质激素分泌过多或者应用此类激素药物过多，会出现高血糖，甚至出现糖尿；相反，糖皮质激素分泌不足时，则可出现低血糖。

（2）对蛋白质代谢　糖皮质激素可促进肝外组织特别是肌肉组织蛋白质的分解，抑制肝外组织对氨基酸的摄取，减少肝外组织蛋白质的合成。当糖皮质激素分泌过多时，可因蛋白质分解增加、合成减少导致肌肉消瘦、骨质疏松、皮肤变薄以及淋巴组织萎缩等现象。对肝脏，则促进其蛋白质的合成。

（3）对脂肪代谢　糖皮质激素促进脂肪尤其是四肢脂肪的分解，促进脂肪酸在肝内的氧化，有利于糖异生。当肾上腺皮质功能亢进时，由于全身不同部位的脂肪组织对糖皮质激素的敏感性不同，导致体内脂肪重新分布，四肢脂肪减少，面部和躯干增加，形成面圆（满月脸）、背厚（水牛背）、躯干部肥胖，而四肢消瘦的“向中性肥胖”的特殊体型。

（4）对水盐代谢　糖皮质激素可降低肾小球入球小动脉的阻力，增加肾血浆流量，使肾小球滤过率增加，有利于水的排出。此外，糖皮质激素还有较弱的保钠排钾的作用，即对肾远曲小管和集合管重吸收钠和分泌钾有一定的促进作用。临床上肾上腺皮质功能不全的患者，若一次性大量饮水，可因肾的排水能力明显降低，而钠的排出并不相应减少，以致血浆晶体渗透压降低，严重时可出现水中毒，若适当补充糖皮质激素可使之缓解。

2. 对其他器官、系统的作用

(1) 血细胞 糖皮质激素可促进骨髓的造血功能,使血中红细胞和血小板数量增多;糖皮质激素可使附着在小血管壁的中性粒细胞进入血液循环,使血液中的中性粒细胞增多;糖皮质激素还通过抑制胸腺与淋巴组织的细胞分裂及淋巴细胞DNA的合成,使淋巴细胞生成减少。此外,糖皮质激素还能促进淋巴细胞与嗜酸性粒细胞的破坏。

(2) 消化系统 糖皮质激素能提高胃腺对促胃液素和迷走神经的反应性,增加胃酸和胃蛋白酶原的分泌,并使胃黏膜的保护和修复功能减弱。因此,长期大量服用糖皮质激素或强烈的应激反应可诱发或加剧消化性溃疡。

(3) 循环系统 虽然糖皮质激素不能直接收缩血管,但可增强血管平滑肌对儿茶酚胺的敏感性(即允许作用),有利于提高血管的张力和维持血压。糖皮质激素还可降低毛细血管的通透性,有利于维持血容量。此外,糖皮质激素还能增强离体心肌的收缩力,但对在体心脏作用不明显。

3. 参与应激反应

当机体受到各种有害刺激,如感染、缺氧、创伤、手术、饥饿、疼痛、寒冷以及精神紧张等时,垂体分泌ACTH增加,导致血中糖皮质激素浓度升高,引起一系列的非特异性反应,称为应激(stress)反应。凡能引起应激反应的刺激可统称为应激刺激。在应激反应中,下丘脑-腺垂体-肾上腺皮质系统功能增强,以提高机体对应激刺激的耐受力和生存能力。实验表明,切除动物肾上腺皮质后,机体应激反应能力减弱,对有害刺激的抵抗能力大大降低,若不适当处理,动物一两周内即可死亡,如果及时补充糖皮质激素则可生存较长的时间;而切除肾上腺髓质的动物,则可以抵抗应激刺激不至于产生严重的后果。可见,糖皮质激素对机体的应激反应和生存都是必不可少的。

此外,在应激反应中交感-肾上腺髓质系统的活动也增强,血中儿茶酚胺含量增加。其他激素如生长素、催乳素、胰高血糖素、β-内啡肽、抗利尿激素和醛固酮等的分泌也都相应增加,说明应激反应是以ACTH和糖皮质激素分泌的增加为主,多种激素共同参与的使机体抵抗力增强的非特异性反应。

另外,大剂量的糖皮质激素还具有抗炎、抗过敏、抗中毒和抗休克等作用,在临床上已得到了广泛的应用。

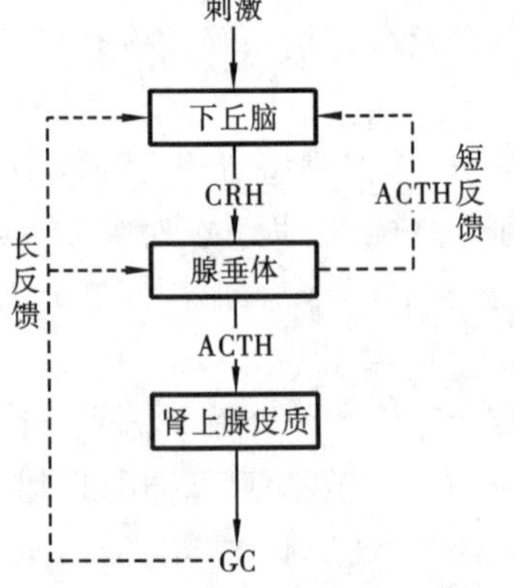

图14-8 糖皮质激素分泌调节

注:——→表示促进或分泌活动;
----→表示抑制作用。

(二) 糖皮质激素分泌的调节

糖皮质激素的分泌可分为基础分泌和应激分泌两种情况,前者是指在正常生理情况下的分泌,后者是指在应激反应时的分泌。但无论是基础分泌还是应激分泌,都受下丘脑-腺垂体的调节,而血液中糖皮质激素的水平又可反馈性地调节腺垂体和下丘脑的功能(图14-8)。

1. 下丘脑-腺垂体-肾上腺皮质调节轴

下丘脑促垂体区小细胞肽能神经元可合成和分泌促肾上腺皮质激素释放激素(CRH),通过垂体门脉系统运输到腺垂体,促进ACTH的合成和分泌,进而促进肾上腺皮质合成和释放糖皮质激素。

下丘脑 CRH 呈日周期和脉冲式释放，一般在清晨 6—8 点分泌量达高峰，午夜时分泌量最少。这使得 ACTH 和糖皮质激素的基础分泌也呈相应的日节律波动，即夜晚入睡后分泌量逐渐减少，午夜时最低，随后又逐渐增多，至清晨进入高峰，白天维持在低水平，入睡时再减少。在应激情况下，各种刺激通过多种途径汇集于下丘脑，促进 CRH 的分泌，引起下丘脑-腺垂体-肾上腺的调节皮质轴的活动增强，糖皮质激素的分泌大量增加从而提高机体的应激反应能力。

2. 糖皮质激素的反馈调节

当血中糖皮质激素水平升高时，可反馈性地抑制下丘脑-腺垂体轴，使 CRH 和 ACTH 释放减少，这种反馈路径较长，称为长反馈。ACTH 也可反馈性抑制 CRH 的释放，这种反馈路径较短，称为短反馈。但在应激反应时，这种负反馈机制被暂时抑制，使 ACTH 和糖皮质激素的分泌大大增加。

由于存在上述反馈抑制机制，临床上长期大量应用糖皮质激素的患者，外源性糖皮质激素可造成肾上腺皮质萎缩，分泌糖皮质激素的功能降低甚至停止。此时如果突然停药，患者可因肾上腺皮质萎缩、功能低下而发生肾上腺皮质危象，甚至危及生命。因而对这类患者，应采取逐步减量后停药的方法。如长期大量应用糖皮质激素，也可间断性给予 ACTH，以防止肾上腺皮质萎缩。

二、肾上腺髓质激素

肾上腺髓质嗜铬细胞能以酪氨酸为原料合成肾上腺素（adrenaline，E）和去甲肾上腺素（noradrenaline，NE），二者均为儿茶酚胺类化合物。去甲肾上腺素在嗜铬细胞内苯乙醇胺氮位甲基转移酶（PNMT）的作用下甲基化即可生成肾上腺素。正常情况下，肾上腺髓质分泌的肾上腺素和去甲肾上腺素的比例约为 4∶1。

（一）肾上腺髓质激素的生理作用

肾上腺髓质直接受交感神经节前纤维的支配，交感神经兴奋时，髓质激素分泌增加，二者功能紧密联系，构成交感-肾上腺髓质系统（sympathetic adrenomedullary system）。当机体遇到特殊紧急情况时，如剧烈运动、焦虑、恐惧、创伤、缺氧、失血、剧痛等，这一系统被立即调动起来，肾上腺髓质激素分泌明显增多。在交感神经和肾上腺髓质激素的作用下，中枢神经系统的兴奋性提高，使机体处于警觉状态，机体反应灵敏；心跳加强加快，心输出量增加，血压升高，血液循环加快，全身血供重新分配，以保证重要器官的血液供应；呼吸加深加快，通气量增加；糖原分解加强，血糖升高，脂肪分解加速，葡萄糖和脂肪酸的氧化过程增强，以适应在紧急情况下机体对能量的需要。上述这些变化都是在紧急情况下，通过交感-肾上腺髓质系统发生的适应性反应，称为应急反应（emergency reaction）。

不难看出，引起应急反应的各种情况，实际上也都是引起应激反应的刺激。当机体受到应激刺激时，同时引起应激反应和应急反应，前者侧重于增强机体的基础耐受力，而后者侧重于提高机体对紧急情况的应变能力。二者既有区别又相辅相成，共同提高机体的生存和适应能力。

（二）肾上腺髓质激素分泌的调节

1. 交感神经

肾上腺髓质只受交感神经节前纤维的直接支配,而不受副交感神经的支配。交感神经节前纤维末梢释放递质乙酰胆碱(Ach),与髓质嗜铬细胞上的N受体结合,引起肾上腺素和去甲肾上腺素的释放。若交感神经节前纤维兴奋时间较长,还可引起合成儿茶酚胺所需的各种酶的活性增强,使肾上腺素和去甲肾上腺素的合成增加。

2. ACTH与糖皮质激素

实验证明,糖皮质激素可直接或间接促进肾上腺髓质激素的合成,ACTH则主要通过促进糖皮质激素的合成和分泌来促进肾上腺髓质激素的合成。

3. 反馈调节

当嗜铬细胞细胞质中儿茶酚胺的含量增加到一定的程度时,可负反馈抑制有关酶的活性,使肾上腺髓质激素的合成减少。反之,当嗜铬细胞细胞质中儿茶酚胺的含量减少时,肾上腺髓质激素的合成增加。

第五节 胰　　岛

胰腺具有外分泌和内分泌双重功能。其外分泌部分泌胰液,含有多种重要的消化酶,参与消化活动;胰岛为其内分泌部,为胰腺中由内分泌细胞组成的细胞团。人类胰岛的内分泌细胞至少可分为五类:A细胞,约占20%,分泌胰高血糖素;B细胞,约占75%,分泌胰岛素;D细胞,约占5%,分泌生长抑素;D_1细胞,分泌血管活性肠肽;PP细胞,数量极少,分泌胰多肽。本节只介绍胰岛素和胰高血糖素。

一、胰岛素

胰岛素(insulin)为51个氨基酸残基组成的小分子蛋白质激素,相对分子质量为5808,由A、B两条肽链借两个二硫键连接而成,其中A链含21个氨基酸,B链含30个氨基酸。

（一）生理作用

胰岛素是体内促进物质合成和能量储存、维持血糖浓度相对稳定的主要激素。

1. 对糖代谢的作用

胰岛素促进全身组织,尤其是肝、肌肉和脂肪组织摄取和利用葡萄糖,促进肝糖原和肌糖原的合成。因此,临床上常用胰岛素和葡萄糖作为能量合剂来增加患者的能量储备。另外,胰岛素还能抑制糖原分解和糖原异生,从而减少糖的来源,降低血糖。胰岛素是体内唯一能降低血糖的激素。当胰岛素缺乏时,血糖浓度升高,可导致糖尿病。

2. 对脂肪代谢的作用

胰岛素可促进肝脏合成脂肪酸,并转运到脂肪细胞贮存;促进葡萄糖进入脂肪细胞,合成三酰甘油和脂肪酸;还可抑制脂肪酶的活性,减少脂肪的分解。胰岛素缺乏时,脂肪分解增强,血脂升高,易引起动脉硬化性心、脑血管疾病。同时,由于脂肪分解产生大量脂肪酸在肝内氧化，生成大量酮体，可引起酮血症和酸中毒，甚至导致昏迷。

3. 对蛋白质代谢的作用

胰岛素既可促进蛋白质的合成，又可抑制蛋白质的分解。胰岛素可在蛋白质合成的各个环节上发挥促进作用，如促进细胞对氨基酸的摄取，增加细胞内蛋白质合成的原料；加快细胞核的复制和转录过程，促进 DNA 和 mRNA 的合成；作用于核糖体，加速翻译过程，促进蛋白质的合成；抑制蛋白质分解和肝糖原异生，使血中氨基酸用于蛋白质的合成。由于胰岛素能促进蛋白质的合成，故有利于机体的生长发育，但胰岛素须与生长素共同作用，才能得以发挥明显的协同效应。

（二）分泌调节

1. 血糖浓度

血糖浓度是调节胰岛素分泌最重要的因素，对胰岛素的分泌具有负反馈调节作用。B 细胞对血糖浓度的变化十分敏感，当血糖浓度高于 5.5 mmol/L 时，胰岛素的分泌明显增加，使血糖浓度降低；当血糖浓度降至正常水平时，胰岛素的分泌也就迅速恢复到基础水平，从而维持血糖浓度的相对稳定。

2. 血中氨基酸和脂肪酸

许多氨基酸可以刺激胰岛素的分泌，其中以精氨酸和赖氨酸的作用最强。血中脂肪酸和酮体过高也可刺激胰岛素的分泌。血中氨基酸和血糖对胰岛素分泌的刺激作用有协同效应，两者同时升高时，胰岛素分泌成倍增加。如长时间高血糖、高氨基酸和高血脂，可持续刺激胰岛素分泌，导致胰岛 B 细胞功能衰竭，引起糖尿病。

3. 其他激素

许多胃肠激素如促胃液素、促胰液素、缩胆囊素、抑胃肽和胰高血糖样多肽均有促进胰岛素分泌的作用，其中抑胃肽和胰高血糖样多肽的作用最强。生长素、糖皮质激素、甲状腺激素和胰高血糖素等可通过升高血糖水平而间接刺激胰岛素的分泌。如果长期大量应用这些激素，也可能使 B 细胞功能衰竭而发生糖尿病。此外，肾上腺髓质激素可抑制胰岛素的分泌，胰岛 D 细胞分泌的生长抑素可通过旁分泌作用于 B 细胞而抑制胰岛素的分泌。

4. 神经肽和递质等物质

许多调节肽和神经递质也可影响胰岛素的分泌。其中促进胰岛素分泌的有促甲状腺激素释放激素、生长素释放激素、促肾上腺皮质激素释放激素和血管活性肠肽等，抑制胰岛素分泌的有甘丙肽、瘦素和神经肽 Y 等。

5. 自主神经

胰岛素的分泌还受到自主神经的调节。迷走神经一方面可通过释放乙酰胆碱作用于 B 细胞的 M 受体，直接刺激胰岛素的分泌；另一方面，迷走神经也可以通过刺激胃肠激素的分泌而间接地促进胰岛素的分泌。交感神经兴奋时，通过释放去甲肾上腺素作用于 B 细胞的 α 受体，抑制胰岛素的分泌。

胰岛素的分泌受到以上各种因素和机制的调节，现以图 14-9 进行概述。

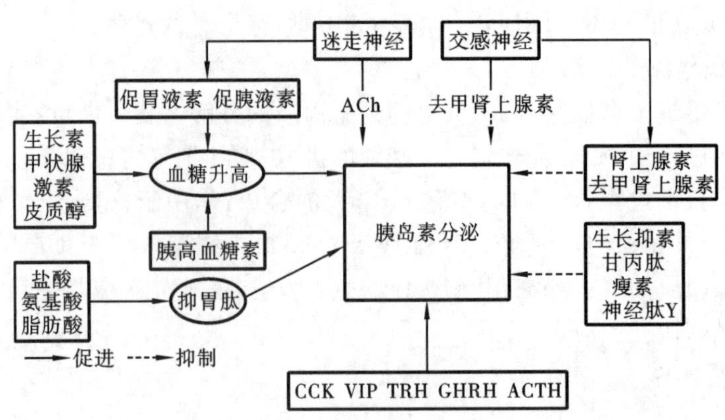

图 14-9 胰岛素分泌的调节

注:CCK—缩胆囊素;VIP—血管活性肠肽;TRH—促甲状腺激素释放激素;
GHRH—生长素释放激素;ACTH—促肾上腺皮质激素。

知识链接

胰岛素抵抗

胰岛素是调节机体功能活动不可缺少的重要激素之一。胰岛素抵抗(insulin resistance,IR)是指靶组织对胰岛素的敏感性降低,导致正常剂量的胰岛素却不能引起相应的生物学效应。IR患者表现为高胰岛素血症,血浆胰岛素水平可比正常高出数十倍,而胰岛素的生物学效应却明显降低,这说明IR是因为胰岛素与受体的结合或者胰岛素与受体结合后的信号转导过程发生了缺陷。研究表明,胰岛素受体后信号转导途径的许多环节发生异常可引起IR的发生,而胰岛素受体基因的缺失、错位和突变等也可能与IR的发生有关。此外,遗传和环境因素也都可能与IR的发生有关。目前已知,IR是导致血糖升高和Ⅱ型糖尿病即非胰岛素依赖型糖尿病的发病基础,而且多数Ⅱ型糖尿病患者的IR并不是因为胰岛素受体的结构发生异常,而是因为胰岛素受体的酪氨酸激酶活性降低。流行病学资料显示,IR在糖尿病及糖尿病继发性心血管疾病患者发病的多年前就已存在,并且经常与肥胖、高血压、高血脂和高龄等情况相伴随。可见,IR不仅是Ⅱ型糖尿病的发病基础,还可能是其他许多相关代谢疾病的共同病理生理学基础。除胰岛素外,其他激素也有类似的"抵抗"现象。

二、胰高血糖素

胰高血糖素(glucagon)是由胰岛A细胞分泌的由29个氨基酸残基组成的多肽类激素,相对分子质量为3485。

(一)生理作用

与胰岛素促进合成代谢的作用相反,胰高血糖素是一种促进分解代谢的激素。

胰高血糖素具有很强的促进糖原分解和糖异生的作用,使血糖明显升高;胰高血糖素可激活脂肪酶，促进脂肪分解，同时又可加强脂肪酸的氧化，使酮体生成增多；胰高血糖素能促进蛋白质的分解，并使分解后产生的氨基酸进入肝细胞，为糖异生提供原料，胰高血糖素还减少蛋白质的合成。

此外，胰高血糖素可促进胰岛素和生长抑素的分泌，药理剂量的胰高血糖素可作用于心肌，使之收缩力增强。

（二）分泌调节

调节胰高血糖素分泌的因素有很多，其中血糖浓度是最重要的调节因素。当血糖浓度降低时，胰高血糖素的分泌增加，反之分泌则减少。饥饿可促进胰高血糖素的分泌，这对维持血糖水平、保证脑的代谢和能量供应具有重要意义。氨基酸与葡萄糖相反，可促进胰高血糖素的分泌。胰岛素和生长抑素可通过旁分泌直接作用于临近的 A 细胞，抑制其分泌胰高血糖素，但胰岛素又可通过降低血糖而间接刺激胰高血糖素的分泌。交感神经兴奋可通过激动 β 受体促进胰高血糖素的分泌，而迷走神经兴奋则可通过激动 M 受体抑制胰高血糖素的分泌。

第六节 甲状旁腺激素、降钙素和维生素 D_3

钙和磷不仅是体内骨骼和牙齿的重要组成成分，而且还都参与机体许多重要的功能活动。如钙离子就参与肌肉的收缩、腺体的分泌、血液凝固、细胞的信号转导以及影响神经的兴奋性等；磷还是人体遗传物质核酸、人类能量转换的关键物质三磷酸腺苷（ATP）以及多种酶和生物膜磷脂等的重要组成成分。因此，钙和磷对机体的生命活动都有着十分重要的作用。机体内钙和磷的代谢主要受甲状旁腺激素、降钙素和 1，25-二羟维生素 D_3 的调节，它们主要通过影响骨钙代谢、肾的排泄和肠道吸收几个环节来对钙磷代谢进行调节（图 14-10）。

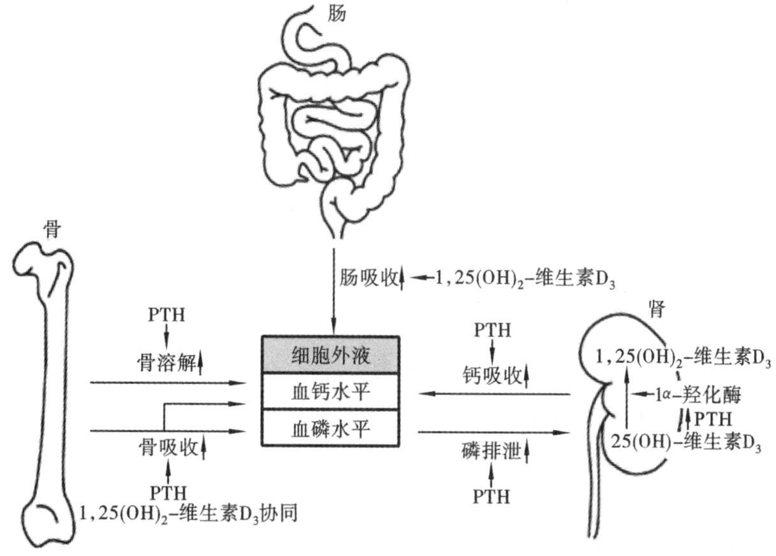

图 14-10 调节钙磷代谢激素的主要作用环节

一、甲状旁腺激素

甲状旁腺激素(parathyroid hormone,PTH)是由甲状旁腺主细胞合成分泌的含 84 个氨基酸残基的直链多肽,相对分子质量为 9500。

(一) 生理作用

甲状旁腺激素的作用主要是升高血钙和降低血磷,是调节血钙和血磷水平最重要的激素。试验摘除动物的甲状旁腺后,其血钙水平逐渐降低,可导致动物低钙抽搐甚至死亡,而血磷则逐渐升高。在临床进行甲状腺手术时,若不慎摘除甲状旁腺也可造成患者严重低钙,导致手足抽搐,甚至可因呼吸肌痉挛而死亡。甲状旁腺激素主要通过作用于骨、肾和小肠三个途径来实现对钙和磷代谢的调节。

1. 作用于骨

甲状旁腺激素能动员骨钙入血,使血钙升高。这一作用可分为快速效应和延迟效应两个时相。快速效应在几分钟内即可发生,其机制是使骨细胞膜对 Ca^{2+} 的通透性增大,骨液中的 Ca^{2+} 进入细胞,然后由钙泵将 Ca^{2+} 转运至细胞外液,引起血钙升高。延迟效应在激素作用 12～14 h 后出现,几天或几周后达高峰,其机制是甲状旁腺激素刺激破骨细胞的活动,加速溶骨过程,使骨钙、骨磷释放入血。若甲状旁腺激素分泌过多,可导致骨质疏松。

2. 作用于肾

甲状旁腺激素可促进肾近端小管上皮细胞对钙的重吸收,减少尿钙的排出,升高血钙;同时可抑制肾近端小管对磷的重吸收,促进磷的排出,降低血磷。

3. 作用于小肠

甲状旁腺激素可激活 1α-羟化酶,促进 25-OH-维生素 D_3 转变为 1,25-$(OH)_2$-维生素 D_3,1,25-$(OH)_2$-维生素 D_3 可促进小肠对钙的吸收,升高血钙。

(二) 分泌调节

甲状旁腺激素的分泌主要受血钙浓度变化的调节。血钙浓度轻微降低,在 1 min 内即可引起甲状旁腺激素分泌增加,促进骨钙释放和肾小管对钙的重吸收,使血钙浓度迅速回升。这是一个负反馈的调节方式,以维持血钙浓度的相对恒定。如果长时间低血钙,可使甲状旁腺增生;相反,若长时间高血钙,则可使甲状旁腺萎缩。

此外,血磷升高可使血钙降低,从而刺激甲状旁腺激素的分泌。血镁降低时,可使甲状旁腺激素分泌减少。儿茶酚胺与主细胞上的 β 受体结合,通过 cAMP 介导,可促进甲状旁腺激素的分泌。

二、降钙素

降钙素(calcitonin,CT)是由甲状腺滤泡旁细胞(C 细胞)合成分泌的肽类激素,含有 32 个氨基酸残基,相对分子质量为 3400。

(一) 生理作用

降钙素的主要作用是降低血钙和血磷。

1. 作用于骨

降钙素抑制破骨细胞的活动,减弱溶骨过程,增强成骨过程,使骨钙、磷释放减少,钙、磷沉积增加，因而降低血钙和血磷。

2. 作用于肾

降钙素可抑制肾小管对钙、磷、钠及氯的重吸收，使这些离子从尿中排出增加。

此外，降钙素还可抑制小肠对钙和磷的吸收。

（二）分泌调节

降钙素的分泌主要受血钙浓度的调节。当血钙浓度升高时，降钙素的分泌随之增加。降钙素对血钙的调节作用与甲状旁腺激素相反，二者共同调节血钙浓度的相对稳定。

此外，胰高血糖素和某些胃肠道激素如胃泌素、促胰液素及缩胆囊素的分泌也可促进降钙素的分泌，其中以胃泌素的作用最为显著。

三、1,25-二羟维生素 D_3

1,25-二羟维生素 D_3（1,25-$(OH)_2$-维生素 D_3）是胆固醇的衍生物，又名胆钙化醇，可从动物的肝、乳及鱼肝油等含量丰富的食物中摄取，也可在体内合成。皮肤中的 7-脱氢胆固醇经日光中的紫外线照射可迅速转变为维生素 D_3 原，维生素 D_3 原再转化为维生素 D_3。维生素 D_3 在肝内先经 25-羟化酶的催化生成 25-OH-维生素 D_3，25-OH-维生素 D_3 再在肾内经 1α-羟化酶的催化生成活性很强的 1,25-$(OH)_2$-维生素 D_3。1,25-$(OH)_2$-维生素 D_3 的主要作用是调节钙、磷代谢。

1. 作用于小肠

1,25-$(OH)_2$-维生素 D_3 可促进小肠上皮细胞内钙结合蛋白的生成，钙结合蛋白与钙有很高的亲和力，直接参与小肠黏膜上皮细胞吸收钙的转运过程，升高血钙。1,25-$(OH)_2$-维生素 D_3 也能促进小肠黏膜上皮细胞对磷的吸收，故也能升高血磷。

2. 作用于骨

1,25-$(OH)_2$-维生素 D_3 既能增强破骨细胞的活动，动员骨钙和骨磷进入血液，使血钙和血磷升高；也能刺激成骨细胞的活动，促进骨钙沉积和骨的形成。但其总的效应是升高血钙。

3. 作用于肾

1,25-$(OH)_2$-维生素 D_3 可促进肾小管对钙、磷的重吸收，减少尿钙、尿磷的排出，使血钙和血磷升高。

临床上婴幼儿缺乏 1,25-$(OH)_2$-维生素 D_3 时，可引起佝偻病，而成人 1,25-$(OH)_2$-维生素 D_3 缺乏时则可能引起骨质疏松或软骨病。

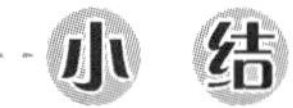

内分泌系统由各种内分泌腺和散在分布于某些组织器官中的内分泌细胞组成，内分泌系统通过分泌激素来调节其他组织器官的功能。激素主要可分为含氮激素和类固醇（甾体）激素两大类，其中含氮激素主要通过与靶细胞膜受体结合诱导第二信使的产生来完成对靶细胞功能的调节，类固醇激素则直接与靶细胞细胞质受体或核受体结合，通过调节靶细胞基因的表达来完成对靶细胞功能的调节。

下丘脑与垂体之间的功能联系非常密切。下丘脑“促垂体区”的小细胞肽能神经元可分泌9种调节性多肽通过垂体门脉系统运输至腺垂体,调节腺垂体激素的合成和分泌;下丘脑视上核和室旁核的大细胞肽能神经元能合成抗利尿激素和催产素,经下丘脑-垂体束的轴浆运输至神经垂体,当机体受到相应的刺激时,可反射性地分泌而发挥其功能调节作用。

腺垂体分泌七种含氮激素:生长素、催乳素、促黑激素、促甲状腺激素、促肾上腺皮质激素、黄体生成素和促卵泡激素。生长素、催乳素和促黑激素直接作用于相应的靶组织,主要分别调节机体的生长发育、乳腺的发育和黑色素细胞的活动等;促甲状腺激素、促肾上腺皮质激素、黄体生成素和促卵泡激素统称为促激素,分别调节各自靶腺的分泌活动。

甲状腺激素的作用非常广泛而重要,主要包括促进机体的新陈代谢、生长发育尤其是婴幼儿脑和骨骼的发育,以及对各个组织器官功能的调节作用等方面。甲状腺的功能主要受下丘脑-腺垂体-甲状腺功能轴的调节,此外还受到自主神经的调节以及一定程度的自身调节。

肾上腺分为肾上腺皮质和肾上腺髓质两部分。肾上腺皮质分泌糖皮质激素、醛固酮和少量的性激素等类固醇激素。糖皮质激素的作用非常广泛,包括对物质代谢、器官组织功能的调节以及参与应激反应等方面,盐皮质激素醛固酮的作用主要是促进肾远曲小管和集合管对钠、水的重吸收以及对钾的分泌,调节人体的水盐平衡。糖皮质激素的分泌主要受下丘脑-腺垂体-肾上腺皮质轴的调节,醛固酮的分泌主要受肾素-血管紧张素系统以及血钾和血钠浓度变化的调节。肾上腺髓质受交感神经节前纤维支配,与交感神经共同组成交感-肾上腺髓质系统,肾上腺髓质分泌肾上腺素和去甲肾上腺素两种含氮激素,参与机体的应急反应。

胰岛主要分泌胰岛素和胰高血糖素。胰岛素可促进糖原、蛋白质和脂肪的合成,抑制糖原、蛋白质和脂肪的分解,是体内唯一能降低血糖浓度的激素。若胰岛素分泌缺乏或机体对胰岛素的敏感性降低,可引起机体物质代谢的严重紊乱,导致糖尿病的发生。胰高血糖素对物质代谢的调节作用与胰岛素基本相拮抗,是一种促进物质分解、抑制物质合成的激素。

甲状旁腺激素、降钙素和1,25-$(OH)_2$-维生素D_3通过对骨、肾和小肠三种靶组织的作用,共同调节机体的钙磷代谢,以维持机体钙、磷水平的相对恒定。

能力检测

1. 试述下丘脑与垂体之间的功能联系。
2. 甲状腺激素的生理作用有哪些?试分析甲状腺功能亢进时的主要临床表现。
3. 何为应激反应?糖皮质激素的生理作用主要有哪些?
4. 何为应急反应?应急反应时机体功能的主要变化有哪些?
5. 胰岛素的生理作用主要有哪些?糖尿病时体内有哪些代谢紊乱?
6. 试比较生长素、甲状腺激素、糖皮质激素和胰岛素对新陈代谢的影响。

(周裔春)

第十五章
生　殖

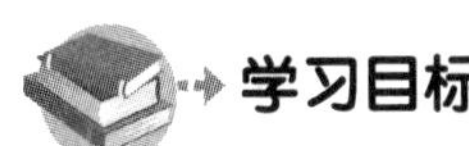

学习目标

掌握：雄激素（睾酮）、雌激素和孕激素的生理作用；月经周期的概念。

熟悉：月经周期中子宫内膜的周期性变化；月经周期的形成机制。

了解：卵巢的生卵和睾丸的生精作用；妊娠的基本过程和避孕。

第一节　概　　述

生殖(reproduction)是生物体产生与自身相似个体的生理过程的总称。它是维持生命延续和种系繁衍的重要生命活动。高等动物的生殖是通过两性生殖器官的活动实现的。生殖的过程包括生殖细胞（精子和卵子）的形成、交配与妊娠等重要环节。人类的生殖不仅是生物学行为，而且还与政治、经济、教育、环境、伦理等有关。在我国，实行计划生育，合理控制人口增长，提高人口素质，是一项基本国策。因此，学习生殖生理基本知识，对科学地指导计划生育有着十分重要的意义。

第二节　男性生殖

男性的主性器官是睾丸，附性器官包括附睾、输精管、前列腺、精囊、尿道球腺和阴茎等。男性的生殖功能是主性和副性器官共同活动的结果。

一、睾丸的功能

睾丸主要由精曲小管和间质细胞组成，具有产生精子和分泌雄性激素双重功能。

（一）睾丸的生精功能

精曲小管是精子的生成部位，其管壁由生精细胞和支持细胞构成。精子是由生精细胞发育形成的。最原始的生精细胞为精原细胞,紧贴于曲细精管基膜上。从青春期开始,精原细胞分阶段发育形成精子,其发育次序为,精原细胞→初级精母细胞→次级精母细胞→精子细胞→精子。精子在精曲小管生成后,暂时储存于附睾、输精管等处。在附睾内精子进一步成熟,并获得运动能力。精子与附睾、精囊、前列腺和尿道球腺的分泌物混合形成精液,在性高潮时射出体外。在精子生成的过程中,支持细胞对各级生精细胞起支持、保护和营养作用。

从青春期到老年,睾丸都有生精能力,但45岁以后,随着精曲小管的萎缩,生精能力逐渐减弱。温度对精子的生成影响很大,阴囊内温度较腹腔温度低1～8℃,适宜精子的生成。在胚胎发育期,如果某种原因睾丸未降入阴囊内而滞留在腹腔或腹股沟管内,称为隐睾症。隐睾者睾丸处于较阴囊高的位置,致使曲细精管的生精上皮变性,不能产生精子,是导致男性不育的原因之一。此外,X线过度照射也能破坏生精过程。精子与附睾、精囊、前列腺和尿道球腺的分泌物混合形成精液,在性高潮时射出体外。正常男性每次射出的精液为3～6 mL,每毫升精液含精子0.2亿～4亿个,少于0.2亿个时,不易使卵子受精。

(二) 睾丸的内分泌作用

睾丸间质细胞可分泌雄激素,支持细胞分泌抑制素。

1. 雄激素

雄激素属于类固醇激素,主要有睾酮、双氢睾酮、脱氢异雄酮等。其中以睾酮的作用为主。睾酮的作用比较广泛,主要有以下几个方面。

(1) 促进男性附性器官的生长发育　睾酮能促进前列腺、阴茎、阴囊和尿道附性器官的生长、发育并维持在正常状态。

(2) 维持生精作用　睾酮由间质细胞分泌后,扩散进入支持细胞并转变为双氢睾酮,在卵泡刺激素(follicle stimulating hormone,FSH)的作用下,支持细胞产生雄激素结合蛋白,与睾酮或双氢睾酮结合后,转运到精曲小管,提高雄激素在精曲小管的浓度,有利于生精过程。

(3) 维持男性第二性征和性欲　青春期开始,男性出现一系列有别于女性的特征,称为男性第二性征。主要表现为喉结突出、嗓音低沉、骨骼粗壮、肌肉发达、汗腺和皮脂腺分泌增加、毛发呈男性型分布、肩膀明显增宽等。睾酮能刺激产生并维持这些特征,还与男性的性行为和正常性欲的维持有关。

(4) 对代谢的影响　促进蛋白质合成和骨骼、肌肉的生长,同时还能促进钙磷沉积。增强骨髓的造血功能,促进红细胞的生成,这也是男性红细胞数较女性多的原因之一。

2. 抑制素

抑制素是睾丸支持细胞分泌的一种糖蛋白激素,对腺垂体合成和分泌FSH有很强的抑制作用,而生理剂量的抑制素对黄体生成素(luteinizing hormone,LH)的分泌无明显影响。在性腺还存在着激活素,它的作用与抑制素相反,可促进腺垂体FSH的分泌。

二、睾丸功能的调节

睾丸的生精和内分泌功能主要受下丘脑-腺垂体-睾丸轴的调节,下丘脑分泌的GnRH经垂体门脉系统作用于腺垂体,促进腺垂体合成和分泌精子生成FSH和LH。FSH和LH

释放入血，运至睾丸，调节睾丸的功能（图 15-1）。

腺垂体分泌的 LH 经血液运输到睾丸，作用于睾丸间质细胞，刺激间质细胞发育，并分泌睾酮。反过来，血中睾酮又通过负反馈，控制下丘脑 GnRH 的分泌，继而影响 LH 的分泌，使血中睾酮浓度保持在一个正常水平。

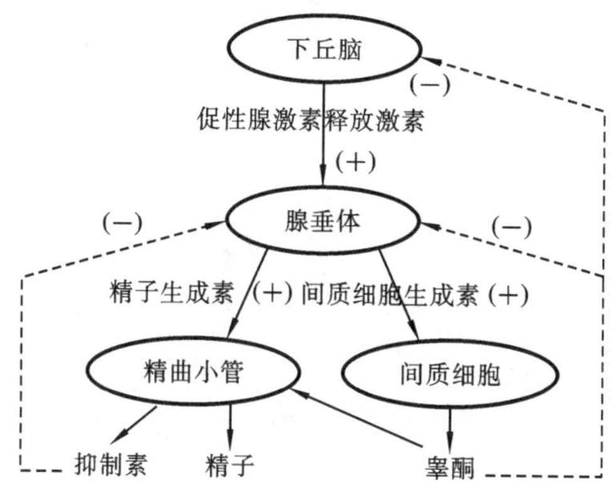

图 15-1 睾丸功能的调节示意图

注：（＋）表示促进；（－）表示抑制。

生精功能的调节作用如下。

1. 对生精过程

在下丘脑释放的 GnRH 的作用下，腺垂体分泌的 FSH 促使睾丸曲细精管生成精子。而睾酮则有维持生精的作用。

2. 对支持细胞

FSH 可促使睾酮曲细精管中支持细胞分泌抑制素，抑制素也能反馈性地抑制腺垂体分泌 FSH。

综上所述，下丘脑、腺垂体和睾丸在功能上密切联系，互相影响，组成下丘脑-腺垂体-睾丸轴。此外，睾丸的支持细胞与生精细胞、间质细胞与支持细胞之间，还以旁分泌或自分泌方式，在局部调节睾丸的功能。

第三节 女性生殖

女性的主性器官是卵巢，附性器官包括输卵管、子宫、阴道、外生殖器等。女性生殖功能包括卵巢的生卵作用和内分泌、妊娠和分娩等。

一、卵巢的生卵功能

卵子由卵巢内的原始卵泡逐渐发育而成。卵泡发育的次序为，原始卵泡→初级卵泡→生长卵泡→成熟卵泡。女性出生后两侧卵巢约有 60 万个原始卵泡，青春期已降至 30 万～40 万个，但女性一生中仅有 300～400 个卵泡可在生育期成熟排卵，其余的卵泡在不同阶段自行退化，形成闭锁卵泡。卵泡在青春期以前处于静止状态，自青春期起，在腺垂体促性腺激素的控制下,部分静止的原始卵泡开始发育。一般每月卵巢内有15～20个原始卵泡同时开始发育,但通常只有一个卵泡发育为优势卵泡并成熟。

卵泡成熟后卵泡壁破裂,卵细胞和卵泡液排至腹腔的过程,称为排卵(ovulation)。排出的卵子被输卵管伞摄取后送入输卵管中。排卵后,残余的卵泡壁内陷,残留的卵泡内的颗粒增生变大,胞质中含有细胞黄色颗粒,这种细胞称为黄体细胞,形成黄体。若排出的卵子未受精,则黄体在排卵后第9～10天开始退化,此时称月经黄体,最后被结缔组织取代形成白体。若排出的卵子受精,黄体则继续生长,称为妊娠黄体,一直维持到妊娠5、6个月,以后便退化为白体(图15-2)。

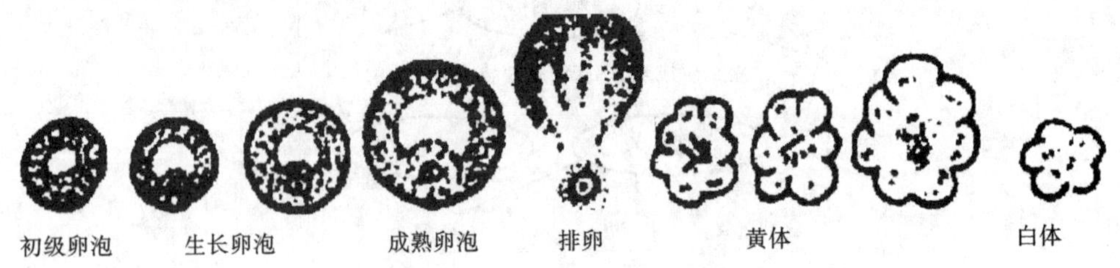

图15-2　卵泡发育过程示意图

二、卵巢的内分泌功能

卵巢分泌的性激素主要有两类:一类是雌激素,由卵泡细胞和黄体细胞分泌,有雌二醇(estradiol,E_2)、雌酮和雌三醇等,其中雌二醇分泌量最大、活性最强。另一类是孕激素,主要由黄体细胞分泌,以孕酮(progesterone)作用最强。此外,卵巢还可分泌抑制素和少量雄激素。

1. 雌激素的作用

雌激素的主要生理作用是促进女性生殖器官的发育和副性征的出现,并使其维持在正常状态。

(1) 对生殖器官的作用　雌激素可促使子宫发育,使子宫肌增殖、变厚,并使子宫颈分泌大量稀薄、清亮的黏液,有利于精子的穿行;分娩前,能增强子宫肌的兴奋性,并提高子宫对催产素的敏感性;使宫颈口松弛,宫颈黏液分泌增加,质变稀薄,易拉成丝状;雌激素使阴道上皮细胞增生,糖原含量增加,表层细胞角化,黏膜增厚并出现皱褶。糖原分解产物使阴道分泌物成酸性(pH4～5),有利于阴道乳酸杆菌的生长,抑制其他微生物繁殖,从而增强了阴道的抵抗力,此称为阴道的"自洁作用";雌激素可促进输卵管上皮细胞增生,增强输卵管的分泌与运动,有利于精子与卵子的运行。雌激素促进卵巢内的卵泡发育成熟,诱导排卵。

(2) 对乳腺和第二性征的作用　雌激素促进和维持副性征,雌激素可刺激乳腺导管和结缔组织增生,促进乳腺发育,并使全身脂肪及毛发分布具有女性特征,如骨盆宽大、臀部脂肪肥厚、音调较高等。

(3) 对代谢的作用　雌激素对代谢的作用比较广泛,它能促进蛋白质合成,特别是促进生殖器官的细胞增殖与分化,促进生长发育,提高血中载脂蛋白的含量,降低血浆胆固醇的浓度,所以雌激素具有抗动脉硬化的作用。雌激素还能影响钙和磷的代谢,增强成骨细胞的活动,抑制破骨细胞的活动,加速骨的生长和钙盐沉积,促进骨骺的愈合,绝经期后卵巢雌激素的分泌减少,而导致骨质疏松。高浓度的雌激素促进醛固酮的分泌,导致水钠潴留。有些妇女的月经前期水肿可能与此有关。

2. 孕激素的作用

孕激素的主要作用是保证胚泡着床和维持妊娠过程的正常进行。

(1) 对生殖器官的作用　在雌激素作用的基础上,孕激素可使子宫内膜进一步增生变厚,使血管、腺体增生,且有腺体分泌,以利于受精卵着床。孕激素可使子宫平滑肌的兴奋性降低,从而抑制子宫收缩,保证胚胎有一个安静的生长环境,并可抑制母体对胎儿的免疫排斥反应,故孕激素有安胎作用。孕激素可使宫颈腺分泌少而黏稠的黏液,形成黏液塞,不利于精子穿透。

(2) 对乳腺的作用　刺激乳腺腺泡的发育,为分娩后泌乳做准备。

(3) 产热作用　促进机体产热,使基础体温升高。在排卵前体温较低,排卵后升高,故临床上常将这一基础体温改变作为判定排卵日期的标志之一。

(4) 对平滑肌的作用　孕激素可使血管和消化道等的平滑肌松弛。这可能是孕妇易发生便秘和痔疮的原因之一。

3. 雄激素

女性体内少量的雄激素可刺激阴毛的生长,维持性欲。

知识链接

流　　产

黄体功能不全是引起流产的主要内分泌因素。妊娠后,妊娠黄体产生大量黄体酮,黄体酮是子宫的安慰剂,在孕早期起重要作用。若孕激素不足,内膜发育不良,易导致流产。

三、月经周期及其调节

(一) 月经周期的概念

女性自青春期起,除妊娠外,每月一次的子宫内膜脱落出血,并经阴道流出的现象称为月经。月经形成周期性过程,称为月经周期(menstruation cycle)。成年妇女的月经周期历时 20～40 天,平均 28 天。一般 12～14 岁开始第一次来月经,称为月经初潮。50 岁左右月经周期停止,此后称为绝经。

(二) 月经周期中子宫内膜的周期性变化

月经周期中,子宫内膜出现一系列形态、功能的变化。根据子宫内膜的变化可将月经周期分为三期。

1. 增殖期

从月经停止起至排卵止,即月经周期第 5～14 天,称增殖期(proliterative phase),亦称

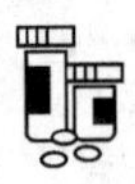

为卵泡期或排卵前期。在此期内,卵泡不断发育并分泌雌激素。雌激素促使月经后的子宫内膜修复并逐渐增殖,其中的血管及腺体增生,但腺体尚不分泌。至此期末,卵巢内有一个卵泡发育成熟,出现排卵。

2. 分泌期

从排卵后到下次月经前,即月经周期第15~28天,称分泌期(secretory phase),亦称为黄体期或排卵后期。排卵后的卵泡形成黄体,开始分泌孕激素与雌激素。在雌激素和孕激素的作用下,特别是在孕激素的作用下使子宫内膜在增殖期的基础上进一步增生变厚,血管扩张、腺体迂曲,并分泌含糖原的黏液。此时,子宫内膜变得松软并富含营养物质,子宫平滑肌活动也较静止,为胚泡着床和发育准备了条件。

3. 月经期

从月经开始到出血停止,即月经周期第1~4天,称为月经期。在此期内,由于黄体开始退化、萎缩,血中孕激素和雌激素水平迅速下降。子宫内膜由于失去这两种激素的支持,导致内膜脱落与出血,即月经来潮。

月经持续3~5天,流出血量约100 mL,因其富含纤溶激活物而不易凝固。月经期内,子宫内膜脱落形成创面容易感染,应注意外阴部的卫生,并避免剧烈运动。

(三)月经周期形成的调节

月经周期的形成主要是下丘脑-腺垂体-卵巢轴活动的结果(图15-3)。

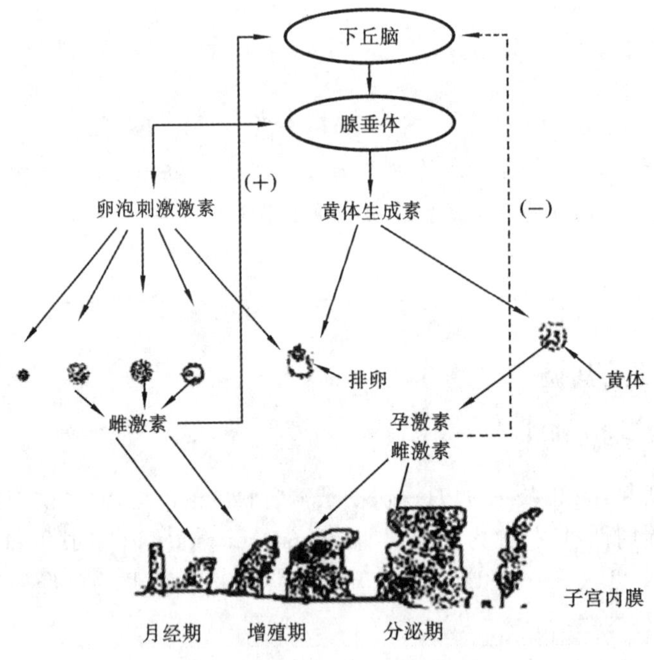

图15-3 月经周期及其形成机制

注:(+)表示增强;(—)表示抑制。

1. 增殖期

青春期来临,下丘脑发育成熟,分泌的促性腺激素释放激素(GnRH)增多,使腺垂体分泌的 FSH 和 LH 也增多，FSH 促进卵泡发育成熟，并与 LH 配合，使卵泡分泌雌激素。在雌激素的作用下，子宫内膜发生增殖期的变化。在增殖期末，即排卵的前一日左右，雌激素在血中的浓度达到高峰。通过雌激素的正反馈作用，下丘脑分泌的促性腺激素释放激素进一步增加，刺激腺垂体分泌促卵泡激素，尤其是血中黄体生成素浓度增加最为明显，高浓度的 LH 在孕激素的配合下，使已经发育成熟的卵泡破裂排卵。

2. 分泌期和月经期

排卵后，在 LH 作用下，卵巢内残余的卵泡形成黄体，继续分泌大量孕激素和雌激素。这两种激素，尤其是孕激素，使子宫内膜发生分泌期变化。随着黄体的不断增长，雌激素和孕激素的分泌也不断增加。在排卵后 8～10 天，它们在血中的浓度达到高水平。高浓度的孕激素与雌激素通过负反馈作用，抑制腺垂体 LH 及 FSH 的分泌，于是黄体开始退化、萎缩，导致血中孕激素和雌激素浓度急剧下降至最低水平，子宫内膜失去了雌、孕激素的支持，而发生脱落流血，形成月经。

随着血中孕激素和雌激素浓度的下降，对下丘脑和腺垂体的抑制作用解除，使腺垂体 FSH 与 LH 的分泌又开始增加，卵巢中卵泡又开始生长发育，重复新的月经周期。

由于中枢神经系统接受内、外环境的刺激，能通过下丘脑-腺垂体-卵巢轴影响月经周期。因此，强烈的精神刺激、急剧的环境变化、生殖器官疾病以及其他系统的严重疾病均可引起月经失调。

青春期前，下丘脑、腺垂体发育尚未成熟，促性腺激素释放激素、促卵泡激素和黄体生成素分泌极少，未能引起子宫内膜的周期性变化。随着青春期的到来，下丘脑、腺垂体发育成熟，便出现月经周期。到 50 岁左右，卵巢功能退化，雌、孕激素分泌减少，子宫内膜不再呈现周期性变化，月经停止，进入绝经期。

在月经周期的形成过程中，子宫内膜的周期性变化是卵巢分泌的激素引起的。其中，增殖期的变化是雌激素的作用所致，分泌期的变化是雌激素和孕激素共同作用的结果，月经期的出现是子宫内膜失去雌、孕激素的支持所致。

四、妊娠与避孕

（一）妊娠

妊娠(pregnancy)是指在母体内胚胎的形成及胎儿的生长发育过程，包括受精、着床、妊娠的维持、胎儿的生长发育及分娩。

1. 受精与着床

受精(fertilization)是指精子穿入卵细胞中使两者融合的过程。正常情况下，受精部位一般在输卵管的壶腹部。只有精子和卵子都适时地到达输卵管的壶腹部，受精才能实现。

(1) 精子运行　精液进入阴道后，精子靠其尾部的活动和女性生殖道平滑肌以及输卵管上皮细胞纤毛的摆动而运行，穿过子宫颈管和子宫腔，并沿输卵管运行一段距离，才能到达受精部位。一次射出的精液中一般含有数亿个精子，但能到达受精部位的只有 15～50 个。这是因为精子在向受精部位运行的过程中，要受多种因素的影响。如宫颈黏液的黏度、阴道内的酸性液体(pH 值为 4)等都对精子的运动有一定影响。精子从阴道运行到受精部位需要 30～90min。

(2) 精子获能　精子与卵子相遇后不能立即结合，精子头部的顶体释放顶体酶，以溶解卵子外周的放射冠和透明带，这一过程称为顶体反应。精子在女性生殖道内停留一段时间后，才能获得使卵子受精的能力，称为精子获能。获能的本质是暴露精子表面与卵子的识别的装置，解除对顶体反应的抑制，使精子得以穿入卵子内完成受精过程。精子获能的主要部位是子宫和输卵管。精子在附睾内虽已发育成熟，但尚不能使卵子受精。因为附睾和精液中存在某种物质，对精子的受精能力有抑制作用，而女性生殖道内，尤其是子宫和输卵管中，含有解除这种物质的物质，因此，在正常情况下，精子只有进入女性生殖道后，才能获得受精能力。

(3) 受精过程　卵子由卵泡排出后，很快被输卵管伞摄取，依靠输卵管平滑肌的蠕动和上皮细胞纤毛的摆动将卵子运送到受精部位。精子与卵子在女性生殖道中保持受精能力的时间很短，精子为1～2天，卵子仅为6～24 h，故射入女性生殖道内的精子，只在排卵前后2～3天才有受精的机会。顶体反应中释放出的酶，可协助精子进入卵细胞。当精子进入卵细胞后，激发卵母细胞中的颗粒释放，释放物与透明带反应，封锁透明带，使其他的精子难以再进入。因此，到达受精部位的精子虽然有数十个，但一般只有一个精子能与卵子结合。

(4) 着床　胚泡种植于子宫内膜的过程，称为着床(implantation)，也称为植入。受精卵在移动至子宫腔的途中，一边移动，一边进行细胞分裂形成胚泡。在输卵管的蠕动和上皮纤毛的摆动下，大约在排卵后的4天胚泡抵达子宫腔，进入宫腔后的胚泡，开始时处于游离状态，大约在排卵后第8天，胚泡吸附在子宫内膜上，通过与子宫内膜的相互作用而逐渐进入子宫内膜，于排卵后10～13天，胚泡完全被植入子宫内膜中。成功着床的关键在于胚泡与子宫内膜的同步发育。

2. 胎盘的功能与妊娠的维持

胚泡着床后，其最外层的一部分细胞发育为滋养层，其他大部分细胞发育成为胎儿。滋养层细胞发育很快，不久就形成绒毛膜，其绒毛突起可吸收母体血液中的营养成分以供给胎儿。与此同时，子宫内膜也增生成为蜕膜。这样，属于母体的蜕膜和属于子体的绒毛膜相结合而形成胎盘。

胎盘的物质交换功能：母体和胎儿的血液隔着一层半透膜而不直接相通，这半透膜由毛细血管内皮细胞、绒毛膜滋养层以及其间的基底膜组成。母体与胎儿之间经此半透膜进行物质交换。另外，胎盘还可以起到屏障作用。

胎盘的内分泌作用：人类胎盘可以产生多种激素，主要有人绒毛膜促性腺激素(human chorionic gonadotropin，HCG)、雌激素、孕激素、人绒毛膜生长素(human chorionic somatomammotropin，HCS)等。因此，胎盘是妊娠期间一个重要的内分泌器官，它所分泌的激素对于调节母体与胎儿的代谢活动及维持正常妊娠起重要作用。

1) 人绒毛膜促性腺激素

人绒毛膜促性腺激素是由胎盘绒毛膜组织的合体滋养层细胞分泌的一种糖蛋白。人绒毛膜促性腺激素的主要作用如下：①与LH的作用相似，在妊娠早期刺激母体的月经黄体转变为妊娠黄体，并使其继续分泌大量雌激素和孕激素，以维持妊娠过程的顺利进行；②可抑制淋巴细胞的活力，防止母体对胎儿产生排斥反应，具有“安胎”的效应。HCG在受精后第8～10天就出现在母体血中，随后其浓度迅速升高，至妊娠8～10周血清浓度达到高峰，持续1～2周后开始下降，到妊娠20周左右降至较低水平，并一直维持到妊娠末期。分娩后，如无胎盘残留，在产后4天血中HCG就消失。由于HCG在妊娠早期即可出现在母体血中，并由尿中排出，因此，测定血或尿中的HCG浓度，可用来作为诊断早期妊娠的最敏感方法之一（图15-4）。

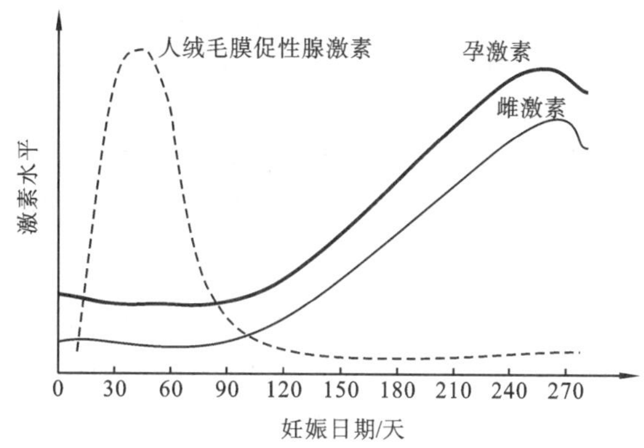

图15-4 妊娠期人绒膜膜促性腺激素、雌激素和孕激素分泌的变化

2）雌激素和孕激素

在妊娠两个月左右，人绒毛膜促性腺激素的分泌达到高峰，以后开始减少，雌激素和孕激素也减少。此时胎盘所分泌的雌激素和孕激素维持妊娠，直至分娩。在整个妊娠期内，孕妇血液中雌激素和孕激素都保持在高水平，对下丘脑-腺垂体系统起着负反馈作用，因此，卵巢内没有卵泡发育、成熟和排卵，故妊娠期不来月经。

胎盘所分泌的雌激素中，主要成分为雌三醇，其前体大部分来自胎儿。所以雌三醇是胎儿和胎盘共同参与合成的，故把二者称为胎儿-胎盘单位。如果在妊娠期间胎儿死于子宫内，孕妇的血液和尿中雌三醇会突然减少，因此，检测孕妇血液或尿中雌三醇的含量，可用来判断了解胎儿是否存活。

3）人绒毛膜生长素

人绒毛膜生长素是由合体滋养层细胞分泌的一种单链多肽，含191个氨基酸残基，其中96%的氨基酸与人生长素相同，因此具有生长素样作用。HCS的主要作用是调节母体与胎儿的物质代谢过程，包括糖、脂肪和蛋白质的代谢；降低母体对胰岛素的敏感性，抑制葡萄糖的利用，为胎儿提供大量葡萄糖，促进胎儿的生长。妊娠第6周母体血中可测出HCS，以后稳步增多，到第3个月开始维持在高水平，直至分娩。它的分泌量与胎盘的重量成正比，可作为监测胎盘功能的指标。

3. 分娩与授乳

（1）分娩（parturition） 成熟的胎儿及其附属物从子宫娩出体外的过程。人类的孕期约为280天（由末次月经第一天算起）。妊娠末期，子宫平滑肌的兴奋性逐渐提高，最后引起强烈而有节律的收缩，宫颈变软，子宫口开放，驱使胎儿离开母体。有关分娩的发动机制目前尚不清楚，但子宫平滑肌节律性收缩是完成分娩的主要力量。催产素、雌激素及前列腺素是调节子宫肌肉收缩的重要因素。另外，妊娠妇女血中可出现一种称为松弛素的肽类激素,有卵巢和妊娠黄体产生,子宫蜕膜和胎盘也可以产生。松弛素的主要作用是使妊娠妇女骨盆韧带松弛,胶原纤维疏松,子宫颈松软而有利于分娩的进行。在分娩过程中还存在神经-内分泌的一个正反馈调节。分娩时,子宫颈受刺激后可反射性地引起催产素释放,催产素可加强子宫肌的收缩,使胎儿更有利地压向宫颈使之扩张,这一正反馈调节作用逐渐加强,直至胎儿娩出。

(2) 授乳　虽然这是生殖的最后阶段,但对个体发育的质量十分重要。妊娠后,由于催乳素、雌激素、孕激素分泌增加,使乳腺导管进一步增生分支,并促进腺泡增生发育,但并不泌乳。因为此时母体血中雌激素、孕激素浓度过高,抑制催乳素的泌乳作用。分娩后,由于胎盘的娩出,雌激素和孕激素的浓度大大降低,对催乳素的抑制作用解除,乳腺开始泌乳。在哺乳过程中,婴儿吸吮乳头能刺激乳房中的感觉神经引起排乳反射,促使乳汁排出。

(二) 避孕

避孕就是阻止怀孕或终止妊娠。可通过抑制排卵、防止受精,干扰受精卵着床和抑制胚胎发育等的方法,达到避孕的效果。避孕的方法可分为可逆和不可逆两种方式,一般的避孕药和避孕工具都是可逆的,而结扎生殖管道往往是不可逆的。

1. 阻止精子和卵子结合

安全期避孕也就是避开排卵期,排卵期一般在月经周期的中期,但对于大多数女性来说,有时不确定,所以安全期不一定"安全"。屏障避孕是目前普遍使用的方法,主要的避孕工具,包括避孕套、阴道隔膜和宫颈帽等。避孕套是使用最广泛的男性避孕用具,还可以预防性传播疾病。阴道隔膜和宫颈帽的作用是封闭子宫颈口,防止精子进入。输精管和输卵管结扎被认为是永久性的避孕方法,一般称为绝育手术。输精管结扎后,精子不能从附睾进入射精管,因此射出的精液中不含精子。输卵管结扎后阻止精子和卵子结合而达到避孕的目的。

2. 改变宫腔环境

将避孕环放置在宫腔内,子宫内膜长期受到异物刺激而引起一种无菌性的炎症反应,白细胞及巨噬细胞增多,子宫液组成随之改变,造成不利于胚泡着床和生存的环境。

3. 抑制卵子或精子生成

类固醇类避孕药随着口服类固醇药物的发展而普遍使用。

目前应用的女性避孕药,多为人工合成的高效能性激素,包括雌激素类(如炔雌醇等)和孕激素类(如炔诺酮等)。使用后,血中雌激素和孕激素的浓度明显升高,通过负反馈作用抑制下丘脑-腺垂体-卵巢轴的功能,从而抑制卵泡发育与排卵;孕激素类药物还使子宫颈黏液的分泌量减少、黏稠度增加,阻碍精子的通过。男性服用棉酚可阻碍精子的产生。

小结

生殖是生物体产生与自身相似个体的生理过程的总称。它是维持生命延续和种系繁衍的重要生命活动。男性的主性器官是睾丸,附性器官包括附睾、输精管、前列腺、精囊、尿道球腺和阴茎等。睾丸具有产生精子和分泌雄性激素双重功能,睾丸的生精和内分泌功能主要受下丘脑-腺垂体-睾丸轴的调节。女性的主性器官是卵巢,附性器官包括输卵管、子宫、阴道、外生殖器等，卵巢具有生卵作用和内分泌作用。女性在生育年龄期，卵巢内卵泡的生长发育、排卵及黄体形成呈现周期性变化，每月一次，周而复始，称为卵巢周期。卵巢是一个重要的内分泌腺，主要分泌雌激素和孕激素，雌激素的主要生理作用是促进女性生殖器官的发育和副性征的出现，并使其维持在正常状态。此外，雌激素对代谢也有明显的影响。孕激素的主要作用是为孕卵着床做准备和维持妊娠过程的正常进行，它通常在雌激素作用的基础上才能更好地发挥其调节作用。女性自青春期起，在整个生育期内(除妊娠外)，性激素的分泌和生殖器官的形态功能每月均发生周期性变化，称为月经周期。其中最明显的表现是每月一次的子宫内膜周期性增殖、分泌、脱落出血，并经阴道流出，这种现象称月经。月经周期中，由于卵巢激素的周期性分泌，子宫内膜功能层发生周期性的变化，其变化可分为增殖期、分泌期和月经期。月经周期的形成主要是下丘脑-腺垂体-卵巢轴活动的结果。妊娠是指在母体内胚胎的形成及胎儿的生长发育过程。包括受精、着床、妊娠的维持、胎儿的生长发育及分娩。避孕是指采用一定方法使妇女暂不受孕。

能力检测

1. 名词解释：月经、月经周期
2. 试述月经周期中卵巢和子宫内膜的变化。
3. 雌激素和孕激素的作用有何异同？
4. 试述月经周期形成的机制。
5. 妊娠期胎盘分泌的激素有哪些？有何临床意义？

（赵　莲）

第十六章
人体几个重要阶段的生理特征

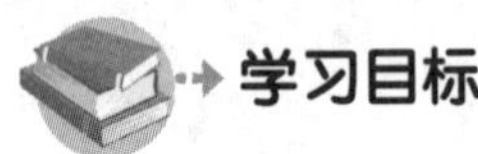

掌握：青春期的生理特点。

熟悉：婴幼儿期、青壮年期、更年期、老年期的生理特点。

了解：婴幼儿期、青壮年期、更年期、老年期的心理特征及保健。衰老的心理变化、延缓衰老的途径、促进健康的途径。

人出生后，会经历生长、发育、成熟、衰老直至死亡的过程，这是生命现象不可逆转的客观规律。在这个连续不断的生长发育过程中，各个系统器官组织逐渐长大，功能也渐趋成熟，最终衰老直至死亡。这个生理过程大致可分为婴幼儿期、学龄前期、学龄期、青春期、青壮年期、更年期、老年期等几个时期。在不同的时期，机体的生长发育、形态结构、功能特点都会发生变化。了解人生各阶段的生理特点、心理特点等知识，对预防、诊断、治疗疾病，维护和促进患者健康具有重要的指导意义。

第一节　婴幼儿期

婴幼儿期是指从出生到满3周岁之前的这段时期，可分为婴儿期和幼儿期。在这一阶段，机体的生长发育非常迅速，智能发育相对较快，语言、思维、交往能力相对增强，但系统器官发育还不完善。

一、婴儿期

（一）生长发育特点

从出生到刚满1周岁以前为婴儿期，这是小儿出生后生长发育最迅速的时期。1岁时体重为出生时的3倍，身长增长50%，头围由平均34 cm增长至46 cm。脑发育也很快，1

周岁时已开始学走，有利于主动接触周围事物，能听懂一些语言和有意识的几个发音。由于生长发育快，对能量和蛋白质的需求特别高。若能量和蛋白质供给不足，就容易发生营养不良和发育落后。虽然热量和蛋白质需求高、进食多，但由于消化和吸收功能都未发育完善，所以易发生消化不良和营养紊乱。这段时期小儿从母体得到的免疫力逐渐消失，而自身后天获得的免疫力很弱，因此易患感染性疾病。

（二）相关器官的生理特点

1. 消化系统

1 周岁以内的婴儿，消化器官包括牙、唾液腺、胃、肠和肝脏的发育变化较大。

（1）牙齿　6～7 个月的婴儿，开始长门牙，最先长出的是下门牙，然后是上门牙，周岁左右长出 8 个门牙。

（2）唾液　新生儿及婴幼儿口腔黏膜薄嫩，血管丰富，唾液腺发育不够完善，唾液分泌少，口腔黏膜干燥，易受损伤和细菌感染。3 个月时唾液分泌开始增加，5 个月时明显增多，3 个月以下小儿唾液中淀粉酶含量较少。

（3）胃肠　新生儿和婴儿的食管呈漏斗状，黏膜纤弱，腺体缺乏，弹力组织及肌层尚不发达，食管下段贲门括约肌发育不成熟，控制能力差，常发生胃食管反应，绝大多数在 8～10 个月时症状消失。新生儿胃容量为 30～60 mL，后随年龄而增大，1～3 个月时 90～150 mL，1 岁时 250～300 mL，胃黏膜有丰富的血管，但腺体和杯状细胞较少，盐酸和各种酶的分泌均较成人少且酶活力低，消化功能差。胃排空时间随食物种类不同而异：稠厚且含凝乳块的乳汁排空慢；水的排空时间为 1.5～2 h；母乳为 2～3 h；牛乳为 3～4 h。小儿肠管相对比成人长，一般为身长的 5～7 倍，或为坐高的 10 倍，有利于消化吸收。

肠黏膜细嫩，富有血管和淋巴管，小肠绒毛发育良好，肌层发育差。肠系膜柔软而长，黏膜组织松弛，结肠无明显结肠带与脂肪垂，升结肠与后壁固定差，易发生肠扭转和肠套叠。肠壁薄，通透性高，屏障功能差，肠内毒素、消化不全产物和过敏原等可经肠黏膜进入体内，易引起全身感染和变态反应性疾病。

（4）肝胰　婴儿肝脏结缔组织发育较差，肝细胞再生能力强，不易发生肝硬变，但易受各种不利因素的影响，如缺氧、感染、药物中毒等均可使肝细胞发生肿胀、脂肪浸润、变性坏死、纤维增生而肿大，从而影响其正常生理功能。婴儿时期胆汁分泌较少，故对脂肪的消化、吸收功能较差。胰液及其消化酶的分泌极易受炎热天气和各种疾病影响而被抑制，容易发生消化不良。

2. 泌尿系统

婴儿出生后，虽然肾脏具有与成人相当的肾单位，但结构还没有发育成熟。肾小管虽逐渐增长具有重吸收功能，但能力弱，并且肾小管的分泌作用也比较弱，肾小球的滤过率较低。由于肾小管还未长到足够的长度，功能不足，排钠的能力有限，钠的慢性滞留会引起水肿。

二、幼儿期

（一）生长发育特点

1 周岁以后到满 3 周岁之前称为幼儿期。幼儿期生长速度比婴儿期减慢，在正常营养情况下，体重在两周时增加到刚出生时的 4 倍，3 岁时比 2 岁时能增加大约 2 kg；身高在幼儿期每月大概增长10 cm,3周岁时能达到93.5 cm左右;头围在2周岁这1年中仅增加2 cm。幼儿在10～17个月中长出4颗乳牙,最晚2.5岁时出齐(图16-1)。神经系统的发育仍然很快,前囟1～1.5岁时闭合。2岁以后,小儿不但可以用第一信号形成条件反射,而且出现第二信号系统的活动,用语言、文字形成条件反射。到3岁时,大脑皮层细胞已大致分化成形,语言能力迅速发育。小儿活动范围增大,接触周围事物增多,故智能发育较快,语言、思维和交往能力增强,但对各种危险的识别能力不足。其膳食也从乳汁转换到饭菜,并逐步向成人饮食过渡,应注意防止营养不良和消化紊乱。由于活动范围增大而自身免疫力尚不够健全,应注意防止传染病。

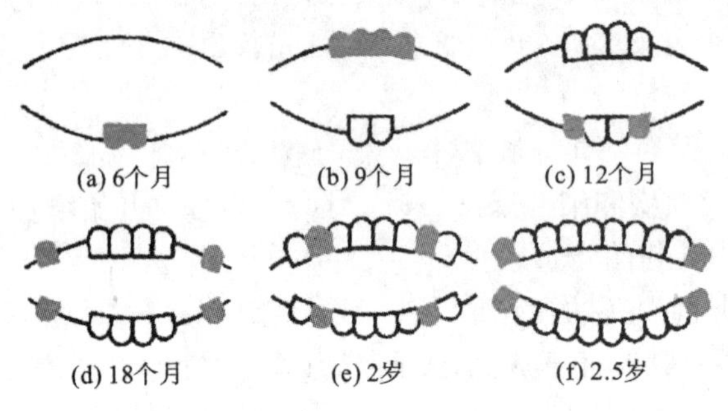

图16-1 出牙顺序

（二）相关器官的生理特点

幼儿期,人处于初步的发育阶段:骨骼细小,硬度差,容易变形,肌肉体积小,收缩力弱,心脏心腔小,心肌薄,心肌收缩力小,心跳快,肺组织的弹力纤维少,肺活量小,呼吸弱,神经系统易兴奋,注意力不集中。

三、婴幼儿心理特点

婴幼儿的心理是在不断接受外来环境的刺激和大脑功能不断发展中建立起来的。在出生后,婴幼儿的感觉不断发展,知觉逐渐产生,识记和智力、情绪反应也发展起来。婴幼儿的知觉目的性比较差,常因自己的兴趣而变化,他的注意多半是无意的。婴幼儿思维的发育有两个明显的特征,即直觉行动性(婴儿进行思维时,他的思维和他的自身行动分不开,不是想好了再行动,而是在行动中思考)和概括性认识低(婴幼儿对事物的认识只局限他所接触的熟悉的同类事物,概括一般是根据事物外部特征,不是其本质)。婴幼儿的情绪表现为形式多样化,对好坏事物有一定的喜好感觉,随着语言的发展,对美、丑、好、坏有了一定的分辨力,产生了人类高级社会情感,但其情感体验不深。此外,婴幼儿逐渐有了一种自我感觉,是一种不明确的自我意识,并萌发了一定的独立性,常常自己要干一些事情,不愿大人帮忙。

第二节　青　春　期

从第二性征出现到生殖功能基本发育成熟,身高停止增长的时期称为青春期

(adolescence or puberty)。女孩一般从11～12岁到17～18岁，男孩从13～14岁开始到18～20岁，但个体差异较大，也有种族的差异。在此阶段中由于性激素的作用使生长发育速度明显加快，性别差异显著。

一、女性青春期

从月经初潮至生殖器官逐渐发育成熟的时期称为女性青春期，这一时期的生理特点如下。

（一）全身发育

1. 身高

进入青春期后，身高上升的速度明显加快，称为青春期突长。女性的青春期突长开始于青春期的早期，多数到月经初潮时结束。身高增长约25 cm，体型渐达成人女型。

2. 机体构成比

在青春期，男性和女性在机体的构成方面变化十分显著。发育成熟前，男性、女性的净体重、骨量和身体脂肪等基本相同；在发育成熟后，女性的脂肪含量为男性的2倍。

（二）性器官的发育

女性青春期时，中枢神经系统迅速发育成熟，下丘脑与垂体促性腺激素分泌量增加及作用加强，在下丘脑-垂体-卵巢这个功能轴（图16-2）的作用下，使卵巢发育与性激素分泌逐渐增加，内外生殖器进一步发育。外生殖器从幼稚型变为成人型，阴阜隆起，大阴唇变肥厚，小阴唇变大且有色素沉着。阴道长度由青春期前的8 cm增加到月经初潮时的11 cm。阴道黏膜变厚并出现皱襞。在雌激素的作用下，子宫增大，尤其宫体明显增大，使宫体占子宫全长的2/3。输卵管变粗，弯曲度减小。卵巢体积增大，皮质内有不同发育阶段的卵泡，致使卵巢表面稍呈凹凸不平。月经初潮时，一般为无排卵性月经，经半年至一年半后开始有排卵，但黄体期常很短。雌激素、孕激素均可刺激女性生殖器和乳房的发育。

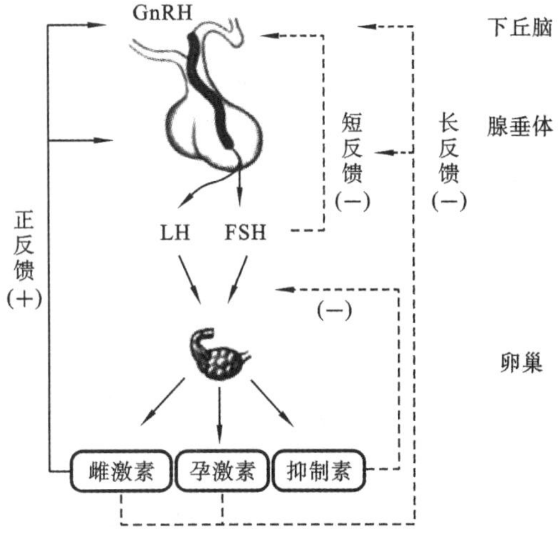

图16-2 下丘脑-垂体-卵巢轴(HPOA)之间的相互关系

注：GnRH—促性腺激素释放激素；LH—黄体生成激素；FSH—卵泡刺激素。

(三) 第二性征

除生殖器官以外,还有其他女性特有的征象:乳房的发育最早,9～12岁时,乳晕开始增大,以后乳房逐渐增大,乳头突出,乳房发育一般在4年内完成。同时骨盆变大,骨盆横径发育大于前后径。胸、肩部皮下脂肪增多,腋毛和阴毛相继长出。一般情况下,女性在1.5～6年内完成第二性征的发育,平均为4.2年。

(四) 月经来潮

月经来潮是女性青春期开始的一个重要标志,青春早期各激素水平开始有规律性波动,直到雌激素水平达到一定高度而下降时,引起子宫撤退性出血即月经初潮。青春期开始雌激素水平虽达到一定高度,但尚不足以引起LH的高峰,故月经周期尚不规律且多为无排卵性。随后,FSH水平上升,雌激素水平也上升达成人排卵前高峰水平,并持续一定时间,出现正反馈作用诱发LH高峰而有排卵性的月经周期。

二、男性青春期

(一) 全身发育

1. 身高

男性的青春期突长发生于接近青春期的末期,平均年龄比女性大2岁,在此阶段,身高增长约28 cm。

2. 机体构成比

发育成熟后,男性的净体重、骨量和肌肉约为女性的1.5倍。

(二) 性器官的发育

男性青春期时随着中枢神经系统的快速生长,在下丘脑-腺垂体-睾丸这个功能轴(图16-3)的作用下,男性的生殖器官在形态、功能及第二性征上逐渐的发育成熟。男性青春期最早出现的变化是睾丸体积增大,其发育过程可分为三个时期。

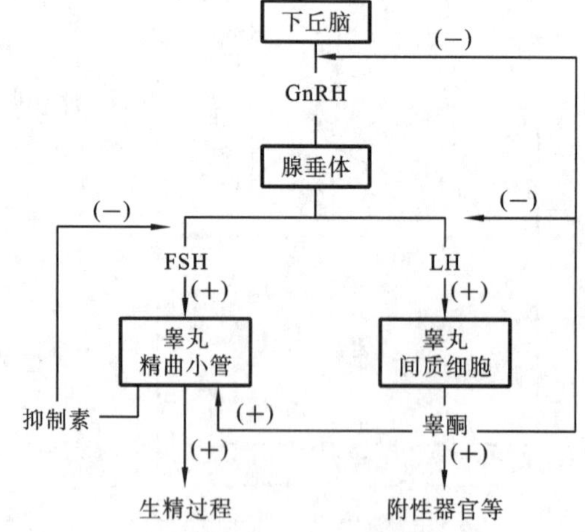

图16-3 下丘脑-腺垂体-睾丸激素系统的调节作用

注:(+)表示促进;(−)表示抑制。

1. 第一期

在 9～12 岁，此时生精细胞仅有精原细胞和精母细胞，睾丸间质细胞可分泌少量的睾酮，附属性器官也开始生长但仍处于幼稚状态。

2. 第二期

12～15 岁时进入此期，此期睾丸体积迅速增大，曲细精管明显发育，出现精子细胞和精子，但精子数量较低。间质细胞分泌睾酮增加，使阴囊、阴茎、前列腺等附属性器官快速生长。

3. 第三期

15 岁至机体生长发育停止的这段时间，此阶段生殖器官渐至成熟，接近成人，精子数量及睾酮的分泌已达成人水平。

（三）第二性征

男性第二性征的出现主要表现为声调变低，喉结突出，长出胡须、腋毛和阴毛，肌肉发达。一般情况下男性在 2～4.5 年内完成第二性征的发育，平均为 3.5 年。

三、青春期心理特征

（一）逆反心理

处于青春期的青少年，其生理激素发生的变化使他们对待事物总是持一种逆反心理，表现为对抗、不服从或有意违抗长辈或教师的说服和命令，对这一现象父母和教师应加以引导，使他们能顺利度过青春期。

（二）渴望人际交往

青春期独立意识增强，青少年与社会的交往越来越广泛，他们渴望进行社会交往，有自己的亲密伙伴，但由于青春期独特的心理特点，他们过分在意他人评价，易受伤害，虚荣心强等，使他们感到压抑、孤独，易出现人际交往障碍。因此，家长、教师要善于疏导帮助青少年改变不恰当的认知态度，学会接纳自己，宽容自己的缺点，不过分苛求自己，在社会交往的行动和实践中增强自信心，培养人际交往技巧。

（三）学习压力

由于中学生学习负担过重，会给他们带来沉重的心理压力，使他们过分注重成绩结果，而丧失学习的兴趣，不能享受学习的过程。有些青少年承受不了学习带来的心理压力甚至出现反抗情绪、厌学、弃学。教师和家长应帮助青少年对学习活动的本质建立科学认识，培养青少年形成健康积极的学习态度，学习动机，加强学习习惯的训练，学习方法的指导，从而缓解心理压力。

第三节　青 壮 年 期

人生是一个连续渐进的演变的过程，很难将青年期和壮年期截然分开，一般把 19～44 岁这一年龄段统称为成人期。或以人体大多数生理功能开始衰败为青年与壮年的分界线，即以19～30岁定为青年期，31～44岁定为壮年期。

一、青年期的生理特点

青年期骨化逐渐完成，身体各部分逐渐进入生长的稳定期。由于男性和女性体内激素含量不同，其骨骼、肌肉和脂肪的质与量以及分布上有差异。同年龄相比，女性长骨较男性的细、短，骨骼的重量较轻，肌肉也不如男性的肌肉发达，而女性机体的脂肪含量(按本身体重计)却超过男性，男性的脂肪含量为15%～18%，女性的脂肪含量为20%～25%。因而男青年的肌肉发达而坚实，女青年的身材苗条而丰腴。青年人体内肝、脑、脾等脏器到20岁才达到最大重量，各系统、器官的功能也逐渐发育成熟和健全，呼吸功能增强，心肌纤维增厚而富有弹性，血管壁的弹性储器作用和厚度均增加，收缩和舒张功能增强，对机体各器官血流量的调节能力加强，从而机体在各种环境中活动时的适应能力提高，体力和耐力都处于高峰。大脑内部的结构和功能不断完善，智力发育迅速，大脑皮层的兴奋与抑制已具有较好的平衡。第二信号系统迅速增强，思维敏捷，求知欲、理解力和记忆力强，对新鲜事物的接受能力强，是一生中创造劳动成果的高峰时期。由于这一时期是机体从事体力和脑力劳动最多，新陈代谢最旺盛的阶段，故需要及时给机体补充能量和营养物质以补偿消耗，使之具有一定的能量储备。

二、壮年期的生理特点

壮年人身体器官的形态结构都已发育成熟，机能日益完善，并处于相对稳定阶段，对内外环境的变化具有较强的适应性和应变能力，而且脑力活动能力仍不断发展，智能维持在较高水平，并可发挥其创造性思维的优势，对社会发展进步具有重要意义。然而，随着年龄的增长，一些生理功能的衰退已悄然来临。身体成分逐渐改变，脂肪组织代偿性增多，代偿功能已呈下降趋势。基础代谢率开始下降，若体力活动少，运动量不足，饮食不加以节制，就会因饮营养过剩而导致肥胖，成为许多疾病的诱因。在消化功能方面，由于消化酶的分泌量有所减少，胃肠蠕动减慢，吸收能力下降，如饮食不规律，极易诱发消化系统疾病。心血管系统也随年龄增高而发生变化，如自律性降低、心输出量减少、血管壁弹性下降、机体对血压的反射性调节功能减退，易引起血压波动，在其他不良因素的共同作用下容易诱发高血压。另外，人体的骨骼在20岁以前，钙在骨内的沉积速度成直线上升，35岁达到高峰。总之，随着生理上的增龄，身体的储备能力逐步下降，适应能力日渐减退，抗病能力也减弱。

三、青壮年心理特点

孔子曰：三十而立，四十而不惑。青壮年期是人生各方面迅速发展并逐渐成熟、稳定的过程。生理心理各方面逐渐成熟，世界观逐渐形成。这一阶段是创造与成就的最佳年龄，是人生的黄金时代。

国外有的心理学家把青年期看作是心理性的断乳期。所谓心理性断乳，就是指青年将要摆脱过去那种对父母的依赖关系，要求独立自主的活动。青年人精力充沛，富于创造力，充满热情，朝气蓬勃。这一时期，随着知识的积累、智力的发展，青年的自我意识日渐成熟，能全面认识自己的身心特点和社会价值，在自尊的同时尊重他人，评价自己和评价他人的能力趋于成熟，在评价的深刻性和全面性上也有大的发展。这一阶段也是青年人迈入社会，适应和担当社会各项职能的时期，要经历生理、心理、家庭、学习、恋爱婚姻、职业选择、前途追求等各种磨难。因而年轻人很容易患一些心理疾病，平时必须注意心理卫生。

壮年期在生理和心理方面都更加趋于成熟稳定。随着知识经验的不断增长，壮年人对社会的适应能力不断加强，对生活中的各种压力能较好地进行自我心理调解，心理承受能力增强。但是在过多、过重的精神、生活、工作等压力下，壮年人也会出现一些心理问题，如"灰色"心理症、心理疲劳等，甚至出现严重的心理疾病。

知识链接

亚健康人群的表现特点及相关因素分析

1948 年的《世界卫生组织宪章》指出：健康不仅为疾病或羸弱之消除，而系体格、精神与社会之完美健康状态。目前多数学者同意世界卫生组织的观点，就是说一个人只有在躯体健康、心理健康、社会适应良好和道德健康四个方面都健全，才是完全健康的人。

亚健康状态是 20 世纪国际医学界的医学新视角。目前许多学者指出，亚健康状态是指"人的身心处于疾病与健康之间的一种健康低质状态"，是机体虽无明确的疾病，但在躯体上、心理上出现这种不适应的感觉和症状，从而呈现活力和对外界适应力降低的一种生理状态。

有关研究数字显示，中年人群的亚健康发生率较高，30～50 岁是亚健康状态高发年龄。研究显示，与亚健康发生相关的因素如下：①长期学习、工作紧张，导致疲劳，脑力、体力超负荷；②社会竞争激烈，思想压力重；③事业上压力重，如参与各种考试(包括专业技术人员职称晋升考试、公务员考试、应聘考试等)；④家庭矛盾，如夫妻关系不和谐，子女升学不如意，婚姻波折，婆媳关系等。此类亚健康人群以自觉疲劳困乏、失眠、体虚、易感冒、易脱发、记忆力和工作效率下降、情绪不稳等症状表现为主。

中年人的繁忙劳碌使其很少有放松身心的机会，生活起居没有规律，体力和脑力的工作量超过生理和心理能承受的范围，久而久之导致躯体疲劳、失眠、不同部位的疼痛的身体不适和各种各样的心理症状出现。因此，中年人的躯体亚健康和心理亚健康均表现较为突出。

第四节 更 年 期

更年期标志着中年向老年过渡，这个阶段是生理和心理上较明显地呈现衰老过程的一个起点，是一生中变化比较剧烈的时期。

一、女性更年期

(一) 分期

更年期长短因人而异，一般始于40岁，历时10余年，甚至20年。卵巢功能逐渐衰退，生殖器官开始萎缩向衰退变更。1994年WHO召开有关绝经研究进展工作会议，推荐采用围绝经期之称，包括绝经前后的一段时期，按生理变化，可分为三个阶段。

1. 绝经前期

多开始于40～45岁，生殖功能逐渐衰退。此期卵巢内卵泡数明显减少且易发生卵泡发育不全，多数妇女在绝经前月经周期不规律，常为无排卵性月经。

2. 绝经期

自然绝经通常是指女性生命中最后一次月经，卵巢内卵泡自然耗竭，或剩余的卵泡对垂体促性腺激素丧失反应。我国妇女的绝经平均年龄为49.5岁，80%在44～54岁之间。近年妇女绝经年龄有推后的趋向。

3. 绝经后期

卵巢进一步萎缩，其内分泌功能逐渐消退，生殖器官萎缩，绝经后约10年卵巢功能完全消失。

(二) 性器官变化

(1) 子宫体萎缩，宫颈变小，阴道穹窿变浅，子宫内膜也萎缩。

(2) 阴道黏膜变薄，上皮细胞萎缩，渗出减少，弹性消失，阴道短窄。

(3) 外阴逐渐萎缩，脂肪减少，毛稀，阴唇薄，阴道口弹性扩张性差，前庭腺分泌减少。

(4) 骨盆底肌肉、韧带、筋膜退化。

(三) 第二性征变化

乳房退化，下垂，女性体型逐渐消失，嗓音变低沉，偶有多毛趋势。

(四) 月经周期的变化

随卵巢功能的衰退，开始出现无排卵月经，周期不规则，出血量时多时少，当卵泡停止发育，分泌的雌激素不足刺激子宫内膜生长即为绝经。在月经停止初期，卵巢仍有少量原始卵泡，分泌少量雌激素，甚至再次引起子宫出血。

(五) 其他变化

绝经前期由于卵巢功能逐渐衰退，卵巢激素缺乏，使围绝经期妇女出现一些血管运动障碍和神经精神障碍的症状。血管运动障碍可表现为潮热和出汗；神经精神障碍可表现为情绪不稳定、头晕、心烦、紧张、抑郁或烦躁，失眠及记忆力减退等。此外，雌激素减少影响骨细胞生长，骨质形成不够，可导致骨质疏松、易骨折。

(六) 女性更年期综合征

更年期综合征是指妇女在围绝经期或其后，因卵巢功能逐渐衰退或丧失，以致雌激素水平下降所引起的以自主神经功能紊乱、代谢障碍为主的一系列症候群。更年期综合征多发生于45～55岁，一般在绝经过渡期月经紊乱时，这些症状已经开始出现，可持续至绝经后2～3

年，仅少数人到绝经5～10年后症状才能减轻或消失。更年期综合征常有如下症状。

(1) 血管舒缩综合征　表现为潮红、潮热、出汗、心悸、眩晕等。潮红发作频率及持续时间有很大差异，有的偶然发作，有的每天数次或数十次，持续时间数秒至数分钟不等。

(2) 精神、神经症状　主要表现为忧虑、记忆力减退、注意力不集中、失眠、极易烦躁，甚至喜怒无常等。

(3) 月经紊乱　更年期综合征主要表现，有三种形式：①月经周期延长或间歇闭经，月经量和行经时间逐渐减少变短，最后致月经停止而绝经，这是最常见的形式；②月经周期缩短、频发，月经量多，甚至出现阴道大出血，经期延长或淋漓不止，以后逐渐减少至绝经；③月经突然停止，但较为少见。

(4) 血压增高、肥胖、下肢水肿、关节疼痛、骨质疏松　凡45～50岁的妇女，如有上述症状，经医生检查排除了其他疾病后，可诊断为更年期综合征。更年期是每个妇女必然要经历的阶段，但每人所表现的症状轻重不等，时间长短不一，轻的可以安然无恙，重的可以影响工作和生活，甚至会发展成为更年期疾病，短的几个月，长的可延续几年。更年期综合征虽然表现为许多症状，但它的本质却是妇女在一生中必然要经历的一个内分泌变化的过程。

二、男性更年期

男性更年期比女性发生得迟，一般来说在50～60岁，且男性更年期发生缓慢，症状也很轻，所以长期以来一直被人们忽视。男性更年期的主要变化是由于睾丸功能衰退，睾丸轻度萎缩、变软，产生精子的能力逐渐下降，产生精子的数量减少，但仍有生育能力。产生的雄激素逐步减少，但不会完全丧失功能，男性生育能力的停止没有一定的年龄界限，这是与女性的根本区别。

男性进入更年期在体态方面表现为，全身肌肉不如年轻时发达强健，开始松弛，皮肤脂肪较前丰富，显得身圆体胖，体重明显增加，可能会出现下列症状：心悸、心前区不适、血压波动、头晕耳鸣、食欲不振、失眠、记忆力减弱、健忘、反应迟钝等。

三、更年期心理保健

更年期是人类生命中的正常发展阶段，既是生理性的，也是心理性的，注重讲究心理卫生，做好心理保健，有助于顺利地度过更年期。

（一）科学认识，正确面对

更年期是人生发育成熟转向衰退的转折时期，是生命的必然过程，是不以人的意志为转移的自然规律。将进入和已进入更年期的人，尤其是女性，要有准备地去迎接，通过提高自我控制能力，有意识地去控制更年期各种症状。对于症状带来的苦恼，应善于自我宽解，适当调理，使机体功能早日恢复平稳。

（二）自我调理，积极对待

人到更年期不论有无症状出现，都要积极去医院求诊。若发现器质性疾病，就应积极治疗，要是更年期反应，则主要通过自我调理来解决。

（三）合理膳食，规律生活

合理安排膳食，应较少食用含糖量高的食物，多吃富有蛋白质、钙质和多种维生素的食物,注意合理营养。另外,每天应坚持适当的体育锻炼,做到循序渐进,量力而行。总之,生活要规律,起居有时,劳逸有度,学会适应社会现状和周围环境,遇事冷静,不急不躁,保持健康的心态。

第五节 老 年 期

老年期(senility)是人生过程的最后阶段。其特点是身体各器官组织出现明显的退行性变化,心理方面也发生相应改变,变老现象逐渐明显。由于每个人衰老开始的时间是不同的,即使同一个人,其各器官系统衰老的过程也是不一致的,所以我们很难从年龄上截然划分衰老的界线。1981年,我国第二届老年医学学术会议建议65岁以上为老年期。

一、老年期生理特点

(一)结构成分变化

(1)水分减少 60岁以上老年人全身含水量男性为51.5%,女性为42%~45.5%。

(2)脂肪增多 老年人新陈代谢逐渐减慢,耗热量逐渐降低。因而食入热量常高于消耗量,余热量转化为脂肪而储积,使脂肪组织的比例逐渐增加,人体脂肪含量与血总胆固醇含量是平行关系,因此血脂随年龄增长而上升。

(3)细胞数量减少,器官及体重减轻 老年人细胞萎缩,死亡及水分减少,致使人体各器官重量和体重减轻,以肌肉、性腺、脾、肾等减轻更为明显。其中,肌肉发生细胞萎缩最明显,弹性降低,力量减弱,易疲劳。

(4)器官功能下降 主要表现在各器官的储备能力减少,适应能力降低,抵抗能力减退等。

(二)体内代谢变化

老年期代谢呈现老化性,其特点是退行性、异化性和分解性,三大代谢平衡失调。主要表现在,糖代谢功能下降,有患糖尿病的倾向;不饱和脂肪酸形成的脂质过氧化物易积聚,随年龄的增长,血中脂质明显增加,易患高脂血症、动脉粥样硬化、高血压及脑血管病;蛋白质代谢呈衰老变化,这是人体生理功能衰退的重要物质基础。老年人蛋白质代谢分解大于合成,消化、吸收功能减退。随年龄的增长,各种蛋白质的量和质趋于降低。蛋白质轻度缺乏时,可出现易疲劳、体重减轻、抵抗力降低等症状,严重缺乏时可引致营养不良性水肿,低蛋白血症及肝、肾功能降低等。

(三)系统机能变化

1. 循环系统

血管随年龄增长,动脉内膜增厚,中层胶原纤维增加,老年人大动脉管壁硬化,弹性减退,对血压的缓冲作用减弱,引起收缩压增高,舒张压降低。由于心收缩时的后负荷增大,可引起心肌肥大,心室扩大,心肌的兴奋性、自律性、传导性均降低。此外,老年人静脉管壁弹性减弱,血流缓慢,易发生静脉淤血。

2. 呼吸系统

气管、支气管黏膜萎缩，弹性组织减少，黏膜下腺体和平滑肌萎缩，管腔扩大，肺泡扩大、融合，可导致肺气肿。由于肺泡融合，呼吸膜总面积缩小和毛细血管数目减少，肺泡气体交换效率降低。此外，老年人咳嗽反射及纤毛运动功能退化，使滞留在肺的分泌物和异物增多，致使老年人易发生呼吸道感染。

3. 消化系统

消化道平滑肌萎缩，胃肠运动和紧张性减弱，易引起胃、肠下垂。食物在肠内停留时间延长，水分吸收过多，容易引起便秘。消化腺结构和功能退变，致使消化液分泌减少，食物的消化、吸收功能降低，可引起消化不良。肝细胞数减少、变性，结缔组织增加，易造成肝纤维化和硬化，肝功能减退。胆囊及胆管变厚，弹性降低，由于胆囊收缩功能减弱，胆汁在胆囊内过度浓缩，胆固醇沉积，易发生胆石症和胆囊炎。

4. 泌尿系统

肾小球数量减少，呈玻璃样变、硬化，肾小管内膜增厚，透明变性。肾单位减少，肾功能衰退，出现少尿，尿素、肌酐清除率下降，肾血流量减少，肾小球滤过率降低，肾浓缩、稀释功能降低，肾小管分泌与重吸收功能随年龄的增长而下降。膀胱肌肉萎缩，纤维组织增生，膀胱容量减少，括约肌萎缩，尿道纤维化而变硬，神经调控功能改变，膀胱常发生不自主收缩，易引起尿频、尿失禁等现象。

5. 感觉器官和神经系统

感觉器官的结构萎缩退变，感觉功能减退，如听力下降、视力减退、视野变小、嗅觉不灵、感觉迟钝。味觉、温度觉、运动位置觉、痛觉都有不同程度的减退。脑组织萎缩，脑细胞数减少，脑室扩大，脑膜增厚，脑动脉硬化，脑供血减少，严重影响脑细胞的正常功能。老年人脑多种神经递质的能力下降，导致健忘、智力减退、注意力不集中、动作迟缓、痴呆等。脑神经突触数量减少，神经传导速度减慢，导致老年人对外界事物反应迟钝，动作协调能力下降。

6. 内分泌系统

下丘脑功能衰退，使各种促激素释放激素分泌减少或作用减低，接受下丘脑调节的垂体及下属靶腺的功能也随之发生全面减退，从而引起衰老的发生与发展。老年人甲状腺重量减轻，功能减退，代谢水平降低，怕冷，倦怠。肾上腺皮质功能减退，使老年人保持内环境稳定的能力与应激能力降低。随增龄胰岛功能减退，胰岛素分泌减少，胰岛素受体减少及对胰岛素的敏感性降低，易患糖尿病。

7. 运动系统

骨、关节老化，骨质疏松，脆性增加，易发生骨折。骨骼肌萎缩，肌腱僵硬，弹性降低，收缩力减弱，关节软骨纤维化使关节活动受到严重影响，引起疼痛。椎间盘萎缩变薄，脊柱变短易弯曲，故老年人身高降低。

8. 生殖系统

性腺萎缩，功能退化，附性器官和第二性征逐渐退变。男性精子生成减少，精子活力降低。女性卵巢排卵不规则，月经不调，直至排卵停止，闭经，失去生育能力。

二、老年期心理特征

老年人的记忆，特别是近记忆减退明显，对新鲜事物不敏感，想象力衰退。老年人情绪易波动，特别是对亲友的生离死别，丧偶等会使他们情绪抑郁，对生活失去兴趣，加之体弱多病，离退休生活习惯的骤然改变都可使其产生自卑、无用、老朽感，患上抑郁症，万念俱灰，个别人还会产生自杀的念头。人到老年，性格会有所改变，精神活动由倾向外界事物的变化，逐渐转为“内向”趋势，留恋往事，固守旧的习惯，自我封闭，可以一改以往性格，判若两人，这与大脑皮层额叶先退化有关。由于大脑皮层的衰变，受皮层控制的皮层下部的本能活动占优势，因此部分老年人会出现一些如儿童的行为。

三、老年人心理保健

（一）规律生活，乐观情绪

老年人容易从规律性的生活和工作方式进入相对松散的生活方式，而这种心理节奏感的失调，很易导致各系统功能紊乱，产生疾病。老年人各种日常生活要按一定规律进行，使各种器官生理机能正常地运行，从而减少疾病。老年人要保持乐观而稳定的情绪。积极向上的人生态度，能够使老年人有广阔的胸怀，正确认识和对待周围的人和事。正确的人生观，能够使老年人有坚强的意志，以克服困难而自豪。老年人要学会自我情绪调节，保持心理平衡，提高心理健康水平。

（二）适量体力活动

适量的体力活动可使老年人有欢欣舒畅的感觉，有利于解除精神紧张、焦虑，有助于睡眠。科学合理的运动和劳动，能使肌肉延缓萎缩，减慢骨质疏松、骨质增生和关节的退行性变，并使循环、呼吸器官得到锻炼，还能保持大脑对躯体运动的调节功能，预防并延缓老年性疾病的发生。

（三）合理用脑

大脑是调节人体生理功能的高级中枢，积极合理用脑可增加脑的血液循环，促进脑细胞的代谢，延缓大脑的衰老进程，老年人应经常看书读报，动动脑子，活到老，学到老，推迟大脑衰老的发生和发展。因此，老年人应注意科学用脑，使大脑常保持张弛有效、正常运转。

（四）正确对待疾病

老人应定期体格检查，积极防治疾病，对待疾病要有坚强的意志，对疾病有一个正确的认识，做到无病早防，有病早治，促进康复，增进健康。

第六节　衰老与寿命

一、衰老

（一）概念

衰老(senescence)又称老化，是指机体随着年龄的增长而发生的组织结构、生理功能和心理行为上的退行性变，即生理性老化。衰老可分为两类：即生理性衰老及病理性衰老，生理性衰老是指成熟期后所出现的生理性退化，即人在体质方面的变化，也称正常衰老。病理性衰老是指在生理性衰老基础上，由于患某种疾病或由某种外来因素，所导致的衰老的加速过程，也称异常衰老。人体的衰老过程往往是这两种衰老的综合，衰老的过程是逐渐发生的。人的衰老过程具有渐进性、连续性、不平衡性等特点。

（二）生理变化

1. 外貌、形体和行为上的变化

随着年龄的增长，在外貌和形体上发生明显的变化，老年人牙齿脱落、身高下降，脊柱弯曲，皮肤失去弹性，颜面皱褶增多，局部皮肤特别是脸、手等处，可见色素沉着，呈大小不等的褐色斑点，称作老年斑。汗腺、皮脂腺分泌减少使皮肤干燥，缺乏光泽。须发灰白，脱发甚至秃顶，眼睑下垂，角膜外周往往出现整环或半环白色狭带，叫做老年环（或老年弓），是脂质沉积所致。在行为方面，老年人反应迟钝，步履缓慢，面部表情渐趋呆滞，记忆力减退，注意不集中，语言常喜重复。视力减退，趋于远视。听力也易退化。

2. 心血管系统

老年人心血管的改变，大多数由血管硬化引起。在心功能方面，老年心脏体积增大，在心脏的传导系统中可见起搏细胞的数量减少，窦房结与结间束内纤维组织增加。在动脉方面，内膜也有不同程度的加厚，大动脉血管弹性降低伴有小动脉硬化，管腔变窄，外周血管阻力增加以致动脉压升高和心、脑、肾等重要器官的血液供应减少，也可导致高血压心脏病，致使心肌肥大。在 40～80 岁间，男性收缩压约增加 25 mmHg，女性约增加 35 mmHg，舒张压则在 60 岁以后轻微下降。冠状动脉分支在 30 岁后就开始出现内膜的增厚，中膜日趋纤维化，有些平滑肌可能坏死，最突出的衰老变化为弹性纤维板层变薄、断裂而胶原纤维堆积、钙盐与脂肪沉积。老年心脏收缩力下降，心输出量是年轻人的 30％～60％，心指数约减少 0.8％。因此，老年人不宜做剧烈的运动。

3. 呼吸系统

衰老时，由于骨骼、韧带和胸部肌肉萎缩、硬化，胸廓前后径增大，从而出现“桶状胸”。肺组织萎缩、肺泡扩大、肺泡壁变薄，弹性减少，使得肺容量有所改变，肺通气功能和肺活量降低，而余气量增多，肺通气量只有年轻人的 50％～60％，对组织的供氧量只有年轻人的 1/2。对缺氧和酸碱失衡的调节活动都降低。呼吸道防御功能明显下降，容易发生呼吸系统感染。

4. 消化系统

衰老时，胃肠平滑肌纤维及腺体萎缩，胃肠黏膜变薄，各种消化酶分泌减少，消化力减弱，结肠及胃扩张，血管硬化也影响小肠对脂肪、钙、铁、维生素 D、维生素 E 和维生素 B_{12} 的吸收，易出现消化不良、便秘及内脏下垂等现象。此外，牙齿及牙齿组织会出现明显的磨损和老化改变，40～50 岁的人，牙齿磨损程度可达髓腔，使牙髓显露。由于牙龈萎缩，牙齿的间隙明显增大，牙周膜也逐渐变薄，这些都使牙齿的动摇性增大。味蕾减少，老年人的味觉发生变化。衰老还可导致肝细胞萎缩，纤维组织增生，肝脏的解毒功能下降，合成和储备的蛋白质也减少；胆囊壁、胆管壁变厚，胆囊变小，弹性降低，胆汁浓缩并含有大量胆固醇和胆红质，容易沉积形成胆石。

5. 泌尿系统

衰老时,肾脏最重要的改变就是肾萎缩、肾单位数量减少。40 岁以上的人,肾小球的滤过率每年平均下降 1%左右,肾小管也受到动脉硬化的影响。因此,老年人的肾脏清除废物和重吸收的功能有所减低,尿里常可见到微量蛋白质、红细胞,有时还会出现尿糖、尿比重偏低等情况。老年人的肾脏储备力差,在紧急情况下,会发生肾功能不全。

老年人对尿的浓缩能力变差,膀胱的改变主要是肌层萎缩、变薄,容量减小,逼尿肌和括约肌萎缩,以及神经反射功能的改变,可引起夜尿增多和尿频、尿失禁。男性老年人还常有前列腺肥大增生,常导致尿潴留;老年人可因膀胱黏膜萎缩而常发生膀胱炎;由于激素影响,体内肾上腺皮质激素总量上升,胰岛素分泌不足,导致糖尿病发生率较高。

6. 感觉器官

随着年龄的增高视力减退,晶状体的弹性逐渐降低,其屈光能力逐渐减小,近点远移,形成老视。晶状体在衰老过程中混浊度逐渐增加,当这种混浊使晶状体的透明性明显降低或丧失时,便会形成白内障。此外,视野范围也随年老变窄,暗适应的能力在 60 岁以后明显降低。眼对房水重吸收的能力降低,易发生青光眼。听觉从 30 岁开始逐渐减退,首先出现的是对 5000 Hz 以上的高频声音听阈上升,至 60 岁时,对 500～2000 Hz 的声音,听阈也上升,最终形成老年性耳聋,而对日常谈话产生影响。听力减退与鼓膜增厚、弹性减弱以及听神经细胞的衰老变性也有关。

7. 运动系统

骨组织随年龄衰老而钙质渐减,骨质变脆,易骨折,可出现不同程度的骨质增生,创伤愈合也比年轻时缓慢。关节活动能力下降,易患关节炎,脊柱椎体间的纤维软骨垫由于软骨萎缩而变薄,致使脊柱变短。老年人肌重与体重之比下降。肌细胞外的水分、钠与氯化物有增加倾向、细胞内的钾含量则有下降倾向,此外,肌纤维数量下降,直径减小,使整个肌肉显得萎缩,肌力不足。

8. 内分泌与生殖系统

内分泌系统的老化,以性腺最为明显,在更年期,由于性腺功能减退,内分泌平衡紊乱,自主神经功能失调,会引起一系列生理功能的改变,可出现面色潮红、心悸、出汗、头晕、耳鸣、眼花、记忆力减退、焦虑、易激动、血压波动、肥胖、关节肌肉酸痛等表现。这些表现有很大的个体差异,一般以女性最为明显。随着年龄增长,下丘脑和垂体逐渐老化,其他内分泌腺如甲状腺、胸腺、肾上腺皮质、性腺等在结构和功能上也都不同程度地萎缩与降低,血中胰岛素活性差且细胞膜胰岛素受体减少,导致老年人的代谢率、对有害刺激的抵抗力与耐受力、生殖能力等都降低,并易患糖尿病。女性 45～50 岁月经停止,雌激素分泌显著下降,男性从 50 岁开始雄激素逐渐减少,性机能减退。与此相应,生殖及副性器官产生各种萎缩性变化,如卵巢淋巴细胞形成的激素,这都导致免疫机能下降。

9. 神经系统

随着年龄的增长,神经细胞的丧失造成人脑重量减轻,一般在 40～50 岁以后,脑细胞的数量和脑组织的质量逐渐减少,90 岁时人脑重较 20 岁时减轻 10%～20%。老年人后脑膜加厚,脑回缩小,沟、裂宽而深,脑室腔扩大,细胞器膜中不饱和脂肪酸因过氧化作用而产生的脂褐质增多。在功能上神经传导速率减慢,反射时间延长,记忆力下降,生理睡眠时间缩短;感觉机能如温觉、触觉和振动感觉都下降,味觉阈升高,视听敏感度下降。反应能力普遍降低,特别是在要求通过选择做出决定的情况下反应更为迟缓,严重者可出现老年性痴呆。

10. 免疫系统

表现为免疫能力随年龄增高而下降,对外来抗原的反应减弱,但自身免疫反应增强,自身抗体增加。具体表现:胸腺在性成熟后逐渐萎缩;T 细胞数减少;B 细胞合成抗体能力下降等。由于细胞免疫力下降,对已知抗原不产生反应,不能识别新抗原,失去保护机体能力;由于防卫能力下降,感染概率增加,肿瘤发生率增高。

(三) 心理变化

随着年龄的增长,机体各种生理功能逐渐衰退、社会角色随之也改变,老年人的记忆、思维、感情、意志、气质、性格等心理状态必然会发生一系列改变。

1. 记忆力和思维力衰退

老年人记忆衰退的特点为:观察力减退,健忘出现较早,近期记忆减退,往事记忆清晰,尤其对人名、地名、数字等没有特殊含义或难以引起联想的事物记忆差;思维敏捷性与创造性降低,注意力不集中,对新事物不易理解接受,但理解力、逻辑性判断力并不减退。

2. 情绪变化

老年人情绪易发生明显的变化。对一些刺激保持冷漠,喜怒哀乐不易表露、反应力降低;对重大刺激,情绪反应强烈,难以抑制,易产生失落、孤独、自卑,甚至情绪抑郁。

3. 性格和行为变化

老年人情绪、性格与行为方面的种种变化称为衰老性人格改变。其性格改变是由视力、听力、味觉、触觉等感知能力减退而逐渐发生的,而且常不为自己所觉察,经常出现老眼昏花,听力下降,容易误听,误解他人谈话的内容或意义,而出现抑郁和猜疑;记忆力减退,反应迟钝,思维散漫,抽象概括能力差,而说话重复唠叨,抓不住重点;在处理事情上,往往凭老经验办事,固执、刻板,以我为中心;另外,因智力减退而产生的注意力不能集中,对环境变化的适应力、语言表达能力变差;对健康的自信心下降,对子女或他人的依赖性增强,对衰老和疾病的忧虑和恐惧,易激动、恼怒等。

(四) 衰老发生机制

古往今来,人们对衰老发生的原因和机制提出了诸多学说,随着科学技术的飞速发展,对衰老的发生原因和机制也有一定的新认识,但仍未彻底阐明。现代老年医学关于衰老的机制可概括为遗传因素学说、细胞突变学说、差错程控学说、自由基学说、交联学说、神经内分泌学说、免疫衰老学说等。除以上学说外,关于衰老的机制还有端粒缩短学说、代谢学说等。但目前还没有哪一种学说能令人满意地解释与衰老有关的全部生理现象。

(五) 影响衰老的因素

1. 遗传基因

先天的细胞及体质异常,可导致过早地衰老。20 世纪 90 年代以来,纷纷报道人的 1、4、7 号染色体与 X 染色体各自存在着与衰老相关的基因。

2. 代谢因素

人体代谢过程中产生无法消除的自由基,引起氧化反应,导致衰老的发生。科学研究指出,约有85%的慢性疾病都与自由基有关。产生自由基的原因很多,年轻时清除自由基的能力比较好,因此自由基的影响一般不容易看出来,等到年老了,清除自由基的能力大大下降了,逐渐使身体无法正常地运作,促使衰老的发生。

3. 激素水平

随着年龄的增加,人体内激素分泌会逐渐减少,女性可能会有更年期症状,如皮肤粗糙、精神不好、盗汗等,男性会出现体力下降、反应力减退等。许多抗衰老的研究证明,补充适当的激素,可以缓解更年期的不舒适。

4. 环境因素

空气污染、水土污染、放射性物质、噪音等都会对人体造成伤害,加速人体的衰老。

5. 社会因素

在现代社会快节奏的生活和工作环境下,经济条件、职业等的差异会对人的心理造成影响,导致压力增加、工作强度大,使衰老越来越早地降临到都市人的身上。

二、寿命

(一) 寿命的概念

所谓寿命(a life-span),是指从出生经过发育、成长、成熟、老化以至死亡前机体生存的时间,通常以年龄作为衡量寿命长短的尺度。

由于人与人之间的寿命有一定的差别,在比较某个时期,某个地区或某个社会的人类寿命时,通常采用平均寿命。平均寿命常用来反映一个国家或一个社会的医学发展水平,它也可以表明社会的经济、文化的发达状况。目前我国人口的平均寿命已达到69岁,超过新中国成立前人口平均寿命的两倍;65岁以上人口占总人口的比例已达到6.96%,按照联合国提出的判断老龄化社会标准,一个国家或一个地区的60岁以上老年人口达总人口的10%或者65岁以上的老年人占到总人口的7%,就被称为“老年型”国家或地区。2000年60岁以上的老年人口已达1.3亿,为我国总人口的12%左右,到2040年,我国老年人口将达3.5亿~4.5亿。因此,研究老年人的健康问题就显得尤为重要。

(二) 寿命的规律

科学家们经过了大量的统计研究,发现计算寿命的方法有三种。

(1) 根据生长期来推算　以古希腊的亚里士多德为代表的科学家提出:“动物凡生长期长的,寿命也长”。一般自然寿命为生长期的5~7倍。若按这个规律去计算,人的生长期为20~25年,其自然寿命则应为100~170岁。

(2) 根据细胞分裂的次数来推算　美国科学家海尔·弗利克1961年提出,根据细胞分裂的次数来推算人的寿命,他认为人的细胞分裂到50次时就会出现衰老和死亡。而正常细胞分裂的周期大约是2.4年/次,照此计算,人的寿命应为120岁左右。

(3) 根据哺乳动物的性成熟期推算　根据生物学的规律,最高寿命相当于性成熟期的8~10倍,而人类的性成熟期是13~15岁,据此推测人类的自然寿命应该是110~150岁。

（三）延年益寿的方法

我国古代有炼丹术，希望炼出长寿仙丹，西方也有人想通过大量食用维生素等方法来提高寿命的，现代科学则想通过基因技术来寻找长寿基因，延长人的寿命。

1. 提倡健康教育、积极防治疾病

影响人寿命的个体因素中，疾病占重要作用。其中，各种遗传性疾病可不同程度地缩短人的寿命，所以，作好婚前检查，做到优生优育，以更好地预防遗传性疾病的发生。另外，大多数老人的死亡属病理性的，如心血管疾病、癌症、炎症等，侵袭机体的某器官或系统，影响其生理功能而导致死亡。因此，加强健康教育，使人们都能了解保健防病延缓衰老的意义，应定时进行健康检查，使疾病早发现、早治疗，做到无病防病，有病早治。

2. 坚持适当运动

科学合理有规律的定量运动，是祛病延年、健康长寿的重要因素。最好的运动是散步，其有助于消化系统，对慢性胃炎可起辅助治疗作用；防止下肢的退化；提高心肺功能；降低血压；还可以使人精力充沛、提高工作效率、改善睡眠质量等。但对于老年人要选择科学、适宜、适量的活动，否则因年龄偏大，关节过多负重可促进老化。美国著名医生雷格勒博士指出，只要保持运动，每个人都可以延缓衰老 20 年。故长期坚持健身运动可以延缓衰老。

3. 创造良好的社会、自然环境

良好的生活环境与健康长寿息息相关，如空气新鲜，水源洁净，无噪声污染，无微波辐射，温度、湿度适宜有利于抗病保健，我们应该保护大自然的美好环境，还应当改造环境，美化环境，积极植树造林。住房的居室面积、温度、湿度、通风程度、阳光照射，也与健康长寿密切相关。

社会环境对人的健康和寿命也有重要影响。树立尊老爱幼、人人平等的社会风尚；建立健全老年福利、医疗保险、相应的公共卫生医疗、保健服务等机构，使之完善，严重危及生命的流行病、传染病就越能得到有效控制，从而有利于人类寿命的提高。

4. 良好的情绪和心理状态

医学研究表明，良好的心理素质可促进使机体的血液循环，细胞代谢更旺盛，使内分泌、心血管、免疫、呼吸等生理系统活动达到最佳状态，从而延缓人体脏器的衰老，促进人体生理健康。保持心理平衡、心情愉快、心地善良、宽厚待人、寿命更长久，更易延缓衰老。积极健康的情绪，如愉快、欢乐、适度的紧张，对人体均有好处，它可以引起心输出量增加，使人精神振作，大脑工作能力增强，增强机体的免疫力，达到延年益寿。

5. 合理的饮食和良好的生活规律

随着人们生活水平的提高，如暴饮暴食、食无定时、食无节制、挑食偏食的现象日益严重，随之出现高血脂、高血压、糖尿病、肥胖等多种饮食不合理造成的疾病。做到提供富有营养并易于消化的平衡膳食；荤素搭配，食量适度；多吃蔬菜、水果、高蛋白质（如牛奶、鸡蛋等）、低脂肪、低盐的食物。这样可以预防心脑血管疾病或延迟一些中老年性疾病的发生，从而达到延长寿命的目的。建立合理的生活方式，养成良好的卫生习惯，勤洗手、勤洗澡，预防传染性疾病。戒烟少酒，起居有序。如早睡早起，合理的休息和睡眠可以解除疲劳，促进精力、体力和疾病的恢复。增强免疫力，使人体各个系统功能较为正常，有利于营养的消化吸收，使人有充沛的体力去工作，从而延缓衰老。

知识链接

长寿老人的特征

据2000年统计,中国现有百岁寿星一万人,据联合国最新统计,全球老龄人口为6.29亿,占10%,2002年全世界百岁寿星共约21万人,平均百万分之33.39。中国贵州的龚来发,1996年去世时147岁;伊朗老妇穆赫辛,1997年161岁。以上证明,人活到百岁甚至两百岁已成可能。经过大量调查研究证明,长寿老人具有以下共同的特点。

(1) 情绪稳定　人的中枢神经系统处于相对稳定状态时,人体的生理功能协调、情绪安定、适应各种环境能力强。即使受到重大的精神创伤或严重的精神刺激,其情绪反应和情绪波动也较小,恢复时间也较快。

(2) 心情愉快　它标志着人的身心活动的协调。长寿老人大都精神矍铄,心情旷达。乐观的情绪使人充满朝气,使人体处于积极向上的状态,能增强人体生理功能,提高人体的抗病能力。

(3) 性格坚强　在生活中遇到困难,能想方设法解决,遇事想得开。

(4) 人际关系适应性强　长寿老人与人相处融洽,他们在人际关系上很少有烦恼与苦闷,他们乐于同人交往。

(5) 热爱生活　长寿老人大都对生活充满热情与向往。他们热爱生活,热爱工作,热爱劳动,从中得到快乐。

小　结

本章介绍了婴幼儿期、青春期、青壮年期、更年期、老年期这五个阶段的生理特点及心理特征。要求重点学习青春期的生理特点,掌握青春期全身发育,性器官发育,第二性征及激素水平的变化情况。婴幼儿期是人生的崭新开始,其生长发育迅速,但器官系统发育还不完善。青春期是个体由儿童向成年人过渡的时期,是人的身体发育完成的时期。研究表明,在人的一生中,身体生长迅速、身体各部分的比例产生显著变化的阶段有两个,一个是在产前期与出生后的最初半年,另一个则是青春期。青春期是少年身心变化最为迅速而明显的时期,是决定一生的体质、心理和智力发育的关键时期。因此,加强青春期心理健康教育,提高青少年的心理素质至关重要。青壮年期在人的一生中是最宝贵的黄金时期,是生理、心理、体质、智力等各方面发育成熟趋于稳定的阶段。更年期是向老年期过渡的重要阶段,更年期的生理变化主要是性器官的功能衰退所带来的一系列身心变化。老年期是全身各器官逐渐老化的过程。各个时期的生理变化都会带来此阶段独特的心理特征。了解各个时期的心理变化,做好心理保健,才能顺利地度过每一个生理阶段。

人体的老化与衰老是人体正常发展的生理过程,是由于各项生理功能减退为基础的过程。这就是说，即使一个人终生无病，也是要逐渐老化与衰老的。人们随着年龄的增长，人体内的细胞、组织、器官逐渐发生退化改变，逐步出现老化与衰老的表现，这是人体自身内部发生这些变化的结果。当然，自然环境、社会环境因素也都有作用，有害的因素会促进人体内部老化与衰老，有利的因素会减缓老化与衰老。随着物质生活水平的不断提高，精神生活的日益丰富，人们越来越渴望着健康，渴望着长寿，希望能"尽终其天年，度百岁乃去"。只要科学的饮食调养、适当的劳动和运动、健康的心理素质、良好的社会、自然环境、做到优生优育，延缓衰老，才利于延年益寿。

生命的意义是适应，适应生活、适应环境、适应社会。只有适应环境的生命，才可能变成真正意义上的长寿。

能力检测

1. 婴幼儿生长发育特点及相关器官生理特点有哪些？
2. 青春期性器官的发育特点有哪些？
3. 女性更年期可分为哪几个阶段？
4. 青壮年期主要生理特点表现在哪些方面？
5. 老年期各系统的生理变化表现在哪些方面？
6. 何谓衰老？衰老的主要生理变化有哪些？
7. 根据自己对衰老的认识，谈谈如何对老年人做健康咨询工作？

（宋瑞佳）

中英文索引

A

B

不对称转录 asymmetric transcription
不均一核 RNA heterogeneous nuclear RNA/hnRNA
不完全强直收缩 incomplete tetanus

C

层流 laminar flow
长寿 longevity
超极化 hyperpolarization
超滤液 ultrafiltrate
超螺旋结构 supercoil
超射 overshoot
潮气量 tidal volume/TV
出胞作用 exocytosis
出球小动脉 efferent arteries
初长度 initial length
传出神经 efferent nerve
传导 conduction
传入神经 afferent nerve
雌二醇 Estradiol
雌激素 Estrogen
雌三醇 Estriol
雌酮 Estrone
次黄嘌呤核苷酸 inosine monophosphate/IMP
次黄嘌呤-鸟嘌呤磷酸核糖转移酶 hypoxanthine-guanine phosphoribosyl transferase/HGPRT
次生环境 secondary environment
刺激 stimulus
从头合成途径 de novo synthesis
促黑激素 melanophore stimulating hormone/MSH
促卵泡激素 Follicle-stimulating hormone
促胃液素 gastrin
促性腺激素释放激素 Gonadotropin-releasing hormone/GnRH
促胰液素 secretin
催产素 oxytocin/OXT
催乳素 prolactin/PRL

D

代偿间歇 compensatory pause

单纯扩散	simple diffusion
单核苷酸多态性	single nucleotide polymorphism/SNP
单核细胞	monocyte
单收缩	single contraction
胆碱能神经元	cholinergic neuron
胆碱能受体	cholinergic receptor
胆碱能纤维	cholinergic fiber
胆汁	bile
蛋氨酸循环	methionine cycle
蛋白质	protein
氮平衡	nitrogen balance
等长收缩	isometric contraction
等长自身调节	homometric autoregulation
等张收缩	isotonic contraction
低密度脂蛋白	low density lipoprotein/LDL
底物水平磷酸	substrate level phosphorylation
第二信号系统	second signal system
第一信号系统	first signal system
电突触传递	electrical synaptic transmission
电压门控通道	voyage-gated channel
电子传递链	electron transfer chain
动脉脉搏	arterial pulse
动脉血压	arterial blood pressure
动作电位	action potential
毒蕈碱受体	muscarinic receptor
多胺	polyamine
多肽链	polypeptide chain

E

耳蜗微音器电位	microphonic potential
二级结构	secondary structure
二软脂酰卵磷脂	dipalmitoylphosphatidylcholine/DPPC

F

发绀	cyanosis
发生器电位	generator potential
翻译	translation
反馈	feedback

G

功能残气量	functional residual capacity/FRC
谷胱甘肽	glutathione/GSH
谷胱甘肽还原酶	glutathione reductase
骨传导	bone conduction
寡核苷酸微芯片	oligonucleotide microchip

H

核蛋白体 RNA	ribosomal RNA/rRNA
核苷酸	nucleotide
核酶	ribozyme
核酸分子杂交	hybridization
核糖	ribose
核糖核酸	ribonucleic acid/RNA
黑-伯反射	Hering-Breuer reflex
横桥	cross bridge
红细胞	red blood cells/RBC
红细胞沉降率	erythrocyte sedimentation rate/ESR
红细胞的悬浮稳定性	suspension stability of erythrocyte
红细胞生成素	erythropoietin/EPO
后电位	after potential
后负荷	afterload
呼吸	respiration
呼吸肌本体感受性反射	respiratory muscle proprioception
呼吸困难	dyspnea
呼吸链	respiratory chain
呼吸膜	respiratory membrane
呼吸运动	respiratory movement
呼吸中枢	respiratory center
互感性对光反射	consensual light reflex
化学感受性反射	chemoreceptor respiratory reflex
化学门控通道	chemically-gated channel
化学性消化	chemical digestion
环境	environment
换能作用	transducer function
黄素腺嘌呤二核苷酸	flavin adenine dinucleotide/FAD
黄体生成激素	luteinizing hormone/LH
活性中心	active center

J

结构域	domain
解链温度	melting temperature/Tm
解螺旋酶	helicase
解剖无效腔	anatomical dead space
紧密型,T 型	tense form
近点	near point of vision
近端小管	proximal tubule
近曲小管	proximal convoluted tubule
近视	myopia
近髓肾单位	juxtamedullary nephron
静息电位	resting potential
局部电位	local potential
局部反应	local response
咀嚼	mastication
巨人症	gigantism
聚合酶链反应	polymerase chain reaction/PCR
绝经后期	postmenopause
绝经期	menopause
绝经前期	premenopause

K

坎农	Walter Bradford Cannon
抗利尿激素/血管升压素	antidiuretic hormone/vasopressin/ADH/AVP
咳嗽反射	cough reflex
可塑性变形	plastic fragility
可兴奋组织	excitable tissue
克汀病	cretinism
控制论	cybernetics
控制系统	control system
快波睡眠	fast wave sleep/FWS
框移突变	frameshift mutation
扩散	diffusion
扩散系数	diffusion coefficient
老年期	senility

L

类脂	lipoid
丽丝胺	lissamine

M

N

尿失禁	incontinence
尿潴留	urinary retention
凝血因子	coagulation factors

P

帕金森病	Parkinson disease/PD
排卵	ovulation
排尿反射	micturition reflex
排泄	excretion
皮质醇	cortisol
皮质肾单位	cortical nephron
嘌呤	purine
嘌呤核苷酸循环	purine nucleotide cycle
平滑肌	smooth muscle
平静呼吸	eupnea
平均寿命	average life
葡萄糖激酶	glucokinase/GK

Q

期前收缩	premature systole
期前兴奋	premature excitation
气传导	air conduction
气道阻力	airway resistance
气体的分压	partial pressure
气体扩散速率	diffusion rate
气体扩散速率	diffusion rate/D
气体运输	gas transport
气胸	pneumothorax
牵涉痛	referred pain
牵张反射	stretch reflex
前负荷	preload
前馈控制	feed-forward
嵌合DNA	chimera DNA
强直收缩	tetanic contraction
羟甲基戊二酸单酰CoA	3-hydroxy-3-methyl glutaryl CoA/HMGCoA
青春期	adolescence or puberty
球蛋白	globulin
球旁颗粒细胞	juxtaglomerular granular cells

R

S

肾小管	renal tubule
肾小囊	renal capsule
肾小球	glomerulus
肾小球滤过分数	glomerular filtration fraction/GFF
肾小球滤过率	glomerular filtration rate/GFR
肾小球有效滤过压	effective ultrafiltration pressure /PUF
肾小体	renal corpuscle
渗透脆性	osmotic fragility
渗透性利尿	osmotic diuresis
渗透压	osmotic pressure
生物电现象	bioelectrcity
生物氧化	biological oxidation
生殖	reproduction
时间肺活量	timed vital capacity/TVC
视敏度	visual acuity
视前区-下丘脑前部	preoptic-anterior hypothalamus area/PO/AH
视野	visual field
适宜刺激	adequate stimulus
适应现象	adaptation
适应性	adaptability
嗜碱性粒细胞	basophile
嗜酸性粒细胞	eosinophil
收缩单位	contractile unit
寿命	a life-span
疏松型,R型	relaxed form
衰老	senescence
双螺旋	double helix
水利尿	water diuresis
顺应性	compliance
四级结构	quarternary structure
髓袢	medullary loop/Henle's loop S
缩胆囊素	cholecystokinin

T

肽键	peptide bond
弹性阻力	elastic resistance
糖酵解	glycolysis
糖皮质激素	glucocorticoids/GC

W

维生素	vitamin
胃肠激素	gut hormone
胃的排空	gestic emptying
胃的容受性舒张	receptive relaxation
稳态	homeostasis
无规卷曲	random coil
无纹肌	non-striated muscle
舞蹈病	chorea

X

吸气运动	inspiratory movement
吸收	absorption
细胞膜	cell membrane
细胞内液	intracellular fluid/ICF
细胞色素	cytochrome/Cyt
细胞外液	extracellular fluid/ECF
细胞因子	cytokine
细段	thin segment
下丘脑调节肽	hypothalamic regulatory peptides/HRP
纤维蛋白降解产物	FDP
纤维蛋白溶解	fibrinolysis
纤维蛋白原	fibrinogen
限制性核酸内切酶	restriction endonuclease
腺嘌呤磷酸核糖转移酶	adenine phosphoribosyl transferase/APRT
消化	digestion
小凹	caveola
效应器	effecter
心电图	electrocardiogram/ECG
心动周期	cardiac cycle
心房钠尿肽	atrial natriuretic peptide
心房钠尿肽	atrial natriuretic peptide/ANP
心力贮备	cardiac reserve
心率	hear rate
心输出量	cardiac output
心音	heart sound
心指数	cardiac index
新陈代谢	metabolism
新生儿呼吸窘迫综合征	neonatal respiratory distress syndrome/NRDS

Y

一级结构	primary structure
一碳单位	one carbon unit
依赖 DNA 的 DNA 聚合酶	DNA-dependent DNA polymerase /DNA-pol
依赖 RNA 的 DNA 聚合酶	RNA dependent DNA polymerase
胰蛋白酶原	trypsinogen
胰岛素	insulin
胰岛素抵抗	insulin resistance/IR
胰淀粉酶	pancreatic amylase
胰高血糖素	glucagon
胰脂肪酶	pancreatic lipase
遗尿	enuresis
乙酰胆碱	acetylcholine/Ach
异长自身调节	heterometric autoregulation
异化作用	catabolism
抑胃肽	gastric inhibitory tide
抑制	inhibition
抑制性突触后电位	inhibitory postsynaptic potential/IPSP
易化扩散	facilitated diffusion
引物酶	primase
应激	stress
应急反应	emergency reaction
婴儿期	infancy period
荧光素	fluorescein
营养性作用	trophic action
用力呼气量	forced expiratory volume/FEV
用力呼吸	forced breathing
有效不应期	effective refractory period/ERP
有效滤过压	effective filtration pressure
幼儿期	toddler's age
诱导契合	induced-fit
余气量	residual volume/RV
阈刺激	threshold stimulus
阈电位	threshold potential/TP
阈强度	threshold
原肌凝蛋白	tropmyosin
原生环境	primary environment
远端小管	distal tubule
远曲小管	distal convoluted tubule

远视	hyperopia
月经	menstruation
月经黄体	corpus luteum
月经周期	menstrual cycle
允许作用	permissive action
孕激素	progestogen
孕酮	progesterone
运动单位	motor unit

Z

杂交	hybridization
载体	vector
载体转运	carrier transport
载脂蛋白	apolipoprotein
增色效应	hyperchromic effect
黏膜下神经丛	submucosal plexus
张力	tension
正常起搏点	pacemaker
正反馈	positive feedback
正视眼	emmetropia
支气管哮喘	visual accommodation
肢端肥大症	acromegaly
脂类	lipid
脂酰 CoA-胆固醇脂酰转移酶	acyl CoA-cholesterol acyltransferase/ACAT
脂酰 CoA 合成酶	acyl CoA synthetase
质膜	plasma membrane
致密斑	macula densa
中枢	center
中枢化学感受器	central chemoreceptor
中心法则	central dogma
中心静脉压	central venous pressure/CVP
中性粒细胞	neutrophil
重组 DNA	recombinant DNA
重组 DNA 技术	recombinant DNA technology
轴浆运输	axoplasmic transport
侏儒症	dwarfism
主动转运	active transport
转氨酶	aminotransferase

转录	transcription
转运 RNA	transfer RNA/tRNA
壮年期	postadolescent
自律性	autorhythmicity
自然环境	natural environment
自身调节	visual accommodation
自主神经系统	autonomic nervous system
组胺	histamine
组织间液	interstitial fluid/ISF
组织液	tissue fluid

其他

2,3-二磷酸甘油酸	2/3-diphosphoglycerate/2/3-DPG
5-氟尿嘧啶	5-fluorouracil/5-FU
5-羟色胺	5-hydroxytryptamine/5-HT
α-螺旋	α-helix
DNA 阵列	DNA array
DNA 连接酶	DNA ligase
DNA 损伤	DNA damage
DNA 芯片	DNA chip
DNA 修复	DNA repairing
Na^+-$2Cl^-$-K^+同向转运体	Na^+-$2Cl^-$-K^+ symporter
S-腺苷蛋氨酸	S-adenosyl methionine/SAM
β-折叠	β-pleated sheet
β-转角	β-turn
γ-氨基丁酸	γ-aminobutyrate/GABA

参考文献

Cankao Wenxian

[1] 姚泰.生理学[M].6版.北京:人民卫生出版社,2005.
[2] 周爱儒.生物化学[M].6版.北京:人民卫生出版社,2006.
[3] 杜友爱.生理学[M].北京:人民卫生出版社,2007.
[4] 乐杰.妇产科[M].7版.北京:人民卫生出版社,2008.
[5] 吴博威.生理学[M].北京:人民卫生出版社,2006.
[6] 生理学名词审定委员会.生理学名词[M].北京:科学出版社,2000.
[7] 田仁.生理学[M].西安:第四军医大学出版社,2006.
[8] 马晓健.生理学基础[M].北京:高等教育出版社,2005.
[9] 田仁.生理学基础[M].西安:第四军医大学出版社,2009.
[10] 钱桐荪.肾脏病学[M].3版.北京:华夏出版社,2001.
[11] 朱大年.生理学[M].7版.北京:人民卫生出版社,2008.
[12] 白波.生理学[M].6版.北京:人民卫生出版社,2009.
[13] 田仁.生理学[M].西安:第四军医大学出版社,2005.
[14] 张龙杰.大学生健康教育[M].成都:西南师范大学出版社,2006
[15] 朱妙章.大学生理学[M].北京:高等教育出版社,2002.
[16] 刘玲爱.生理学[M].5版.北京:人民卫生出版社,2004.
[17] 夏强.医学生理学[M].北京:科学出版社,2002.
[18] 古天明.生理学基础[M].北京:高等教育出版社,2005
[19] 黄诒森.生物化学[M].4版.北京:人民卫生出版社,2002.
[20] 彭波.生理学[M].北京:人民卫生出版社,2005
[21] 邱一华,彭聿平.生理学[M].北京:科学出版社,2004.
[22] 谢敏豪,林文弢,冯炜权.运动生物化学[M].北京:人民体育出版社,2008.
[23] 王庭槐.生理学[M].北京:高等教育出版社,2004.
[24] 甘声华.生理学[M].3版.北京:人民卫生出版社,2006.
[25] 田仁,李秀敏.正常人体功能[M].西安:第四军医大学出版社,2007.
[26] 章有章.生物化学[M].北京:北京大学医学出版社,2006.

[27] 冯志强.生理学[M].北京:科学出版社,2007.

[28] 樊小力.生理学[M].北京:人民卫生出版社,2002.

[29] 张敏.正常人体功能[M].北京:高等教育出版社,2009.

[30] 吴博威.生理学[M].2版.北京:人民卫生出版社,2007.

[31] Eric P. Widmaier. TEXTBOOK OF PHYSIOLOGY[M].北京:科学出版社,2008.

[32] Eugene C. Toy, MD. Case Files™ Physiology[M].北京:人民卫生出版社,2007.

[33] 岳利民.人体解剖生理学[M].5版.北京:人民卫生出版社,2007.

[34] 陈辉.生物化学基础[M].北京:高等教育出版社,2005.

[35] 闫剑群吴博威.生理学=TEXTBOOK OF PHYSIOLOGY[M].北京:科学出版社,2006.

[36] 田仁.生理学[M].北京:高等教育出版社,2005.

[37] Ganong WF. Review of Medical Physiology[M]. 22th edition. New York:McGraw-Hill,2005.

[38] Guyton A. C, Hall JE. Texbook of Medical Physiology[M]. 10th edition,Philadelphia:WB Saunders,2000.

[39] Jessen. Temperature Regulation in Humans and Other Mammals[M]. New York:Springer-Verlag New York,Incorporated,2001.

[40] Shibasaki M, Kondo N, Crandall CG. Non-thermoregulatory modulation of sweating in humans[M]. Exerc Sport Sci Rev. Review. 2003.

[41] 赵汉芬,胡剑锋.正常人体机能[M].武汉:湖北科学技术出版社,2008.

[42] 乐杰.妇产科学[M].5版.北京:人民卫生出版社,2002.

[43] 王慕逖.儿科学[M].5版.北京:人民卫生出版社,2002.

[44] 冯浩楼,田仁.生理学[M].北京:人民军医出版社,2009.

[45] 查锡良.生物化学[M].7版.北京:人民卫生出版社,2008.

[46] 童坦君.生物化学[M].2版.北京:北京大学医学出版社,2009.

[47] 周爱儒.医学生物化学[M].3版.北京:北京大学医学出版社,2008.

[48] 潘文干.生物化学[M].5版.北京:人民卫生出版社,2004.